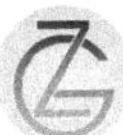

基础医学与临床护理一体化融合教学改革系列教材

病原生物与传染性疾病病人护理

主　编　陈　燕　柯海萍

副主编　陈　群　邱惠萍

编　者（以姓氏笔画为序）

王　洋　（长春中医药大学）

邱惠萍　（衢州职业技术学院）

陈　群　（宁波卫生职业技术学院）

陈　燕　（宁波卫生职业技术学院）

陈新江　（宁波卫生职业技术学院）

明　巍　（长春中医药大学附属医院）

金玉梅　（宁波市妇女儿童医院）

金祥宁　（金华职业技术学院）

周文威　（宁波市第二医院）

周明琴　（宁波市第二医院）

柯海萍　（宁波卫生职业技术学院）

陶宝根　（宁波市第二医院）

ZHEJIANG UNIVERSITY PRESS
浙江大学出版社

图书在版编目(CIP)数据

病原生物与传染性疾病病人护理 / 陈燕，柯海萍主编.
—杭州：浙江大学出版社，2016.9(2020.1 重印)
ISBN 978-7-308-15362-1

Ⅰ.①病… Ⅱ.①陈…②柯… Ⅲ.①病原微生物—高等职业教育—教材②传染病—护理 Ⅳ.①R37

中国版本图书馆 CIP 数据核字（2015）第 286274 号

病原生物与传染性疾病病人护理

陈 燕 柯海萍 主编

丛书策划
责任编辑 阮海潮
责任校对 李海燕
封面设计 俞亚彤
出版发行 浙江大学出版社
（杭州市天目山路 148 号 邮政编码 310007）
（网址：http://www.zjupress.com）
排 版 杭州中大图文设计有限公司
印 刷 虎彩印艺股份有限公司
开 本 787mm×1092mm 1/16
印 张 23.75
字 数 564 千
版 印 次 2016 年 9 月第 1 版 2020 年 1 月第 2 次印刷
书 号 ISBN 978-7-308-15362-1
定 价 47.00 元

版权所有 翻印必究 印装差错 负责调换

浙江大学出版社市场运营中心联系方式：0571－88925591；http://zjdxcbs.tmall.com

前　言

根据《国家中长期教育改革和发展规划纲要(2010—2020年)》《教育部关于"十二五"职业教育教材建设的若干意见》等文件精神，在第三代医学教育改革背景下，高等护理职业教育必须以医院临床护理实际工作需要为中心，以就业为导向，以岗位任务引领教学实践，尽快将岗位职业能力要求反映到教学中，才能培养出临床护理岗位所需要的合格人才。宁波卫生职业技术学院根据医学整合趋势，借鉴国际护理教育理念，探索按"人体系统"来设置课程体系，将基础医学课程与临床护理课程进行纵向一体化融合，即将人体解剖学、组织胚胎学、生理学、病理学、药理学等基础医学课程与内科护理、外科护理、妇产科护理、五官科护理、传染病护理等临床护理课程进行优化整合、有机重组，开发了13门以岗位胜任力为基础的一体化融合课程。淡化学科意识，加强基础医学课程与临床护理课程的联系，培养学生的整体思维能力，从而学有所用，将在培养高素质技术技能型护理专业人才中发挥重要的作用。

《病原生物与传染性疾病病人护理》是教学改革系列教材之一。为适应护理课程改革需要，提高编写质量，使内容更贴近临床护理实际，本教材邀请了临床一线护理专家共同参与编写工作。本书具有以下主要特色：

1. 以岗位胜任为导向，整体护理为方向，护理程序为框架，依据护理的工作任务与职业能力分析，围绕护士执业考试的大纲选择内容，按照护理工作过程的逻辑顺序(即护理评估、护理诊断、护理目标、护理措施、护理评价)组织教材的内容编写，使理论与实践统一，课堂教学、实践教学等各环节与临床护理实际需求相对接。

2. 充分考虑高职学生特点，每一章均有学习目标、情景导入、知识链接、练习与思考等栏目，有助于学生对知识的理解、运用和迁移，培养学生分析问题和解决问题的能力。

3. 紧跟医学科学的发展，吸收了护理学发展的最新研究成果，更新或增加实际工作中的新理论、新技术。

本教材是我们改革护理专业教学内容的一种尝试。在编写过程中，参考了许多基础医学和护理学方面的相关书籍，在此表示感谢！

由于编者水平有限，在内容编排取舍以及文字上一定存在欠妥甚或错误之处，敬请读者指正。

陈　燕　柯海萍

2016年5月

目　录

第一章　病原生物概述

学习目标

1. 掌握细菌、病毒结构及细菌生长繁殖与代谢、消毒与灭菌、致病性与感染的概念。
2. 掌握重要的常见病原生物的生物学性状、致病特点、传播途径和特异性防治原则。
3. 熟悉病毒的致病性与感染及真菌、寄生虫的致病性。
4. 了解病原生物与人和环境的相互关系。
5. 树立无菌观念，能将所学理论知识用于消毒、预防医院感染等工作中。
6. 养成严谨求实的学习态度。

第一节　细　菌

一、概　述

【形态与结构】

1. 细菌的大小　细菌个体微小，观察细菌最常用的仪器是光学显微镜，需放大数百倍至上千倍才能看到。测定细菌大小的单位通常是微米（μm），即 10^{-6} m。不同种类的细菌大小不一，同一种细菌也因菌龄和环境因素的影响而有差异。球菌直径常为 0.5～2.0μm；中等大小的杆菌长 2.0～3.0μm，宽 0.3～0.5μm；螺形菌一般长 2～6μm，宽 0.2～0.4μm。

2. 细菌的形态　细菌有三种基本的形态，即球形、杆形和螺形（图 1-1）。据此将细菌分为球菌、杆菌和螺形菌三大类。

（1）球菌　多数球菌菌体呈圆球形，也有的呈椭圆形、半月形、矛头形、肾形和扁豆形等。按其分裂方向及分裂后的排列情况，可将球菌分为双球菌、链球菌、葡萄球菌、四联球菌和八叠球菌等。

（2）杆菌　杆菌一般呈正杆状或近似杆状。菌体多数平直，亦有稍弯曲者，两端多为钝圆，少数是平截或尖锐状。多数杆菌单独散在，称为单杆菌；有些杆菌两两相连成对存在，或者两个以上连成链状排列，前者称为双杆菌，后者称为链杆菌。

（3）螺形菌　螺形菌菌体弯曲，根据螺旋数又可分为弧菌和螺菌两种。前者菌体较短，只有一个弯曲，呈弧形或逗点状，如霍乱弧菌。后者菌体较长，有两个以上的弯曲。

3. 细菌的结构　细菌结构包括基本结构和特殊结构。基本结构是所有细菌都具有的结

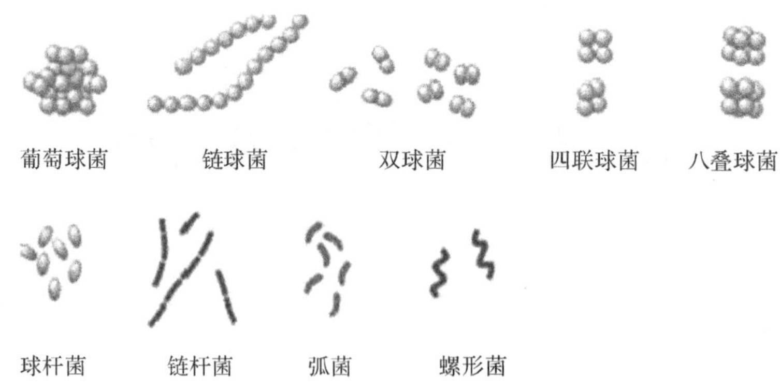

图 1-1 细菌的基本形态

构，包括细胞壁、细胞膜、细胞质和核质；特殊结构是某些细菌在一定条件下所特有的结构，包括荚膜、鞭毛、菌毛和芽孢(图 1-2)。

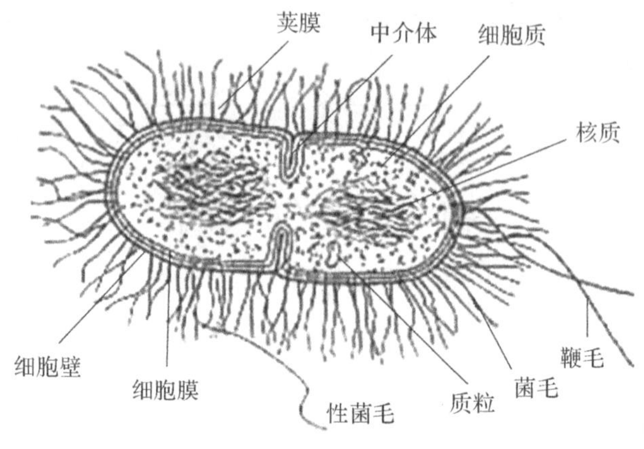

图 1-2 细菌结构示意图

(1)细菌基本结构　细胞壁是位于细菌细胞的外层，紧贴在细胞膜外的一层无色透明、坚韧而具有一定弹性的结构。用革兰染色法染色，可以把细菌分为革兰阳性菌和革兰阴性菌两大类，它们的细胞壁结构和成分有区别。①革兰阳性菌细胞壁较厚，约 20～80nm。其化学成分主要是肽聚糖，占细胞壁总量的 50%～80%，形成 15～50 层肽聚糖网状分子组成的聚合体，使细胞壁坚韧而富有弹性。革兰阳性菌的另一特有组分是磷壁酸。磷壁酸是由核糖醇或甘油残基经磷酸二酯键相互连接而成的多聚物。磷壁酸分子组成长链，穿插于肽聚糖层中，可分为两类：其一与肽聚糖分子间共价结合的为壁磷壁酸，另一跨越肽聚糖层并与细胞膜相交联的为膜磷壁酸，又叫脂磷壁酸。两者均伸到肽聚糖的表面，构成表面抗原。②革兰阴性菌细胞壁较薄，约 10～15nm，其结构和成分较复杂。肽聚糖含量少，仅 1～2 层(2～3nm)，约占细胞壁总重的 10%。其外是革兰阴性菌细胞壁特殊组分的外膜，约占细胞壁总重的 80%。外膜由脂多糖、脂质双层和脂蛋白等复合构成。脂蛋白位于肽聚糖层和脂质双层之间，与聚糖侧链相连，使外膜和肽聚糖构成一个整体。脂质双层类似于细胞膜，其上镶嵌有多种蛋白质，称为外膜蛋白，与细菌物质交换有关。最外层为脂多糖(LPS)，即细菌的内毒素，为革兰阴性细菌所特有，由类脂 A、核心多糖和特异多糖三部分组成。其中类脂 A 是一种糖脂，是内毒素的主要毒性成分。各种革兰阴性菌的类脂 A 结构相似。

革兰阳性菌和革兰阴性菌细胞壁结构显著不同，导致这两类细菌在染色性、抗原性、致病性及对药物的敏感性等方面有很大差异。如革兰阳性菌一般对溶菌酶和青霉素敏感，原因是溶菌酶能水解肽聚糖链骨架中的 β-1，4 糖苷键，所以能裂解肽聚糖。青霉素能干扰五肽交联桥与四肽侧链之间的连接，干扰细胞壁合成导致细菌裂解；而革兰阴性菌细胞壁中肽聚糖含量少，又有外膜保护，故对溶菌酶和青霉素不敏感（表 1-1）。

表 1-1　革兰阳性菌和革兰阴性菌细胞壁结构比较

细胞壁	革兰阳性菌	革兰阴性菌
机械强度	较坚韧	较疏松
厚度	20～80nm	10～15nm
肽聚糖层数	可达 50 层	仅 1～2 层
肽聚糖含量	占胞壁干重的 50%～80%	占胞壁干重的 10%
磷壁酸	有	无
外膜	无	有

有不少细菌在外界环境的影响下，例如在低浓度青霉素作用下或在高渗溶液中，失去合成肽聚糖的能力，因此没有细胞壁。这种没有细胞壁的细菌称为细菌 L 型。1935 年，李斯特（Lister）预防医学研究所首先发现细胞壁缺陷的细菌，并以该研究所的第一个字母“L”命名此菌。细菌细胞壁的缺失可以是自发的，也可以是人工诱导的。人工诱导剂有抗生素、溶菌酶、紫外线、胆汁、抗体与补体等。L 型细菌具有多形性，大小不一，革兰染色多呈阴性。L 型细菌的分布非常广泛，在体内外均可发生。L 型细菌在体内仍可分裂繁殖和致病，临床上可引起肾盂肾炎、骨髓炎、心内膜炎等，并常在作用于细胞壁的抗生素治疗过程中发生，且易反复发作。因此，临床上遇到症状明显而标本常规细菌培养阴性时，应考虑 L 型细菌感染的可能性。

细菌细胞壁功能除了维持细菌的一定外形，还有保护细菌耐受低渗环境、参与菌体内外物质交换、赋予细菌特定的抗原性等功能。

细胞膜位于细胞壁内侧，与一般细胞膜在结构、化学成分、功能上无多大区别，其结构基本上同于真核细胞膜的液态镶嵌结构。细菌细胞膜主要起支持细胞的电子转运与氧化磷酸化，进行细胞内外的物质转运、交换，维持细胞内正常渗透压等作用。中介体是细胞膜凹入折叠而成的一种囊状、管状或层状的结构，在革兰阳性菌较为常见。其功能与真核细胞的线粒体相似，与呼吸有关，并有促进细胞分裂的作用。

细胞质指细菌细胞膜内包围的除核质以外的所有物质，是一种无色透明、均质的黏稠胶体。主要成分是水、蛋白质、脂类、多糖类、核糖核酸和少量无机盐类等，具有明显的胶体性质。在细胞质内含有各种酶系统，还有核糖体、质粒、胞质颗粒等。①核糖体：又名核蛋白体，是散布在细胞质中的一种核糖核酸蛋白质小颗粒，是细菌细胞合成蛋白质的场所，由 2/3 的 rRNA 和 1/3 的蛋白质组成。沉降系数约为 70S，由 50S 和 30S 两个亚基构成。有些药物，如红霉素或链霉素能分别与细菌核糖体的30S或50S亚基相结合，干扰蛋白质的合成，从而将细菌杀死，但对人和动物细胞的核糖体不起作用。②质粒：是细菌染色体以外的遗传物质，能进行自我复制的，环状闭合的双股DNA分子。质粒能控制细菌产生菌毛、毒素、耐药性和细菌素等遗传性状。由于质粒有能与外来DNA重组的功能，所以在基因工程中常被用做载体。医学上重要的质粒有决定细菌性菌毛的F因子、决定细菌耐药性的R因子、决定大肠杆菌产生大肠菌素的Col因子等。③胞质颗粒：细菌细胞内一些贮藏营养物质或其他物质的颗粒样结构，如脂肪滴、糖原、淀粉粒等。有些细菌如白喉棒状杆菌含有多聚偏磷酸盐的颗粒，可储备无机磷酸盐，为细菌代谢提供磷和能量。这种颗粒对碱性染料着色深，称为异染颗粒。

细菌的核质无核膜、核仁，是一个闭合、环状的双链超螺旋DNA分子。核质含细菌的遗传基因，控制细菌的遗传和变异。

(2)细菌的特殊结构　①荚膜：某些细菌在其生活过程中可在细胞壁的外周产生一种黏液样的物质，包围整个菌体，称为荚膜(图1-3)。细菌荚膜的化学组成因菌种不同而有差异，多数细菌荚膜的主要成分为多糖类，少数为多肽类。荚膜用普通的染色法不易着色，用特殊的荚膜染色法可将荚膜染成与菌体不同的颜色。能够生成荚膜的细菌一般在机体内或营养

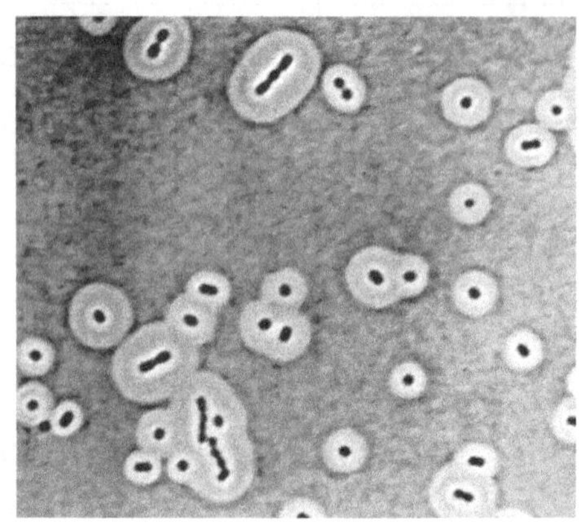

图1-3　细菌的荚膜

丰富的培养基中易形成荚膜。荚膜的意义有抗吞噬及有害物质的损伤作用：荚膜可抵抗机体吞噬细胞的吞噬，保护细菌免受干燥和其他有害环境因素的影响，是病原菌重要的毒力因子；细菌可借助荚膜黏附于组织细胞表面，有黏附作用，是引起感染的重要因素；荚膜具有抗原性，所以可从形态学和血清学上帮助鉴别细菌。②鞭毛：是许多细菌的菌体表面附着的细长并呈波状弯曲的丝状物。鞭毛是细菌的运动器官，化学成分主要是蛋白质，具有抗原性。细菌经特殊的鞭毛染色法可在光学显微镜下见到。依据鞭毛的数量与附着部位，可将有鞭毛菌分为单毛菌、双毛菌、丛毛菌和周毛菌四类(图1-4)。鞭毛是细菌的运动器官；具有黏附性，与某些细菌致病性有关。细菌鞭毛的有无可作为细菌鉴别的依据之一。此外，鞭毛具有抗原性，可用于细菌的鉴别与分型。③菌毛：大多数革兰阴性菌和少数革兰阳性菌的菌体上生长有一种比鞭毛数目多、较直、较短的毛发状细丝，称为菌毛，只能在电子显微镜下才能看见。根据功能不同，菌毛分为普通菌毛和性菌毛。普通菌毛遍布菌细胞表面，主要起吸附作

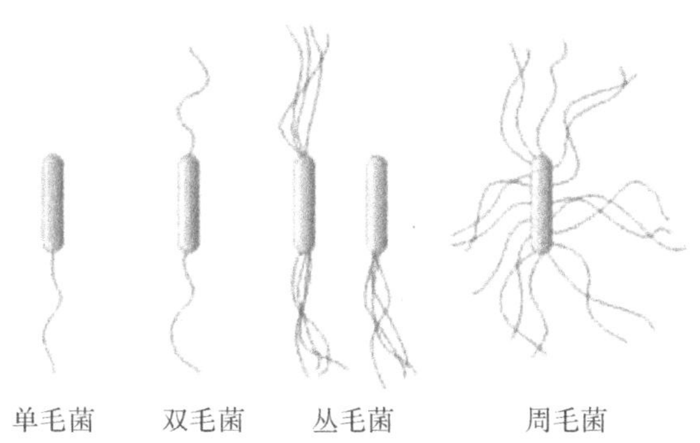

图 1-4 细菌的鞭毛示意图

用，可牢固吸附在动物细胞上，与细菌的致病性有关。性菌毛比普通菌毛长而粗，仅有 1～4 根，呈中空管状。带有性菌毛的细菌称 F^+ 菌或雄性菌，不带性菌毛的细菌称 F^- 菌或雌性菌。性菌毛能将 F^+ 菌的某些遗传物质转移给 F^- 菌，从而引起后者某些性状的改变，细菌的耐药性、毒力等性状可由此方式转移。④芽孢：某些革兰阳性菌在一定的环境条件下，胞质及核质集中并逐渐脱水浓缩，形成一个折光性很强的圆形或椭圆形小体。一个细菌只能形成一个芽孢，一个芽孢经过发芽也只能形成一个菌体。因此，芽孢不是细菌的繁殖方式，而是生长发育过程中保存生命的一种休眠状态的结构，此时菌体代谢相对静止。芽孢抵抗力强大，是细菌维持生存和抵抗恶劣环境的一种特殊结构，其原因是芽孢有多层结构，芽孢外壳的通透性低，化学药品不易进入；芽孢的核心和皮质含有大量吡啶二羧酸钙（DPA），与稳定芽孢的酶系有关；胞质呈脱水状态，蛋白质和酶类遇热不易凝固被破坏。

芽孢的功能表现对辐射、干燥、高温、化学消毒剂等理化因素抵抗力强，杀灭芽孢最可靠的方法是高压蒸气灭菌，对医疗器械、敷料等物品灭菌，应以杀灭芽孢为标准。芽孢广泛存在于自然界，芽孢侵入机体成为繁殖体，可大量繁殖而致病。芽孢的形状、大小、位置随不同细菌而异，有助于鉴别细菌（图 1-5）。

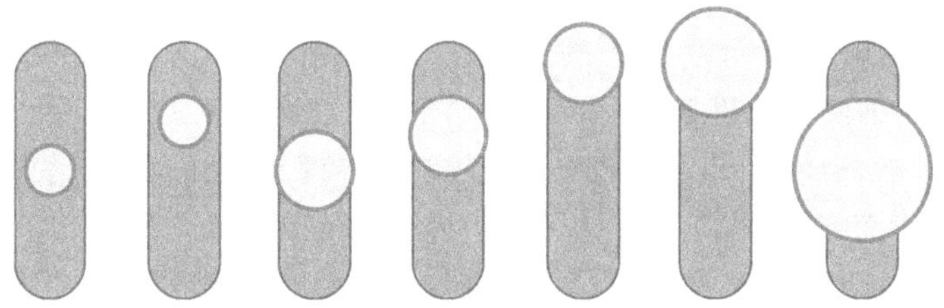

图 1-5 细菌的芽孢

【细菌的生理】

1. 细菌的生长繁殖

（1）细菌生长繁殖的条件 ①营养物质：细菌所需要的营养物质主要有水、碳源、氮源、无机盐及生长因子等。②酸碱度：大多数致病菌的最适 pH 为 7.2～7.6。个别细菌如霍乱弧菌需 pH 8.4～9.2，结核杆菌需 pH 6.5～6.8。③温度：病原菌在长期进化过程中已适应人体环境，其最适生长温度为 37℃。④气体：与细菌生长繁殖有关的气体主要是氧和二氧化碳。根据细菌代谢时对分子氧的需要与否,可分为专性需氧菌、专性厌氧菌、兼性厌氧菌和微需氧菌四类。专性需氧菌必须在有氧条件下才能生存,如结核杆菌。专性厌氧菌必须在无氧条件下才能生存,如破伤风梭菌、脆弱类杆菌。兼性厌氧菌在有氧或无氧条件下都能生存,大多数病原菌属此类。微需氧菌在氧浓度为5%～6%生长最好,氧浓度大于10%对其有抑制作用,如幽门螺杆菌。

(2)细菌个体的生长繁殖方式和速度　细菌个体的繁殖方式一般以简单的二分裂法进行无性繁殖。在适宜条件下,大多数细菌20～30min分裂一次,经过18～24h在固体培养基上可见细菌的菌落。少数细菌繁殖较慢,如结核杆菌18～20h才分裂一次。

(3)细菌群体的生长繁殖规律　细菌生长繁殖速度很快,若按20min分裂一次来计算,一个细菌10h将繁殖到10亿以上,但由于营养来源有限并逐渐耗竭,有害代谢产物逐渐积累,不可能始终保持如此高速的无限繁殖。经过一段时间后,繁殖速度渐减,死亡菌数增多,活菌增长率随之趋于停滞以致衰落。若将一定量的细菌接种于适宜液体培养基中,间隔不同时间取样检查活菌数,可发现其生长过程具有规律性。以培养时间为横坐标,培养物中活菌数的对数为纵坐标,可得出一条生长曲线(图1-6)。细菌群体的生长繁殖可分为四期:

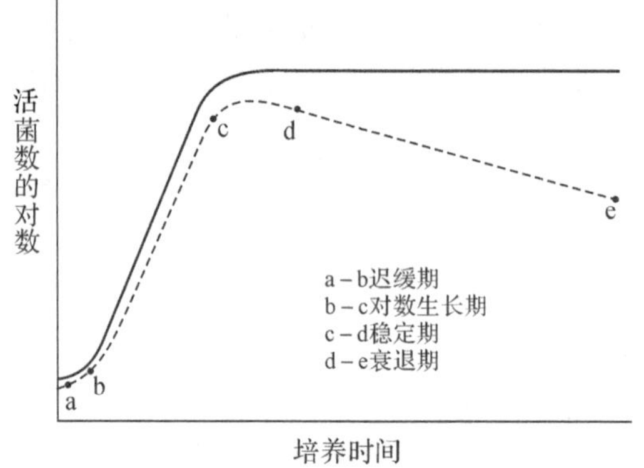

图1-6　细菌生长曲线

①迟缓期:该期是细菌进入新环境后的适应阶段,代谢活跃,繁殖极少。一般约1～4h。②对数生长期:该期细菌生长迅速,在生长曲线图上活菌数的对数呈直线上升,达到顶峰状态。该期细菌的形态、染色性、生理活性较典型,对外界因素包括抗菌药物的作用比较敏感。因此,研究细菌的性状(形态染色、生化反应、药物敏感试验等),均应选用该期的细菌以获得准确的结果。细菌对数期在8～18h。③稳定期:该期细菌的繁殖数与死亡数大致平衡,由培养基中营养物质消耗、有害代谢产物积聚等因素影响所致。稳定期的细菌形态和生理性状常有改变,如革兰阳性菌的染色反应可变为阴性。一些细菌的芽孢和外毒素、抗生素等代谢产物大多在稳定期产生。④衰退期:死菌数超过活菌数。该期细菌形态显著改变,菌体变长,肿胀或扭曲,有的菌体自溶。因此,陈旧培养的细菌难以鉴定。

细菌在自然界或人类、动物体内生长繁殖时,受多种环境因素和机体免疫因素的影响和制约,情况复杂,不可能出现在培养基中的那种典型的生长曲线。

2.细菌的人工培养　不同的细菌对营养物质、能量及环境条件的生理要求不同,用人工方法提供细菌生长繁殖所需要的各种条件,可进行细菌的人工培养。根据细菌对营养物质的需要，经过人工配制适合不同细菌生长、繁殖或积累代谢产物的营养基质称为培养基。培养基的主要用途是能促使细菌生长与繁殖，可用于细菌纯种的分离、鉴定和制造其制品等。根据细菌的种类和培养目的，可配制不同种类的培养基。常用的培养基有：

（1）根据培养基物理状态分　①固体培养基：在液体培养基中加入质量分数为2％～2.5％的琼脂，使培养基凝固呈固体状态。固体培养基可用于菌种保藏、纯种分离、菌落特征的观察以及活菌计数等。②液体培养基：在配制好的培养基中不加琼脂，即为液体培养基。常用于增菌及生化试验等。③半固体培养基：在液体培养基中加入少量（0.3％～0.5％）的琼脂，使培养基呈半固体状，多用于细菌有无动力的检查。

（2）根据培养基的用途分　①基础培养基：这种培养基的组成物质是能满足一般细菌生长繁殖所需要的营养物质，可供培养一般细菌使用，如营养琼脂是培养细菌的基础培养基。②营养培养基：在基础培养基中加入一些额外的营养物质，如加入血液、血清、葡萄糖、酵母浸膏等，可使营养要求较高的细菌生长。③选择培养基：在培养基中加入某些化学物质，有利于需要分离的细菌生长，抑制不需要的细菌。如培养沙门菌的SS培养基可以抑制大肠埃希菌的生长。④鉴别培养基：用于培养和鉴别不同细菌种类的培养基。如糖发酵培养基，可观察不同细菌分解糖产酸产气情况；用醋酸铅培养基可以鉴定细菌是否产生硫化氢等。⑤厌氧培养基：供专性厌氧菌的分离、培养和鉴别用的培养基，如疱肉培养基。

（3）细菌在培养基上的生长现象　细菌在固体培养基上生长，由单个菌细胞分裂繁殖，形成肉眼可见的堆集物，称为菌落；许多菌落融成一片，称为菌苔。在平板培养基上孤立生长的一个菌落，往往是一个细菌生长繁殖的结果，因而平板培养基可以用来分离纯种细菌。各种细菌菌落的大小、形态、透明度、湿润度、表面光滑或粗糙、有无光泽等随菌种不同而各异，这些特征在细菌鉴定上具有重要意义。

在液体培养基中生长的细菌，有的使清亮的培养基变得均匀混浊，有的可在液体表面形成菌膜，有的则沉淀生长如絮状或颗粒状。临床上，注射药剂如有此三种现象之一，则多为细菌污染，不得再使用。

有鞭毛的细菌在半固体培养基中，沿穿刺线向周围扩散呈放射状、羽毛样或云雾状浑浊生长。无鞭毛的细菌在半固体培养基中，沿穿刺线呈明显的线状生长。因此可用半固体培养基穿刺培养，检查细菌的运动力。

3.细菌代谢产物　细菌的新陈代谢分为分解代谢和合成代谢。分解代谢是将复杂的营养物质分解为简单的化合物，为合成菌体成分提供原料，同时提供能量以供所需。合成代谢是将简单的化合物合成复杂的菌体成分或其他物质，保证细菌的生长繁殖。细菌在分解代谢和合成代谢中能产生多种代谢产物，在细菌鉴定及生化检查中具有实际意义。

（1）分解代谢产物　①糖的分解产物：细菌能分解糖类，产生多种酸类、醛类、醇类和酮类。各种细菌的酶不同，对糖的分解能力也不一样。如大肠埃希菌分解葡萄糖产酸产气，伤寒沙门菌分解葡萄糖产酸，但不产气。因此通过糖发酵试验可以鉴别细菌。②蛋白质的分解产物：细菌的种类不同，分解蛋白质、氨基酸的能力不同，因而产生不同的中间产物。利用蛋白质的分解产物设计的靛基质试验、硫化氢试验、尿素分解试验等，可用于细菌的鉴定。

（2）合成代谢产物　①热原质：许多革兰阴性菌与少数革兰阳性菌在代谢过程中能合成一种多糖物质，注入人体或动物体能引起发热反应，称为热原质。热原质能通过细菌滤器，耐高温,高压蒸气灭菌(121℃ 20min)不能使其破坏。制备注射制剂和生物制品时用吸附剂或特制的石棉滤板,可除去液体中的大部分热原质。经250℃高温干烤才能破坏热原质。因此,在制备和使用注射药剂过程中应严格遵守无菌操作,防止细菌污染。②毒素与酶:细菌可产生内、外毒素及侵袭性酶,与细菌的致病性有关,细菌产生的毒素有内毒素和外毒素两种。内毒素是革兰阴性菌的细胞壁成分,即脂多糖,当菌体死亡崩解后才游离出来。外毒素是一种蛋白质,在细菌生活过程中即可释放到菌体外,产生外毒素的细菌大多数是革兰阳性菌。外毒素具有抗原性强、毒性强、作用特异性强的突出特点。某些细菌可产生具有侵袭性的酶,能损伤机体组织,促进细菌的侵袭、扩散,是细菌重要的致病因素,如链球菌的透明质酸酶等。③细菌素:某些细菌产生的仅对近缘菌株有抗菌作用的蛋白质。例如,大肠埃希菌某一菌株所产生的大肠菌素,一般只能作用于大肠埃希菌的其他相近的菌株。由于作用范围较窄,且具有型的特异性,在治疗上意义不大,多用于细菌的分型和流行病学调查。④维生素:一些细菌能自行合成维生素,除满足自身所需外,也能分泌到菌体外。如动物机体的正常菌群能合成维生素 B 和维生素 K,可被机体利用。⑤色素:某些细菌在一定条件下能产生各种颜色的色素,有的色素是水溶性的,使整个培养基呈现颜色,如绿脓杆菌的黄绿色素;有的色素则是脂溶性色素,不溶于水,仅使菌落显色,而培养基颜色不变,如金黄色葡萄球菌的色素。⑥抗生素:是某些微生物在代谢过程中产生的一类能抑制或杀死某些病原微生物和肿瘤细胞的物质。抗生素大多由放线菌和真菌产生,由细菌产生有多粘菌素、杆菌肽等数种。

4. 细菌的变异 细菌和其他生物一样,无论在自然情况下或人工培养条件下,均可自发地或人为地发生变异,其变异现象或变异发生的机制,均是多样的。

(1)形态结构的变异 在异常环境中,细菌的形态、大小等可发生变异,有的甚至形成多形态。细菌的荚膜、芽孢和鞭毛等特殊结构也可发生变异,例如炭疽杆菌在动物体内或某些特殊的培养基中可形成荚膜,而在普通培养基中,则不能产生。

(2)菌落变异 细菌的菌落最常见的有两种类型,即光滑型(S 型)和粗糙型(R 型)。细菌的菌落从光滑型变为粗糙型时,称 S→R 变异。S→R 变异时,细菌的毒力、生化反应、抗原性等也随之改变。

(3)毒力变异 细菌的毒力有增强或减弱的变异。让细菌连续通过易感动物,可使其毒力增强。将细菌长期培养于不适宜的环境中或反复通过不易感的动物时,可使其毒力减弱,这种毒力减弱的菌株可用于疫苗的制造,如卡介苗。

(4)耐药性变异 细菌对许多抗菌药物是敏感的,但发现在使用某些药物治疗疾病过程中,其疗效逐渐降低,甚至无效。这是由于细菌对该种药物产生了抵抗力,这种现象为耐药性变异。如对青霉素敏感的金黄色葡萄球菌发生耐药性变异后,成为对青霉素有耐受性的菌株。

【细菌分布与人体微生态】

1. 细菌在自然界的分布

(1)土壤中的细菌 土壤中含有丰富的动植物残体和各种无机物,土壤的温度、酸碱度适宜细菌生长,细菌数量多,大多数为非病原菌。部分病原菌如炭疽芽孢杆菌、破伤风梭菌、产气荚膜梭菌等的芽孢在土壤中可存活几年甚至几十年,多通过伤口感染。因此,土壤是创伤和战伤感染的重要传播媒介。

(2)水中的细菌　水也是细菌生存的天然环境。水中的病原菌来源于土壤、人和动物的排泄物及各种污物，这类细菌能在水中生存一定时间(数天至数周)，饮用被污染的水可引起消化道传染病的流行。因此，加强粪便管理，保护水源，是预防和控制消化道传染病的重要措施。

(3)空气中的细菌　空气没有细菌生活所需要的基本条件，所以它不是细菌生长繁殖的场所。但飞扬起来的土壤中细菌、人和动物呼吸道排出的细菌可扩散到空气中。空气中的致病菌主要是由患者或带菌者在咳嗽、吐痰、打喷嚏、高声谈笑及呼吸时随同唾液飞沫一起大量排出进入空气中的。此外，空气中的非病原菌常造成医药制剂、生物制品及培养基的污染。因此，医院的病房、手术室、制剂室和微生物实验室等都要进行空气消毒，防止呼吸道传染病的发生和手术后的感染。

2. 人体微生态

(1)正常菌群　人自出生1～2h后即可从其体内分离出细菌。在成人，凡与外界接触或相通的部位皆有微生物的存在，形成人体的微生态环境。这些微生物在长期的进化过程中和人形成共生关系。许多微生物对人不仅无害，而且有益。通常把这些在人体各部位经常寄居而对人体无害的微生物称之为正常菌群(normal flora of bacteria)。正常菌群中大部分是长期居留于人体的，称为常住菌，也有少数微生物是暂时寄居的，称为过路菌。

机体的多数组织器官在正常情况下是无菌的。正常微生物群中的细菌偶尔少量侵入血流和器官组织，可由机体天然防御功能如吞噬作用迅速消灭。若有侵入的细菌未被消灭，则可引起感染。因而在医疗实践中，当手术、注射、穿刺、导尿时，应严格执行无菌操作，以防细菌感染。人体的正常菌群分布见表1-2。

表1-2　人体各部位常见的正常菌群

部　位	细菌种类
皮肤	金黄色葡萄球菌、类白喉棒状杆菌、大肠埃希菌、铜绿假单胞菌、短棒菌苗等
外耳道	金黄色葡萄球菌、类白喉棒状杆菌、铜绿假单胞菌
眼结膜	金黄色葡萄球菌、结膜干燥杆菌等
鼻咽腔	葡萄球菌、甲型链球菌、卡他摩拉球菌、流感嗜血杆菌、大肠埃希菌、铜绿假单胞菌等
口腔	葡萄球菌、甲型链球菌、卡他摩拉球菌、大肠埃希菌、类白喉棒状杆菌、乳杆菌、消化球菌、消化链球菌、梭菌、类杆菌等
肠道	大肠埃希菌、产气杆菌、变形杆菌、铜绿假单胞菌、肠球菌、葡萄球菌、产气荚膜梭菌、类杆菌、双歧杆菌、消化球菌、消化链球菌等
阴道	乳杆菌、大肠埃希菌、类白喉棒状杆菌等
尿道	表皮葡萄球菌、类白喉棒状杆菌、耻垢分枝杆菌等

(2)正常菌群的生理作用　①拮抗作用：正常菌群，特别是占绝对优势的厌氧菌对来自人体以外的致病菌有明显的生物拮抗作用，阻止其在机体内定殖，从而构成一道生物屏障。②免疫作用：机体的抗感染免疫力与其接受内环境定居的正常菌群抗原的刺激有密切关系。

正常菌群作为一种抗原刺激，使宿主产生免疫，从而限制了它们本身的危害性。乳杆菌和双歧杆菌对胃肠道黏膜抗感染免疫作用的激活具有重要意义。③营养作用：正常菌群参与人体的物质代谢、营养转化与合成。除参与蛋白质、糖类、脂肪代谢及合成维生素（如核黄素、生物素、叶酸、吡哆醇及维生素 K 等）外，还参与胆汁代谢、胆固醇代谢及激素转化等过程。④抗衰老与抑癌作用：肠道正常菌群中的双歧杆菌有抗衰老作用。此外，双歧杆菌和乳杆菌有抑制肿瘤发生的作用，它们的抑癌作用机制可能与其能降解亚硝酸铵，并能激活巨噬细胞、提高其吞噬能力有关。

（3）条件致病菌　正常菌群在一定的条件下与人体的平衡关系被打破而引起疾病，称条件致病菌。常见包括：①菌群失调，如大剂量使用广谱抗生素或长期服用抗生素，使机体某个部位正常菌群中各菌种间的比例发生较大变化，超出正常范围的状态，由此导致一系列临床症状，称为菌群失调。②居住部位的改变，如正常菌群由于外伤、手术、感染等一些特殊原因进入泌尿道、腹腔、血液等。③机体局部或全身免疫功能下降，如使用大量的皮质激素、抗肿瘤药物、放射治疗等，可引起机体免疫力降低；大面积烧伤、过度疲劳、长期消耗性疾病后也可引起机体免疫力降低，而导致条件致病。

【消毒与灭菌】

微生物极易受外界条件的影响，若环境条件不适，可使其代谢发生障碍，生长受到限制，甚至死亡。据此，可以利用物理、化学或生物的方法来抑制或杀灭病原微生物，从而切断传播途径，有效控制污染、抗感染或消灭传染病。消毒与灭菌是微生物学和护理学的基本知识，现将与之有关的概念简介如下。

消毒（disinfection）　用物理或化学方法杀灭物体上的病原微生物。但不是把全部微生物都杀死。所以，消毒只是一种卫生措施。

灭菌（sterilization）　用物理或化学方法杀灭物体上所有的病原性和非病原性微生物以及细菌的芽孢。灭菌后的物品状态称为无菌状态。

无菌（asepsis）　指不含活菌的状态，是灭菌的结果。防止微生物进入机体或污染其他物品的操作技术称为无菌操作（asepsis technique）。在进行护理操作和微生物实验时，必须严格进行无菌操作，以防止微生物的侵入或污染。

防腐（antisepsis）　用物理或化学方法防止和抑制微生物的生长繁殖。用于防腐的药物称为防腐剂。

1. 物理消毒灭菌法

（1）热力灭菌　利用高温使菌体蛋白质变性或凝固，代谢发生障碍，导致细菌死亡。方法有干热灭菌和湿热灭菌两大类。

1）干热灭菌法有焚烧法、烧灼法和干烤法等。①焚烧法：用火焚烧，是一种彻底的灭菌方法，仅适用于废弃的污染物品和有传染性的动物尸体等。②烧灼法：在火焰上进行，用于接种环（针）和试管口或瓶口的灭菌。③干烤法：在干烤箱内进行，通电后利用高热空气进行灭菌。一般加热至 160～170℃，维持 2h 即可杀灭包括芽孢在内的一切微生物。本法灭菌物品主要限于玻璃器皿、瓷器、油类制剂、粉剂等。

2）湿热灭菌法有巴氏消毒法、煮沸法、流通蒸气法、间歇灭菌法和高压蒸气灭菌法等。①巴氏消毒法：由巴斯德创建，常用于牛奶和酒类的消毒。此法可杀死物品中的病原菌或一般杂菌,而不严重破坏物品的质量。一般加热至61.1～62.8℃经0.5h,或71.7℃经15～30s,便可达到目的。②煮沸法:煮沸至100℃ 5min可杀死细菌的繁殖体。一般器械消毒以煮沸10min为宜,杀死芽孢则需煮沸1～3h。煮沸法主要用于一般食具、注射器和一般外科器械等的消毒。若水中加入1%～2%碳酸氢钠,可将沸点提高至105℃,既可增强杀菌能力,又可防止金属器械生锈。③流通蒸气法:可采用阿诺氏(Arnold)流通蒸气灭菌器或普通蒸笼进行。通常100℃加热15～30min可杀死细菌的繁殖体,但不保证杀死芽孢。④间歇灭菌法:是利用反复多次的流通蒸气杀死细菌所有繁殖体和芽孢的一种灭菌法。本法适用于耐热物品,也适用于不耐热(<100℃)的营养物质,如某些培养基的灭菌。具体做法是将待灭菌的物品置于阿诺氏流通蒸气灭菌器内,100℃加热15～30min杀死其中的细菌繁殖体,然后将物品置于37℃温箱中过夜,使芽孢发育成繁殖体,次日再通过流通蒸气加热,如此连续三次,可将所有繁殖体和芽孢全部杀死。若有某些物品不耐100℃,则可将温度降至75～80℃,每次加热的时间延长至30～60min,次数增至3次以上,也可达到灭菌目的,如用血清凝固器对血清培养基或卵黄培养基的灭菌。⑤高压蒸气灭菌法:是目前灭菌效果最好、应用最广的灭菌方法。灭菌是在一密闭蒸锅——高压蒸气灭菌器内进行的。加热时蒸气不能外溢,由密闭容器加温所产生的高压饱和水蒸气能获得较高的温度,通常在1.05kg/cm^{2}的压力下,温度达121.3℃,维持15～30min,可杀死包括细菌芽孢在内的所有微生物。此法适用于高温和不怕潮湿物品的灭菌,如普通培养基、生理盐水、手术器械、注射器、手术衣和敷料等。

在同样温度下,湿热灭菌的效果比干热灭菌好,原因是:①湿热环境中菌体吸收水分,蛋白质较易凝固。②湿热比干热的穿透力好。这主要是由于水或饱和水蒸气传导热能的效率明显高于空气。蒸气容易穿透到物体的深处,使灭菌的物体内部温度迅速上升。③蒸气有潜热存在,当蒸气与被灭菌的物体接触时凝结成水,放出潜热,能迅速提高灭菌物体的温度。

(2)辐射杀菌法

1)日光与紫外线:日光的杀菌作用包括热力、干燥,尤其是紫外线。将患者的被褥、衣服、书报等放在日光下曝晒数小时,可达到消毒的目的。波长200～300nm的紫外线(包括日光中的紫外线)具有杀菌作用,其中以265～266nm最强,这与DNA的吸收光谱范围一致。紫外线主要作用于DNA,使一条DNA链上相邻的两个胸腺嘧啶共价结合而形成二聚体,干扰DNA的复制与转录,导致细菌的变异或死亡。紫外线作用的特点是:①穿透力弱,只能用于房间空气、物体表面消毒;②杀菌效果与照射时间、距离和强度有关;③对眼睛角膜和皮肤有损伤作用,工作人员切勿在紫外线灯照射下进行操作。

2)电离辐射:X射线和γ射线等可使细菌蛋白质变性、核酸被破坏,对其产生致死效应。由于射线照射不使物品升温,且穿透力强,可用于不耐热物品,如塑料、药品的消毒。

3)微波:微波是一种波长为1mm到1m左右的电磁波,频率较高,主要通过热效应杀灭微生物。可穿透玻璃、塑料薄膜与陶瓷等物质,但不能穿透金属。微波照射多用于食品、非金属器械、食具、药杯等物品的消毒。

(3)滤过除菌法 滤过除菌法是使用细菌滤器,用物理阻留将液体或空气中的细菌除去,以达到无菌的目的。用于不适合加热灭菌的液体,如血清、毒素、抗毒素、抗生素和药液等。常用的细菌滤器有玻璃滤菌器、蔡氏滤菌器和薄膜滤菌器等。

(4)低温对细菌的影响 低温多用于菌种的保存。冰冻中的细菌,由于胞内水分被胞外冰结晶吸收造成电解质浓缩和菌体蛋白变性，胞壁受损后胞内有机化合物（包括核酸、肽类等）随之漏出，可以导致细菌死亡。

2. 化学消毒灭菌法 具有杀菌作用的化学药品称化学消毒剂；用于抑制微生物生长繁殖的化学药品称防腐剂。一般化学消毒剂对人体组织细胞有损害作用，所以只能外用，主要用于体表、器械、排泄物及周围环境的消毒。

（1）消毒剂作用机制 ①使菌体蛋白质变性或凝固，如重金属盐类、醇类等，它们或使蛋白质脱水变性，或与菌体蛋白接合使之丧失功能。②破坏细菌酶系，如过氧化氢、碘、重金属盐类等。它们能与细菌酶蛋白上的-SH 基接合，氧化剂则可氧化-SH 为-S-S 基，从而使酶活性丧失，细菌代谢发生障碍，最终死亡。③改变细菌细胞壁或细胞膜的通透性，如阳离子表面活性剂（苯扎溴铵）。它们可与细菌细胞膜磷脂结合，提高膜的渗透作用，这不仅能使胞质内重要代谢物质溢出，也可使表面活性剂直接进入胞内引起蛋白质变性。酚类化合物作用细菌后，除可损伤胞浆膜，使胞质内容物外渗、漏出外，还能使细胞膜上的氧化酶和脱氢酶失活，最终导致细菌死亡。

（2）影响消毒剂效果的因素 ①消毒剂的性质、浓度与作用时间：各种消毒剂的理化性质不同，对微生物的作用大小也有差异。例如表面活性剂对革兰阳性菌的杀灭效果比对革兰阴性菌好；甲紫对葡萄球菌作用较强。一般消毒剂浓度越大、作用时间越长，杀菌效力越强。但乙醇（酒精）例外，以70%～75%的浓度杀菌力最强，这可能是由于酒精浓度过高能使菌体表面蛋白迅速凝固，使酒精无法继续渗入菌体内部发挥作用。②细菌的种类和生长期：不同种类的细菌对消毒剂的敏感性不同，如5%苯酚 5min 可杀死沙门菌，杀死金黄色葡萄球菌则需 10～15min。同一细菌，其芽孢比繁殖体抵抗力强，老龄菌比幼龄菌抵抗力强，一般细菌数量越大，所需消毒剂浓度越高，作用时间越长。③环境中有机物的影响：自然情况下，细菌常与血液、脓液和痰液等有机物混在一起，环境中的这些蛋白质能与消毒剂结合，可减弱消毒剂对细菌的杀伤作用，受有机物影响较大的消毒剂有升汞、表面活性剂、次氯酸盐、乙醇等。受其影响较小的消毒剂有酚类化合物、生石灰等。此外，温度、酸碱度、拮抗物质的存在等，也对消毒剂的效果产生影响。

（3）常用的化学消毒剂 常用的化学消毒剂的种类、作用机制与用途见表 1-3。

表 1-3 常用的化学消毒剂的种类、作用机制与用途

类别	作用机制	常用消毒剂	用途
酚类	蛋白质变性，损伤细胞膜，灭活酶类	3%～5%苯酚	地面、器具表面的消毒
		2%来苏儿	皮肤消毒
醇类	蛋白质变性与凝固，干扰代谢	70%～75%乙醇	皮肤、体温计消毒
重金属盐类	氧化作用，蛋白质变性与沉淀，灭活酶类	0.05%～0.01%升汞	非金属器皿的消毒
		0.1%硫柳汞	皮肤消毒、手术部位消毒
		1%硝酸银	新生儿滴眼、预防淋病奈瑟菌感染
		1%～5%蛋白银	

续表

类　别	作用机制	常用消毒剂	用　途
氧化剂	氧化作用，蛋白质沉淀	0.1%高锰酸钾	皮肤、尿道、蔬菜、水果消毒
		3%过氧化氢	创口、皮肤黏膜消毒
		0.2%～0.3%过氧乙酸	塑料、玻璃器材消毒
		2.0%～2.5%碘酒	皮肤消毒
		0.2～0.5ppm 氯	地面、厕所与排泄物消毒
		10%～20%漂白粉	地面、墙壁、家具、饮水等消毒
		0.2%～0.5%氯胺	
表面活性剂	损伤细胞膜，灭活氧化酶等酶活性，蛋白质沉淀	0.05%～0.1%苯扎溴铵	外科手术洗手、皮肤黏膜消毒、手术器械浸泡
		0.05%～0.1%度灭芬	皮肤创伤冲洗，金属器械、塑料、橡皮类消毒
烷化剂	菌体蛋白质及核酸烷基化	50mg/L 环氧乙烷	手术器械、敷料等消毒
		2%戊二醛	精密仪器、内镜等消毒
酸碱类	破坏细胞膜和细胞壁，蛋白质凝固	5～10ml/m^2 醋酸加等量水蒸发	空气消毒
		生石灰(按 1∶4～1∶8 比例加水配成糊状)	地面、排泄物消毒

按其杀灭微生物的效能分为高效、中效、低效三类消毒剂。高效消毒剂能杀灭包括细菌芽孢、真菌孢子在内的各种微生物，能灭活所有病毒，可作为灭菌剂使用的一定是高效的化学消毒剂，如过氧乙酸、环氧乙烷等。中效消毒剂是指能够杀灭细菌繁殖体，包括抵抗力较强的结核杆菌以及真菌和大多数病毒等，但是不能杀灭细菌芽孢的消毒剂，如乙醇、碘酒等。低效消毒剂只能杀灭一般细菌繁殖体、部分真菌和亲脂性病毒，不能杀灭结核杆菌、亲水性病毒、抵抗力较强的真菌和细菌芽孢，如氯己定、苯扎溴铵等。处理直接接触损伤皮肤黏膜或经皮肤进入组织器官的物品，应用高效消毒剂；处理不直接进入组织器官或仅接触未破损的皮肤黏膜的物品，可以用中效消毒剂。

【细菌的致病性】

1. 细菌的致病因素　凡能引起人和畜禽发病的微生物，称为病原微生物。细菌致病性，是指一定种类的细菌在一定条件下，能在动物体内引起传染过程的能力。细菌致病性与毒力强弱、侵入数量和侵入部位有密切关系。

(1)细菌的毒力　构成细菌毒力的因素有侵袭力和毒素两个方面。

1)细菌的侵袭力：指病原菌突破机体的防御功能并在体内生长繁殖、蔓延扩散的能力。与细菌侵袭力相关的因素有：①荚膜与类荚膜物质：细菌的荚膜与类荚膜物质具有抵抗吞噬细胞的吞噬作用和溶菌酶及补体等杀菌物质的作用，使致病菌能在宿主体内大量繁殖，如肺炎链球菌的荚膜是其致病的重要因素。②黏附素：细菌引起感染一般首先需黏附于宿主体表或黏膜细胞上，以免被纤毛运动、肠蠕动、尿液冲洗和黏液分泌等活动所清除。③侵袭性酶:有利于细菌侵入组织,并在其中生长繁殖,呈现致病作用,如金黄色葡萄球菌的血浆凝固酶、A 群链球菌的透明质酸酶等。

2)细菌的毒素:细菌的毒素可以通过毒性作用危害宿主,或刺激机体发生变态反应,间接地对宿主造成损伤。细菌的毒素主要有外毒素和内毒素两种。外毒素是细菌在生长过程中由细胞内分泌到细胞外的毒性物质。能产生外毒素的细菌多是革兰阳性菌,少数革兰阴性菌也可产生外毒素。将产生外毒素的细菌的液体培养物经滤菌器过滤除菌,即可获得外毒素。其特点为:一是化学成分是蛋白质,性质不稳定,易被热、酸及酶所灭活。但葡萄球菌肠毒素能在 100℃的条件下保持 30min;二是毒性极强,极微量就可使实验动物死亡;三是对组织有选择性毒性作用,如破伤风梭菌产生的痉挛毒素能影响宿主脊髓前角运动神经细胞的控制功能,引起骨骼肌的痉挛;四是抗原性强,刺激机体产生高效价的抗毒素,可经甲醛(0.3%~0.4%)处理,脱毒成为类毒素。根据外毒素对宿主细胞的亲和性及作用方式的不同等,可分成神经毒素、细胞毒素和肠毒素三大类(表 1-4)。

表 1-4 常见的细菌外毒素

类　型	细　菌	外毒素	作用机制
神经毒素	破伤风梭菌	痉挛毒素	阻断上下神经元间正常抑制性神经冲动传递
	肉毒梭菌	肉毒毒素	抑制胆碱能运动神经释放乙酰胆碱
细胞毒素	白喉杆菌	白喉毒素	抑制细胞蛋白质合成
	A 型群链球菌	红疹毒素	破坏毛细血管内皮细胞
肠毒素	霍乱弧菌	肠毒素	激活肠黏膜腺苷环化酶,增高细胞内 cAMP 水平
	产毒性大肠埃希菌	肠毒素	不耐热肠毒素同霍乱肠毒素,耐热肠毒素使细胞内 cGMP 增高
	金黄色葡萄球菌	肠毒素	作用于呕吐中枢

内毒素是革兰阴性菌细胞壁中的脂多糖,当菌体细胞死亡溶解时才能释放出来。内毒素的毒性作用无特异性,各种病原菌内毒素作用大致相同。其表现有引致发热、血液循环中白细胞骤减、组织损伤、弥漫性血管内凝血、休克等,严重时也可导致死亡。外毒素和内毒素的主要区别见表 1-5。

表 1-5 细菌外毒素与内毒素的区别

区别要点	外毒素	内毒素
来　源	多数为革兰阳性菌,少数为革兰阴性菌	革兰阴性菌
存在部位	多数活菌分泌出,少数菌裂解后释出	细胞壁组分,菌裂解后释出
化学成分	蛋白质	脂多糖
稳定性	60℃ 30min 被破坏	160℃ 2~4h 被破坏
毒性作用	强,对组织细胞有选择性作用,引起特殊的临床表现	较弱,各菌毒性作用相似,引起发热、白细胞增多、微循环障碍、休克等
免疫原性	强,刺激宿主产生抗毒素,甲醛液处理后脱毒成类毒素	弱,甲醛液处理不形成类毒素

(2)细菌侵入门户　病原微生物必须侵入机体的适当部位，才能引起传染。如痢疾杆菌必须经消化道侵入才能引起传染；破伤风梭菌只有侵入深而窄的伤口，才有可能引起破伤风。有的病原菌为多途径传染，如结核杆菌经呼吸道、消化道和皮肤伤口都可引起传染。

(3)细菌的侵入数量　侵入机体的病原微生物须有一定的数量才能致病。数量多少，一方面取决于病原微生物的毒力强弱，另一方面则取决于宿主机体免疫力的高低。病原微生物毒力较弱，则需要较多数量才能致病；病原菌毒力强，如鼠疫杆菌，少量侵入即可发病。

2. 细菌感染的类型　病原微生物在一定的环境条件下，突破机体的防御屏障侵入机体，在一定的部位生长、繁殖，并引起不同程度的病理过程，这一过程称为传染或感染。病原微生物进入机体后能否引起感染，取决于病原体和机体两方面的因素：病原体本身毒力的强弱、入侵的数量、进入机体的途径和机体所处的状态。一般情况下，细菌毒力愈强，机体免疫力愈低，愈易发生感染。根据细菌的毒力强弱和数量多少以及机体抵抗力，可出现不同的感染类型。

(1)隐性感染(inapparent infection)　当机体免疫力较强，入侵的细菌数量不多或毒力不强，虽然细菌能在体内生长繁殖，但宿主不表现出明显的临床症状即为隐性感染，亦称亚临床感染。

(2)显性感染(apparent infection)　当机体抵抗力较差，或入侵的细菌毒力较强，数量较多，使机体受到严重损害，出现明显临床症状，称显性感染。显性感染又可分为局部感染(local infection)和全身感染(systemic or generalized infection)。局部感染局限于一定部位；全身感染指感染发生后细菌或其代谢产物向全身扩散，引起各种临床表现：①毒血症(toxemia)：细菌在局部繁殖但不侵入血流，仅细菌产生的外毒素进入血流引起全身中毒症状，如白喉、破伤风；②菌血症(bacteremia)：病菌由原发部位侵入血流到达其他部位，但未在血中大量繁殖，如伤寒的菌血症；③败血症(septicemia)：细菌侵入血流并在血中大量繁殖，造成机体严重损伤和全身中毒症状者；④脓毒血症(pyemia)：化脓性细菌在引起败血症的同时，又播散至其他许多组织器官，引起化脓性病灶者。

(3)带菌状态(carrier state)　经过显性或隐性感染后，致病菌未被及时清除而继续存在于体内，与机体的免疫力形成相对的平衡状态称为带菌状态。处于带菌状态的人称带菌者。带有致病菌而无临床症状者称“健康带菌者”。带菌者经常或间歇地排出病原菌，成为重要的传染源。

【医院内感染】

1. 医院内感染的概念及分类

(1)医院内感染的概念　医院内感染是指住院患者在医院内获得的感染，包括在住院期间发生的感染和在医院获得而于出院后发生的感染，但不包括入院前已开始或入院时已存在的感染。医院工作人员在医院内获得的感染也属医院内感染。

医院内感染发生的主要部位是下呼吸道、泌尿生殖道、胃肠道、外科切口等。

(2)医院内感染的分类　医院内感染可按病原体来源、感染部位、感染的微生物学等分类，目前医院内感染常采用的分类方法是按病原体来源分类。①内源性感染：又称自身感染，指寄居在患者体内的正常菌群，在患者机体免疫力低下时引起的感染；②外源性感染：又称交叉感染，指患者与患者、患者与工作人员之间的直接感染或通过水、空气、医疗器械等的间接性感染。

2. 医院内感染的主要微生物 医院内感染的主要微生物为细菌和真菌，其次是病毒和衣原体。既可由致病微生物引起，也可由机会致病性微生物所致，但以后者为主。医院内感染的微生物适应性强，对常用抗生素多呈耐药性，治疗较困难。

3. 医院内感染的预防与控制

(1)建立医院感染的管理组织 要有专人负责拟订全院控制感染计划，并组织实施落实；定期对医院环境感染情况、消毒药械使用情况进行监测；调查、收集、整理、分析有关医院内感染的各种监测资料；加强对医护人员宣传培训等。

(2)严格执行医疗器械、器具的消毒工作技术规范 医疗机构使用的消毒药械、一次性医疗器械和器具应当符合国家有关规定。一次性使用的医疗器械、器具不得重复使用。

(3)加强隔离制度 医疗机构应当严格执行隔离技术规范，根据病原体传播途径，采取相应的隔离措施。

(4)合理使用抗生素。

【细菌感染的检查和防治原则】

1. 标本的采集与送检 标本的采集与送检是微生物学检查的第一步，方法的正确与否直接影响病原体的检出率，因此应注意下述原则：①采集标本时应无菌操作，尽量避免污染；盛放标本的容器和培养基应预先进行无菌处理并贴好标签。②应选择感染部位或病变明显的部位采集标本，避免周围组织、器官或分泌物中的杂菌污染。③根据病原体在感染性疾病的不同时期的体内分布和排出部位选择在最佳时间采集适宜标本。例如，对可疑的伤寒患者，在病程的1～2周内取血液，2～3周时则取粪便或尿液送检。④对于怀疑细菌感染的标本，尽量在抗生素使用前采集，特别是对抗生素敏感的病原体，如乙型溶血性链球菌、脑膜炎奈瑟菌。⑤检查病原体的特异性抗体时，应采集急性期和恢复期双份血清，只有当恢复期血清抗体效价比急性期的效价明显升高达4倍或以上时，方有诊断价值。⑥标本采集后应及时送检。大多数细菌标本应冷藏送检，但是某些细菌，如脑膜炎奈瑟菌对低温和干燥极其敏感，应注意保温，尽量床旁接种，并预温相应的培养基。

2. 细菌感染的检查法 细菌检验的一般程序主要包括形态学检查、分离培养、生化试验、血清学试验以及药物敏感试验等。

(1)形态学检查 包括不染色标本检查和染色标本检查，最常用的形态学检查是染色标本检查中的革兰染色法。其基本过程是标本经固定后，先用结晶紫初染，再用卢格碘液媒染，然后用95%酒精脱色，最后用石炭酸复红稀释液复染。此法可将细菌染成两大类：不被酒精脱色仍保留紫色的为革兰阳性菌，被酒精脱色后复染成红色的为革兰阴性菌。革兰染色法在医学上具有重要的实际意义：①鉴别细菌：将细菌分成革兰阳性菌和革兰阴性菌，为细菌的进一步鉴定奠定基础。②选择用药：革兰阳性菌和革兰阴性菌对不同抗生素的敏感性不同，大多数革兰阳性菌对青霉素、红霉素等抗生素敏感；而大多数革兰阴性菌则对链霉素、氯霉素、庆大霉素等抗生素敏感。③与判定细菌致病性有关：大多数革兰阳性菌主要以外毒素致病，而大多数革兰阴性菌则以内毒素致病。

(2)分离培养 原则上应对所有送检标本做分离培养，以便获得单个菌落后进行纯培养，从而对细菌做进一步的生物学、免疫学、致病性或细菌的药物敏感性等方面的检查，最终做出确切的报告。

(3)生化试验　在得到细菌纯培养物后，用糖发酵试验、吲哚试验、硝酸盐还原试验等对细菌的酶系统和其代谢产物的检查，是鉴别细菌的重要方法之一。

(4)血清学试验　利用含已知的特异性抗体的免疫血清，检测未知细菌的抗原，不仅能对分离培养的细菌进行种的鉴定，还可以进一步对细菌进行群和型的鉴别，如志贺菌属、沙门菌属的单价和多价诊断血清。

(5)药物敏感试验　若确定患者所感染的病原菌，临床按常规用药又没有明显疗效的时候，有必要做药物敏感试验(简称药敏试验)，在体外测定药物抑制或杀死细菌的能力，从而指导临床正确有效地用药。

3. 抗体的检测　病原菌侵入机体后，其抗原性物质能刺激机体产生特异性抗体。存在于血液或其他体液中的特异性抗体，常随病程的进展发生变化。用已知细菌或其抗原检测患者体内是否产生了相应的特异性抗体及其量的多少，可作为某些病原菌感染的辅助诊断。因需采集患者的血清进行此类试验，故称之为血清学诊断(serological diagnosis)，如辅助诊断伤寒的肥达试验。

4. 细菌感染的防治原则　细菌感染的防治原则包括一般性预防措施和特异性防治措施。一般性预防措施主要是控制传染源和切断传播途径；特异性防治措施主要是提高人群免疫力，包括人工自动免疫和人工被动免疫，前者用于疾病的预防，后者用于应急预防或治疗某些疾病。

二、呼吸道感染细菌

【结核分枝杆菌】

结核分枝杆菌(*M. tuberculosis*)因有分枝生长的趋势而得名，又因能抵抗盐酸酒精的脱色作用而称为抗酸杆菌。结核分枝杆菌是结核病的病原菌，可侵犯全身各组织器官，以肺部感染最多见。

(一)生物学性状

1. 形态与染色　细长略弯曲，大小约(1～4)μm×(0.3～0.6)μm，在痰液或组织中常呈单个或聚集成团(图 1-7)。用抗酸染色法染色，结核杆菌呈红色，其他非抗酸性细菌及细胞杂质等呈蓝色。

2. 培养特性　结核杆菌为专性需氧菌，最适 pH 6.5～6.8，温度为 37℃。营养要求高，生长慢。常用罗氏、米氏 7H10 等培养基。接种后 2～4 周才出现干燥、坚硬、表面呈颗粒状、乳酪色或黄色，形似菜花样的菌落。在液体培养内呈粗糙皱纹状菌膜生长。

3. 抵抗力　本菌细胞壁中含有大量脂类，对理化因素的抵抗力较强。耐干燥，在干燥痰内可存活 6～8 个月，黏附在尘埃上可保持传染性 8～10d；耐酸碱，在 3%HCl 或 4%NaOH 溶液中能耐受 30min，因而常以酸碱处理污染的标本，杀死杂菌和消化黏稠物质，提高检出率；对湿热、紫外线、酒精的抵抗力弱。在液体中加热至 62～63℃ 15min，日光下直射 2～3h 或 75%酒精内数分钟即死亡。

4. 变异性　结核杆菌可发生形态、菌落、毒力、免疫性和耐药性变异。卡-介二氏将牛型结核杆菌培养于胆汁、甘油、马铃薯培养基中，经 13 年 230 次传代，使其毒力发生变异，成为

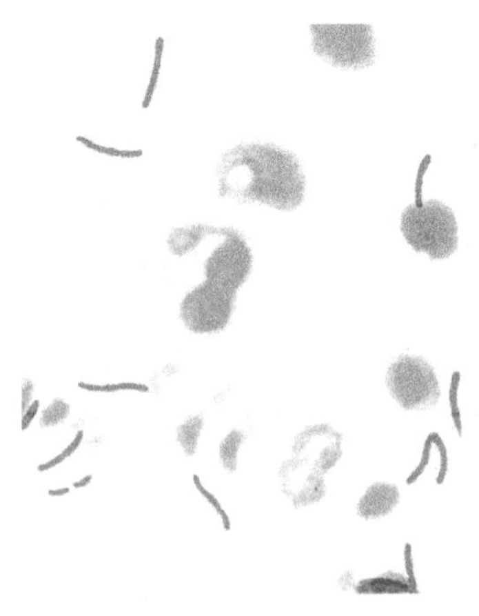

图 1-7　结核分枝杆菌

对人无致病性但仍保持良好免疫性的菌苗株，称为卡介苗(BCG)。本菌对链霉素、利福平、异烟肼等抗结核药物较易产生耐药性。

(二)致病性

1. 致病物质　结核杆菌无内毒素，也不产生外毒素和侵袭性酶类，其致病作用主要靠菌体成分，特别是胞壁中所含的大量脂质。脂质含量与结核杆菌的毒力呈平行关系。

(1)脂质　主要是磷脂、脂肪酸和蜡质，它们大多与蛋白质或多糖质结合成复合物存在。①磷脂：能刺激单核细胞增生，并可抑制蛋白酶的分解作用，使病灶组织溶解不完全，形成干酪样坏死；②索状因子：具有破坏细胞线粒体膜、毒害微粒体酶类，抑制中性粒细胞游走和吞噬作用，引起慢性肉芽肿；③蜡质 D：为胞壁中的主要成分，是一种糖肽脂与分枝菌酸的复合物，具有佐剂作用，能激发机体产生迟发型超敏反应；④硫酸脑苷脂：能抑制吞噬细胞中的吞噬体与溶酶体融合，使结核杆菌能够在吞噬细胞内长期存活。

(2)蛋白质　免疫原性强，与蜡质 D 结合，能引起较强的迟发型超敏反应。也可刺激机体产生相应的抗体，虽无保护作用但在微生物学检查中有意义。

(3)荚膜　其主要成分是多糖，有抗吞噬和保护菌体的作用。

2. 所致疾病　结核杆菌的致病作用可能与细菌在组织细胞内顽强增殖引起的炎症反应，菌体成分及代谢产物的毒性作用和机体对菌体成分产生的迟发型超敏反应有关。

结核杆菌可通过呼吸道、消化道和破损的皮肤黏膜侵入机体，引起多种组织器官的结核病，其中以肺结核最常见。人类肺结核有两种表现类型。

(1)原发感染　多见于儿童，结核杆菌随同飞沫和尘埃通过呼吸道进入肺泡，被巨噬细胞吞噬并在细胞内大量生长繁殖，释放出的结核杆菌或在细胞外繁殖侵害，或被另一巨噬细胞吞噬再重复上述过程。如此反复引起渗出性炎症病灶，称为原发病灶。原发病灶内的结核杆菌可经淋巴管扩散至肺门淋巴结，引起淋巴管炎和淋巴结肿大。原发病灶、淋巴管炎和淋巴结肿大称为原发综合征。X 线胸片显示哑铃状阴影为其主要特征。随着特异性细胞免疫的建立，原发病灶大多可纤维化或钙化而痊愈。只有极少数免疫力低下者可发生恶化，病菌经气管、淋巴或血液扩散，引起全身粟粒性结核或结核性脑膜炎。

(2)继发感染(原发后感染)　多见于成人，病变常发生在肺尖部位。大多为内源性感染，极少由外源性感染所致。继发性感染的特点是病灶局限，一般不累及邻近的淋巴结，主要表现为慢性肉芽肿性炎症，形成结核结节、纤维化或干酪样坏死，甚至形成空洞。

（三）免疫性与超敏反应

1. 免疫性 人类对结核杆菌的感染率很高，但发病率却较低，这表明人体对结核杆菌有较强的免疫力，主要是细胞免疫。这种免疫属于传染性免疫，即只有当结核杆菌在机体内存在时才有免疫力，一旦体内结核杆菌消亡，免疫力也随之消失。

2. 免疫与超敏反应 在机体产生抗结核免疫的同时，也导致了迟发型超敏反应的发生，两者均是 T 细胞介导的结果，是同时出现、伴随发生的。

3. 结核菌素试验 是用结核菌素来测定机体对结核分枝杆菌是否有迟发型超敏反应的一种皮肤实验。

（1）结核菌素 一种是旧结核菌素（简称 OT），主要成分是结核蛋白，另一种是纯蛋白衍生物（简称 PPD）。

（2）试验方法 目前多采用 PPD 法，取 5 个单位 PPD 注入受试者前臂掌侧皮内，72h 后观察。①阳性：红肿硬节直径 5～19mm，表明机体已感染过结核分枝杆菌或卡介苗接种成功，对结核分枝杆菌有迟发型超敏反应和特异性免疫力；②强阳性：红肿硬节直径≥20mm 或局部发生水疱与坏死，表明机体可能有活动性结核，应做进一步检查；③阴性：红肿硬结直径不到 5mm，表示机体未感染过结核杆菌，这些人群应接种卡介苗。但应排除：①受试者处于原发感染早期，超敏反应尚未发生；②老年人反应低下；③严重的结核病患者或患其他传染病者；④继发性细胞免疫低下等。

（3）实际应用 ①选择卡介苗接种对象及接种后效果的判断；②作为婴幼儿结核病的辅助诊断；③在未接种卡介苗人群中做结核杆菌感染的流行病学调查；④测定肿瘤患者的细胞免疫功能。

（四）微生物学检查

1. 标本 根据结核菌感染的类型，采取不同部位的标本。最主要的是痰（晨痰、夜间痰或即时痰）标本，其他还有尿液、粪便、脑脊液、穿刺液标本等。

2. 直接涂片染色镜检 标本直接厚膜涂片或浓缩集菌后涂片用抗酸染色，镜检，若找到抗酸性杆菌，再做进一步分离培养鉴定。

3. 分离培养 将集菌处理并经中和后的标本接种于固体培养基上，37℃培养，每周观察一次，一般 2～6 周形成菌落。根据菌落特点、涂片染色及动物试验等进行鉴定。

4. 血清学试验等 用 ELISA 等方法测定待检标本中的抗体，明显增高者有助于活动性结核病的诊断。还可用 PCR 法检测结核杆菌的 DNA，敏感性极高，但特异性不强。

（五）防治原则

1. 预防 卡介苗接种是预防结核病的有效措施之一，接种对象为结核菌素试验阴性者及新生儿。一般多采用皮内法接种，接种后免疫力可维持 5 年左右。

2. 治疗 治疗结核病应遵循早期、联合、规律、适量和全程的原则。常用的药物有异烟肼、利福平、吡嗪酰胺、乙胺丁醇和链霉素等药物。因耐药菌株出现较多，由患者体内分离的结核菌株在治疗过程中应做药敏试验，以选择最有效的抗生素。

麻风分枝杆菌(*M. leprae*)

麻风分枝杆菌简称麻风杆菌,是麻风病的病原菌。麻风是一种慢性传染病,主要表现为皮肤、黏膜和神经末梢的损害,晚期可侵犯深部组织和器官,形成肉芽肿。本病在世界各地均有流行,但目前已较少见。

麻风杆菌的形态、染色与结核杆菌相似,革兰染色和抗酸染色均为阳性。患者渗出物标本中可见到大量呈索状排列的麻风杆菌存在于细胞内,该细胞的胞质呈泡沫状,称为麻风细胞。麻风杆菌迄今仍不能人工培养。

麻风患者是麻风病的唯一传染源。患者的鼻分泌物、痰、汗液、乳汁、精液或阴道分泌物可有麻风杆菌排出。病原菌通过呼吸道或直接接触经破损的皮肤黏膜进入机体。本菌潜伏期长、发病慢、病程长。临床表现有瘤型、结核样型、界线类和未定类。麻风病的诊断主要靠微生物学检查,尚无特异的预防方法。隔离是目前唯一可行的方法。

【白喉棒状杆菌】

白喉棒状杆菌(*C. diphtheriae*)简称白喉杆菌,属于棒状杆菌属,是白喉的病原菌,因患者咽喉部常出现灰白色假膜而得名。我国广泛推行接种白喉类毒素,在未接种人群中偶有散发。

(一)生物学性状

1. 形态染色　白喉杆菌细长略弯,一端或两端膨大呈棒状,排列不规则,常呈 L、V、X 形或排成栅栏状,革兰染色阳性。用美兰或奈瑟法染色,菌体内可见深染或与菌体着色不同的颗粒,称为异染颗粒(图 1-8)。异染颗粒是本菌形态特征之一,在细菌鉴定中有重要意义。

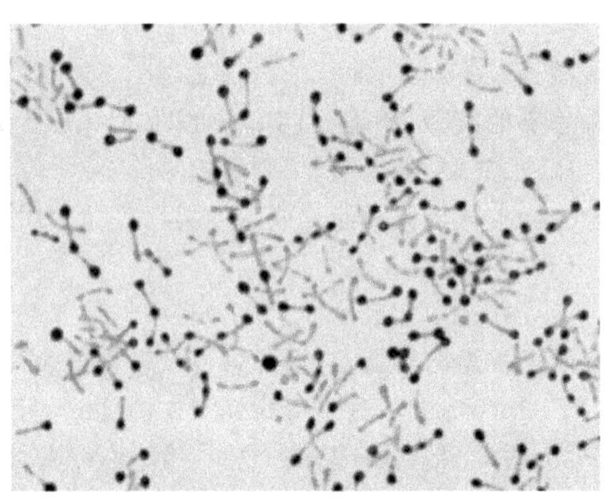

图 1-8　白喉棒状杆菌

2. 培养特性　为需氧菌或兼性厌氧菌,在含凝固血清的吕氏血清斜面上生长迅速。涂片染色异染颗粒明显。分离培养常用亚碲酸钾血平板,菌落呈黑色。

3. 抵抗力　对湿热和一般消毒剂抵抗力不强。煮沸 1min 或 5%苯酚中 1min、来苏儿中 10min 可死亡,但对干燥、寒冷和日光的抵抗力较其他无芽孢的细菌强,在日常物品、食品及衣服上可存活数日至数周。本菌对青霉素、氯霉素、红霉素等敏感。

（二）致病性和免疫性

1. 致病物质　本菌的致病物质主要是白喉外毒素，由携带β-棒状杆菌噬菌体的白喉杆菌产生。此毒素由A和B两个亚单位构成。B亚单位能与宿主易感细胞表面特异性受体结合，并通过易位作用使A亚单位进入细胞；A亚单位影响细胞蛋白质的合成，引起细胞变性死亡或功能受损。

2. 所致疾病　白喉的传染源是白喉患者及恢复期带菌者。细菌侵入易感者上呼吸道，在咽部黏膜生长繁殖并分泌外毒素及侵袭性物质，引起局部渗出性炎症、坏死性炎症以及全身中毒症状。由血管渗出的纤维蛋白将炎性细胞、黏膜坏死组织和细菌凝聚在一起形成灰白色膜状物，称为假膜。假膜容易脱落而引起呼吸道阻塞，是白喉早期致死的主要原因。本菌不侵入深部组织或血液，但其外毒素可被吸收入血，形成毒血症。其外毒素迅速与易感组织细胞如心肌、神经细胞和肾上腺细胞等结合，在临床上表现有心肌炎、软腭麻痹、声音嘶哑、肾上腺功能障碍等症状。

3. 免疫性　人对白喉普遍易感，隐性感染、患病或预防接种后均可获得持久免疫力。新生儿可从母体获得被动免疫。

（三）微生物学检查

1. 标本　用无菌棉拭采取假膜边缘部渗出物，作镜检或培养。

2. 方法　直接涂片，用美兰、革兰染色或奈瑟染色法染色，镜检；分离培养用吕氏血清斜面或亚碲酸钾培养基。如发现典型的革兰阳性棒状杆菌并有明显的异染颗粒，结合临床症状可做出初步诊断，根据形态染色、生化反应或毒力试验等做最后鉴定。

（四）防治原则

1. 特异性预防　有人工主动免疫和人工被动免疫两种。注射白喉类毒素是预防白喉的主要措施。目前多采用白喉类毒素、百日咳疫苗和破伤风类毒素二联制剂，有效率较高，但需多次免疫。对密切接触过白喉患者的易感儿童，应肌内注射1000～2000U白喉抗毒素作紧急预防，用前做皮试以防超敏反应的发生。

2. 治疗原则　及时隔离和治疗患者。早期足量使用白喉抗毒素和青霉素、红霉素等广谱抗生素。

【脑膜炎奈瑟菌】

脑膜炎奈瑟菌（*N. meningitidis*）属奈瑟菌属，俗称脑膜炎球菌，是流行性脑脊髓膜炎（简称流脑）的病原菌。

（一）生物学性状

1. 形态与染色　呈肾形或豆形，革兰阴性成双排列。在患者脑脊液中，可见中性粒细胞内典型形态（图1-9）。

2. 培养特性　营养要求较高，常用血琼脂平板或巧克力色平板。专性需氧，初次分离培养需在5%～10%的CO_2环境中才能生长。经培养后形成1.0～1.5mm的无色、透明、光滑、似露滴状的菌落。在血琼脂平板上不溶血。

3. 分类　根据荚膜多糖抗原不同，可分为A、B、C、D、H、I、K、L、X、Y、Z、29E和W135 13个血清群，其中C群致病力最强，在我国流行的主要是A群，带菌者以B群为主。

4. 抵抗力　抵抗力很弱，对干燥、寒冷、热及常用消毒剂等极度敏感，在室温中3h即死

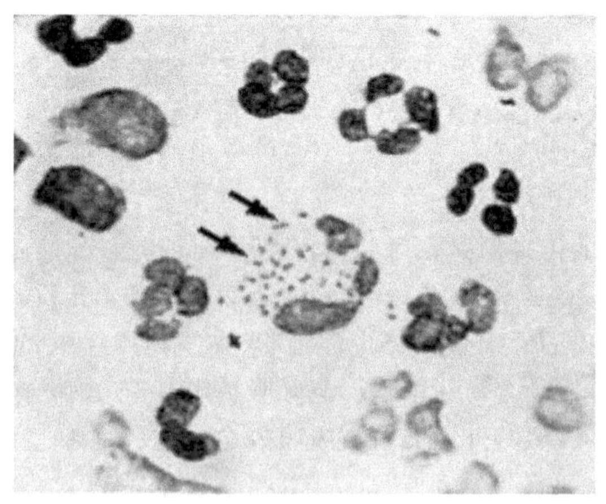

图 1-9 脑膜炎奈瑟菌

亡,故采集标本须立即送检。对磺胺类、青霉素等抗生素敏感。

(二)致病性与免疫性

1. 致病物质 主要致病物质是内毒素。新分离菌株有荚膜与菌毛。荚膜有抗吞噬作用,菌毛可黏附至咽部黏膜上皮细胞表面,有利于细菌的入侵。

2. 所致疾病 引起流行性脑脊髓膜炎。本菌可寄居于正常人的鼻咽部,但多为带菌者。病菌通过飞沫传播。根据病菌毒力、数量与机体免疫力强弱的不同,常表现为普通型或者暴发型流行性脑脊髓膜炎,患者主要为儿童。

3. 免疫力 患者或隐性感染后可获得牢固免疫,以体液免疫为主。母体的 IgG 类抗体可通过胎盘进入胎儿,故 6 个月内婴儿患流行性脑脊髓膜炎者甚少。儿童因血-脑屏障发育尚不成熟,发病率较高。

(三)微生物学检查

1. 标本 取患者的脑脊液、血液或瘀斑渗出液,带菌者检查可取鼻咽拭子。脑膜炎奈瑟菌对低温与干燥极敏感,故标本采取后应注意保暖保湿并立即送检。接种的培养基宜预温,最好在床边接种。

2. 检查方法 有直接涂片镜检、分离培养与鉴定。有条件的可用免疫学方法快速诊断,如对流免疫电泳、SPA 协同凝集、ELISA 等方法。

(四)防治原则

及时隔离治疗患者与带菌者;对易感儿童接种流行性脑脊髓膜炎荚膜多糖抗原疫苗,进行特异性预防;首选青霉素等抗生素进行治疗。

(五)其他呼吸道感染病原菌(表 1-6)

表 1-6 其他呼吸道感染病原菌主要特性

细菌名称	主要生物学性状	致病性
肺炎链球菌	革兰阳性球菌,菌体呈矛头状,常成对排列,有毒力菌株在体内形成较厚的荚膜	致病物质主要是荚膜,所致疾病主要是大叶性肺炎,属于条件致病菌。常见诱因有受凉、淋雨、疲劳、精神刺激等

续表

细菌名称	主要生物学性状	致病性
流感嗜血杆菌	革兰阴性小杆菌，有毒株产生荚膜。营养要求高，培养时需X因子和V因子	致病因素有荚膜、菌毛和内毒素。有近50%的人群呼吸道有本菌寄居，可致原发性（外源性）与继发性（内源性）感染。如脑膜炎、鼻咽炎、心包炎等，以少儿居多
嗜肺军团菌	革兰阴性杆菌，常规染色不易着色。专性需氧，营养要求高，生长缓慢，在特定培养基中经3～5d形成针尖样、灰白色菌落	致病物质有微荚膜、菌毛、毒素等。人体主要通过呼吸道吸入带菌飞沫、气溶胶而感染，临床有流感样型、肺炎型和肺外感染三种类型
百日咳鲍特菌	革兰阴性球杆菌，两端浓染。无芽孢，无鞭毛，光滑型菌株有荚膜和菌毛。专性需氧，营养要求较高	致病物质有百日咳毒素、荚膜、内毒素、菌毛等。通过飞沫传播，引起百日咳。阵发性痉挛性咳嗽是其主要症状

三、消化道感染细菌

【埃希菌属】

埃希菌属（*Escherichia*）内细菌多为肠道中的正常菌群，其中以大肠埃希菌（*E. coli*，俗称大肠杆菌）最常见。大肠埃希菌也是条件致病菌，在一定条件下可引起肠道外感染。某些特殊菌型也可在肠内致病，导致腹泻，被称为致病性大肠杆菌。大肠埃希菌在环境卫生与食品卫生学中，常用作被粪便污染的检测指标。

（一）生物学性状

1. 形态染色　革兰阴性短小杆菌，引起肠外感染菌株常有微荚膜，有普通菌毛和性菌毛。

2. 培养与生化　营养要求不高，普通培养基上能生长，能发酵葡萄糖等多种糖类，产酸产气。发酵乳糖，可与沙门菌、志贺菌等肠道致病菌区别。

3. 抗原构造　大肠埃希菌抗原主要有O、H与K三种。O抗原>170种，是血清学分型的基础，也是感染后刺激机体产生免疫应答的主要抗原成分。

（二）致病性

1. 肠外感染　主要是移位至肠外的组织或器官而引起的感染，其中以泌尿系统感染为主，如尿道炎、膀胱炎、肾盂肾炎等。也可引起腹膜炎、胆囊炎、阑尾炎、手术创口感染等。在婴儿、老年人或免疫功能低下者中，可引起败血症，还可引起新生儿脑膜炎。

2. 肠内感染　某些血清型的大肠埃希菌能引起肠道内感染，多为外源性感染，主要引起腹泻。与食入污染的食品及饮水有关。

（三）微生物学检查

1. 标本　血液、脓液、脑脊液、中段尿等可作为肠外感染标本；肠内感染患者则取粪便。

2. 分离培养与鉴定　各标本可增菌、分离培养，培养后观察菌落并做涂片染色镜检、生化反应进行鉴定。必要时做血清学定型试验、ELISA、基因探针杂交试验等检测肠毒素，并同时做药敏试验。尿路感染除确定致病菌为大肠埃希菌外，还需菌落计数>10^5/ml才有诊断价值。

【志贺菌属】

志贺菌属(*Shigella*)是引起细菌性痢疾(简称菌痢)的病原菌,俗称痢疾杆菌。

(一)生物学性状

1. 形态染色 革兰阴性小杆菌,有菌毛,无鞭毛。

2. 培养与生化 营养要求不高,在普通琼脂平板上大多数生长形成中等大小的光滑型菌落。分解葡萄糖,产酸不产气,多不分解乳糖。

3. 抗原构造 志贺菌属细菌有 K 与 O 两种抗原。根据 O 群特异抗原的不同可以将志贺菌属分为 4 群,包括痢疾志贺菌、福氏志贺菌、鲍氏志贺菌与宋内志贺菌。我国以福氏与宋内志贺菌引起感染为多见。

4. 抵抗力 志贺菌的抵抗力比其他肠道杆菌弱,加热至 60℃ 10min 可被杀死。对酸及一般消毒剂敏感。在粪便中,其他肠道菌分解糖产酸,使本菌数小时内死亡,故粪便标本应迅速送检。

(二)致病性与免疫性

1. 致病物质 主要是侵袭力与内毒素,有的菌株尚产生外毒素。

(1)侵袭力 是志贺菌致病首要因素,其菌毛能黏附于回肠末端与结肠黏膜的上皮细胞表面,继而穿入上皮细胞内生长繁殖,引起炎症反应。细菌一般不侵入血液。

(2)内毒素 志贺菌所有菌株都有强烈的内毒素。内毒素作用于肠黏膜,使其通透性增高,促进对内毒素的吸收,引起发热、意识障碍甚至中毒性休克等一系列症状。内毒素直接破坏肠黏膜,可形成炎症、溃疡、出血,呈现典型的脓血黏液便。内毒素尚能作用于肠壁自主神经系统,使肠功能发生紊乱,肠蠕动失调与痉挛。尤其是以直肠括约肌痉挛最明显,因而出现腹痛、里急后重等特殊症状。

A 群志贺菌还能产生外毒素,有类似霍乱弧菌肠毒素的作用,可引起水样腹泻。

2. 所致疾病 志贺菌引起菌痢。传染源是患者与带菌者。主要经粪-口途径传播。其中痢疾志贺菌感染的患者病情较重,福氏志贺菌感染易转变为慢性,病程迁延。主要类型有:①急性菌痢:发病急,常有发热、腹痛、脓血黏液便、里急后重等症状。若治疗不彻底,可转为慢性。急性感染中有一种中毒性痢疾,以小儿为多见,无明显的消化道症状,主要表现为全身中毒症状,死亡率高。②慢性菌痢:病程在两个月以上者属慢性。症状不典型者易被误诊影响治疗或形成慢性带菌状态。

3. 免疫性 机体对志贺菌免疫主要依靠 sIgA 的作用,它能阻止志贺菌黏附于肠黏膜上皮细胞。

(三)微生物学检查

1. 标本 取材应挑取粪便的脓血或黏液部分。若不能及时送检,宜将标本保存于 30% 甘油缓冲盐水中或专门运送培养基内。中毒性菌痢患者可取肛拭。

2. 分离培养与鉴定 标本直接接种肠道选择培养基或经增菌培养后再分离培养,37℃孵育 18～24h,挑取无色半透明可疑菌落,做革兰染色镜检、生化反应与血清学试验,以确定其菌群与菌型,并做药敏试验。

3. 快速检测法 可用协同凝集试验、PCR、基因探针杂交等方法进行快速检测。

（四）防治原则

对患者与带菌者要早发现，早治疗，加强食品卫生管理。病后可获得一定的免疫力，但短暂而不稳定，且不同群、型之间无交叉免疫。治疗志贺菌感染的抗生素颇多，但很易出现多重耐药菌株。

【沙门菌属】

沙门菌属（*Salmonella*）细菌型别很多，其血清型有 2000 种以上，其中对人致病的主要有伤寒沙门菌和甲、乙副伤寒沙门菌等，引起肠热症、食物中毒或败血症。

（一）生物学性状

革兰阴性杆菌，无芽孢，一般无荚膜，大多数有周身鞭毛。兼性厌氧菌，营养要求不高，在普通琼脂平板上形成中等大小、无色半透明的 S 形菌落。不发酵乳糖与蔗糖，能发酵葡萄糖、麦芽糖与甘露醇。除伤寒沙门菌不产气外，其他沙门菌均产酸产气。

沙门菌属细菌的抗原主要有 O 与 H 两种抗原，少数菌中尚有 Vi 抗原。Vi 抗原可阻止 O 抗原与相应抗体的凝集反应。

（二）致病性与免疫性

1. 致病物质　主要有侵袭力与内毒素，个别菌尚能产生肠毒素。

沙门菌有毒株能侵入小肠黏膜上皮细胞。细菌被巨噬细胞吞噬后，并不被杀死，而是在其中继续生长繁殖，这可能与沙门菌 O 抗原与 Vi 抗原的保护作用有关。沙门菌死亡后释放出的内毒素，可引起宿主体温升高、白细胞数下降，大剂量时导致中毒症状与休克。内毒素可激活补体系统释放趋化因子，吸引白细胞，导致肠道局部炎症反应。个别沙门菌如鼠伤寒沙门菌可产生肠毒素，其性质类似于肠产毒性大肠杆菌的肠毒素。

2. 所致疾病　沙门菌经口传染，人类因食用患病或带菌动物的肉、乳、蛋等而患病。

（1）伤寒与副伤寒（肠热症）　由伤寒沙门菌和甲、乙型副伤寒沙门菌引起。其病程如下，它与微生物学检查的标本采集有关。

伤寒沙门菌等
↓（经口）
小肠（肠道淋巴组织）　　　　肝、脾、胆囊、骨髓——→内毒素血症→→胆汁→肠管
↓（初期）　　　　　　　　　↑　　　　　　　　　　　　　　　　↓
血（潜伏期）（第一次菌血症）　血：第二次菌血症（有持续高热等）　（1）随粪排出（+）
↓　　　　　　　　　　　　　↑（第 2～3 周）　　　　　　　　　　（2）并发症
肝脾、胆囊、骨髓（第 1 周）————┘　　　　　　　　　　　　　（第 4 周）——→

伤寒、副伤寒的致病机制与临床症状基本相似，只是副伤寒的病情较轻、较短。有少数伤寒或副伤寒患者成为无症状带菌者，为人类伤寒与副伤寒的重要传染源。

（2）胃肠炎（食物中毒）　是最常见的沙门菌感染，约占 70%。由摄入大量鼠伤寒沙门菌、猪霍乱沙门菌、肠炎沙门菌等污染的食物引起。常见的食品主要为畜、禽肉类食品。

（3）败血症　多见于儿童与免疫力低下的成人。病菌以猪霍乱沙门菌、鼠伤寒沙门菌、肠炎沙门菌等常见。有高热、寒战、厌食、贫血等严重症状，并可导致脑膜炎、骨髓炎、心内膜炎等。

3. 免疫性 患肠热症后，可获得牢固的细胞免疫力。胃肠炎的恢复与肠道局部产生 sIgA 有关。

（三）微生物学检查

1. 标本 肠热症根据病程的不同采取不同的标本。第 1 周取外周血，第 2 周起取粪便与尿液。全程可取骨髓。胃肠炎取粪便、呕吐物与可疑食物。败血症取血液。

2. 分离培养与鉴定 血液与脊髓液需要增菌，然后再划种于血琼脂平板，粪便与经离心的尿沉淀物等直接接种于肠道选择培养基上。孵育后，挑取可疑菌落做革兰染色镜检，并做生化反应与玻片凝集试验进行鉴定。

3. 肥达试验 是用已知伤寒沙门菌菌体（O）抗原与鞭毛（H）抗原，以及甲、乙型副伤寒 H 抗原，检测患者血清中的沙门菌抗体，辅助诊断肠热症的定量凝集试验。

肥达试验结果的判断必须结合以下三点做综合分析。

（1）正常值 因沙门菌隐性感染或预防接种，血清中可含有一定量的抗体。一般是伤寒伤门菌 O 凝集效价≥1∶80，H 凝集效价≥1∶160，副伤寒 H 凝集效价≥1∶80 才有诊断价值。有时单次效价增高不能定论，若效价随病程延长而逐渐上升 4 倍以上，有诊断意义。

（2）O 与 H 抗体的区别 O 抗体为 IgM，出现时间早，持续时间短，且特异性低。H 抗体为 IgG，出现较晚，持续时间长达数年，且特异性高。因此，如 O、H 凝集效价均超过正常值，则肠热症的可能性大；如两者均低，患病可能性小；如 O 不高 H 高，有可能是预防接种或沙门菌的 L 型菌感染；如 O 高 H 不高，则可能是感染早期或与伤寒沙门菌 O 抗原有交叉反应的其他沙门菌感染。

（3）有少数患者，在整个病程中，肥达试验始终在正常范围内，可能是由于早期使用抗生素治疗或免疫功能低下等所致。

（四）防治原则

加强饮水、食品卫生管理，切断传播途径。伤寒、副伤寒的特异性预防，国内主要用皮下注射死疫苗，即伤寒、副伤寒三联菌苗。近年来使用伤寒 Vi 荚膜多糖活疫苗，效果较为理想。由于出现由质粒介导的多重耐药菌株，应在药敏试验的指导下选用抗生素治疗。

【霍乱弧菌】

霍乱弧菌（*V. cholerae*）是引起烈性传染病霍乱的病原体。霍乱弧菌包括两个生物型：古典生物型和 El-Tor 生物型。霍乱为我国法定的甲类传染病。

（一）生物学性状

1. 形态与染色 典型形态呈弧形或逗点状，但经人工培养后，细菌常呈杆状。革兰染色阴性。有菌毛，有些菌株有荚膜，在菌体一端有一根单鞭毛，运动活泼。取霍乱米泔水样粪便或培养物做悬滴观察，可见呈穿梭样或流星状运动的细菌。

2. 培养特性 兼性厌氧，营养要求不高，耐碱不耐酸，在 pH 8.8～9.0 的碱性蛋白胨水或碱性琼脂平板上生长良好，形成中等大小的光滑型菌落。

3. 抗原结构与分型 霍乱弧菌有耐热的 O 抗原与不耐热的 H 抗原。根据 O 抗原不同，可将霍乱弧菌分成 155 个血清群，引起霍乱的为 O1 群和 O139 群。

4. 抵抗力 一般来说，霍乱弧菌有六怕，即怕热、干燥、直射日光、酸、茶及一般消毒剂，而在低温、潮湿、碱、低盐及低营养物的不良环境条件下可长期存活。对有效氯敏感，按 1 份漂白粉加 4 份水的比例处理患者排泄物或呕吐物 1h，或用 0.1%高锰酸钾浸泡蔬菜、水果 30min，均可达到消毒目的。

（二）致病性与免疫性

1. 致病物质

（1）鞭毛与菌毛 霍乱弧菌活泼的鞭毛运动有助于细菌穿过肠黏膜表面黏液层而接近肠壁上皮细胞，依靠细菌的菌毛黏附到小肠黏膜，并迅速生长繁殖。

（2）霍乱肠毒素 是目前已知的致泻毒素中最为强烈的毒素，是肠毒素的典型代表。由 A 与 B 两个亚单位组成，A 亚单位具有酶活性，是霍乱肠毒素的毒性部位。B 亚单位是结合单位，可与小肠黏膜上皮细胞结合，使 A 亚单位进入细胞并活化，使细胞内腺苷环化酶活性增加，促使细胞内 ATP 转变为 cAMP。cAMP 能促进肠黏膜细胞的分泌功能，造成肠液大量分泌，导致严重的呕吐与腹泻。

2. 所致疾病 人类是霍乱弧菌的唯一易感者。传播途径主要是污染的水源或食物经口感染。当胃酸缺乏或因大量饮水或暴饮暴食使胃酸稀释而导致酸性降低时，细菌进入小肠，黏附于肠黏膜表面并迅速繁殖，产生肠毒素而致病。患者一般在摄入含菌食物后2～3d发病，典型症状为无发热、无腹痛、无里急后重的剧烈水泻和呕吐，排出如米泔水样腹泻物，造成严重失水、失电解质，引起代谢性酸中毒。若不及时治疗可导致肾衰竭、休克而死亡。

3. 免疫性 病后机体可获得牢固的体液免疫力。霍乱的免疫主要依靠肠道黏膜局部产生的 sIgA。sIgA 可与菌毛等黏附因子结合，阻止霍乱弧菌黏附至肠黏膜上皮细胞；还可与霍乱肠毒素 B 亚单位结合，阻断肠毒素与小肠上皮细胞受体作用。

【微生物学检查】

霍乱是烈性传染病，对首例患者的病原学诊断应快速、准确，并及时作出疫情报告。

1. 标本 取患者米泔样水便、呕吐物、肛拭等。霍乱弧菌不耐酸与干燥。为避免因粪便发酵产酸而使病菌死亡，标本应及时培养或放入 Cary-Blair 保存液中运输。

2. 直接镜检 革兰阴性弧菌，悬滴法观察细菌呈穿梭样运动有助于诊断。

3. 分离培养 将标本接种于碱性蛋白胨水中增菌，37℃孵育 6～8h 后直接镜检并作分离培养。挑选可疑菌落进行生化反应及并作免疫学反应以鉴定细菌。

【防治原则】

做好入境检疫工作，加强水粪管理，注意个人卫生。对患者要严格隔离治疗，必要时封锁疫区，以防疫情蔓延。

疫苗预防长期以来使用 O1 群霍乱弧菌死疫苗肌内注射，保护期为 3～6 个月。治疗主要是及时补充液体与电解质。抗生素的使用可减少肠毒素的产生，加速细菌的清除。常用的抗生素有四环素、多西环素、呋喃唑酮、氯霉素等。

【幽门螺杆菌】

幽门螺杆菌（*H. pylori*）是螺杆菌属的代表种，被认为与胃炎、胃溃疡及胃癌的发生有关。

菌体细长弯曲呈 S 形或海鸥状，革兰染色阴性，一端或两端有多根鞭毛，运动活泼。微需氧，营养要求高，生长缓慢。生化反应不活泼，不分解糖类，但尿素酶丰富，快速尿素酶试验强阳性。

幽门螺杆菌的致病机制尚不清楚，可能与黏附素、脲酶、蛋白酶、细胞毒素和内毒素等多种因子的协同作用有关。机体通过污染食物、水或胃镜等消毒不严的器械而导致感染。

微生物检查可用纤维胃镜采集胃、十二指肠黏膜组织标本。直接涂片染色镜检，见到形态典型的弯曲菌即可初步诊断。快速尿素酶试验可用于本菌的快速诊断。

治疗本菌感染主要用阿莫西林及替硝唑等抗菌药物及铋制剂。

【食物中毒病原菌】

食物中毒可分为细菌性食物中毒、化学性食物中毒、真菌毒素与霉变食品中毒和有毒动植物中毒，本节主要介绍的是细菌性食物中毒。

细菌性食物中毒以胃肠道症状为主，常伴有发热。有较明显的季节特点，好发于夏秋季气温和湿度较高的季节，常常为集体突然暴发，一般病程短，预后良好(肉毒中毒例外)。常见的细菌性食物中毒病原菌有副溶血性弧菌、肉毒梭菌、沙门菌属、葡萄球菌、蜡样芽孢杆菌等。各种病原菌引起的食物中毒都有其特有的潜伏期、临床表现及常见的中毒食品(表 1-7)。

表 1-7　引起食物中毒的病原菌特点

病原菌名称	主要生物学特性	食物中毒特点
副溶血性弧菌	革兰阴性，菌体呈弧状、杆状、丝状等多形态，本菌有显著的嗜盐特性	是沿海地区夏秋季节最为常见的一种食物中毒，致病因子主要是溶血毒素。多因食入未煮熟的海产品或腌制品所致，如蟹类、海蜇、海虾与各种贝类等
肉毒梭菌	革兰阳性粗短杆菌，带芽孢菌体呈汤匙状或网球拍状。厌氧，肉毒梭菌的芽孢抵抗力很强，但肉毒毒素不耐热	肉毒毒素是已知毒素中最强的一种神经毒素，作用于颅神经核、外周神经末梢的神经肌肉接头处，阻碍乙酰胆碱释放，导致肌肉弛缓型麻痹。因食入被毒素污染的加工制作食品如臭豆腐、豆瓣酱、罐头肉制品而发生食物中毒。婴儿肉毒病常为食入被肉毒梭菌芽孢污染的食品(如蜂蜜)所致，严重者造成婴儿死亡
葡萄球菌	革兰染色阳性葡萄串状排列。其中的金黄色葡萄球菌的致病作用最强	食入含葡萄球菌肠毒素的食物后 1～6h，出现以呕吐为主的急性胃肠道症状，一般不发热，多数患者 1～2d 内自行恢复，预后良好。引起中毒的食品主要以剩饭、奶油糕点、牛奶及其制品、鱼虾、熟肉制品等
沙门菌属	革兰阴性杆菌，无芽孢，一般无荚膜，大多有周身鞭毛。兼性厌氧菌，营养要求不高	是沙门菌感染中最常见的，约占 70%。由摄入大量鼠伤寒沙门菌、猪霍乱沙门菌、肠炎沙门菌等污染的食物引起。引起中毒的食品主要是动物性食品，如各种肉类、蛋类、家禽、水产类以及乳类等
产气荚膜梭菌	革兰阳性粗大杆菌，有芽孢，在体内形成明显的荚膜。厌氧，在牛奶培养基中的“汹涌发酵”是本菌的特点	A 型产气荚膜梭菌的某些菌株可产生肠毒素，食入被污染的食物而引起食物中毒。潜伏期约 10h，临床表现为腹痛、腹胀、水样腹泻，无热、无恶心、无呕吐。1～2d 后自愈。如不进行细菌学检查常难确诊
蜡样芽孢杆菌	主要存在于土壤、空气、尘埃、昆虫体内	进食受到蜡样芽孢杆菌污染的剩米饭、剩菜、凉拌菜、奶、肉、豆制品即可导致食物中毒。呕吐型中毒一般在进食后 1～5h 出现症状。腹泻型中毒一般在进食后 8～16h 出现症状，预后较好

四、创伤感染细菌

【葡萄球菌属】

葡萄球菌属（*Staphylococcus*）为最常见的化脓性球菌，广泛分布于自然界、人与动物的体表以及同外界相通的腔道中，大多数为非致病菌，是医院内感染的重要传染源。

（一）生物学性状

1. 形态与染色　革兰染色阳性，球形或椭圆形，直径 0.8～1.0μm，呈葡萄串状排列（图 1-10）。无鞭毛，无芽孢，一般不形成荚膜。

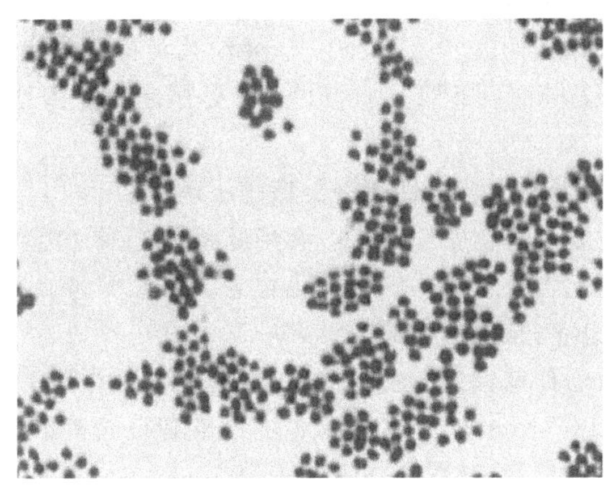

图 1-10　葡萄球菌

2. 培养特性　营养要求不高，在普通培养基上生长良好。需氧或兼性厌氧。可形成中等大小、圆形、表面光滑、边缘整齐、不透明的凸起菌落。不同菌种产生不同的脂溶性色素而使菌落着色，如金黄色、白色、柠檬色等。多数致病性葡萄球菌在血琼脂平板上产生透明的溶血环。

3. 抗原构造　抗原种类多，构造复杂，较重要的有：①葡萄球菌 A 蛋白（SPA）：是细菌细胞壁上的一种表面蛋白，90%的金黄色葡萄球菌含有 SPA。SPA 可与人的 IgG 的 Fc 段发生非特异性结合，具有抗吞噬作用。并可利用此特性进行协同凝集试验。②多糖抗原：为存在于细胞壁的半抗原。磷壁酸可介导葡萄球菌在黏膜表面的黏附。

4. 分类　葡萄球菌属内有 32 个种，具有代表性的有金黄色葡萄球菌、表皮葡萄球菌与腐生葡萄球菌三种。其中金黄色葡萄球菌因含有 SPA、凝固酶、溶血素等而致病性强。

5. 抵抗力　葡萄球菌是无芽孢细菌中抵抗力最强的细胞之一。耐干燥，耐热，加热至 80℃ 30min 才能被杀死。对常用抗生素敏感，但易产生耐药性，金黄色葡萄球菌耐青霉素 G 的菌株已高达 90%以上，尤其是耐甲氧西林金黄色葡萄球菌（MRSA）增多，已成为医院内感染最常见的致病菌。

（二）致病性与免疫性

1. 致病物质　金黄色葡萄球菌产生多种侵袭性酶与外毒素。

（1）血浆凝固酶　能凝固人或家兔血浆。非致病菌株一般不产生血浆凝固酶，故此酶是鉴定葡萄球菌有无致病性的重要指标之一。其致病作用是使血浆纤维蛋白凝固并包被于菌体表面,阻碍吞噬细胞的吞噬,同时保护病菌不受血清中杀菌物质的破坏,也与葡萄球菌的感染易于局限化及易形成血栓有关。

(2)葡萄球菌溶素　是损伤细胞膜的毒素,致病性葡萄球菌能产生多种溶素。除具有溶血作用外,还对白细胞、血小板、肝细胞、血管平滑肌细胞等有损伤作用。

(3)杀白细胞素　大多数致病性葡萄球菌产生此毒素,杀白细胞素只攻击中性粒细胞与巨噬细胞,作用部位主要在细胞膜。

(4)肠毒素　为一组耐热的蛋白质,100℃煮沸 30min 不被破坏,可抵抗胃肠液中蛋白酶的水解作用。如果食入含毒素的食物,可引起以呕吐为主要症状的食物中毒。

(5)表皮剥脱毒素　它可裂解表皮的棘细胞层细胞,引起表皮与真皮的脱离,引起剥脱性皮炎,又称烫伤样皮肤综合征。多见于新生儿、婴幼儿与免疫功能低下的成人。

(6)毒性休克综合征毒素-1(TSST-1)　TSST-1 是引起毒性休克综合征(TSS)的主要病因之一。

2. 所致疾病　包括侵袭性与毒素性两种类型的疾病。

(1)侵袭性疾病　主要引起化脓性感染。有局部感染,主要由金黄色葡萄球菌引起的皮肤软组织感染,如疖、痈、毛囊炎、睑腺炎、伤口化脓等。也可引起肺炎、中耳炎、气管炎、脓胸等。全身感染可引起败血症、脓毒血症等。

(2)毒素性疾病　由葡萄球菌产生的有关外毒素引起。主要有:①食物中毒:进食含葡萄球菌肠毒素的食物后 1~6h,出现以呕吐为主的急性胃肠道症状,一般不发热,多数患者1~2d内自行恢复,预后良好。②烫伤样皮肤综合征:由表皮剥脱毒素引起。③毒性休克综合征:临床表现为起病急、高热、低血压、呕吐、腹泻、猩红热样皮疹、肾衰竭等,严重者可出现休克。④假膜性肠炎:是长期使用或滥用抗生素引起的一种菌群失调性肠炎,以腹泻为主要临床症状。

葡萄球菌感染后获得的免疫力弱且持续时间短,故可发生重复感染。

(三)微生物学检查

1. 标本　不同疾病采取不同的标本。可采用脓液、血液、穿刺液、脑脊液等。食物中毒取剩余食物与患者的呕吐物等。

2. 方法　直接涂片革兰染色后镜检,根据细菌形态、排列与染色特性做出初步报告。再做分离培养,根据菌落形态、色素的产生、溶血以及血浆凝固酶等试验做出鉴定。

(四)防治原则

注意个人卫生,对皮肤、黏膜的创伤要及时处理。对饮食服务从业人员加强卫生管理,防止引起食物中毒。目前耐药菌株日益增多,故要根据药敏试验结果选用治疗药物。医院内要做好消毒隔离工作,防止医源性感染。

【链球菌属】

链球菌属(*Streptococcus*)是另一类常见的化脓性球菌。广泛分布于自然界、人的鼻咽部、胃肠道与泌尿生殖道中。大多数不致病,少数致病菌可引起人类多种化脓性炎症、猩红热、新生儿败血症、细菌性心内膜炎、风湿热、肾小球肾炎等。

(一)生物学性状

1. 形态与染色　革兰阳性,球形或椭圆形,链状排列,链长短不一,在液体中呈长链,在固体中常呈短链(图 1-11)。多数菌株在培养的早期形成荚膜。

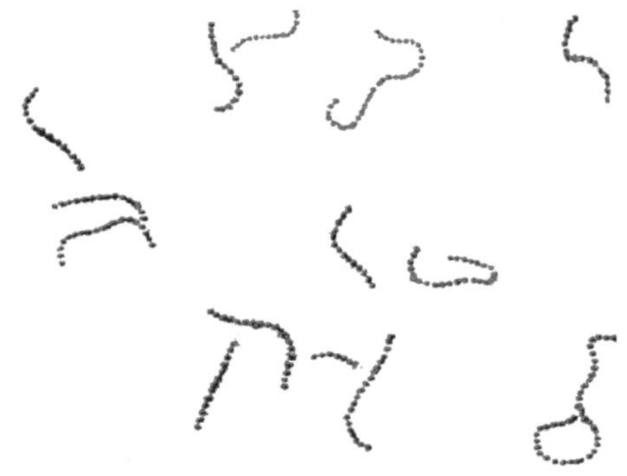

图 1-11　链球菌

2. 培养特性　需氧或兼性厌氧,少数为专性厌氧。营养要求较高,需在加入血液、血清等的营养培养基中才能良好生长。在血琼脂平板上形成灰白色、表面光滑、边缘整齐的细小菌落。不同菌株产生不同的溶血现象。

3. 抗原构造　抗原构造复杂,主要有三种:

(1)多糖抗原　又称 C 抗原,是细胞壁的多糖组分,具有群特异性。

(2)蛋白质抗原　具有特异性,位于 C 抗原外层。

(3)核蛋白抗原　无特异性,各种链球菌均相同,并与葡萄球菌有共同抗原。

4. 分类　链球菌的分类,常用下列两种方法。

(1)根据溶血现象可将链球菌分成 3 类　①甲型溶血性链球菌:菌落周围有狭小的草绿色溶血环,故这类菌亦称草绿色链球菌,是鼻咽部与肠道的正常寄居菌之一,多为条件致病菌。②乙型溶血性链球菌:菌落周围有宽而透明的溶血环,这类菌亦称溶血性链球菌,致病力强,常引起人类与动物的多种疾病。③丙型链球菌:不溶血,一般不致病,常存在于乳类与粪便中。

(2)根据抗原结构分类　按链球菌细胞壁中多糖抗原不同,可分成 A、B、C、D 等 20 个群。对人致病的链球菌菌株 90%属 A 群。

5. 抵抗力　本菌抵抗力不强,加热至 60℃ 30min 被杀死,对常用消毒剂、抗生素(青霉素、红霉素、四环素、磺胺类)都很敏感。

(二)致病性与免疫性

1. 致病物质　链球菌中 A 群致病力最强。A 群链球菌也称化脓性链球菌或溶血性链球菌,是人类细菌感染常见的病原菌之一。有较强的侵袭力,并产生多种外毒素与胞外酶。

(1)链球菌溶素　根据对氧的稳定性,分为链球菌溶素 O(streptolysin O,SLO)与链球菌溶素 S(streptolysin S,SLS)两种。SLO 对氧敏感。SLO 对白细胞、血小板、神经细胞、心肌细胞等有毒性作用。SLO 抗原性强,85%～90%被链球菌感染的患者,于感染后 2～3 周至病愈后 1 年内可检出 SLO 抗体。检测此抗体可作为链球菌新近感染指标之一或作为链球菌感染后超敏反应性疾病的辅助诊断。SLS 对氧不敏感,无免疫原性,对多种组织细胞有毒性作用。

(2)致热外毒素　曾称红疹毒素或猩红热毒素,是引起人类猩红热的主要毒性物质。

(3)透明质酸酶　又名扩散因子。能分解细胞的透明质酸,使病菌易于在组织中扩散。

(4)M 蛋白　是 A 群链球菌细胞壁中的蛋白组分。M 蛋白有利于链球菌对上皮细胞的黏附,并具有抗吞噬作用。此外,M 蛋白与心肌、肾小球基膜有共同的抗原,与链球菌感染后继发超敏反应性疾病有关。

(5)链激酶(streptokinase,SK)　又称溶纤维蛋白酶,能使血液中纤维蛋白酶原变成纤维蛋白酶,故可溶解血块或阻止血浆凝固,有利于病菌在组织中扩散。

(6)链道酶(streptodornase,SD)　又称 DNA 酶,能降解脓液中具有高度黏稠性的 DNA,使脓液稀薄,促进病菌扩散。

2. 所致疾病　A 群链球菌引起的疾病可分为化脓性、中毒性与超敏反应性疾病三大类。

(1)化脓性炎症　经皮肤伤口感染,可引起痈、脓疱疮、蜂窝织炎等局部皮肤与皮下组织感染,特点为病灶界限不清,脓性稀薄,细菌易于扩散;经呼吸道感染可引起扁桃体炎、咽喉炎、鼻窦炎,并可扩散引起中耳炎、脑膜炎等;经产道感染可引起产褥热。此外,细菌易经淋巴管与血液扩散而引起淋巴管炎、淋巴结炎与败血症。

(2)中毒性疾病　即猩红热,由致热外毒素引起的中毒性疾病,主要症状为发热、咽炎、全身弥漫性鲜红色皮疹,疹退后出现明显脱屑。

(3)超敏反应性疾病　某些 A 群链球菌引起咽炎、扁桃体炎后(2～3 周),使患者发生风湿热与急性肾小球肾炎,是由于链球菌抗原与相应抗体形成免疫复合物导致局部组织的炎症反应(Ⅲ超敏反应),或链球菌抗体与肾小球基底膜、心肌组织发生交叉反应(Ⅱ超敏反应)所致。

另外,甲型链球菌是口咽部正常菌群,当拔牙或摘扁桃体时可侵入血液引起亚急性细菌性心内膜炎;变异甲型链球菌与龋齿关系密切。

3. 免疫性　A 群链球菌感染后,血清中出现多种抗体,但是病后免疫力不强。

(三)微生物学检查

1. 标本　根据所致疾病的不同,可采取脓液、咽拭子、血液等标本。

2. 方法　直接涂片革兰染色后镜检,发现有典型的链状排列球菌时,可作出初步报告;分离培养后根据菌落特点、溶血现象、革兰染色特性与生化试验等进行判断。

3. 抗链球菌溶血素 O 试验(antistreptolysin O test,ASO test)　简称抗 O 试验,是测定患者血清中抗链球菌溶血素 O 抗体的效价,用于风湿热、急性肾小球肾炎等疾病的辅助诊断。效价在 500U 以上或逐步升高有辅助诊断意义。

(四)防治原则

链球菌感染的防治原则与葡萄球菌相同。注意空气、器械与敷料等的消毒,防止医院内感染。对急性咽峡炎与扁桃体炎患者,尤其是儿童,应彻底治疗,以防止急性肾小球肾炎、风湿热等疾病的发生。

【破伤风梭菌】

破伤风梭菌(*C. tetani*)大量存在于土壤、人与动物的肠道中,是破伤风的病原菌。

(一)生物学性状

革兰阳性,菌体细长杆状,无荚膜,有周鞭毛。芽孢圆形,比菌体大,位于菌体顶端,呈鼓槌状为本菌的典型特征(图 1-12)。营养要求不高,需用厌氧培养。本菌的芽孢抵抗力很强,在干燥的土壤与尘埃中可存活数年，能耐煮 1h，在 5%石炭酸中可存活 10～15h。繁殖体对青霉素敏感。

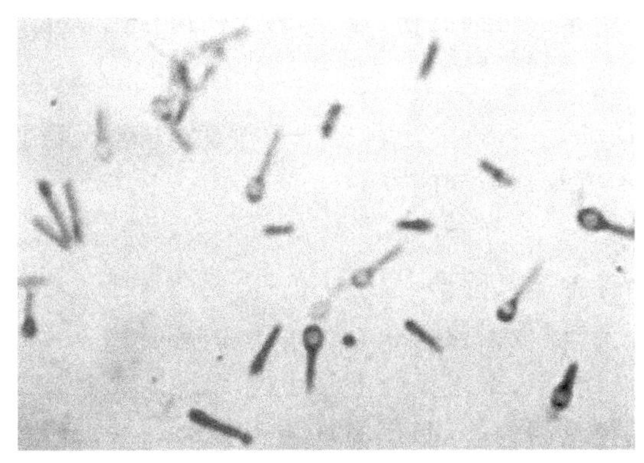

图 1-12　破伤风梭菌

（二）致病性与免疫性

破伤风梭菌经伤口侵入人体引起破伤风。其感染的重要条件是伤口形成厌氧微环境，如伤口窄而深（如刺伤），有泥土或异物污染；创伤坏死组织多，局部组织缺血缺氧；伴有需氧菌或兼性厌氧菌的混合感染等。

其主要致病物质是外毒素，即破伤风痉挛毒素。它是一种神经毒素，毒性极强，仅次于肉毒毒素。该毒素对中枢神经系统有特殊的亲和力，可阻止抑制性突触末端释放抑制性神经介质（甘氨酸与 γ-氨基丁酸），使肌肉活动的兴奋与抑制失调，以致伸肌与屈肌同时强烈收缩，造成肌肉强直痉挛，形成破伤风特有的牙关紧闭、角弓反张等症状。破伤风痉挛毒素具有免疫原性，经 0.3%的甲醛作用后脱毒成为类毒素。

破伤风潜伏期可从几天至几周，与原发感染部位距离中枢神经系统的长短有关。病菌在创伤局部繁殖产生的外毒素，经血液或淋巴进入中枢神经系统，亦可经末梢神经轴索逆行而上到达中枢神经系统，最终形成破伤风特有的症状。新生儿破伤风常为分娩时使用不洁器械剪断脐带病原菌自脐部侵入所致，俗称脐带风、七日风。

病后获得免疫力不强，可再感染。获得牢固免疫力的途径是人工免疫。

（三）微生物学检查

破伤风有典型的临床症状与病史，易诊断，故一般不进行微生物学检查。

（四）防治原则

破伤风一旦发病，疗效不佳，故预防极为重要。

1. 正确处理伤口　及时清创扩创，防止厌氧环境的形成。

2. 特异性预防

（1）人工自动免疫　对易受伤的人群如儿童、军人等有计划地进行破伤风类毒素预防接种，具有重要意义。

（2）人工被动免疫　对伤口较深、混有泥土杂物的疑似患者除立即进行清创、扩创，防止厌氧微环境的形成外，可立即注射破伤风抗毒素（tetanus antitoxin，TAT）作为紧急预防或特异性治疗。使用抗毒素应早期、足量使用 TAT，因为一旦毒素与细胞受体结合，抗毒素就不能中和其毒性。使用 TAT 还必须先做皮肤试验，必要时可采用脱敏注射法或使用人抗破伤风免疫球蛋白。

(3)使用青霉素等抗生素　可抑制伤口局部的破伤风梭菌繁殖。

【产气荚膜梭菌】

产气荚膜梭菌(*C. perfringens*)广泛存在于土壤、人与动物肠道中，是气性坏疽的主要病原菌。亦可引起食物中毒与坏死性肠炎。

(一)生物学性状

革兰阳性粗大杆菌，芽孢呈椭圆形，位于次极端，比菌体小。在体内可形成明显的荚膜。本菌厌氧，在血琼脂平板上，多数菌株有双层溶血环，内环是由 θ 毒素引起的完全溶血，外环是由 α 毒素引起的不完全溶血。本菌代谢十分活跃，可分解多种糖类，产酸产气。在牛奶培养基中能分解乳糖产酸，使酪蛋白凝固，同时产生大量的气体，可将凝固的酪蛋白冲成蜂窝状，并将液面封固的凡士林层上推，甚至冲走试管口棉塞，气势凶猛，称“汹涌发酵”是本菌的另一特点。

(二)致病性

1. 致病物质　产气荚膜梭菌能产生多种外毒素，主要的有 α、β、ε、τ 4 种毒素，以 α 毒素最重要，可分为 A、B、C 等 5 个血清型。对人致病的主要为 A 型，引起气性坏疽与食物中毒。C 型可引起坏死肠炎。α 毒素能分解细胞膜上的磷脂与蛋白形成的复合物，造成红细胞、白细胞、血小板与内皮细胞溶解，引起血管通透性增加并伴大量溶血、组织坏死、肝脏与心功能受损，在气性坏疽的形成中起主要作用。

2. 所致疾病

(1)气性坏疽　致病条件与破伤风梭菌相似。战伤多见，但也见于平时的工伤、车祸等。细菌感染伤口后潜伏期短，一般仅为 8～48h，经局部繁殖，产生大量外毒素。由于细菌分解组织中的糖，产生大量气体，造成气肿。同时血管通透性增加，水分渗出，局部水肿，进而挤压软组织与血管，影响血液供应，造成组织坏死。严重病例表现为组织胀痛剧烈，水气夹杂，触摸有捻发感，最后产生大块组织坏死，并有恶臭。病菌产生的毒素与组织坏死的毒性产物被吸收入血，引起毒血症、休克甚至死亡。此外，本菌也可经肠穿孔或子宫破裂进入腹腔引起内源性感染，消毒不严的人工流产术也可致子宫内膜炎。

(2)食物中毒　见本节相关内容。

(3)坏死性肠炎　由 C 型产气荚膜梭菌产生的 β 毒素引起。潜伏期短，发病急，腹痛严重，腹泻、粪便带血，可伴发腹膜炎、循环衰竭，死亡率可高达 40%。

(三)微生物学检查

气性坏疽病情严重，发展迅速，应尽早作出细菌学诊断，以便及早治疗。

1. 直接涂片镜检　这是极有价值的快速检测法。从可疑深部创口取材涂片，革兰染色，镜检见有革兰阳性大杆菌，白细胞甚少且形态不典型(因毒素作用，白细胞无趋化反应)，并伴有其他杂菌三个特点即可报告初步结果。早期诊断能避免患者最终截肢或死亡。

2. 分离培养与动物试验　将分泌物或坏死组织接种于血平板或疱肉培养基，厌氧培养，观察生长情况。取可疑菌落接种于牛乳培养基中观察“汹涌发酵”现象，并做生化反应鉴定。必要时做动物试验。

（四）防治原则

对伤口及时进行清创、扩创处理，破坏与消除厌氧微环境的形成，预防性地使用抗生素可预防大多数感染。必要时截肢以防止病变扩散。大剂量使用青霉素等抗生素以杀灭病原菌与其他细菌。有条件，可使用 α 抗毒素与高压氧舱法治疗气性坏疽，有一定的效果。由于毒素型别多，抗原复杂，尚无预防性的类毒素。

【铜绿假单胞菌】

铜绿假单胞菌（*P. aeruginosa*）简称绿脓杆菌，广泛分布于自然界和正常人体内，是一种常见的条件致病菌，也是医院内感染的主要病原体。当机体免疫力降低时如大面积烧伤、长期使用免疫抑制剂等，可引起局部或全身性感染。其致病因素有内毒素、胞外酶和外毒素等。本菌几乎可感染人体的任何组织和部位。临床常见的有皮肤及皮下组织感染、中耳炎、脑膜炎、呼吸道感染、尿路感染、败血症等。烧伤病房的感染率可高达 30%。

本菌为革兰阴性小杆菌，无芽孢，有菌毛，单端有 1～3 根鞭毛，运动活泼。专性需氧，在普通培养基上生长良好，可形成圆形、大小不一、有特殊气味的光滑型菌落。从自然界分离出的菌株常产生两种水溶性色素——绿脓素和荧光素，使培养基和菌落都呈灰绿色，有鉴定意义。在血平板上产生透明溶血环。

本菌对外界环境因素抵抗力较强。56℃ 1h 可杀死细菌，对青霉素、磺胺类药物等多种抗生素不敏感，对庆大霉素、多黏菌素等较敏感，但易产生耐药性。

微生物学检查可根据不同病情采集不同的标本作检查，涂片染色镜检、分离培养鉴定。

绿脓杆菌可由多种途径传播，主要是通过污染医疗器械及带菌医护人员引起医源性感染，应对医院内感染予以重视。治疗可用庆大霉素、多黏菌素等。

【无芽孢厌氧菌】

无芽孢厌氧菌种类繁多，专性厌氧。包括革兰阳性、革兰阴性的杆菌与球菌。多数寄居于人与动物体内，尤以口腔、肠道和泌尿生殖道内最多，与兼性厌氧菌共同构成体内的正常菌群，在一定条件下作为条件致病菌引起内源性感染。感染涉及临床各科。感染无特定的病型。在所有厌氧菌感染中，以革兰阴性脆弱类杆菌感染最为常见。

【其他细菌】（表 1-8）

表 1-8　其他细菌的主要特点

病原菌名称	主要生物学特性	主要致病特点
淋病奈瑟菌	形态与脑膜炎奈瑟菌相似。取泌尿生殖道脓性分泌物涂片，革兰染色镜检，可发现中性粒细胞内有革兰阴性双球菌。有荚膜与菌毛。营养要求较高，专性需氧，初次分离培养需供给 5%～10% CO_2。本菌能产生自溶酶，细菌不易保存。对冷、热、干燥、常用消毒剂等极度敏感	致病物质是内毒素、菌毛、荚膜，人类是淋病奈瑟菌的唯一宿主。主要通过性接触和垂直传播，也可经污染的衣物、毛巾、浴盆等传染。成人感染初期，一般引起男性前尿道炎、女性尿道炎与子宫颈炎。婴儿可经母体产道感染，引起淋菌性眼结膜炎（脓漏眼）。婴儿出生时，应立即用 1% 硝酸银给新生儿滴眼，以防止新生儿发生淋菌性结膜炎

续表

病原菌名称	主要生物学特性	主要致病特点
布鲁菌	俗称布氏杆菌，革兰阴性短小杆状，光滑型菌株有荚膜。专性需氧营养要求高，在自然界中抵抗力较强，对热和消毒剂抵抗力弱	致病因素主要是内毒素。最易感染牛、羊、猪等动物，引起母畜流产。人类感染主要是通过接触病畜及其分泌物或接触被污染的畜产品使病菌经皮肤、消化道、呼吸道、眼结膜等途径侵入机体。波浪热是其主要病变特征
鼠疫耶森菌	俗称鼠疫杆菌，革兰阴性短杆菌。营养要求不高，但生长缓慢。液体培养基中呈钟乳石状生长，此特征有鉴别意义	致病因素主要与外膜抗原及内毒素等有关。其贮存宿主是啮齿类动物，鼠蚤为传播媒介。人体通过三种途径而受感染：通过鼠蚤叮咬，引起腺鼠疫；通过吸入染菌的尘埃而引起肺鼠疫；侵入血流，引起败血型鼠疫。患者死亡后皮肤常呈紫色，有"黑死病"之称
炭疽芽孢杆菌	本菌菌体粗大，两端平截或凹陷，是致病菌中最大的革兰阳性大杆菌。在普通培养基上生长良好，形成灰白色粗糙型菌落	致病因素主要是荚膜和炭疽毒素。临床类型有三种：经皮肤破损处侵入引起皮肤炭疽，最常见；吸入病菌芽孢引起肺炭疽；由食入未煮熟的病兽肉类、奶或被污染食物引起肠炭疽。以上三型均可并发败血症，偶见引起炭疽性脑膜炎，死亡率极高

（柯海萍　金玉梅）

第二节　真　菌

一、概　述

真菌(fungus)是一大类有典型的细胞核和完善的细胞器，不分根、茎、叶，不含叶绿素的真核细胞型微生物。

【生物学性状】

1. 形态与结构　真菌比细菌大几倍至几十倍。结构比细菌复杂，其细胞壁不含肽聚糖，细胞膜含有菌固醇。

真菌可分为单细胞和多细胞两类。单细胞真菌呈圆形或卵圆形，以出芽方式繁殖，对人致病的有新生隐球菌和白假丝酵母菌。多细胞真菌大多长出菌丝和孢子，交结成团，称为丝状菌，又称霉菌。各种丝状菌长出的菌丝和孢子形态不同，是鉴别真菌的重要标志。

(1)菌丝　在适宜情况下，真菌的孢子长出芽管，逐渐延长呈丝状，称菌丝。菌丝又可长出许多分枝，交结成团称菌丝体。菌丝按功能可分为：①向下生长深入被寄生物体或培养基中吸收营养的称为"营养菌丝"；②向空中生长的称为"气生菌丝"；③产生孢子的"气中菌丝"称为"生殖菌丝"。菌丝也可分为有隔菌丝和无隔菌丝。菌丝可有多种形态，如螺旋状、球拍状、结节状、鹿角状和梳状等。不同种类的真菌可有不同形态的菌丝，故菌丝形态有助于鉴别(图 1-13)。

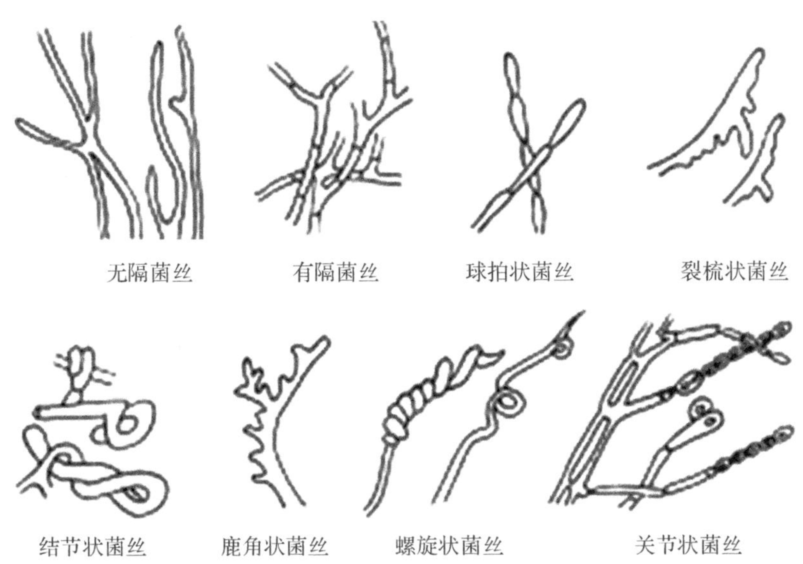

图 1-13　真菌的各种菌丝

(2)孢子　是真菌的繁殖结构。真菌的孢子与细菌的芽孢不同,其抵抗力不强。孢子分有性孢子和无性孢子两种。病原性真菌的孢子均为无性孢子,直接由菌丝生成。无性孢子根据其形态又可分为三种:①分生孢子:由生殖菌丝末端细胞分裂或收缩形成,也可在菌丝侧面出芽形成。体积较大,由多个细胞组成。有大分生孢子和小分生孢子。②叶状孢子:由菌丝的细胞直接形成,包括芽生孢子、厚膜孢子和关节孢子。③孢子囊孢子:菌丝末端膨大成孢子囊,内含有许多孢子,孢子成熟则破囊而出。真菌的各种孢子见图 1-14。

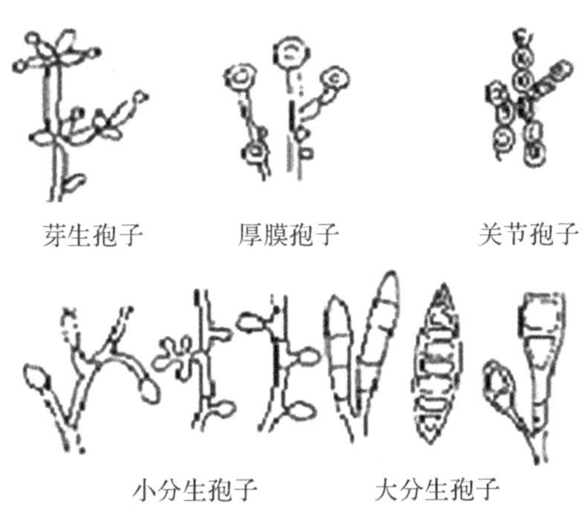

图 1-14　真菌的各种孢子

2. 培养特性　真菌的营养要求不高,常用含葡萄糖的沙保培养基培养。培养真菌的最适酸碱度是 pH 4.0～6.0。浅部感染真菌的最适温度为 22～28℃,而深部感染真菌为 37℃。另外需要较高的湿度和氧气。

真菌一般生长缓慢,其菌落有两类:①酵母型菌落:是单细胞真菌的菌落形式。菌落光滑湿润,形态与一般细菌菌落相似。②丝状菌落:是多细胞真菌的菌落形式,由许多疏松的菌丝体构成，呈棉絮状、绒毛状或粉末状，并呈现出各种不同的颜色。

3. 抵抗力 真菌对干燥、阳光、紫外线及一般化学消毒剂有较强的抵抗力，但不耐热，60℃ 1h 菌丝和孢子均可被杀死。对 2%苯酚、2.5%碘酊或 10%甲醛溶液较敏感，对常用的抗生素不敏感。灰黄霉素、两性霉素 B、克霉唑、酮康唑等对多种真菌有抑制作用。

【真菌的致病性与免疫性】

1. 致病性 真菌的种类繁多，其致病因素也不尽相同，不同的真菌主要通过下列几种形式致病。

(1)致病性真菌感染 主要是一些致病力强的外源性真菌感染。浅部真菌如皮肤癣菌在皮肤局部大量繁殖后通过机械刺激和代谢产物的作用，引起局部炎症和病变。深部真菌感染后能在吞噬细胞内生存、繁殖，引起慢性肉芽肿或组织溃疡坏死。

(2)条件致病性真菌感染 主要由一些内源性真菌引起，如假丝酵母菌等。它们在机体免疫力下降时如患有肿瘤、糖尿病，免疫缺陷，长期使用广谱抗生素或应用导管、插管等情况下才会引起感染。

(3)真菌超敏反应性疾病 某些真菌的孢子或菌丝可作为抗原，通过吸入或食入引起某些人群的超敏反应，如荨麻疹、变应性皮炎与过敏性哮喘等。

(4)真菌性中毒症 某些真菌在其生长过程中可产生毒素，如粮食作物中的黄曲霉素、霉变甘蔗中的节菱孢真菌等。有些真菌则本身即有毒性，如毒蘑菇等，人误食后可引起急、慢性中毒，称为真菌中毒症。

(5)真菌毒素与肿瘤 目前有 150 多种真菌可产生毒素，其中可引起肿瘤的主要是黄曲霉毒素。这种毒素毒性很强，小剂量即有致癌作用，是人肝癌的重要诱因。

2. 免疫性 机体对真菌的免疫包括非特异性免疫和特异性免疫。皮脂腺分泌的不饱和脂肪酸和乳酸具有抗真菌作用，学龄前儿童皮脂腺发育不完善，故易患头癣。另外，正常菌群的拮抗作用和吞噬细胞的吞噬作用，也在抗真菌的非特异性免疫中发挥重要作用。抗真菌的特异性抗体不能直接杀灭真菌，但可促进吞噬作用并抵制真菌吸附于体表。真菌感染的恢复主要依靠特异性淋巴细胞释放 IFN-γ 和 IL-2 等细胞因子而发挥细胞免疫作用。

【微生物学诊断】

1. 标本 浅部感染真菌的检查可取毛发、皮屑、指(趾)甲屑等标本，深部感染真菌的检查可根据病情取痰、血液、脑脊液等标本。

2. 检查方法

(1)直接镜检 毛发、皮屑、指(趾)甲屑等标本经 10% KOH 处理并加温软化后，镜检，若见菌丝或孢子，即可初步诊断患有真菌癣。假丝酵母菌感染取痰或尿液等做革兰染色镜检。隐球菌感染取脑脊液离心沉淀，取沉淀物作墨汁负染色后镜检。

(2)分离培养 直接镜检不能确诊时可做培养检查。各种标本(经处理或不经处理)接种在沙保培养基上，经 25～28℃培养数日或数周(或血平板上 37℃培养)，观察菌落特征。必要时做小培养，经培养后于镜下观察菌丝、孢子的形态以做鉴定。深部真菌还可用血清学方法检测。

真菌无特异性预防方法，主要靠注意个人的清洁卫生以及防止滥用抗生素、免疫抑制剂等。治疗可用抗真菌药物如咪康唑、氟康唑、伊曲康唑等，对表皮癣菌和深部真菌均有疗效。

二、主要致病性真菌

目前对人有致病性和机会致病性的真菌已逾百种。按其侵犯部位不同，将其分为浅部感染真菌和深部感染真菌。

【浅部感染真菌】

浅部感染真菌主要为皮肤丝状菌，主要侵犯皮肤、毛发及指(趾)甲等角化组织引起癣症，如体癣、股癣、手足癣、头癣及甲癣等疾病，又称皮肤癣菌。

皮肤癣菌的感染属外源性感染，通过接触癣症患者或患癣动物如宠物狗、猫等而受到感染。一种癣菌可引起机体不同部位的感染，而同一部位的病变也可由不同癣菌所引起。癣菌的种类、侵犯部位及传染来源见表 1-9。

表 1-9　皮肤癣菌的种类、侵犯部位及传染来源

癣菌名称	种　类	侵犯部位			传染来源与癣菌种类	
		皮　肤	指　甲	毛　发	人传给人	动物传给人
毛癣菌属	21	+	+	+	堇色毛癣菌等	须毛癣菌等
表皮癣菌	1	+	+	−	絮状表皮癣菌	无
小孢子癣菌	15	+	−	+	奥杜盎小孢子癣菌	犬小孢子癣菌等

【深部感染真菌】

深部真菌是指能侵犯深部组织和内脏的真菌。此类真菌大多引起慢性肉芽肿样炎症、溃疡及坏死等。我国主要是条件致病性深部真菌如假丝酵母菌、曲霉菌、毛霉菌以及隐球菌等。

(一)白假丝酵母菌

白假丝酵母菌(*C. albicans*)属于念珠菌属，俗称白色念珠菌。念珠菌属有 270 余种，其中对人有致病性的有 7 种，以白假丝酵母菌最多见。

1. 生物学性状　白假丝酵母菌菌体圆形或卵圆形(2μm×4μm)，革兰染色阳性，但着色不均匀。以出芽方式繁殖，在组织内易形成芽生孢子及假菌丝，培养时白假丝酵母菌常在假菌丝间或其末端形成厚膜孢子(图 1-15)，这是本菌重要的形态特征。

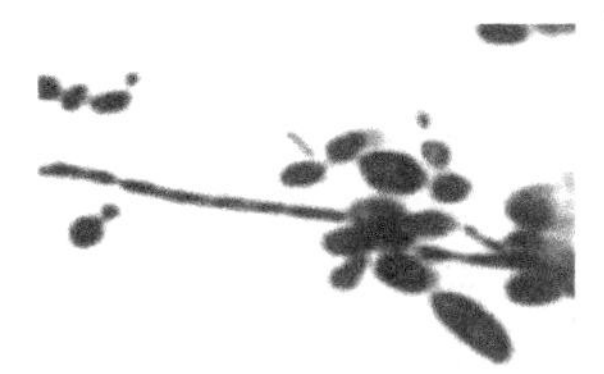

图 1-15　白假丝酵母菌形态

白假丝酵母菌在沙保培养基、普通琼脂和血平板上均能生长，在室温或 37℃中培养 2～3d，可形成灰白色或奶油色、表面光滑、带有酵母气味的类酵母型菌落。

2. 致病性与免疫性　假丝酵母菌通常存在于人的口腔、上呼吸道、肠道及阴道黏膜。当机体抵抗力下降或发生菌群失调时，可引起各种假丝酵母菌感染。①皮肤黏膜感染：常侵犯皮肤潮湿与皱褶处，如腋窝、乳房下、腹股沟、肛门周围及指(趾)间等处，引起湿疹样皮肤念珠菌病、肛门周围瘙痒症及湿疹、指(趾)间糜烂等，易与湿疹混淆。侵犯黏膜可引起鹅口疮、口角糜烂、外阴炎与阴道炎等，其中以鹅口疮最多。②内脏感染：可引起肺炎、支气管炎、肠炎、膀胱炎及肾盂肾炎等，偶可引起败血症。③中枢神经感染：可有脑膜炎、脑膜脑炎、脑脓肿等。对白假丝酵母菌的免疫主要靠机体的天然免疫力。微生物学检查以直接镜检，分离培养、鉴定为主，其所形成的假菌丝、厚膜孢子以及血清中芽管形成是其重要鉴定依据。

（二）新生隐球菌

隐球菌属（*C. neoformans*）包括 17 个种和 8 个变种，新生隐球菌是隐球菌属中唯一致病的真菌。其广泛分布于自然界，在鸽粪中大量存在，主要传染源是鸽子，多为外源性感染。但正常人体体表、口腔、粪便中也可分离到该菌。

1. 生物学性状 新生隐球菌为圆形的酵母型菌，在组织中隐球菌较大（5～20μm），经培养后菌体变小（2～5μm）。外有肥厚荚膜，折光性强。革兰染色阳性，但一般不易被染色查见，故称隐球菌，常用墨汁负染色镜检。菌体常见有出芽，但不形成假菌丝（图 1-16）。本菌在沙保或血琼脂培养基上 25℃或 37℃均可生长，培养数天后形成酵母型菌落。非致病性隐球菌在 37℃不能生长。

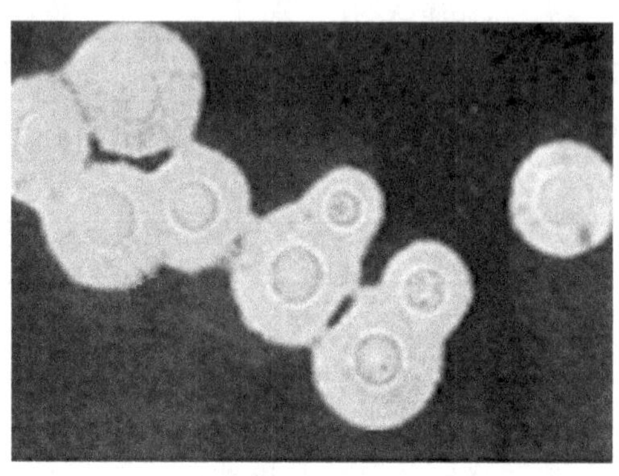

图 1-16 新生隐球菌

2. 致病性 新生隐球菌的荚膜多糖是其重要的致病物质。本菌也属于人体正常菌群，在机体抵抗力下降及免疫抑制剂的广泛应用和患有 AIDS 时也可发生内源性感染。但以外源性感染居多，主要通过呼吸道感染。肺部感染症状不明显，且能自愈，但可从肺部播散至全身其他部位，最易播散的部位是中枢神经系统，引起脑及脑膜的慢性感染。

预防上主要应避免创口接触土壤及鸟粪等。治疗可用碘化钾或碘化钠、大蒜精、两性霉素 B，亦可两性霉素 B 与 5-氟胞嘧啶联合应用。

（三）曲霉菌

曲霉菌（*Aspergillus*）在自然界分布广、种类多，其中仅少数属于机会致病菌。对人致病的曲霉菌主要有烟曲霉、黄曲霉、黑曲霉等，以烟曲霉菌最多见。本菌为多细胞性真菌，生长迅速，在沙保培养基上形成呈不同颜色的丝状菌落。

曲霉菌主要经呼吸道侵入，通过直接感染、超敏反应和曲霉菌毒素中毒等机制引起局部和全身性曲霉菌病。以肺部曲霉菌病最为多见。有些曲霉菌产生的毒素可引起人或动物的急、慢性中毒，黄曲霉毒素与人类肝癌的发生密切相关。

（四）毛霉

毛霉（*Mucor*）广泛分布于自然界中，常引起食物霉变。在机体抵抗力下降或医疗操作中可成为条件致病菌。主要菌种为丝生毛霉。可引起脑型毛霉病、肺毛霉病等。本菌可形成粗大的无隔菌丝，分枝少，菌丝体可长出孢子柄，末端有孢子囊孢子，沙保培养基上形成白色，逐渐变为黑色的菌落。治疗可用两性霉素B等药物。

（柯海萍　金玉梅）

第三节　病　毒

一、概　述

【生物学特性】

病毒(virus)是一类非细胞型微生物。基本特征有：①个体微小，可通过除菌滤器，大多数病毒必须用电镜才能看见；②只含一种类型的核酸(DNA或RNA)；③必须在活细胞内复制增殖；④具有受体连结蛋白，能与敏感细胞表面的病毒受体结合，进而感染细胞。

形态结构完整并具有感染性的病毒颗粒称为病毒体(virion)。

1. 大小与形态

(1)病毒的大小　病毒个体微小，测量其大小的单位是nm，即1/1000μm。大型病毒(如牛痘苗病毒)为200～300nm，中型病毒(如流感病毒)约100nm，小型病毒(如脊髓灰质炎病毒)仅20～30nm。病毒的大小可用高分辨率电子显微镜放大数千到数万倍直接测量。

(2)病毒的形态　病毒有5种形态：①球形：大多数人类和动物病毒为球形，如脊髓灰质炎病毒、疱疹病毒、腺病毒等。②丝形：多见于植物病毒。人类某些病毒(如流感病毒)有时也可形成丝形。③弹形：形似子弹头，如狂犬病病毒等。④砖形：如天花病毒、牛痘苗病毒等。⑤蝌蚪形：由一卵圆形的头及一条细长的尾组成，如噬菌体。

2. 结构与化学组成

(1)核心　病毒的核心含有一种核酸(DNA或RNA)，控制病毒的复制增殖，亦是病毒遗传变异的物质基础，并决定病毒对宿主细胞的感染性和感染类型。

(2)衣壳　由包裹在核酸外面的蛋白质组成。核酸加衣壳构成核衣壳。裸病毒即由核衣壳组成。病毒的基本结构见图1-17。

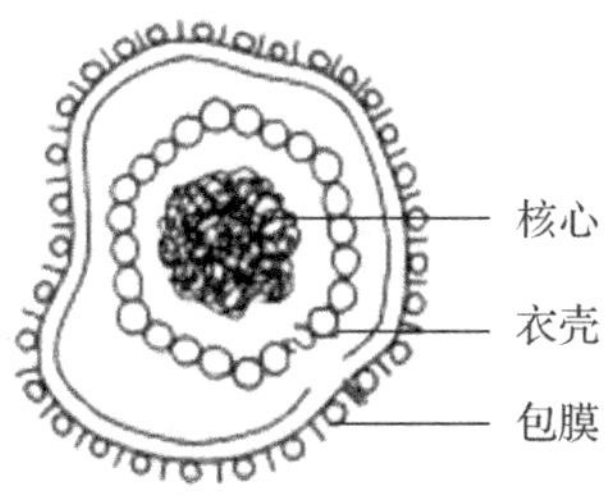

图1-17　病毒的基本结构

衣壳的生物学意义有：①保护病毒核酸；②与病毒体的感染性和致病性有关，衣壳蛋白可吸附宿主细胞相应受体，决定病毒感染的细胞特异性；③有抗原性，可刺激机体产生保护性或病理性免疫应答;④衣壳结构和抗原性可作为鉴定病毒的依据。

(3)包膜　某些病毒如虫媒病毒、人类免疫缺陷病毒、疱疹病毒等具有包裹在核衣壳外的脂质膜,由类脂、蛋白和糖蛋白构成。有包膜的病毒称为包膜病毒,是病毒从宿主细胞内出芽释放时从宿主细胞获得的。有的病毒包膜表面有钉状、棒状或蘑菇状突起,称为刺突。

包膜及刺突的生物学意义有:①保护病毒,维持病毒结构的完整;②与病毒的致病性有关,刺突可吸附易感细胞表面的受体;③具有抗原性,可刺激机体产生保护性免疫应答或病理性免疫应答。

3. 增殖与干扰现象

(1)病毒的增殖　由于病毒缺少完整的酶系统,不具有合成自身成分的原料和能量,必须侵入易感的宿主细胞,依靠宿主细胞的酶系统、原料、能量和合成的场所,以复制的方式进行增殖。病毒复制的过程分为吸附、穿入、脱壳、生物合成及组装释放 5 个步骤,又称复制周期。

1)吸附:是病毒感染细胞的第一步,主要依靠病毒表面的接触蛋白(包膜病毒体的包膜刺突或裸露病毒体的衣壳蛋白)与宿主细胞表面的受体特异性结合从而使病毒黏附在细胞表面。

2)穿入:裸露病毒体主要通过胞饮方式吞入病毒。包膜病毒体多数通过包膜与宿主细胞膜融合进入细胞。

3)脱壳:病毒在宿主细胞内必须脱去衣壳,释放出病毒核酸才能复制。多数病毒是在细胞溶酶体酶的作用下脱去衣壳的。

4)生物合成:病毒基因组在宿主细胞内脱壳释放后,利用宿主细胞的代谢系统,依照病毒核酸的指令,分别合成大量子代病毒核酸和蛋白质。

5)组装与释放:子代病毒的核酸和蛋白质在细胞内分别合成之后装配成核衣壳的过程称为组装。病毒颗粒组装后由感染细胞内释出的过程称为释放。释放的方式有:①细胞裂解释放,如脊髓灰质炎病毒。②出芽释放,见于包膜病毒的释放,如流感病毒。出芽释放不直接引起细胞死亡,但可使宿主细胞膜带有病毒的某些抗原。③通过细胞间桥或细胞融合释放,使病毒从受感染细胞直接向邻近正常细胞释放。

(2)干扰现象　当两种病毒同时或先后感染同一个宿主细胞时,可发生一种病毒抑制另外一种病毒增殖的现象,称为干扰现象。干扰现象可发生在异种病毒、同种病毒以及同种异型病毒之间。干扰现象的发生与缺损性干扰颗粒、干扰素的产生以及两种病毒竞争细胞受体等因素有关。干扰现象能终止第二种病毒的感染,但在使用疫苗时应注意干扰现象,以免影响免疫效果。

4. 病毒的抵抗力　病毒在某些理化因素的作用下可失去感染性,称为灭活。灭活的病毒仍保留抗原性、血凝和细胞融合等特性。

(1)温度　大多数病毒耐冷不耐热,在 0℃以下能良好生存,在 −70℃以下可较长时间保持其感染性。加热至 55～60℃ 30min,或 100℃数秒可灭活大多数病毒。但肝炎病毒对热的抵抗力较强,需加热 100℃ 10min 才被灭活。脊髓灰质炎病毒需冷藏保存,采集的病毒标本也需冷藏,但应避免反复冻融以免灭活病毒。

(2)pH　酸可灭活病毒,1%～3%盐酸溶液浸泡可用于病毒污染材料的消毒。冬季室内乳酸、醋酸熏蒸可预防感冒。但肠道病毒耐酸 pH2。大多数病毒在 pH6～8 时较稳定，因此保存病毒以中性或偏碱性为宜，50%甘油盐水可用于保存含病毒的组织块。

(3)射线　X 射线、γ 射线和紫外线都能灭活病毒，但疫苗的制备不能用紫外线灭活。

(4)脂溶剂　乙醚、氯仿、阴离子去垢剂等可溶解病毒包膜中的脂质而灭活包膜病毒。

(5)氧化剂、卤素和含氯化合物　氧化剂(过氧化氢、高锰酸钾、过氧乙酸等)、碘酒、漂白粉等均可灭活病毒。但饮水中的漂白粉浓度不能杀灭少数抵抗力强的病毒，如乙型肝炎病毒、脊髓灰质炎病毒和其他肠道病毒。过氧乙酸常用于灭活乙肝病毒。

(6)抗生素与中草药　现有的抗生素对病毒无效。某些中草药，如板蓝根、大青叶、大黄、七叶一枝花等，对某些病毒有一定的抑制作用。

【病毒的致病性与感染】

1.病毒感染的途径及在体内的扩散方式

(1)病毒在人群中的传播

1)水平传播：是指病毒在人群个体之间的传播，或媒介动物与人体之间的传播。病毒传播的方式有：①经呼吸道黏膜侵入，如流感病毒、麻疹病毒等经呼吸道黏膜感染；②经消化道黏膜侵入，如脊髓灰质炎病毒和甲型肝炎病毒通过污染的水和食品经粪-口途径侵入机体；③经泌尿生殖道黏膜侵入，如单纯疱疹病毒、人类免疫缺陷病毒等经性接触感染；④经皮肤黏膜侵入，如乙型脑炎病毒经蚊叮咬感染，狂犬病毒由疯狗咬伤后感染，肾综合征出血热病毒存在于携带病毒的鼠唾液和粪便中，可经皮肤伤口侵入体内；⑤直接经血液传播，包括经注射、输血、器官移植等途径引起感染，如乙型肝炎病毒和人类免疫缺陷病毒等。

2)垂直传播：是指病毒经胎盘、产道、哺乳直接感染胎儿或新生儿的一种传播方式，是病毒感染的重要特点。孕妇怀孕早期感染风疹病毒、巨细胞病毒等可引起死胎、流产、先天畸形等。

(2)病毒在宿主体内的播散方式　①局部播散：病毒仅在入侵局部的细胞与细胞间扩散，引起局部感染，如流感病毒、轮状病毒等的感染。②血液播散：病毒在局部组织增殖后进入血液播散，形成病毒血症，如麻疹病毒。③神经播散：有些病毒侵入机体后需要通过神经播散，如狂犬病毒从咬伤部位的肌肉神经接头处，沿神经轴突到达中枢神经系统；疱疹病毒可潜伏在神经节内，复发时沿传出神经纤维播散到体表皮肤黏膜细胞，引起局部皮肤黏膜的病变。

2.病毒感染的致病机制

(1)病毒对宿主细胞的直接损伤　细胞破坏、死亡，即溶细胞型感染，多见于裸病毒引起的急性感染，如脊髓灰质炎病毒。细胞死亡的原因主要有：病毒早期蛋白对细胞代谢的抑制，阻断细胞核酸和蛋白质合成；病毒衣壳蛋白对细胞的毒性；细胞溶酶体膜通透性增高，释放水解酶导致细胞自溶；细胞免疫反应导致细胞损伤；诱导细胞发生凋亡，如人类免疫缺陷病毒、腺病毒感染细胞后可激活细胞的死亡基因，诱导细胞发生凋亡。

细胞膜结构与功能改变，即稳定状态感染，主要见于包膜病毒引起的感染，可表现为急性或持续性感染。受染细胞短时间内并不立即死亡，但可导致：①细胞膜抗原改变，如出现病毒抗原，细胞损伤暴露新的抗原等。②细胞膜融合，如麻疹病毒、呼吸道合胞病毒的融合蛋白可使感染细胞互相融合，形成多核巨细胞，导致细胞功能障碍。③细胞内形成包涵体，如疱疹病毒、狂犬病毒可使感染细胞内出现包涵体，导致细胞死亡。包涵体的形态、位置和染色性可在光学显微镜下观察，有助于病毒感染的诊断。

细胞转化，即整合感染，见于反转录病毒和DNA病毒引起的感染，如DNA病毒中的乙型肝炎病毒等可将基因整合在宿主细胞DNA上。若病毒整合部位恰好是细胞的原癌基因或抗癌基因附近，可导致原癌基因激活或抗癌基因失活，使细胞分裂失去控制成为肿瘤细胞。

(2)免疫病理损伤　包括体液免疫引起的病理损伤和细胞免疫引起的病理损伤，如受染细胞膜抗原改变，出现病毒抗原、细胞损伤暴露新的抗原等，可以被特异性抗体和细胞毒性T细胞(Tc细胞)识别，通过免疫应答导致感染细胞的损伤和破坏。

3. 病毒感染的类型

(1)隐性感染　肠道病毒感染大多数为隐性感染，如脊髓灰质炎病毒、甲型肝炎病毒的感染。呼吸道病毒感染约1/3表现为隐性感染。隐性感染一般病毒最终被清除，机体产生特异性免疫力，可抵抗再次感染。

(2)显性感染　经呼吸道、皮肤等感染后，受感染者多数可产生明显的临床症状，引起相应疾病。根据感染持续时间、病程长短又可分为急性感染和持续性感染两类。

1)急性感染：机体感染病毒后经短暂的潜伏期后迅速发病，病情重、病程短、恢复快。

2)持续性感染：持续性感染根据病毒和机体之间相互作用的不同，又可表现为以下3种类型：①慢性感染：如乙肝病毒的感染，临床症状似波浪式，表现为反复发作，迁延不愈；②潜伏感染：疱疹病毒的感染大多可引起潜伏感染；③慢发感染：潜伏期更长，潜伏期无任何症状。一旦发作即呈进行性加剧，死亡率极高，如麻疹病毒的缺损病毒感染引起的亚急性硬化性全脑炎(SSPE)。

4. 病毒感染的实验室检查　病毒感染的实验室检查包括病毒分离与鉴定、病毒核酸与抗原的直接检出以及特异性抗体的检测。各种检查都要根据疾病的症状与体征采取适宜的标本送检。

(1)标本的采集原则　①尽早采集在发病初期(急性期)的标本，采集越迟阳性率越低。②采取适宜的感染部位标本，如呼吸道感染采取鼻咽洗漱液或痰液，肠道感染采取粪便，脑内感染采取脑脊液，皮肤感染采取病灶组织，有病毒血症时采取血液。③冷藏速送。病毒离活体后在室温下很易死亡，故采得标本应尽快送检。若距离实验室较远，应将标本放入装有冰块或干冰的容器内送检。病变组织则应保存于50%的甘油缓冲盐水中。污染标本，如鼻咽分泌液、粪便等应加入青霉素、链霉素或庆大霉素等，以免杂菌污染细胞，影响病毒分离。④检测特异性抗体需要采取急性期与恢复期双份血清，第一份尽可能在发病后立即采取，第二份在发病后2～3周采取。

(2)病毒的分离培养和鉴定　①动物培养：动物试验是最原始的病毒分离培养方法。常用动物有小白鼠、田鼠、豚鼠、家兔及猴等。接种途径根据病毒对组织的亲嗜性而定。②鸡胚培养：用受精孵化的活鸡胚培养病毒比用动物更加经济简便。根据病毒的特性可分别接种在鸡胚绒毛尿囊膜、尿囊腔、羊膜腔、卵黄囊、脑内或静脉内，如有病毒增殖，则鸡胚发生异常变化或羊水、尿囊液出现红细胞凝集现象，常用于流感病毒等检测。③细胞培养：用分散的活细胞培养称细胞培养。细胞培养适于绝大多数病毒生长，是病毒实验室的常用技术。

所用细胞包括:原代细胞,如人胚肾细胞、兔肾细胞;二倍体细胞,如 WI-38 细胞系;传代细胞,如 Hela、Hep-2、Vero 细胞系等。根据病毒对细胞的亲嗜性,选择使用敏感的细胞系。

(3)病毒感染的快速检查 ①形态学检查:如光学显微镜下检测包涵体,电子显微镜下可直接检测病毒颗粒;②免疫学检查:检测病毒抗原或抗体,可用免疫标记技术,如免疫荧光(FIA)、放射免疫(RIA)、酶免疫(EIA)和酶联免疫吸附试验(ELISA),也可用蛋白印迹技术、反向间接凝集试验等;③病毒核酸检测:如核酸杂交、PCR 等具有特异性强、敏感性高、快速的特点。

5. 病毒感染的防治原则

(1)病毒感染的预防

1)人工主动免疫:疫苗接种是预防病毒感染的最根本措施。常用的疫苗有:①减毒活疫苗,如脊髓灰质炎疫苗、甲肝疫苗、风疹疫苗、腮腺炎疫苗;②灭活疫苗,如乙脑疫苗、流感疫苗、狂犬疫苗;③基因工程疫苗:如乙肝疫苗等。

2)人工被动免疫:用于特异性治疗和紧急预防。常用的制剂包括:高效价免疫血清,如治疗狂犬病可用高效价狂犬免疫血清;高效价乙肝病毒表面抗体免疫血清可预防乙肝的母婴传播;对有可能患甲型肝炎、麻疹和脊髓灰质炎的人群可注射丙种球蛋白和胎盘球蛋白进行紧急预防。

(2)病毒感染的治疗 ①化学制剂:常用的核苷类药物,如阿昔洛韦(ACV),可有效抑制单纯疱疹病毒的复制,可治疗新生儿疱疹和生殖器疱疹;②生物制剂:干扰素和干扰素诱生剂,具有广谱抗病毒、抗肿瘤和免疫调节作用;③免疫制剂:白细胞介素、肿瘤坏死因子,等可调节机体的免疫功能;④中草药:板蓝根、大青叶、艾叶等可抑制病毒复制,黄芪等可增强机体免疫功能。

二、呼吸道感染病毒

【流行性感冒病毒

流行性感冒病毒(influenza virus)】简称流感病毒,除引起人类感染外还可以引起动物感染。其中最重要的是甲型流感病毒,因其包膜抗原易发生变异,常可造成全球流感大流行。

(一)生物学性状

1. 形态与结构 流感病毒多呈球形,直径 80～120nm,结构由内至外分为 3 部分。

(1)核心 病毒核酸分成 7～8 个节段,每个节段编码一种结构蛋白或功能蛋白,这一特点使病毒在复制中易发生基因重组,导致新病毒株的出现。核酸外包绕的为核蛋白。核蛋白抗原性稳定,具有型特异性。

(2)基质蛋白(M 蛋白) 位于包膜与核心之间,具有保护核心与维持病毒外形的作用。M 蛋白抗原性较稳定,具有型特异性。

(3)包膜 包膜上镶嵌有血凝素(HA)和神经氨酸酶(NA)两种刺突。血凝素与病毒吸附和穿入宿主细胞有关,神经氨酸酶则有利于成熟的病毒从感染的细胞释放和集聚病毒的扩散。两种刺突均为病毒基因编码的糖蛋白,是划分流感病毒亚型的依据。

2. 分型与变异 根据核蛋白和基质蛋白的不同将流感病毒分为甲、乙、丙 3 型。甲型流感病毒的HA和NA抗原性易发生变异，并且抗原变异幅度的大小直接影响到流感流行的规模。由于基因组自发的点突变引起的变异属量变，变异的幅度小，仅引起甲型流感周期性的局部中、小型流行，这种变异称为抗原漂移。由于基因组发生重新排列引起的变异属质变，变异的幅度大，产生新的亚型，人群对新亚型无免疫力，往往引起甲型流感大流行甚至世界性大流行，这种变异称为抗原转变。甲型流感病毒曾多次引起流感大流行(表1-10)。

表1-10　甲型流感病毒的抗原性变异与流感大流行

亚型名称	抗原结构	流行年份
Hsw1N1	H1N1	1918—1919(西班牙流感)
亚洲甲型(A1)	H1N1	1946—1957
亚洲甲型(A2)	H2N2	1957—1968(亚洲流感)
香港甲型	H3N2	1968—1977(香港流感)
香港甲型与新甲型	H3N2,H1N1	1977—(俄罗斯流感)
新甲型	H5N1,H1N1	1997—(高致病性禽流感、猪流感)

流感病毒的抗原性变异实际上是一个连续的由量变到质变的过程。每个亚型内由于病毒基因的突变加上人群免疫力的选择，而不断出现新的小变种，并引起中、小规模的流行。当小变异累积到一定程度就发生质变，形成新的亚型，引起世界性的大流行。

3.培养特性　流感病毒可在鸡胚和培养细胞中增殖，但不引起明显的病变，需用血凝或血凝抑制试验等证实病毒的存在。

4.抵抗力　不耐热，56℃ 30min被灭活，0～4℃能存活数周，－70℃或冷冻真空干燥可长期保存，对干燥、紫外线、甲醛、脂溶剂等敏感。

(二)致病性与免疫性

流感的传染源主要是患者，随飞沫传播而侵入易感者呼吸道黏膜上皮细胞内增殖，引起细胞变性、坏死和脱落。潜伏期1～4d，突然发病，有畏寒、发热、头疼、肌痛、乏力、鼻塞、流涕、咽痛、咳嗽等症状，持续1～5d。年老体弱、抵抗力较差的患者常继发细菌感染，病程延长，症状加重，可导致肺炎死亡。

病后对同型(甲型流感则为同亚型)病毒有免疫力，呼吸道局部的sIgA和血清中抗HA中和抗体在预防感染和阻止疾病发生中有重要作用。

(三)实验室检查

取急性期患者咽漱液或鼻咽拭子，进行鸡胚培养以分离病毒。也可取患者发病5d内(急性期)和发病后2～4周(恢复期)的双份血清以血凝抑制试验等检测抗体滴度，以辅助诊断。

(四)防治原则

流行期间应尽量避免人群聚集，公共场所要注意空气流通，也可用乳酸蒸气进行空气消毒。免疫接种是预防流感最有效的方法，但必须与当前流行株的型别基本相同。

【麻疹病毒】

麻疹病毒(measles virus)是麻疹的病原体。在应用麻疹减毒活疫苗前，麻疹是6个月至

5岁婴幼儿最常见的急性呼吸道传染病，发病率几乎达100%，常因发生并发症而导致死亡。

(一)生物学性状

病毒颗粒呈球形，较大，直径150nm。核衣壳呈螺旋对称，有包膜，包膜上有血凝素(H)和融合因子(F)两种刺突，无神经氨酸酶。核酸为一条完整的单负链RNA，不分节段，不易发生基因重组和变异，故麻疹病毒抗原性较稳定，只有一个血清型。细胞培养因融合因子的作用引起细胞融合形成多核巨细胞，核内及胞质中可出现嗜酸性包涵体。麻疹病毒对理化因素抵抗力较弱。

(二)致病性与免疫性

急性期的麻疹患者为传染源。通过飞沫传播，也可通过鼻腔分泌物污染玩具、用具感染易感人群。潜伏期约1～2周，病毒先在呼吸道上皮细胞内增殖，然后进入血液，进而侵入全身淋巴组织和单核吞噬细胞系统，在其细胞内增殖后再次入血形成第二次病毒血症。临床表现主要有发热、咳嗽、流涕、流泪、眼结膜充血、口颊黏膜出现灰白色外绕红晕的黏膜斑(Koplik斑)，对临床的早期诊断有一定意义。随后1～2d患者皮肤相继出现红色斑丘疹。麻疹一般可自愈。年幼体弱患者，由于麻疹感染过程中机体免疫力进一步降低，常因继发细菌感染而出现中耳炎、肺炎甚至脑炎等并发症，严重者可导致死亡。极个别患者在发病后2～17年(平均为7年)，可出现慢性进行性中枢神经系统疾患，称亚急性硬化性全脑炎(SSPE)，患者大脑功能发生渐进性衰退，表现为反应迟钝、精神异常、运动障碍，病程6～9个月，最后昏迷死亡。

麻疹病后可获牢固免疫力，极少发生再感染。

(三)实验室检查

临床诊断一般无须进行实验室检查。必要时可采取呼吸道标本进行细胞培养，观察多核巨细胞及包涵体，并辅以血清学诊断。此外，亦可进行核酸杂交和PCR检查。

(四)防治原则

应用麻疹减毒活疫苗进行人工自动免疫可获得极好的预防效果。应用麻-腮-风三联疫苗，可预防麻疹、风疹、腮腺炎这三类疾病。患者应注意隔离，防止传播。对接触麻疹患者的易感者，可肌内注射胎盘球蛋白或丙种球蛋白进行紧急预防。

【风疹病毒】

风疹病毒(rubella virus)是风疹的病原体。为单股正链RNA病毒，直径约60nm，核衣壳呈二十面体对称，包膜上嵌有血凝活性的刺突。只有一个血清型，人是唯一的自然宿主。

病毒经呼吸道传播，在呼吸道黏膜上皮细胞增殖后，经病毒血症播散全身。表现为发热、麻疹样出疹，但较轻，伴耳后和枕下淋巴结肿大。病后可获得持久免疫力。孕妇在妊娠20周内若感染风疹病毒易引起垂直传播，病毒通过胎盘感染胎儿，引起胎儿死亡或出生后表现为先天性心脏病、先天性耳聋、白内障等畸形及其他风疹综合征。妊娠月数越小，风疹病毒对胎儿危害越大，表现越严重。

风疹减毒活疫苗接种是预防风疹的有效措施，接种对象是风疹抗体阴性的育龄妇女。抗体阴性的孕妇，如接触风疹患者应立即注射大剂量丙种球蛋白进行紧急预防。

【冠状病毒和SARS冠状病毒】

冠状病毒(coronavirus)是普通感冒的常见病因。病毒呈多形性，球形多见，直径80～

160nm，核酸为单股正链 RNA，核衣壳呈螺旋对称，具有包膜，其上有排列间隔较宽的突起，使整个病毒颗粒外形呈冠状，故命名为冠状病毒。此病毒对理化因素的耐受力较差。

冠状病毒经飞沫传播，一般仅侵犯上呼吸道，引起轻度炎症，若已有呼吸道感染，则可使病情急剧加重，甚至引起肺炎。病后虽可产生血清抗体，但免疫力不强，再感染仍可发生。对此病毒的防治尚无有效方法。

2002 年 11 月，中国广东及东南亚等地区流行了病因不明的具有高度传染性的非典型肺炎。2003 年 3 月世界卫生组织(World Health Organization，WHO)正式命名为严重急性呼吸综合征(severe acute respiratory syndrome，SARS)。2003 年 4 月世界卫生组织宣布 SARS 的病原体是一种新的冠状病毒，称为 SARS 冠状病毒。SARS 冠状病毒对热、乙醚、酸敏感。

传染源主要是 SARS 患者，主要是近距离飞沫、气溶胶或接触患者分泌物污染的物品传播，不排除有消化道途径的可能。感染后潜伏期 4～5d，临床症状主要为发热、干咳、早期中性粒细胞降低。肺部有弥漫性炎症，严重者肺部病变进展迅速，部分发展为呼吸衰竭。

【腮腺炎病毒】

流行性腮腺炎病毒(mumps virus)简称腮腺炎病毒，可引起腮腺、舌下腺、颚下腺肿大、头痛、发热及多种并发症。

(一)生物学性状

1. 形态与结构 腮腺炎病毒是流行性腮腺炎的病原体。腮腺炎病毒为球形，核衣壳呈螺旋对称，有包膜。包膜上有血凝素——神经氨酸酶刺突(HN)和融合因子刺突(F)。

2. 抵抗力 抵抗力较弱，56℃ 30min 可被灭活，对紫外线及脂溶剂敏感。

(二)致病性与免疫性

1. 传染源 人是腮腺炎病毒的唯一宿主。

2. 传播途径 病毒经飞沫传播。

3. 易感人群 易感者为学龄期儿童，好发于冬春季节。

4. 致病机制 本病潜伏期约 2～3 周，病毒侵入呼吸道上皮细胞和局部淋巴结内增殖后，进入血液，然后经血液侵入腮腺及其他腺体器官如睾丸、卵巢、胰腺、肾脏和中枢神经系统等。临床表现主要为一侧或双侧腮腺肿大，伴发热、乏力、肌肉疼痛等。病程 1～2 周，青春期感染者易并发睾丸炎(20%)或卵巢炎(5%)，约 0.1%的患儿可并发病毒性脑膜炎。并发睾丸炎者可导致男性不育症，腮腺炎也是导致儿童期获得性耳聋的常见原因。

5. 免疫性 腮腺炎病后可获牢固的免疫力。

(三)实验室检查和防治

1. 实验室检查 典型腮腺炎病例无须做实验室检查。必要时，可做病毒分离或血清学试验以明确诊断。

2. 防治措施 按呼吸道传染病隔离患者至腮腺消肿。应用麻-腮-风三联减毒活疫苗皮下或皮内接种，或用气雾、喷鼻方法，预防感染效果可达 95%以上，但活疫苗对胎儿有影响，可能有致畸作用，孕妇忌用。

三、消化道感染病毒

【脊髓灰质炎病毒】

脊髓灰质炎病毒(poliovirus)是脊髓灰质炎的病原体。病毒可侵犯脊髓前角运动神经细胞,引起肢体肌肉弛缓性麻痹,多见于儿童,故又称为小儿麻痹症。

(一)生物学性状

病毒呈球形,直径 27～30nm,有 4 种衣壳蛋白,分别称为 VP1、VP2、VP3、VP4。VP1、VP2 和 VP3 均暴露在病毒衣壳的表面,是与中和抗体结合的部位,VP1 还与病毒吸附有关。VP4 位于衣壳内部,与病毒脱壳穿入细胞有关。

脊髓灰质炎病毒根据其抗原性不同分为Ⅰ型、Ⅱ型和Ⅲ型。3 型之间无交叉免疫。病毒对外界环境的抵抗力较强,在污水和粪便中可存活数月;在胃肠道能耐受胃酸、蛋白酶和胆汁的作用。

(二)致病性与免疫性

传染源为患者和无症状带病毒者,主要经粪-口途径传播。病毒先在咽部扁桃体和肠道下段上皮细胞、肠系膜淋巴结内增殖,90%以上感染者表现为隐性或轻症感染。少数免疫力较弱者,病毒可入血引起第一次病毒血症,随后扩散至全身的淋巴组织或其他易感的组织中进一步增殖,引起第二次病毒血症和临床症状,患者表现为发热、头痛、乏力、咽痛和呕吐等非特异症状,并迅速恢复。极少数患者,病毒可侵入中枢神经系统,主要在脊髓前角运动神经细胞内增殖并引起病变。轻者引起暂时性肢体麻痹,重者可造成永久性弛缓性肢体麻痹,甚至发展为延髓麻痹,导致呼吸、心脏功能衰竭而死亡。

病后可获得对同型病毒的牢固免疫力。以体液免疫为主,其中 sIgA 能清除咽喉部和肠道内病毒,防止其进入血液。血液中 IgM、IgG 类中和抗体可以阻止病毒进入神经系统。

(三)实验室检查

病毒分离可取粪便标本进行病毒的细胞培养,若出现细胞病变,用中和试验进一步鉴定其型别。血清学试验则用发病早期和恢复期双份血清做中和试验。

(四)防治原则

除了隔离患者、消毒排泄物以及加强饮食卫生、保护水源等一般预防措施外,更重要的是对婴幼儿和儿童进行人工主动免疫。

脊髓灰质炎疫苗有灭活疫苗和减毒活疫苗。目前应用较多的是三价混合减毒活疫苗(OPV),口服的减毒活疫苗类似自然感染,既可诱发血清抗体,预防麻痹型脊髓灰质炎的发生,又可刺激肠道局部产生 sIgA,阻止野毒株在肠道的增殖和人群中的流行。免疫后都可获得抗 3 个型脊髓灰质炎病毒的免疫力。

【柯萨奇病毒与埃可病毒】

柯萨奇病毒(Coxsackie virus)与埃可病毒(Enteric cytopathogenic human orphan virus)的形态结构、生物学特性及感染、免疫过程与脊髓灰质炎病毒相似,其敏感的部位包括中枢神经系统、心、肺、胰、黏膜、皮肤等,因此临床表现多样化。病毒可在肠道中增殖,但很少引起肠道疾病。所致的疾病有无菌性脑膜炎、脊髓灰质炎样的麻痹症、疱疹性咽峡炎、手足口病、流行性胸壁痛、心肌炎和心包炎等。

实验室检查以病毒分离或血清学检查为主。标本包括咽拭、粪便和脑脊液等。

目前尚无疫苗进行特异性预防。

【轮状病毒】

人轮状病毒(rotavirus,RV)是婴幼儿急性胃肠炎的主要病原体。

病毒呈球形,直径60～80nm,有双层衣壳,无包膜。内衣壳的壳粒呈放射状排列,犹如车轮的辐条结构,故名。基因组为双股RNA。抵抗力较强,在污水和粪便中可存活数周。传染源是患者和无症状病毒携带者,粪-口为主要传播途径,易感者多为6个月至2岁婴幼儿。病毒侵入小肠黏膜绒毛细胞内增殖,造成微绒毛萎缩、变短、脱落,使小肠对水、电解质的吸收发生障碍而引起水样腹泻,常伴有呕吐、腹痛、发热等症状。一般为自限性,可完全恢复。若腹泻严重且得不到及时治疗,可导致死亡。此病在我国好发于秋冬季,故又称秋冬季腹泻。感染后机体可产生多种特异性抗体,但起主要保护作用的是肠道局部的sIgA。预防可控制传染源,切断传播途径,轮状病毒疫苗为甜味的口服液,保护率达到90%以上。治疗主要是及时输液,纠正电解质紊乱等支持疗法,以减少婴幼儿的死亡率。

【甲型肝炎病毒】

(一)生物学性状

1. 形态与结构 甲型肝炎病毒(hepatitis A virus)呈球形,直径约为27nm。无包膜。衣壳呈20面体立体对称,有HAV的特异性抗原(HAVAg)。在病毒的核心部位,为单股正链RNA。抗原性稳定,只有一个血清型。

2. 抵抗力 HAV对乙醚、60℃加热1h及pH 3的作用均有相对的抵抗力(在4℃可存活数月)。但加热100℃ 5min或用甲醛溶液、氯等处理,可使之灭活。

(二)致病性与免疫性

1. 传染源 主要通过粪-口途径传播,传染源多为患者。发病2～3周后,随着血清中特异性抗体的产生,血液和粪便的传染性逐渐消失。

2. 传播途径 HAV随患者粪便排出体外,通过污染水源、食物、海产品(如毛蚶等)、食具等经粪-口途径传播。也可通过输血或注射方式传播,但较为少见。

3. 致病机制与免疫 HAV多侵犯儿童及青年,潜伏期为15～50d。HAV侵入人体后,先在肠黏膜和局部淋巴结增殖,继而进入血液,最终侵入肝脏,在肝细胞内增殖。临床表现多从发热、疲乏和食欲不振开始,继而出现肝大、压痛、肝功能损害,部分患者可出现黄疸。其致病机制除病毒的直接作用外(早期),机体的免疫病理损害也起一定的作用。人类感染HAV后,大多表现为亚临床或隐性感染,仅少数人表现为急性甲型肝炎。一般可完全恢复,不转为慢性肝炎,亦无慢性携带者。

在甲型肝炎的显性感染或隐性感染过程中,机体都可产生抗HAV的IgM和IgG抗体。后者在体内可维持多年,病后有牢固免疫力。

(三)微生物学诊断

目前对HAV的微生物学检查,以检测其抗原、抗体为主。方法以酶联免疫吸附试验最为常用。抗HAVIgM具有出现早、短期达高峰与消失快的特点,是甲型肝炎新近感染的标志。抗 HAVIgG 的检测有助于流行病学检查。

（四）防治原则

HAV 的预防应搞好饮食卫生，保护水源，加强粪便管理，并做好卫生宣教工作。注射丙种球蛋白及胎盘球蛋白，对应急预防甲型肝炎有一定效果。我国生产的甲肝活疫苗只注射一次即可获得持久免疫力。基因工程疫苗研制亦已成功。

【戊型肝炎病毒】

戊型肝炎病毒（hepatitis E virus，HEV）性质不稳定，低温保存易自行裂解，核酸类型为 RNA。

HEV 的传播、致病等类似 HAV，不同之处是更易通过水源污染引起暴发流行；成人多表现为急性肝炎，孕妇感染多表现为重症肝炎，病死率高达 20%。

预防同 HAV，无特异性预防措施。保护水源，注意饮食卫生和饮水卫生。

四、其他病毒

【狂犬病病毒】

狂犬病病毒（rabies virus）在野生动物（狼、狐狸、鼬鼠、蝙蝠等）及家养动物（狗、猫、牛等）与人之间构成狂犬病的传播环节。人主要通过被病兽或带毒动物咬伤后感染。一旦受染，如不及时采取有效预防措施，可导致严重的中枢神经系统急性传染病，病死率高，在亚非拉发展中国家每年有数万人死于狂犬病。

（一）生物学性状

1. 形态结构 病毒外形呈弹状(60～400)nm×(60～85)nm，一端钝圆，一端平凹，有包膜，内含衣壳呈螺旋对称。核酸是单股不分节负链 RNA。

2. 培养 狂犬病病毒宿主范围广，可感染鼠、家兔、豚鼠、马、牛、羊、犬、猫等，侵入中枢神经细胞（主要是大脑海马回锥体细胞）中增殖，于细胞质中可形成嗜酸性包涵体（内基小体）。在人二倍体细胞、地鼠肾细胞、鸡胚、鸭胚细胞中培养增殖，借此可用于制备组织培养疫苗。

3. 变异性 狂犬病病毒的毒力可发生变异。将野毒株在家兔脑内连续传 50 代后，家兔致病潜伏期逐渐缩短，2～4 周缩短至 4～6d，如再继续传代不再缩短，称固定毒株（fixed virus）。固定毒株对人及动物致病力弱，脑外接种不侵入脑内增殖，不引起狂犬病，巴斯德首创用固定毒株制成减毒活疫苗，预防狂犬病。

4. 抵抗力 狂犬病病毒对热、紫外线、日光、干燥的抵抗力弱，加温 50℃ 1h、60℃ 5min 即被灭活，也易被强酸、强碱、甲醛、碘、乙酸、乙醚、肥皂水及离子型和非离子型去污剂灭活。于 4℃可保存一周，如置 50%甘油中于室温下可保持活性 1 周。

（二）致病性与免疫性

1. 致病性 狂犬病是人畜共患病，主要在野生动物及家畜中传播。人狂犬病主要被患病动物咬伤所致，或与家畜密切接触有关。

人被咬伤后，病毒进入伤口，先在该部周围神经背根神经节内，沿着传入感觉神经纤维上行至脊髓后角，然后散布到脊髓和脑的各部位内增殖损害。在发病前数日，病毒从脑内和脊髓沿传出神经进入唾液腺内增殖，不断随唾液排出。潜伏期一般1～3个月，短者5～10d，长者1年至数年。潜伏期的长短取决于咬伤部位与头部距离远近，伤口的大小、深浅、有无衣服阻挡，以及侵入病毒的数量。

人发病时，先感不安、头痛、发热，侵入部位有刺痛。继而出现神经兴奋性增强，脉速、出汗、流涎、多泪、瞳孔放大，吞咽时咽喉肌肉发生痉挛，见水或其他轻微刺激可引起发作，故又名“恐水病”。最后转入麻痹、昏迷、呼吸及循环衰竭而死亡，病程大约5～7d。

2. 免疫性 机体感染病毒后产生的抗体除中和作用、补体介导溶解和抗体依赖细胞毒作用外，特异性IgG抗体还能提高和调节T细胞对狂犬病病毒抗原反应，是接触狂犬病病毒后同时注射特异性抗体和疫苗的重要依据。细胞免疫也是抗狂犬病病毒主要免疫之一，如杀伤性T淋巴细胞针对靶抗原G、N蛋白可溶解病毒，单核细胞产生IFN和IL2对抑制病毒复制和抵抗病毒攻击起重要作用。

（三）实验室检查

将咬人的狗捕获，隔离观察7～10d，不发病，则可认为未患狂犬病。若观察期间发病，将它处死，取脑组织作病理切片检查包涵体，或用荧光标记抗狂犬病毒血清染色，检查抗原，如为阴性，则用10%脑悬液注射小白鼠脑内，发病后取脑组织同上检测包涵体和抗原，可提高阳性率，但需时较长，约28d。如于发病前用放射性核素标记的合成寡核苷酸探针检测狂犬病毒RNA，1～2d就能出结果。

患者可采取唾液沉渣涂片，荧光抗体染色检查细胞内病毒抗原。或发病后2～3d做睑、颊皮肤活检，用荧光抗体染色，于毛囊周围神经纤维中可找见病毒抗原。亦可将狂犬病毒固定毒株感染细胞制成抗原片，加入不同稀释度的患者血清阻止荧光抗体染色以测定抗体，一般24h可出结果。

（四）特异预防

用人狂犬病免疫球蛋白(20 IU/kg)或抗狂犬病马血清(40 IU/kg)，在伤口周围浸润注射，其余作肌内注射。同时立即肌内注射狂犬病疫苗1次，于第一次注射后7、21d再行注射，共3次，可防止发病。

【流行性乙型脑炎病毒】

流行性乙型脑炎病毒(Japanese encephalitis virus)简称乙脑病毒，是流行性乙型脑炎的病原体，呈球状，核酸为单链RNA，外层具包膜，包膜表面有血凝素。

（一）生物学性状

1. 形态与结构 乙脑病毒为球形，直径约45nm，内有衣壳蛋白(C)与核酸构成的核心，具有包膜，表面有糖蛋白(E)刺突，即病毒血凝素，包膜内尚有内膜蛋白(M)，参与病毒的装配。病毒基因组为单股正链RNA。

2. 抗原性 乙脑病毒抗原性稳定。E糖蛋白上有中和抗原表位和血凝抗原表位，可诱发机体产生中和抗体和血凝抑制抗体，在感染与免疫中起重要作用。

3. 抵抗力 乙脑病毒对热抵抗力弱，56℃ 30min可被灭活。若将感染病毒的脑组织加入50%甘油缓冲盐水中在4℃贮存，其病毒活力可维持数月。乙醚、1∶1000去氧胆酸钠及常用消毒剂均可灭活病毒。在酸性条件下不稳定，适宜pH 8.5～9.0。

（二）致病性与免疫性

1. 致病性 幼猪是乙脑病毒的主要传染源和中间宿主，蚊子是乙脑病毒的传播媒介。我国乙脑病毒的传播媒介主要为三带喙库蚊，构成猪-蚊-猪的传播环节。

2. 免疫性 人乙脑病毒感染后，大多数为隐性感染及部分顿挫感染，仅少数发生脑炎（0.01%），这与病毒的毒力、侵入机体内数量及感染者的免疫力有关。流行区成人大多数有一定免疫力，多为隐性感染，10 岁以下儿童及非流行区成人缺乏免疫力，感染后容易发病。

（三）实验室检查

早期快速诊断通常采集急性期患者血清或脑脊液检测特异性 IgM，也可做 RT-PCR 检测标本中的病毒核酸片段。常规血清学试验需取双份血清，同时做对比试验，当恢复期血清抗体滴度比急性期≥4 倍时，有辅助诊断意义。

（四）防治原则

防蚊、灭蚊和易感人群的预防接种是预防本病的关键。目前尚无治疗流行性乙型脑炎的有效药物。

【人类免疫缺陷病毒】

人类免疫缺陷病毒（human immunodeficiency virus，HIV）是获得性免疫缺陷综合征（acquired immune deficiency syndrome，AIDS）的病原。

HIV 是一类反转录病毒，T 细胞表面的 CD4 分子是其天然受体，因此主要侵犯辅助性 Th 细胞，表现为获得性免疫缺陷。

HIV 主要通过性接触、输入血制品、共用注射器或母—婴途径传播。感染几周后有些可出现类似传染性单核细胞增多病或流感的症状，持续 3～14d，并伴有抗 HIV 抗体出现，之后进入潜伏期。艾滋病的潜伏期可长达 2～10 年甚至更长。患病初期为流感样症状，有发热、咽喉痛、肌肉痛和皮疹，血中可查出 HIV。艾滋病相关综合征主要表现为持续性体重减轻、间歇发热、慢性腹泻、全身淋巴结肿大和进行性脑病；多有呼吸道、消化道和神经系统感染或恶性肿瘤，最常见的是卡氏肺孢子虫肺炎（50%以上）和卡波希肉瘤（Kaposi 肉瘤，30%以上）。

（一）生物学性状

1. 形态与结构 HIV 为直径 100～120nm 的球形颗粒，外有包膜（图 1-18）。核心为两条正链 RNA、反转录酶和核衣壳蛋白 P7。核心外包绕着双层衣壳，由 P24 蛋白组成。最外层的包膜由类脂组成，其上嵌有两种糖蛋白刺突：Gp120、Gp41。Gp120 可与 T 细胞表面 CD4 分子结合，使病毒吸附在细胞表面。Gp41 是跨膜蛋白，具有使细胞融合的功能。

2. 抗原结构 核心抗原：主要有衣壳蛋白抗原 P24，可刺激机体产生特异性抗体，对机体有保护作用。包膜抗原中的 Gp120，是包膜表面结构，可以吸附 T 淋巴细胞表面的 CD4 分子，引起感染；包膜抗原中的 Gp41，是跨膜蛋白，可将 Gp120 固定在包膜上，并介导 HIV 与 CD4 细胞的融合。

3. 抵抗力 较弱。对热、一般化学消毒剂均敏感。消毒可采用 0.5%次氯酸钠、10%漂白粉、2%氯胺、2%戊二醛、0.3%过氧乙酸处理病毒污染物 10min，或加热 56℃ 30min，煮沸，高压蒸气灭菌。

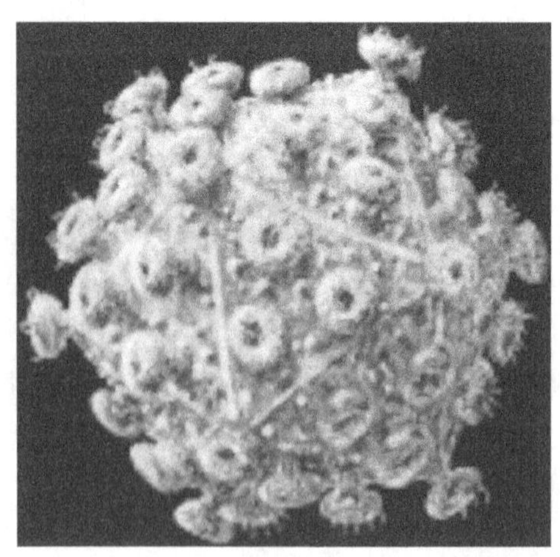

图 1-18　HIV 结构

（二）致病性与免疫性

1. 传染源　HIV 感染者和患者的血液、精液、阴道分泌物、唾液、乳汁均可带病毒。

2. 传播途径　①经血液传播：输血和血制品、静脉吸毒者共用注射器，是最主要的传播途径。器官或骨髓移植、人工授精等也可传播 HIV。②性传播：男性同性恋、性乱者可通过性接触感染 HIV。③母婴传播：可通过胎盘、产道、产后哺乳等途径感染。日常生活接触一般不会传播 HIV。

3. 致病机制　HIV 侵犯 $CD4^+$ 的细胞，主要是 Th 细胞，其次有单核巨噬细胞、皮肤的郎罕细胞、神经系统的胶质细胞。HIV 通过 Gp120 与细胞表面的 CD4 抗原结合而进入细胞。进而在 Th 细胞内大量增殖复制，出芽释放，使受感染细胞大量破坏和死亡，造成 Th 细胞数量下降、功能受损，最终导致人体免疫功能的崩溃，患者因严重的机会感染和肿瘤而死亡。

4. HIV 感染的临床表现　自感染到发展为典型的 AIDS 分为四个时期，即 HIV 感染急性期、无症状 HIV 感染期、艾滋病相关综合征期和典型艾滋病期。

(1)HIV 感染急性期　通常发生在初次感染 HIV 后 2～4 周左右。大多数患者临床症状轻微，持续 1～3 周。以发热最为常见，伴有咽痛、盗汗、恶心、呕吐、腹泻、皮疹、关节痛、淋巴结肿大及神经系统症状。

(2)无症状 HIV 感染期　从感染 HIV 2～12 周后，多数 6～8 周，病毒潜伏在淋巴组织 $CD4^+$ 细胞内，其基因整合在宿主细胞基因上，可长期潜伏或低度增殖，有少量病毒释放入血，血液和体液均有传染性。此期持续时间一般为 2～8 年或更久，感染者处于临床潜伏期，不表现临床症状。

(3)艾滋病相关综合征期　随着感染时间的延长，机体的免疫功能功能被严重破坏，出现持续性发热、疲乏、体重下降、慢性腹泻及全身淋巴结肿大等全身症状。

(4)典型艾滋病期　约 50%的感染者在感染后 7～8 年发展为艾滋病。此期患者血液中的病毒数量明显升高，出现中枢神经系统等多器官多系统损害，合并机会感染及恶性肿瘤。大多数表现为卡氏肺孢子虫肺炎、中枢神经系统的感染、卡波希肉瘤、恶性淋巴瘤等。这是大多数 AIDS 患者死亡的直接原因。

5. 免疫性　HIV 感染可使机体产生多种抗体。中和抗体主要是抗 Gp120-IgG，该抗体可清除血液中的病毒。随着免疫功能受损程度的加重，体内抗体量逐步降低。Gp120 变异频繁，可逃脱免疫系统的攻击。因 HIV 的靶细胞是免疫细胞本身，故产生的细胞免疫不足以清除细胞内的病毒。

（三）实验室检查和防治

1. 实验室检查　采用胶体金免疫层析技术，可快速检测 HIV 特异性抗体。应用 ELISA 法检测体内特异性抗体可用于人群的初筛。凡经初筛试验阳性者必须做确证试验，最常用的验证是免疫印迹试验（western blot，WB）。确证试验阳性者方可诊断为艾滋病病毒感染。所有 HIV 检测应该在受检者知情同意下进行，并必须提供 HIV 检测前后咨询，提供预防 HIV 传播的信息，为检测结果阳性者提供必要的支持和帮助。其他试验包括 $CD4^{+}/CD8^{+}$ T 淋巴细胞检测，HIV-RNA 定量测定（病毒载量测定）等。

2. 防治措施

（1）严格检测血和血制品，阻断艾滋病经血传播的途径　《中国遏制与防治艾滋病行动计划》对于艾滋病的预防将起到积极作用。对献血者逐步做到全部采血检测。对捐献器官或精液者，应事先做检测，证明无 HIV 感染后才能捐献。

（2）制止性乱和吸毒　静脉注射毒品曾经是最主要的感染途径，但是最近的全国艾滋病监测资料表明，艾滋病病毒感染者在性乱人群中增长加快，因此，制止性乱和吸毒是预防艾滋病的重要措施。

（3）加强宣传和教育　宣传教育是预防艾滋病最有效的途径。提高全民对 AIDS 的认识，加强自我保护意识。

（4）AIDS 临床上多采用综合治疗，即抗 HIV 治疗、预防和治疗机会感染、增加机体免疫功能、支持疗法及心理咨询。其中以抗病毒治疗最为关键。抗病毒治疗可能取得的效果是：最大限度地抑制病毒复制，重建机体免疫功能，提高感染者生活质量，从而降低和减少与 HIV 相关疾病的发生率和死亡率。

【乙型肝炎病毒】

（一）生物学性状

1. 形态与结构

（1）大球形颗粒　亦称 Dane 颗粒，直径 42nm，是完整的乙型肝炎病毒（hepatitis B virus，HBV），具有传染性。Dane 颗粒表面含有 HBsAg。HBV-DNA 的两条链长短不一，长链完整，为负链，长度恒定，约 3200 个核苷酸。短链为正链。乙型肝炎病毒结构见图 1-19。

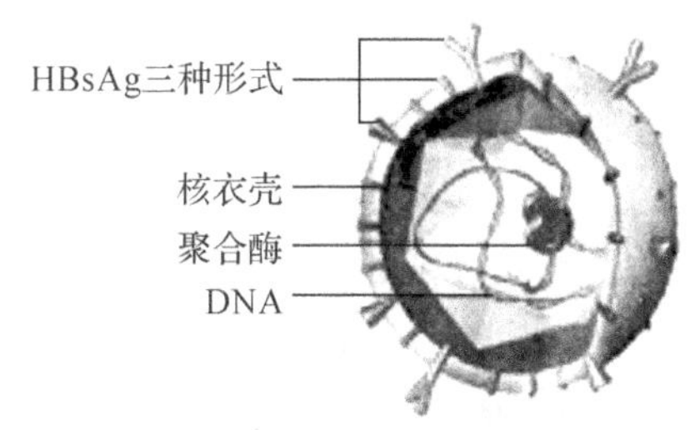

图 1-19　乙型肝炎病毒结构

（2）小球形颗粒　直径 22nm，是病毒装配过程中过剩的衣壳蛋白，不含 DNA 和 DNA 聚合酶，不具有传染性，是 HBV 感染者血液中最常见的颗粒。

（3）管形颗粒　直径 22nm，长度为 100～700nm。实际上它是一串聚合起来的小球形颗粒，具有 HBsAg 的抗原性。

2. 抗原结构　HBV 有三对抗原、抗体系统，简称乙肝三系。

(1)HBsAg(表面抗原)　广义的表面抗原包括 HBsAg、pre-S1(前 S1 抗原)和 pre-S2(前 S2 抗原)。其存在于 HBV 的外衣壳、受感染的肝细胞膜表面和感染者血液,是机体受 HBV 感染的重要指标,血清 HBsAg 阳性表示机体已受 HBV 感染。表面抗原是 HBV 吸附肝细胞的部位,可刺激机体产生中和抗体(HBsAb),抵抗再感染。因此 HBsAg 是制备疫苗的主要成分。

(2)HBeAg(e 抗原)　存在于受感染的肝细胞膜表面和感染者血液。HBeAg 的消长与 HBV 以及 DNA 多聚酶的消长呈正相关,所以 e 抗原阳性表示体内存在 HBV 的复制,血清有强传染性。受 HBV 感染后,机体可产生有一定保护作用的 HBeAb。e 抗体阳性表示疾病好转。

(3)HBcAg(核心抗原)　存在于 HBV 的内衣壳和受感染肝细胞。血清中常规方法检测不到 HBcAg。肝细胞膜上的 HBcAg 是 Tc 细胞识别并杀伤受感染肝细胞的靶抗原。HBcAg 抗原性强,刺激机体产生的 HBcAb-IgM 抗体是机体受感染后较早产生的抗体,是急性乙型肝炎的重要诊断指标。核心抗体一般无中和作用,阳性表示机体受 HBV 感染,体内有 HBV 复制。

3. 抵抗力　HBV 对外界的抵抗力较强,室温下可存活半年。耐热,耐一般化学消毒剂。煮沸 100℃ 10min、高压灭菌 121℃ 20min 或干烤 160℃ 2h 可灭活 HBV;对 0.5%过氧乙酸、3%漂白粉(浸泡 30min)敏感。

(二)致病性

1. 传染源　患者及无症状的 HBV 携带者,HBV 可存在于血清和体液(唾液、乳汁、羊水、精液和阴道分泌物)中,HBV 的潜伏期平均 60～90d。潜伏期、急性期、慢性活动期都有传染性。

2. 传播途径　①经血传播:是最主要的传播途径;②垂直传播:感染 HBV 的孕妇可通过胎盘、分娩或产后哺乳、密切接触等途径感染胎儿或新生儿;③接触传播:乙肝患者唾液、精液、阴道分泌物中均可分离到病毒,因此家庭成员中的密切接触经常造成 HBV 感染的家庭聚集现象。

3. 致病机制　肝细胞的损伤除可由 HBV 在肝细胞内的复制直接造成外,也可由免疫应答所致。由于感染 HBV 数量、机体免疫状况、感染年龄等因素,可导致临床出现抗原携带状态、急性肝炎、慢性肝炎、肝硬化和肝癌等不同表现。肝细胞受损的原因主要有:①肝细胞膜表面抗原改变,引起免疫细胞等的攻击(Ⅱ型和Ⅳ型超敏反应),其中 Tc 细胞对靶细胞的杀伤是肝细胞受损的主要原因。②抗体和病毒抗原结合形成循环免疫复合物,引起免疫复合物病(Ⅲ型超敏反应),如免疫复合物沉积在肝内血管,可导致急性肝坏死,表现为重症肝炎。③HBV 的基因与肝细胞染色体整合,引起肝细胞癌变。有证据显示人的肝癌细胞中可检测出 HBV 的基因,表面抗原阳性携带者发生肝癌的概率比非携带者高 200 余倍。④HBV 感染导致机体免疫应答低下,不能有效清除病毒,出现慢性感染、抗原携带状态。

(三)实验室诊断

主要是采用血清学试验检测 HBV 的抗原抗体,即两对半。临床常用的方法有酶联免疫吸附试验、放射免疫测定等。结果分析中 HBsAg、HBeAg、HBcAb 阳性是具有感染性的指标;HBsAb、HBeAb 阳性表示机体已有一定免疫力或疾病开始恢复(表 1-11)。有条件的实验室可用核酸杂交或 PCR 检测患者血清中的 HBV-DNA。

表 1-11　HBV 的三对抗原、抗体的检测意义

HBsAg	HBeAg	HBeAb	HBcAb		HBsAb	临床意义
			IgM	IgG		
+	+	−	+	−	−	急性乙肝早期(有传染性、大三阳)
+	+	−	−	+	−	急、慢性乙肝(有传染性、大三阳)
+	−	+	−	+	−	急性乙肝趋向恢复(小三阳)
+	+	−	−	−	−	急、慢性乙肝或无症状携带者
−	−	+	−	+	+	乙肝恢复期(传染性低、小小三阳)
+	−	−	−	−	−	HBV 携带者
−	−	−	−	+	−	既往感染 HBV
−	−	−	−	−	+	感染后已恢复或接种过疫苗
−	−	−	−	−	−	未感染过 HBV,无免疫力

(四)预防

乙肝的预防重点应采取切断传播途径及保护易感人群等综合性措施,如加强血液、血制品的管理,严格筛选献血员,加强医疗器械的消毒灭菌管理,对高危人群、HBV 阳性母亲的婴儿应采取特异性预防措施。

1. 人工自动免疫　接种乙型肝炎疫苗是最有效的预防方法。目前我国使用的乙型肝炎疫苗主要是二代基因工程疫苗,接种的对象主要包括新生儿、接触血液的医护人员、HBsAg 阳性者的配偶和子女,已感染者不必接种。新生儿接种疫苗 3 次(0、1、6 个月),可获得 85%～95%的 HBsAb 阳性率。

2. 人工被动免疫　用于紧急预防,如 HBV 接触者、e 抗原和表面抗原阳性母亲所生的新生儿,可注射高效价乙肝免疫球蛋白(HBIg)。

目前,乙型肝炎治疗上比较肯定的药物为 α 干扰素。

【其他肝炎病毒】(**表 1-12**)

表 1-12　其他肝炎病毒主要特征

病毒种类	大小(nm)	核酸类型	传播途径	致病特点	预　防
HCV	30～60	RNA	同 HBV	主要经血液传播,隐性感染多见,约 50%患者可发展为慢性肝炎,易变异	无疫苗
HDV	35～37	RNA	同 HBV	有共同感染,重叠感染。易转为慢性肝炎和肝硬化	同 HBV
HGV	100	RNA	同 HBV	急性肝炎为主,也可在暴发型肝炎中流行,少部分可能发展成为慢性肝炎	无疫苗
TTV	30～50	DNA	血液传播	人群中 TTV 病毒的感染率较高。与原因不明的肝硬化及暴发性肝衰有关	无疫苗

【水痘-带状疱疹病毒】

水痘-带状疱疹病毒(varicella-zoster virus,VZV)儿童初次感染引起水痘,恢复后病毒可潜伏在体内,少数人在青春期或成年后复发,表现为带状疱疹,故被称为水痘-带状疱疹病毒。

(一)生物学性状

VZV具有典型的疱疹病毒形态与结构,仅一个血清型。一般实验动物及鸡胚对本病毒均不敏感。VZV只在人及猴成纤维细胞中增殖,3d至2周左右缓慢引起局灶性CPE,形成细胞核内嗜酸性包涵体以及多核巨细胞。

(二)致病性与免疫性

1. 传染源 人是VZV唯一的自然宿主,皮肤是主要靶组织。

2. 传播途径 借飞沫经呼吸道或接触传播。

3. 致病性 无免疫力儿童初次感染后,经2周左右的潜伏期,出现全身皮肤斑丘疹、水疱,并可继发感染发展成脓疱疹。皮疹呈向心性分布,躯干比面部和四肢多。水痘病情较轻,偶见脑炎和肺炎等并发症。但在新生儿及细胞免疫缺陷、白血病、长期使用免疫抑制剂的儿童中可表现为重症,甚至危及生命。成人水痘症状较严重,常并发肺炎,死亡率较高。孕妇患水痘,除病情严重外,可导致胎儿畸形、流产或死产。

带状疱疹仅发生于有水痘病史者,成人、老年人、免疫缺陷及应用免疫抑制剂患者多发,为潜伏病毒被激活所致。患过水痘的儿童,少量病毒潜伏于脊髓后根神经节或颅神经的感觉神经节中。成年后,当机体受到外伤、发热、放射治疗、脏器移植及患白血病等有害因素刺激或细胞免疫功能下降时,潜伏在神经节内的病毒被激活,活化的病毒经感觉神经纤维轴突下行至所支配的皮肤,增殖后引起带状疱疹。初期局部皮肤有感觉异常、瘙痒、疼痛,进而出现红疹、疱疹,由于沿感觉神经支配的皮肤分布,皮疹串连成带状,以躯干和面额部为多见,呈单侧分布,病程约1~4周,少数可达数月之久。由于感觉神经受到刺激,痛觉明显,并发症有脑脊髓炎和眼结膜炎等。

4. 免疫性 儿童患水痘后,机体产生持久的细胞免疫和体液免疫,极少再患水痘。特异性免疫在限制VZV扩散以及水痘和带状疱疹痊愈中起主要作用,但不能有效地清除神经节内的病毒及阻止带状疱疹的发生。

(三)实验室检查和防治

1. 实验室检查 临床典型的水痘或带状疱疹,一般不需要实验室诊断。必要时可检测疱疹基底部材料涂片和活检组织切片中的嗜酸性包涵体,亦可用单克隆抗体免疫荧光法检查VZV抗原,有助于快速诊断。

2. 防治措施 应用VZV减毒活疫苗免疫1岁以上未患过水痘的儿童和成人,可以有效地预防水痘感染和流行。应用水痘-带状疱疹特异抗血清或人免疫球蛋白预防VZV感染有一定效果。临床可应用阿糖腺苷、阿昔洛韦等核苷类似物及大剂量IFN-α进行治疗。

【汉坦病毒】

汉坦病毒(Hanltan virus, HTNV)又称肾综合征出血热病毒,是造成流行性出血热及汉坦病毒肺综合征的主要病原。汉坦病毒在全球均有分布,可导致以人体肾脏损害或肺水肿为主的症状。人体对汉坦病毒有牢固免疫力。

（一）生物学性状

1. 形态与结构　成熟的汉坦病毒呈球形或椭圆形，直径为 75～210nm（平均为 120nm），病毒外层具有包膜，表面有病毒糖蛋白 G1 和 G2 组成的刺突。病毒的核酸有长、中、短 3 个片段，分别编码病毒的 RNA 多聚酶（L）、糖蛋白（G1、G2）和核蛋白（N）。

2. 抵抗力　病毒对脂溶剂敏感，对酸、热抵抗力弱，60℃ 1h 被灭活。在 4～20℃相对稳定的室温下，在水和食物中 48h 仍有传染性。

（二）致病性与免疫性

1. 传染源　汉坦病毒的宿主主要有鼠、猫、狗、猪、兔等。

2. 传播途径　携带病毒的动物通过唾液、尿、粪排出病毒，污染食物、水、空气等，人或动物经呼吸道、消化道或皮肤伤口接触等方式被传染。

3. 易感人群　人普遍易感。以男性青壮年农民和工人发病率高，四季均可发病。

4. 致病性　病毒进入人体后，潜伏期约为 1～2 周，起病急，典型的临床表现为高热、出血和肾损害。常伴有三痛（头痛、腰痛、眼眶痛）及三红（面、颈、上胸部潮红），眼结膜、咽部及软腭充血，软腭、腋下、前胸等处有出血点。典型的临床过程包括发热期、低血压休克期、少尿期、多尿期和恢复期。

5. 发病机制　汉坦病毒对毛细血管内皮细胞及免疫细胞有较强的嗜性和侵袭力，除因病毒直接引起全身小血管和毛细血管损伤、血管通透性增高、血管舒缩功能和微循环障碍外，与病毒感染引起的免疫病理有关。病毒抗原与其抗体形成免疫复合物，沉积在小血管壁和肾小球基底膜等组织中，激活补体，导致血管、肾脏的免疫病理损伤，引起出血。

6. 免疫性　汉坦病毒感染后，发病 1～2 天即可出现特异性 IgM，第 7～10 天达高峰。IgG 抗体在第 3～4 天出现，第 10～14 天达高峰，可持续多年。病后免疫力持久。此病毒隐性感染率较低。

（三）实验室检查和防治

1. 实验室检查

（1）病毒分离与抗原检测须在具严格隔离条件的实验室进行。患者急性期血清，尸检病死者器官和感染动物肺、肾组织，均可用于病毒分离和抗原检测。待检标本接种到细胞培养，免疫荧光抗体染色，检查细胞质内病毒抗原。标本接种黑线姬鼠、大鼠或初生乳鼠后，可在肺组织中查到特异性病毒抗原。

（2）血清学诊断用感染汉坦病毒的鼠肺抗原涂片或细胞培养抗原片，检查患者血清中病毒特异性 IgM 或 IgG 抗体，单份血清 IgM 阳性或双份 IgG 抗体有 4 倍或 4 倍以上增高者，均有诊断意义。

2. 防治措施　注意灭鼠、消毒、食品卫生、环境卫生、个人防护等。对疫区进行疫情监测和调查，对患者要隔离治疗。我国应用金黄地鼠肾细胞培养汉坦病毒制备精制纯化灭活疫苗，免疫动物后可产生中和抗体，并能有效地保护强毒株攻击。人体接种后无不良反应并能产生较高的中和抗体。

【其他微生物】(表 1-13)

表 1-13 其他微生物主要特点

病原微生物名称	主要生物学特性	主要致病特点
肺炎支原体(*M. Pneumonia*)	缺乏细胞壁，表现为明显的多形性，在高渗低琼脂培养基中可长出油煎蛋样小菌落	在呼吸道上皮细胞黏附并定居后，导致细胞损伤。引起原发性非典型肺炎
沙眼衣原体(*C. trachomatis*)	我国学者汤飞凡 1956 年用鸡胚培养首次在世界上分离成功。衣原体在细胞内繁殖时，有独特的发育周期，可见到小的原体(高度感染性)和大的始体两种形态。衣原体对热、化学消毒剂和抗生素敏感，耐干燥、低温	衣原体通过创面侵入机体后，原体吸附于易感的黏膜上皮细胞并在其中增殖，依靠其产生的内毒素样毒性物质及主要外膜蛋白(MOMP)引起局部炎症。沙眼衣原体可分为三个亚种，即沙眼生物亚种、性病淋巴肉芽肿亚种(LGV)和鼠亚种。可引起沙眼、包涵体结膜炎、泌尿生殖道感染及性病淋巴肉芽肿
溶脲脲原体(*M. urealyticum*)	溶脲脲原体因其在培养基中形成的菌落极小，仅 10～40μm。临床常用泌尿生殖道标本作溶脲脲原体的培养检查。也可用免疫学方法检测其抗原	性传播疾病——非淋球菌性尿道炎(NGU)的重要病原，常与衣原体和/或淋球菌发生混合感染，也是淋病治愈后有些人仍有症状遗留的原因。溶脲脲原体可通过胎盘感染胎儿，引起早产、死胎和新生儿呼吸道感染。可引起男性不育症
梅毒螺旋体(*T. pallidum*)	梅毒螺旋体细长，有 8～14 个致密而规则的螺旋，两端尖直。革兰染色阴性，一般染料不易着色。Fontana 镀银染色法可将螺旋体染成棕褐色，新鲜标本可直接用暗视野观察。对温度、干燥均特别敏感，离体干燥 1～2h 死亡，50℃ 5min 死亡，在血液中 4℃ 3d 即死亡，因此血库存放 3d 以上的血液无传染梅毒的危险。对一般的化学消毒剂敏感，1%～2% 石炭酸中数分钟死亡。对青霉素、四环素、砷剂等敏感	具有很强的侵袭力，其表面的透明质酸酶有利于螺旋体扩散到血管周围组织；其产生的外膜蛋白有利于黏附宿主细胞。梅毒中出现的组织破坏和病灶，主要是机体对螺旋体感染的免疫损伤所致。在自然情况下，梅毒患者是唯一传染源。可分先天性梅毒和获得性梅毒。前者是患梅毒的孕妇经胎盘传染给胎儿的；后者是出生后由性接触感染，少数通过输血等间接途径感染。先天性梅毒又称胎传梅毒。螺旋体在胎儿内脏(肝、脾、肺及肾上腺)及组织中大量繁殖，造成流产、死胎或梅毒儿，可出皮肤梅毒瘤、骨膜炎、锯齿形牙、神经性耳聋等症状
立克次体(普氏立克次体、斑疹伤寒立克次体、恙虫病立克次体)(*Rickettsia*)	球杆状，大小介于细菌和病毒之间，只能在活的宿主细胞内。抵抗力较弱。与变形杆菌有共同抗原，故可用外斐反应试验诊断立克次体病	致病物质包括内毒素和磷脂酶 A。普氏立克次体引起流行性斑疹伤寒。患者是传染源，虱叮咬患者是传播途径，斑疹伤寒立克次体引起地方性斑疹伤寒。鼠是主要储存宿主，传播媒介是鼠蚤或鼠虱。恙虫热立克次体又称东方立克次体，引起恙虫病。感染的动物是主要传染源。恙螨是其传播媒介，也是储存宿主

(陈新江)

第四节　人体寄生虫

一、概　述

【寄生现象】

两种生物在一起生活，其中一方受益，另一方受害，受害者提供营养物质和居住场所给受益者，这种现象称为寄生。凡长期或暂时寄居于另一种生物体内或体表，获得营养，并对其产生损害的一类低等动物称为寄生虫，被寄生并受害的一方称为宿主(host)。不同种类的寄生虫完成其生活史所需宿主的数目不相同，有的仅需一个宿主，有的需要两个甚至多个。根据寄生虫不同发育阶段对宿主的需求，可将宿主分为：①寄生虫成虫或有性生殖阶段所寄生的宿主，称为终宿主。②寄生虫幼虫或无性生殖阶段所寄生的宿主，称为中间宿主。若寄生虫在其发育过程中需两个以上中间宿主，则依次称为第一中间宿主、第二中间宿主等。③某些寄生虫除寄生于人体外，还能寄生于某些脊椎动物，这些脊椎动物是人体寄生虫病的重要传染源，称其为保虫宿主。

【生活史】

在一定的环境条件下寄生虫完成一代生长、发育和繁殖的整个过程称寄生虫的生活史(life cycle)。寄生虫的生活史包括寄生虫侵入宿主、虫体在宿主体内移行及定居、离开宿主以及发育过程中所需的宿主(包括传播媒介)种类和内外环境条件等。总之，寄生虫完成生活史除需要适宜的宿主外，还受外界环境的影响。寄生虫的生活史需要经历许多阶段，其中具有感染人体能力的发育阶段称为感染阶段(infective stage)。

【寄生虫的致病性与免疫】

1. 寄生虫对宿主的作用

(1)掠夺营养　寄生虫需从宿主体内获取营养物质，它以宿主消化或半消化食物、血液等为食，引起宿主的营养不良、贫血等。

(2)机械性损害　寄生虫感染宿主及在宿主体内移行、定居、占位等过程中都可能对宿主造成局部损伤、压迫或堵塞等机械性损害。如钩虫丝状蚴侵入皮肤、蛔虫堵塞胆管、猪囊尾蚴压迫脑组织等均可对宿主造成损害。

(3)毒性作用与免疫病理损伤　寄生虫排泄物、分泌物、死亡虫体等对宿主有毒性及免疫损伤作用。如溶组织内阿米巴分泌的蛋白水解酶破坏肠壁组织、血吸虫卵所致的虫卵结节。

2. 宿主对寄生虫的免疫作用　寄生虫侵入宿主，可激发宿主各种类型的抗寄生虫损害的防御机制，机体通过非特异性免疫和特异性免疫抑制、杀伤或消灭侵入的寄生虫。

(1)非特异性免疫(先天性免疫)　这种免疫是在宿主进化过程中形成的，具有遗传性和种的特性。这种免疫表现为皮肤黏膜的屏障作用、吞噬细胞的吞噬作用及炎症反应等。

(2)特异性免疫(获得性免疫)　宿主感染寄生虫后，多数可产生特异性免疫，能识别寄生虫特异性抗原。特异性免疫大致可分为消除性免疫和非消除性免疫两种类型。①消除性免疫:仅极少数寄生虫感染后人体能产生这一类免疫应答。宿主不但清除体内寄生虫,而且对再感染同种寄生虫产生完全抵抗力。如利什曼原虫引起的"东方疖"可获得持久的抵抗力。②非消除性免疫:寄生虫感染人体后产生的获得性免疫多表现为非消除性免疫。这种免疫不能清除或不能完全清除已经建立感染的寄生虫,但对同种寄生虫的再感染具有一定的抵抗力。

【寄生虫病的流行】

1. 寄生虫病流行的基本环节 寄生虫病的流行和传播,也与其他传染病一样,必须具备3个基本环节,即传染源、传播途径、易感人群。

(1)传染源 人体寄生虫病的传染源包括寄生虫患者、带虫者和保虫宿主。某些寄生虫病可以在人与脊椎动物之间相互传播,通常把这类寄生虫病称为人兽共患寄生虫病。有些病原可能在人迹罕至的原始森林或荒漠地区的动物之间自然传播着,人在进入该地区后容易被感染,所以寄生虫病的流行具有自然疫源性的特点。

(2)传播途径 寄生虫从传染源排出,借助于某些传播因素,进入另一宿主的全过程称为传播途径。寄生虫的感染期侵入人体的常见途径有:经口感染、经皮肤感染、经媒介节肢动物感染、接触感染、自体感染、经胎盘感染等。

(3)易感人群 易感人群是指对寄生虫缺乏免疫力或免疫力低下的人群。一般而言,人对各种人体寄生虫缺乏有效的天然防御功能,普遍易感。人体感染寄生虫后,产生的获得性免疫也以非消除性免疫多见,故随着寄生虫从人体消失,免疫力也逐渐下降或消退。非流行区的人群比流行区的人群易感,儿童比成人易感。

2. 影响寄生虫病流行的因素

(1)自然因素 包括地理环境和气候因素,如温度、湿度、雨量、光照等。这些因素通过对流行过程中的影响而发挥作用。地理环境会影响到中间宿主的孳生与分布,如肺吸虫的中间宿主溪蟹和蝲蛄通常生长在山区小溪,因此肺吸虫病大多只在丘陵、山区流行;气候条件会影响到寄生虫在外界的生长发育及其中间宿主和媒介昆虫的孳生,如血吸虫毛蚴的孵化和尾蚴的逸出与温度、光照等条件有关。

(2)社会因素 包括社会制度、经济状况、文化、医疗卫生、防疫保健以及人的生产方式和生活习惯等。新中国成立前后寄生虫病流行的巨大差异证实了社会因素与寄生虫病的流行有密切关系。如肝吸虫病的流行,与当地居民的饮食习惯是密切相关的。

上述两大影响因素特别是自然因素,体现出寄生虫病的流行具有地方性和季节性的特点。

【实验诊断】

1. 病原学诊断 病原学检查是用适当、有效的方法。从被检者血液、组织液、排泄物或活组织中查到寄生虫的某一发育阶段,这是诊断寄生虫感染及寄生虫病的最可靠方法。但是,病原学诊断方法检出率较低,对轻度感染需反复检查,以免漏诊;对于在组织中或器官内寄生而不易取得材料的寄生虫,如异位寄生,其检出效果不理想,则须应用免疫学诊断方法。

2. 免疫学诊断 寄生虫侵入人体,刺激机体产生免疫反应,利用免疫反应的原理在体外进行抗原抗体的检测，达到诊断的目的，称为免疫学诊断。它包括皮内反应和血清学诊断。其中皮内反应操作简单，其阳性检出率可达 90%以上，但特异性较低，一般用于流行区对可疑患者起过筛作用；血清学诊断不但可用作辅助诊断，也可作为治疗患者的依据。近年来国内外发展起来的高新技术方法，如单克隆抗体技术、DNA 探针技术、基因扩增技术等，为寄生虫病的诊断或寄生虫虫种鉴定提供了新的途径。

【防治原则】

根据寄生虫病流行的基本环节和影响因素，采取综合性的防治措施，有效地控制和消灭寄生虫病。

1. 控制与消灭传染源　在寄生虫病传播过程中，传染源是主要环节。在流行区采取普查普治患者、带虫者及保虫宿主是控制传染源的重要措施。在非流行区，监测和控制来自流行区的流动人口，是防止传染源输入和扩散的重要手段。

2. 切断传播途径　不同的寄生虫病其传播途径不尽相同，应根据寄生虫生活史和当地生产实际，采取有效措施切断传播途径。如肠道寄生虫的防治应加强粪便管理，搞好环境和个人卫生；生活史为间接型的寄生虫防治，则要控制或杀灭媒介节肢动物和中间宿主。

3. 保护易感人群　加强宣传教育工作，普及卫生知识，提高群体和个人的防护意识，如改变不良的饮食习惯和行为习惯，增强体质，提高抵抗力。

二、医学原虫

【溶组织内阿米巴】

溶组织内阿米巴（*E. histolytica*）又称痢疾阿米巴，主要寄生于人体结肠内，也可侵入其他组织器官，引起阿米巴痢疾和肠外阿米巴病。

（一）形态

溶组织内阿米巴生活史中有滋养体与包囊两个时期。

1. 滋养体　根据虫体形态、寄生部位和致病性不同，分为大滋养体和小滋养体（图 1-20）。①大滋养体：又称组织型滋养体，大小为 20～60μm，内质含若干个红细胞，虫体运动活泼，形态多变；②小滋养体：又称共栖型或肠腔型滋养体，大小为 10～30μm，内质不含红细胞，虫体运动缓慢。大、小滋养体的内质均含 1 个泡状核，核膜薄，其内缘有一层排列整齐的染色质粒，核仁位于核的中央。

2. 包囊　球形，直径为 10～20μm，碘液染色后呈淡棕色或黄色，囊壁不着色，核 1～4 个，单核或双核包囊中可见糖原泡和拟染色体。四核包囊为成熟包囊，糖原泡和拟染色体已消失（图 1-20）。

（二）生活史

溶组织内阿米巴生活史简单，四核包囊是其感染期。受污染的食物或水被人吞食后，在小肠下段受碱性消化液的作用，虫体逸出，分裂形成 4 个小滋养体，以二分裂增殖。小滋养体随着肠内容物下移，由于水分及营养物质逐渐被吸收减少等肠内环境的改变，停止活动，虫体团缩，分泌囊壁，形成包囊，随粪便排出体外。在一定条件下，小滋养体侵入肠壁，吞噬组织细胞或红细胞，转变成大滋养体，破坏肠壁组织，导致肠壁溃疡。大滋养体又可进入肠

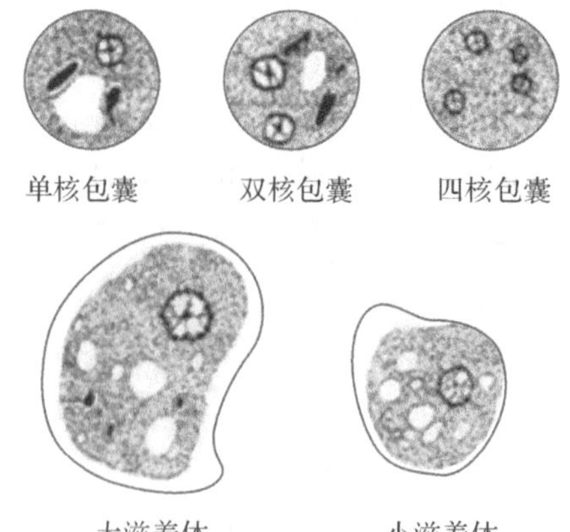

图 1-20　溶组织内阿米巴包囊与滋养体

腔转变成小滋养体。

（三）致病性

人体感染后，可表现为无症状带虫者、肠阿米巴病和肠外阿米巴病。在急性期，阿米巴侵入肠壁组织，突破黏膜肌层，在疏松的黏膜下层繁殖扩增，引起组织液化、坏死，形成口小底大的烧瓶样溃疡。阿米巴痢疾的典型临床特征为含脓血黏液便的急性腹泻，粪便呈酱红色，有腥臭味，腹痛伴里急后重。肠道病变处的滋养体可侵入血液，随血液循环进入肝、肺甚至脑组织，引起肝、肺、脑脓肿等肠外阿米巴病。其中以阿米巴肝脓肿最多见。

（四）流行与防治

阿米巴病呈世界性分布，多见于热带和亚热带地区。带虫者是主要的传染源，其外排包囊的量较大，且包囊对外界环境的抵抗力较强，通过污染水源、食物、餐具等经口感染。包囊也可直接污染水源、食物等，经节肢动物携带传播。

预防应加强粪便和水源管理，改善环境卫生，注意饮食卫生。治疗患者和带虫者，尤其是对从事饮食行业的工作人员应进行定期体检。

【疟原虫】

疟原虫（*Plasmodium*）是疟疾的病原体，寄生人体的疟原虫有四种，即间日疟原虫（*P. virax*）、恶性疟原虫（*P. falciparum*）、三日疟原虫和卵形疟原虫（*P. ovale*）。我国主要有间日疟原虫，其次是恶性疟原虫。

（一）形态

根据疟原虫红细胞内虫体的形态和被寄生红细胞的变化，红细胞内期可分为滋养体、裂殖体和配子体。经瑞氏或姬氏染色后，核呈红色，胞质呈蓝色，疟色素呈褐色。以间日疟原虫为例，将各期形态特征描述如下。

1. 滋养体　是疟原虫在红细胞内最早出现的阶段。早期滋养体即小滋养体，胞质纤细呈环状，中间为空泡，核位于一侧，染色后形似指环，故又称环状体。环状体继续发育，核增大，胞质增多，有时伸出伪足，形状不规则，胞质内出现疟色素。被寄生的红细胞体积胀大，并开始出现红色薛氏小点，此时称为晚期滋养体，又称大滋养体。

2. 裂殖体　大滋养体发育成熟，核开始分裂成 2～10 个，此期称为未成熟裂殖体。核继续分裂成 12～24 个，最后胞质随之分裂，且每个核被部分胞质包裹，成为裂殖子，此期称为成熟裂殖体。

3. 配子体　部分裂殖子侵入红细胞中发育长大，核增大而不再分裂，发育成配子体。雌配子体较大，核致密且偏于虫体一侧；雄配子体较小，核疏松而位于虫体中央。

（二）生活史

四种疟原虫的生活史基本相同，现以间日疟原虫为例介绍如下。

1. 在人体内的发育　①红细胞外期：当唾液腺中带有成熟子孢子的雌性按蚊刺吸人血时，子孢子随其唾液进入人体血液循环，继而侵入肝细胞，其中速发型子孢子在肝细胞内 7～8d 即可完成红外期的裂体增殖产生大量的裂殖子，并胀破肝细胞，部分裂殖子被吞噬细胞吞噬，部分侵入红细胞内发育。而迟发型子孢子在肝细胞内要经过一段时间的休眠期后，才完成红外期的裂体增殖，引起疟疾的复发。②红细胞内期：红外期的裂殖子侵入红细胞后，先形成环状体，再发育为裂殖体。裂殖体成熟后胀裂红细胞，释放出的裂殖子部分被吞噬细胞吞噬，其余部分再侵入正常红细胞，重复裂体增殖。完成一次红内期裂体增殖周期，间日疟原虫和卵形疟原虫需 48h，恶性疟原虫需 36～48h，三日疟原虫需 72h。疟原虫在红细胞内裂体增殖几代后不再进行裂体增殖，而发育成雌、雄配子体。

2. 在蚊体内的发育　红内期各发育阶段的疟原虫随血液进入蚊胃后，仅雌、雄配子体可逐渐发育为雌、雄配子。雌、雄配子受精形成合子，合子发育为动合子后，穿过胃壁，在胃弹性纤维膜下形成卵囊。卵囊长大，囊内的核和胞质反复分裂进行孢子增殖，形成成千上万的子孢子。子孢子从卵囊逸出，侵入蚊体唾液腺，当蚊叮人时，子孢子随唾液进入人体。

（三）致病性

红细胞内期是疟原虫的致病阶段。从疟原虫侵入人体到出现临床症状的时间，称为潜伏期，包括红外期原虫发育时间和红内期原虫经几代裂体增殖达到一定数量所需时间。各种疟原虫的潜伏期长短不一，间日疟的短潜伏期为 11～25d，长潜伏期为 6～12 个月甚至更长。

1. 疟疾发作　一次典型的疟疾发作表现为寒战、高热和出汗退热 3 个连续阶段。疟疾发作主要是红内期裂体增殖所致。发作周期与疟原虫红内期裂体增殖周期一致，即间日疟和卵形疟隔日发作一次，三日疟隔两天发作一次，恶性疟隔 36～48h 发作一次。

2. 疟疾的再燃和复发　疟疾初发停止后，体内残存的少量红内期疟原虫在一定条件下重新大量繁殖而引起的疟疾发作，称为疟疾的再燃。疟疾的复发是指疟疾初发患者红内期疟原虫已全部被消灭，在无重新感染的情况下，肝细胞内休眠的迟发型子孢子复苏，发育产生的裂殖子进入红细胞，大量繁殖引起的疟疾发作。恶性疟原虫和三日疟原虫没有迟发型子孢子，故不引起复发现象。

疟疾发作数次后，因红细胞被疟原虫直接破坏，脾功能亢进，免疫病理损伤等可导致贫血。凶险型疟疾常见于恶性疟，偶见于间日疟，可出现高热、抽搐、腹痛、腹泻、昏迷等症状。

（四）流行与防治

疟疾呈世界性分布，除青藏高原外，疟疾分布于全国。按蚊是疟疾的传播媒介，人群对疟原虫普遍易感。儿童发病率高于成人，疟疾传播强度还受自然因素和社会因素的影响。

加强和落实防蚊、灭蚊，控制传染源，切断传播途径是消灭疟疾的重要措施。加强对流动人口的疟疾管理、坚持疟疾监测，对无免疫力人群有选择性地预防服药等也是重要的防治措施。

【刚地弓形虫】

刚地弓形虫(*T. gondi*)简称弓形虫，广泛寄生于人和猫等多种动物的有核细胞内，引起人兽共患的弓形虫病。弓形虫的生活史中有滋养体、包囊、裂殖体、配子体和卵囊5种形态，其中滋养体、假包囊与包囊和卵囊可对人体致病并与传播有关。猫科动物是弓形虫的终宿主兼中间宿主。弓形虫的中间宿主包括人、各种哺乳动物、鸟类等。

弓形虫病根据感染途径分为先天性与获得性两类。先天性弓形虫病由孕妇感染弓形虫经胎盘传播给胎儿所致，脑和眼为主要受害器官。在孕早期感染可导致流产、早产、死产或畸胎。获得性弓形虫病主要是经消化道感染，最常见的受害组织是淋巴结。隐性感染者，如艾滋病患者，当免疫功能下降时可出现急性期病变，引起多个组织和器官损害，常见症状有淋巴结肿大、视网膜脉络膜炎、脑炎、脑膜脑炎等，其中常因弓形虫脑炎而导致死亡。

【阴道毛滴虫】

阴道毛滴虫(*T. vaginailis*)简称阴道滴虫，主要寄生于女性的阴道及尿道，引起滴虫性阴道炎及尿道炎。

(一)形态

阴道毛滴虫的生活史仅有滋养体一个时期。滋养体呈梨形或卵圆形，无色透明，大小为(10～30)μm×(5～15)μm。染色后的标本中可见虫体前1/3处有一椭圆形的细胞核，有4根前鞭毛和1根与波动膜外缘相连的后鞭毛，1根轴柱贯穿虫体且从末端伸出(图1-21)。

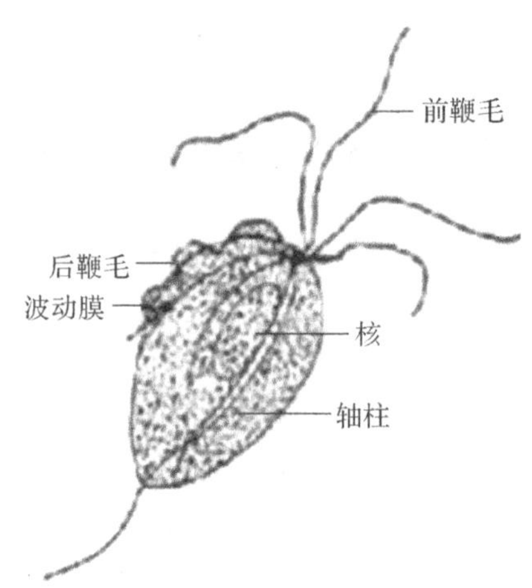

图1-21　阴道毛滴虫

(二)生活史

滋养体主要寄生在女性的阴道，也可寄生于尿道、尿道旁腺等处，男性感染部位多见于前列腺及尿道。虫体生活史简单。滋养体既是感染阶段又是繁殖阶段，以二分裂方式繁殖。在外界生命力较强，通过直接或间接接触的方式在人群中传播。

（三）致病性

阴道毛滴虫的致病力与虫株毒力及宿主的生理状况有关。正常妇女阴道中由于乳酸杆菌的存在，酵解阴道上皮细胞的糖原产生乳酸，使阴道酸碱度维持在 pH 3.8～4.4 之间，抑制了其他细菌的生长，此为阴道的自净作用。当滴虫寄生阴道后，使阴道环境由酸性转变成中性或碱性，有利于致病菌繁殖，引起滴虫性阴道炎。其主要症状为白带增多和外阴瘙痒，且以泡沫状白带最为典型；此外有有尿频、尿急、尿痛等症状。男性感染者一般无症状，有时可出现前列腺炎和尿道炎，常使配偶重复感染。

（四）流行与防治

阴道毛滴虫呈世界性分布，在我国流行也很广泛。传播途径有直接传播和间接传播两种方式。前者主要通过性生活传播，后者主要通过公共浴池、浴缸及坐式马桶等传播。

预防应开展普查普治，及时治疗带虫者和患者，以减少或消灭传染源。改善卫生条件，注意个人卫生和规范个人行为；严格消毒医疗器械，防止交叉感染。

三、医学蠕虫

【似蚓蛔线虫】

似蚓蛔线虫（*A. lumbricoides*）简称蛔虫，是寄生人体的肠道线虫中体形最大的。成虫寄生于小肠，可引起蛔虫病。

（一）形态

1. 成虫　虫体呈长圆柱形，头、尾两端略细，形似蚯蚓。活时呈粉红色，死后呈灰白色，体表有细横纹和两条明显的侧线。口孔位于虫体顶端，有三个呈“品”字形排列的唇瓣，肛门开口于末端。雌虫长为 20～35cm，尾端尖直。雄虫较雌虫小，长为 15～31cm，尾端向腹面卷曲，尾端有一对象牙状的交合刺。

2. 虫卵　分为受精卵和未受精卵两种。受精蛔虫卵呈宽椭圆形，大小为(45～75)μm×(35～50)μm。卵壳面有一层凹凸不平的蛋白质膜，常被胆汁染成棕色。卵内有一个大而圆的未分裂的卵细胞，两端与卵壳间有新月形空隙。未受精蛔虫卵多呈长椭圆形，大小为(88～94)μm×(15～44)μm，卵壳与蛋白质膜均比受精蛔虫卵薄，卵壳内含大小不等的卵黄颗粒。若虫卵的蛋白质膜脱落，卵壳则呈无色透明。

（二）生活史

成虫寄生于人体小肠，多见于空肠。雌虫产的虫卵随粪便排出体外，受精卵在适宜的外界环境下，约经 2 周，卵内细胞发育为幼虫，再经 1 周，幼虫蜕皮一次后发育为感染期卵。感染期卵被人误食后，在小肠内孵出幼虫，幼虫侵入小肠黏膜和黏膜下层的小静脉或淋巴管，由静脉入肝经右心到肺，穿破肺毛细血管进入肺泡，蜕皮 2 次后，再沿支气管、气管移行至咽，随宿主的吞咽动作重新到达小肠，在小肠内经第 4 次蜕皮后经数周发育为成虫（图 1-22）。从感染期虫卵进入人体到雌虫产卵约需 2 个月，雌虫每日排卵约 24 万个。成虫在人体内的寿命为一年左右。

（三）致病性

蛔虫的致病包括幼虫移行所引起的病变以及成虫对宿主的损害。蛔虫对人体的致病作用主要由成虫引起。

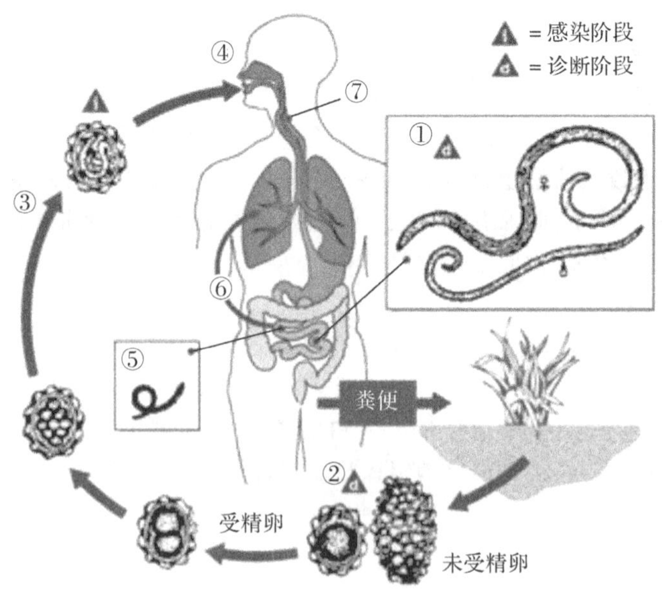

图 1-22 蛔虫生活史

1. 幼虫的致病作用 幼虫在移行过程中侵入肠黏膜，经肝至肺，穿破肺部毛细血管进入肺泡，可造成肺局部出血、炎性渗出和嗜酸性粒细胞浸润。大量感染可导致蛔蚴性肺炎，临床上可出现体温升高、咳嗽、哮喘、痰中带血丝。

2. 成虫的致病作用 成虫在小肠内寄生，不但掠夺宿主的营养，而且影响小肠的消化吸收功能。患者可有脐周疼痛、食欲减退、消化不良、恶心、呕吐等。重度感染儿童可出现营养不良，甚至发育障碍。虫体的分泌物、代谢物还可使患者出现荨麻疹、夜间磨牙、惊厥等症状。

3. 并发症 当宿主体温升高、食用刺激性食物或不适当的驱虫治疗时，可刺激虫体钻入开口于肠壁上的各种管道，引起各种并发症，如胆管蛔虫病、阑尾炎、胰腺炎等，其中以胆管蛔虫病最为常见。虫数多时可致肠梗阻。

（四）流行与防治

我国蛔虫感染率为 12.72%。蛔虫的生活史比较简单，产卵量大，虫卵对外界的抵抗力强，使用未经无害化处理的粪便施肥及个人卫生习惯不良等是造成蛔虫流行的重要原因。

预防应加强卫生宣传，注意个人生活习惯，防止食入感染期卵，减少感染机会。查治患者和带虫者，加强粪便管理及无害化处理，改善环境卫生，减少传播途径。

【蠕形住肠线虫】

蠕形住肠线虫（*E. vermicularis*）俗称蛲虫。成虫主要寄生于人体肠道的回盲部，引起蛲虫病。

（一）形态

成虫虫体细小，呈乳白色。头端角皮膨大形成头翼。咽管末端膨大呈球状，称咽管球。雌虫长 8～13mm，宽 0.3～0.5mm，中部膨大，尾端直而尖细，尖细部可占体长的 1/3。雄虫长 2～5mm，宽 0.1～0.2mm，体后端向腹面卷曲。

虫卵呈不对称椭圆形，无色透明，一侧较平，一侧稍凸，大小为(50～60)μm×(20～30)μm，卵壳厚，无色透明。卵内通常含蝌蚪期胚胎。

(二)生活史

成虫寄生于人体回盲部，以肠内容物、组织或血液为食。雌雄成虫交配后，雄虫很快死亡。子体内充满虫卵的雌虫随肠内容物向下移行至直肠。当宿主入睡后，雌虫移行至肛门周围并产卵。黏附在肛门周围皮肤上的虫卵在适宜条件下，约经 6h 发育为感染期虫卵。感染期虫卵经各种途径进入人体，如通过污染的手指或食物经口感染人体。卵在十二指肠内孵出幼虫，沿小肠下行至盲肠附近发育为成虫。自感染期虫卵进入人体至发育为成虫产卵需 2～6 周，雌虫寿命一般为 2～4 周。

(三)致病性

蛲虫在肛门周围爬行和产卵，引起皮肤瘙痒是蛲虫病的主要症状，搔抓时常可引起继发感染和湿疹。此外，患者常有烦躁不安、失眠、食欲减退、消瘦、夜惊等症状。蛲虫有异位寄生现象，可引起阴道炎、子宫内膜炎、输卵管炎。

(四)流行与防治

我国蛲虫感染率城市高于农村，儿童高于成人。蛲虫感染者是唯一的传染源，主要通过肛门-手-口自身体外反复感染，也可通过虫卵污染物品经手接触后经口感染，还可通过吸入散落在尘土中的虫卵而传播。

预防应做好宣传教育，讲究卫生，饭前便后洗手，防止传播与反复感染。对托儿所、幼儿园儿童应定期普查普治。

【毛首鞭形线虫】

毛首鞭形线虫(*T. trichiura*)简称鞭虫，主要寄生于人体回盲部，引起鞭虫病。成虫虫体外形似马鞭，雌虫大于雄虫。虫卵呈纺锤形，黄褐色，两端各具一透明塞状小栓。卵内含 1 个未分裂的卵细胞。

成虫主要寄生于盲肠，也可寄生于结肠、直肠及回肠下段，以血液和组织液为营养。虫卵随粪便排出，在适宜的环境中，经 3～5 周卵细胞发育为感染期卵。人误食感染期卵污染的食物、蔬菜或水而感染。幼虫在小肠内孵出，附着于肠黏膜上进一步发育，再移行至回盲部发育为成虫。从食入感染期卵到成虫产卵约为 1～3 个月，成虫寿命为 3～5 年。

【十二指肠钩口线虫与美洲板口线虫】

寄生于人体的钩虫主要有十二指肠钩口线虫(*A. duodenale*，简称十二指肠钩虫)和美洲板口线虫(*N. stiles*，简称美洲钩虫)。成虫寄生于人体小肠，引起钩虫病。

(一)形态

1. 成虫 虫体长约 1cm，略弯曲，活时为肉红色，死后呈灰白色。前端有一发达的角质口囊，呈圆形或椭圆形。十二指肠钩虫的口囊有 2 对钩齿，虫体前端和尾端均向背面弯曲，整个虫体呈 C 形。美洲钩虫有 1 对板齿，虫体前端向背面仰曲，尾端向腹面弯曲，呈 S 形。咽管较长，后端膨大，管壁肌肉发达，有利于吸取宿主的血液。虫体前端两侧有 1 对头腺，通过分泌抗凝素及乙酰胆碱酯酶阻止宿主肠壁伤口的血液凝固，有利于钩虫的吸血；水解乙酰胆碱，影响神经介质的传导，降低宿主肠壁的蠕动，有利于虫体的附着。雌虫大于雄虫，雌虫尾端尖直；雄虫尾部角皮膨大形成交合伞。

2. 虫卵 两种钩虫卵不易区分，大小为(56～76)μm×(36～40)μm，均呈椭圆形，壳薄，无色透明。卵随粪便排出时，内多含4～8个卵细胞，卵壳与卵细胞之间有明显的间隙。若粪便放置过久或患者便秘，卵内细胞可分裂、发育，成为桑葚胚或幼虫。

(二)生活史

成虫寄生于人体小肠上段，借助口囊内的钩齿或板齿咬附于肠黏膜，以血液、淋巴液、肠黏膜及脱落的上皮细胞为食。雌、雄成虫交配后产卵，卵随粪便排出体外。在菜地、农田、桑园和矿井等温暖、潮湿、荫蔽及氧气充足的疏松土壤中，卵内细胞迅速发育为幼虫，约经1～2d孵出杆状蚴。杆状蚴以土壤中的细菌和有机物为食，经7～8d发育，蜕皮2次变成丝状蚴，丝状蚴是钩虫的感染阶段。丝状蚴有明显的向温性和向湿性，当与人体皮肤接触时，受到皮肤温度的刺激，活动力增强，靠其机械性穿刺和酶的作用，钻入毛囊、汗腺、皮肤破损处及较薄的手指、脚趾间皮肤；也可通过口腔或食管黏膜侵入人体。丝状蚴侵入皮肤后，在局部停留约24h，然后进入小静脉或淋巴管，随血液经右心至肺，穿出肺毛细血管进入肺泡，借助于细支气管、支气管上皮细胞纤毛的摆动，向上移行至咽，被吞咽后经食管、胃至小肠。小肠内的幼虫经第3、4次蜕皮逐渐发育为成虫。自丝状蚴侵入皮肤到成虫交配产卵，一般需5～7周。成虫寿命一般为3年左右，十二指肠钩虫最长可达7年，美洲钩虫最长可达15年。

(三)致病性

人体感染钩虫后是否出现临床症状与感染数量、人体的营养条件、健康状况及免疫力有密切关系。

1. 幼虫 丝状蚴侵入皮肤后，数分钟至1h即可引起皮肤奇痒、灼痛，局部出现充血点，继而形成小出血点、丘疹或小水疱，称为钩蚴性皮炎，俗称粪毒；若并发细菌感染则形成脓疱。幼虫移行至肺，可损伤肺泡和肺毛细血管，引起局部出血、超敏反应和炎症病变，称为钩蚴性肺炎，重者可导致哮喘。

2. 成虫 成虫是钩虫致病的主要阶段。

(1)消化系统症状 成虫以钩齿或板齿咬附在肠黏膜上，造成散在性出血点及小溃疡，引起上腹部不适及隐痛、恶心、呕吐、腹泻等消化道症状。

(2)贫血 钩虫病的主要症状是贫血。造成贫血的原因是，成虫咬附在肠黏膜上吸血；分泌抗凝素，阻止血液凝固；钩虫不断更换吸血部位，造成肠黏膜多处出血，使患者经常处于慢性失血状态；虫体活动造成组织、血管损伤引起出血。临床表现为皮肤及黏膜苍白、乏力、心悸、气促等，重者导致全身浮肿，甚至丧失劳动能力。妇女则出现闭经、流产等。

(3)异嗜症 少数患者喜食泥土、煤渣、生米、生豆、墙灰、碎纸等。异嗜症患者服铁剂后，症状多可消失。

(4)婴儿钩虫病 儿童重度感染，可引起严重贫血、发育障碍，病死率高。

(四)流行与防治

钩虫病呈世界性分布，在热带和亚热带国家更为广泛。我国黄河以南广大农村地区为主要流行区，北方及西部地区较少。北方以十二指肠钩虫为主，南方以美洲钩虫为主，但多数地区为两种钩虫混合感染。

【丝虫】

丝虫(*Filaria*)是由吸血节肢动物传播的、在终宿主组织内寄生的线虫。在我国仅有班氏吴策线虫(班氏丝虫)和马来布鲁线虫(马来丝虫),都寄生于人体的淋巴系统中,引起丝虫病。

(一)形态

两种丝虫的成虫形态相似。虫体乳白色,细长如丝线,雌虫大于雄虫,体表光滑。雌虫子宫内的虫卵发育为幼虫,卵壳随幼虫伸展成为鞘膜包被于幼虫体表,此期幼虫称为微丝蚴。微丝蚴细长,头端钝圆,尾端尖细,外覆鞘膜。体内有许多圆形或椭圆形的体核,头端没有体核的部位称头间隙。尾端有无尾核因虫种而异。班氏微丝蚴体态柔和,弯曲较大,头间隙较短,体核清晰可数,无尾核。马来微丝蚴体态硬直,大弯中有小弯,头间隙较长,体核重叠不易分清,有 2 个尾核。

(二)生活史

两种丝虫的生活史基本相似,都需经过幼虫在中间宿主蚊体内的发育和成虫在终宿主人体内的发育两个过程。

1. 在蚊体内的发育　当蚊刺吸患者血液时,微丝蚴随血液进入蚊胃,发育成腊肠蚴。其后虫体继续发育成感染期幼虫,称丝状蚴。丝状蚴离开胸肌进入蚊血腔,其中大部分到达蚊的下唇,当蚊再次叮人吸血时,丝状蚴自蚊体逸出,经吸血伤口侵入人体。

2. 在人体内的发育　丝状蚴进入人体后,可迅速侵入附近的淋巴管,再移行至大淋巴管或淋巴结内发育为成虫,产出微丝蚴,随淋巴液进入血循环。微丝蚴白天滞留在肺毛细血管中,夜晚则出现于外周血液,这种现象称微丝蚴的夜现周期性。两种微丝蚴在外周血中出现的高峰时间略有不同,班氏微丝蚴为晚上 10 时至次晨 2 时,马来微丝蚴为晚上 8 时至次晨 4 时。微丝蚴在人体内的寿命一般为 2～3 个月,成虫的寿命一般为 4～10 年(图 1-23)。

(三)致病性

幼虫和成虫的分泌物、代谢产物及雌虫子宫排出物等均可刺激机体引起超敏反应和炎症反应。急性期的临床表现为淋巴管炎、淋巴结炎、丹毒样皮炎、精索炎、附睾炎等。在出现局部症状的同时,患者常伴有畏寒、发热、头痛等症状,即丝虫热。病变反复发作,导致病灶处增生性肉芽肿形成,引起淋巴管腔变窄或淋巴管完全阻塞,淋巴液回流受阻。阻塞部位远端的淋巴管内压力增高,导致淋巴管曲张甚至破裂,淋巴液流入周围组织。常见的临床表现有象皮肿、睾丸鞘膜积液、乳糜尿等。

(四)流行与防治

丝虫呈世界性分布,我国在 1994 年已达到基本消灭丝虫病的标准,但人群中仍残存微丝蚴血症者。由于传染源仍然存在,加上传播丝虫病的蚊子种类较多和人群对丝虫病普遍易感,仍需积极预防。预防应普查普治患者和带虫者,减少丝虫病的传染源,防蚊灭蚊,加强对已基本消灭丝虫病地区的流行病学监测。

【日本血吸虫】

日本血吸虫(*S. japonicum*)又称日本裂体吸虫,简称血吸虫。成虫寄生在人体肠系膜静

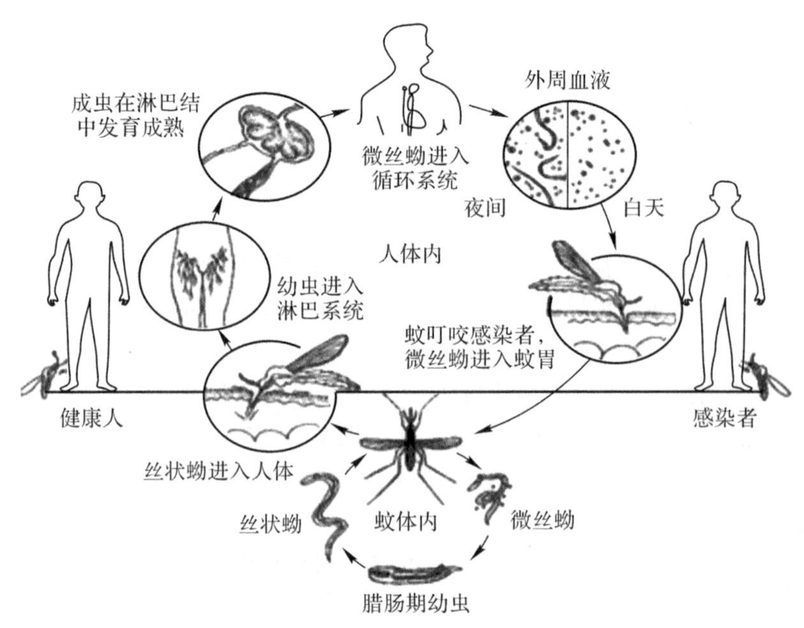

图 1-23　丝虫生活史

脉内,引起血吸虫病。

（一）形态

1. 成虫　雌雄异体,虫体细长呈圆柱形,口、腹吸盘位于虫体前端。雄虫粗短,长 10～22mm,乳白色,从腹吸盘后,虫体两侧向腹面卷曲形成抱雌沟。雌虫前细后粗,长 12～26mm,灰褐色,口、腹吸盘小;生殖孔开口于腹吸盘后方。

2. 虫卵　呈椭圆形,淡黄色,大小平均约 89μm×67μm,卵壳薄而均匀,无卵盖,卵壳一侧有一小棘,表面常附有宿主组织残留物。卵内含一梨形毛蚴,毛蚴与卵壳间常有大小不一的油滴状毛蚴头腺分泌物。

3. 尾蚴　尾部分尾干和尾叉,体部前端有一头器。口、腹吸盘各 1 个,体中、后部有 5 对穿刺腺。

（二）生活史

成虫寄生于人或多种哺乳动物的门脉——肠系膜静脉系统。雌雄合抱,常于肠黏膜下层的静脉末梢交配产卵。虫卵主要随血液进入肝脏,部分沉积于结肠壁静脉。初产卵约经 11d 发育为成熟卵,卵内毛蚴的分泌物能透过卵壳,破坏周围组织发生炎性反应,导致组织坏死。在血液压力、肠蠕动和腹内压增加的作用下,虫卵可落入肠腔,随粪便排出体外。虫卵随粪便落水后,在适宜的条件下,孵出毛蚴。毛蚴若遇到中间宿主钉螺,侵入螺体经无性繁殖,形成大量尾蚴。尾蚴逸出螺体在水中游动,当与宿主皮肤接触时,即以吸盘吸附到皮肤表面,侵入宿主皮肤后脱掉尾部成为童虫。童虫侵入宿主的小血管或淋巴管,随血液到达门静脉系统的分支,最后移行至肠系膜静脉定居,发育为成虫,以血液为食。从尾蚴侵入人体到成虫产卵需 24d。成虫寿命平均约 3～5 年。

（三）致病性

血吸虫的各个发育阶段均可致病，但以虫卵致病最为严重。

尾蚴侵入宿主皮肤后可引起尾蚴性皮炎。童虫在体内移行可造成所经器官、组织的损害，以肺部表现明显，患者出现咳嗽、咯血、发热等症状。成虫一般无明显致病作用，仅少数引起静脉内膜炎或静脉周围炎。

虫卵引起的肉芽肿和纤维化病变是血吸虫病的主要病变。沉积于肝、肠等组织中的虫卵发育成熟后，卵内毛蚴释放可溶性虫卵抗原，透过卵壳渗到宿主组织中，刺激宿主发生Ⅳ型超敏反应，形成虫卵肉芽肿，并可导致嗜酸性脓肿。随着卵内毛蚴的死亡、组织修复及成纤维细胞的增生，使坏死物质逐步吸收，导致纤维化。感染严重时，可出现肝脾肿大、侧支循环形成，腹壁、食管及胃底静脉曲张，上消化道出血及腹水等症状。

（四）流行与防治

日本血吸虫在我国主要分布于长江流域及以南的 12 个省、（区、市）。传染源为感染虫卵并排出虫卵的人、畜、野生动物。含有血吸虫卵的粪便污染水源，水体中存在钉螺，人群接触疫水，构成了血吸虫病的流行。

预防应加强宣传教育，查治患者病畜，控制传染源，消灭钉螺，加强粪便管理，保护水源，避免人体皮肤与疫水接触。

【布氏姜片虫】

布氏姜片虫（*F. buski*）简称姜片虫，寄生于人体小肠内，可引起姜片虫病。

（一）形态

1. 成虫 虫体肥厚，背腹扁平，形似生姜片，活时为肉红色，死后呈灰白色。虫体长 20～75mm，宽 8～20mm，是寄生人体最大的吸虫。具有口、腹两个吸盘，口吸盘较小，位于虫体前端，腹吸盘比口吸盘大 4～5 倍，呈漏斗状，位于口吸盘后。两个睾丸高度分支呈珊瑚状，前后排列于虫体后半部；卵巢位于睾丸之前；子宫盘曲在卵巢与腹吸盘之间。

2. 虫卵 呈椭圆形，淡黄色，卵壳薄而均匀，大小（130～140）μm×（80～85）μm，是医学蠕虫中最大的；卵前端有一不明显的卵盖；卵内含一个卵细胞和 20～40 个卵黄细胞。

（二）生活史

成虫寄生于人和猪的小肠。虫卵随粪便排出体外，在适宜温度下，经 3～7 周发育孵出毛蚴。毛蚴进入中间宿主扁卷螺体内继续发育，经胞蚴、母雷蚴、子雷蚴 3 个阶段的发育繁殖，形成尾蚴从螺体逸出。尾蚴附着于菱角、荸荠等水生植物的表面形成囊蚴。人或猪因生食含有囊蚴的水生植物而感染，囊蚴在消化液作用下破壁而出，并吸附于小肠黏膜上经 1～3 个月发育为成虫（图 1-24）。成虫寿命为数月到四五年不等。

（三）致病性

成虫吸附能力强，导致被吸附的肠黏膜及其附近组织发生炎症。患者可出现腹痛、腹泻、消化不良、倦怠无力等现象。感染严重者可出现营养不良、贫血、肠梗阻等症状。尤其是儿童，可出现消瘦、贫血、浮肿、腹水、智力减退、发育障碍等。

（四）流行与防治

我国除东北、内蒙古、新疆、西藏、青海、宁夏等省区外，其余 18 个省、市、自治区均有报道。其流行与存在传染源、中间宿主及媒介植物等有关，特别是有生食水生植物习惯的

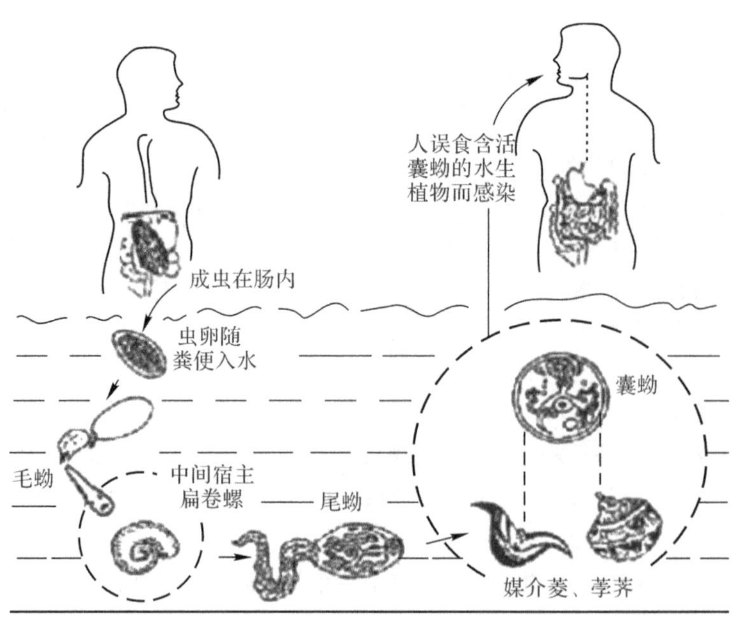

图 1-24　姜片虫生活史

居民。

预防应加强卫生宣传教育，不生食菱角、荸荠等水生植物，不饮生水；不用生的水生植物喂猪；加强粪便管理，开展普查普治工作，以控制传染源。

【卫氏并殖吸虫】

卫氏并殖吸虫（*P. westermani*）简称肺吸虫，成虫寄生于人体肺内，引起肺吸虫病。

（一）形态

1. 成虫　虫体肥厚，腹面扁平，背侧略隆起，形似半粒黄豆。虫体长 7.5～12mm，宽 4～6mm，厚 3.5～5mm。活体红褐色，死后呈灰白色。口、腹两吸盘大小相近。雌雄同体，子宫、卵巢并列于腹吸盘之后，两个分支的睾丸左右并列于虫体后 1/3 处。

2. 虫卵　椭圆形，两侧不对称，金黄色，大小为（80～118）μm×（48～60）μm。有一明显的卵盖，略倾斜，卵壳厚薄不一。卵内含一个卵细胞及十多个卵黄细胞。

（二）生活史

成虫主要寄生于肺内，虫卵可随痰排出或被吞咽后随粪便排出体外。虫卵入水后，在适宜温度下约经 3 周孵出毛蚴，侵入第一中间宿主川卷螺，经胞蚴、母雷蚴、子雷蚴发育为尾蚴。尾蚴从螺体逸出，侵入第二中间宿主溪蟹或蝲蛄体内，约经 3 个月发育为成熟囊蚴。当人或其他终宿主食入含有活囊蚴的溪蟹或蝲蛄而感染，在小肠消化液的作用下，囊蚴脱囊而出发育为童虫。童虫穿过肠壁进入腹腔，再穿过膈肌入肺逐步发育为成虫。从囊蚴感染至发育为成虫产卵，约需 2～3 个月，成虫寿命一般为 5～6 年，长者可达 20 年（图 1-25）。

（三）致病性

肺吸虫的致病主要是童虫、成虫在人体组织或器官中移行、游窜、寄生引起的。童虫移

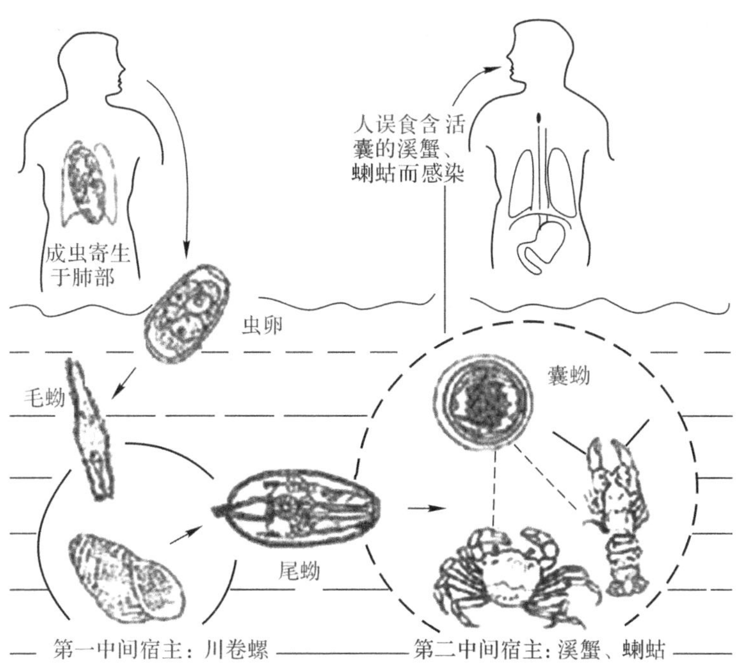

图 1-25　肺吸虫生活史

行、游窜引起肠壁出血、肝局部出血坏死，患者可有发热、食欲不振、乏力、嗜酸性粒细胞明显增多等急性期症状。虫体侵入肺引起肺囊肿，患者可出现咳嗽、胸痛、咳铁锈色痰等症状。童虫或成虫有时可寄生于肺外组织或器官，导致异位寄生，表现为脑型、腹型和皮肤型等临床类型。

（四）流行与防治

肺吸虫呈世界性分布，我国绝大部分省、市、自治区均有此虫存在。能排出虫卵的人或食肉哺乳动物都是本病的重要传染源，由传染源排出的粪便污染水源，使水域中的中间宿主受感染，人误食含活囊蚴的溪蟹、蝲蛄等被感染。

加强卫生宣传教育，不生食或半生食溪蟹、蝲蛄，加强水源和粪便管理，治疗患者和带虫者。

【华支睾吸虫】

华支睾吸虫（*C. sinensis*）简称肝吸虫，成虫寄生于人体的肝胆管内，引起肝吸虫病。

（一）形态

1. 成虫　体形狭长，背腹扁平似葵花子，虫体长 10～25mm，宽 3～5mm，活时呈淡红色，死后呈灰白色。口吸盘略大于腹吸盘，腹吸盘位于虫体的前 1/5 处。雌雄同体，一对睾丸前后排列于虫体后 1/3 处，呈分支状；卵巢呈分叶状，位于睾丸之前。

2. 虫卵　形似芝麻，黄褐色，大小为（27～35）μm×（12～20）μm，是人体寄生虫虫卵中最小者。一端较窄有明显的卵盖，另一端有一小疣状突起。虫卵随粪便排出时，卵内含有毛蚴。

(二)生活史

成虫寄生于人或哺乳动物的肝胆管内。成虫产出的虫卵随胆汁进入肠道,随粪便排出体外。虫卵在水中被第一中间宿主如豆螺、沼螺、涵螺等吞食,毛蚴在螺内孵出后经胞蚴、雷蚴等无性生殖阶段,产生大量尾蚴。尾蚴在水中游动,侵入第二中间宿主淡水鱼、虾体内发育成囊蚴。人食入含有活囊蚴的淡水鱼、虾而感染。囊蚴在十二指肠脱囊为童虫,童虫从胆总管进入肝胆管发育为成虫。成虫寿命可长达 20～30 年(图 1-26)。

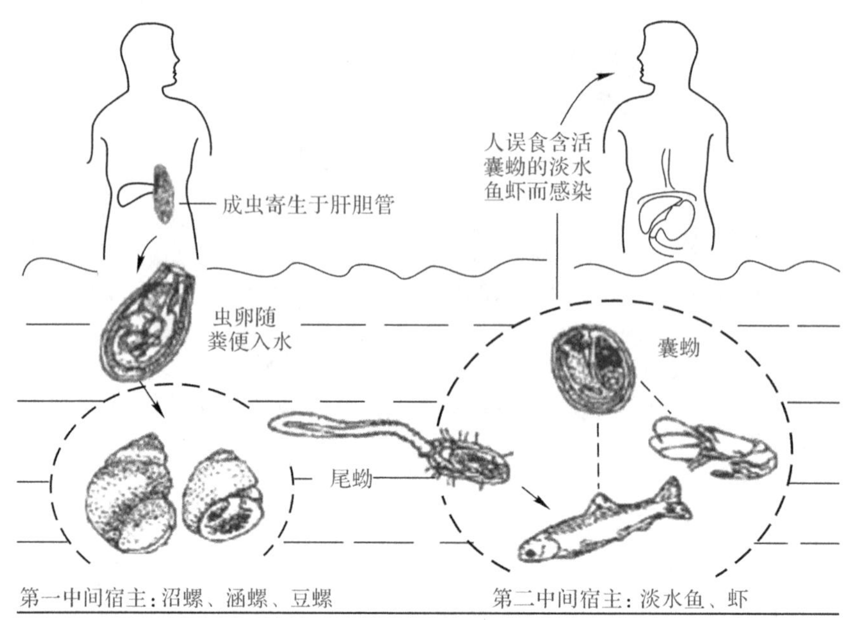

图 1-26 肝吸虫生活史

(三)致病性

成虫寄生于肝胆管内,可引起胆管壁增厚、管腔变窄而出现阻塞性黄疸;虫卵、死亡虫体及其碎片、脱落的胆管上皮可构成结石的核心,形成胆结石。继发细菌感染,可出现胆管炎、胆囊炎等。临床表现可有上腹部不适、腹痛、消化不良、黄疸,甚至肝硬化、腹水等。华支睾吸虫还可诱发肝癌或胆管上皮癌。

(四)流行与防治

肝吸虫主要分布于亚洲,在我国广东、广西、安徽、海南等省(区)的感染率较高。其流行主要与中间宿主、终宿主的存在,粪便管理不当及人们饮食习惯不良等有关。

预防应开展卫生宣传教育,改变不良的饮食习惯,改进烹饪方法,生、熟食刀具要分开;加强粪便管理,防止粪便污染水源;积极查治患者与带虫者。

【链状带绦虫】

链状带绦虫(*T. solium*)又称猪肉绦虫、猪带绦虫或有钩绦虫。成虫寄生于小肠内引起猪带绦虫病,幼虫寄生于人或猪的组织器官内引起囊尾蚴病。

(一)形态

1. 成虫 虫体扁长呈带状,乳白色,长约 2～4m,虫体分节。头节似球形,直径约 0.6～1mm,有 4 个吸盘,顶端是顶突,其上有两圈小钩。颈部纤细,具有生发功能。链体的节片数约 700～1000 个，近颈部的幼节短而宽，中部的成节近方形，末端的孕节呈长方形。成节内具雌雄生殖器官各一套，孕节内有充满虫卵的子宫，子宫由主干向两侧分支，每侧分支数为7～13。

2. 虫卵　圆球形，卵壳薄而透明。镜检所见多为有胚膜的虫卵，直径为 31～43μm，胚膜较厚，棕黄色，具有放射状条纹，内含一个六钩蚴。

3. 囊尾蚴　简称囊虫，黄豆大小，为(8～10)mm×5mm，乳白色半透明的囊状体，其内充满透明的囊液，形态结构与成虫头节相同。

（二）生活史

成虫寄生于人体小肠上段，以头节附着于肠壁上，孕节常以数节相连脱落至肠腔，随粪便排出体外。当孕节或虫卵被中间宿主猪食入，在消化液的作用下孵出六钩蚴，六钩蚴钻进小肠壁，随血液循环或淋巴系统而到达宿主身体各部位，多寄生于肌肉、脑、眼等部位，约经 10 周发育为囊尾蚴。人因食入生的或未熟透的含活囊尾蚴的猪肉而被感染，囊尾蚴受胆汁的刺激，翻出头节附着于肠壁上，继续发育为成虫，经 2～3 个月可随粪便排出孕节或虫卵，成虫的寿命可达 25 年以上。人误食虫卵或孕节后，六钩蚴可在人体内发育成囊尾蚴，而不能继续发育为成虫。因此，人也可成为猪带绦虫的中间宿主。

（三）致病性

成虫寄生于人体小肠可引起猪带绦虫病，临床症状一般不明显，少数患者可出现腹部不适、腹泻等胃肠道症状及头痛、头晕、失眠等神经系统症状。囊尾蚴对人体的危害比成虫大，可引起囊尾蚴病，又称囊虫病。最常见的是皮下肌肉囊虫病，若寄生的囊尾蚴较多，可有肌肉酸痛、发胀或麻木感；脑囊虫病危害最大，可引起癫痫、颅内压增高、恶心等；眼囊虫病可引起视力障碍，甚至失明。

（四）流行与防治

猪带绦虫在我国分布广泛。养猪方法不当及人的食肉习惯不良是引起本病流行的主要因素，患者以青壮年为主，农村多于城市。

预防应加强卫生宣传教育，改变个人不良饮食习惯，提倡建圈养猪，治疗患者和带虫者，对粪便进行无害化处理，加强猪肉检疫，控制人畜间相互感染。

【肥胖带绦虫】

肥胖带绦虫(*T. saginata*)又称牛带绦虫、牛肉绦虫或无钩绦虫。成虫寄生于人体小肠，引起牛带绦虫病。其与猪带绦虫的主要区别见表 1-14。

表 1-14　两种带绦虫的主要区别

区别点		猪带绦虫	牛带绦虫
成虫	虫体长度	2～4m	4～8m
	节片	700～1000 节,较薄,略透明	1000～2000 节,较厚,不透明
	头节	球形,直径约 1mm,有顶突和小钩	方形,直径为 1.5～2mm,无顶突和小钩
	孕节子宫分支	不整齐,每侧 7～13 支	较整齐,每侧 15～30 支
	囊尾蚴	头节具小钩	头节无小钩
生活史	感染阶段	猪囊尾蚴、猪带绦虫卵	牛囊尾蚴
	中间宿主	猪、人	牛
	终宿主	人	人
	孕节脱落	多为数节相连脱落	多为单节脱落
所致疾病		猪囊尾蚴病、猪带绦虫病	牛带绦虫病
实验诊断		粪检孕节及虫卵,手术摘除皮下结节查囊尾蚴,采用免疫学方法检测抗体	粪检孕节、肛门拭子法检获虫卵

（陈新江）

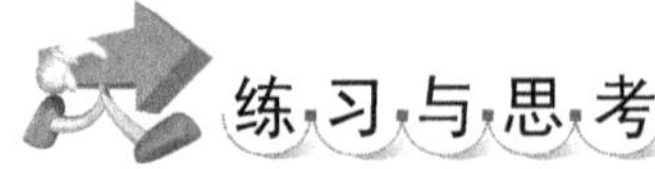

（一）选择题

A1 型题

1. 下列哪一项不是正常菌群的生理作用　（　　）
   A. 拮抗作用　B. 营养作用　C. 免疫作用　D. 抑癌作用　E. 互补作用
2. 具有独特生活周期的微生物　（　　）
   A. 细菌　B. 病毒　C. 衣原体　D. 支原体　E. 立克次体
3. 正常菌群在一定的条件下可引起疾病,称条件致病菌,常见的条件或原因有　（　　）
   A. 菌群失调　B. 营养不良
   C. 居住部位的改变　D. 使用抗肿瘤药物
   E. 以上都是
4. 用来测量细菌大小的单位是　（　　）
   A. cm　B. mm　C. μm　D. nm　E. pm
5. 以下不属于细菌基本结构的是　（　　）
   A. 细胞壁　B. 细胞膜　C. 中介体　D. 核质　E. 芽孢
6. 革兰阳性菌特有的成分是　（　　）
   A. 肽聚糖　B. 磷壁酸　C. 脂蛋白　D. 脂多糖　E. 外膜
7. 细菌细胞壁的基本成分是　（　　）
   A. 外膜　B. 脂多糖　C. 脂蛋白　D. 磷壁酸　E. 肽聚糖

8. 细菌的特殊结构不包括　（　　）

A. 菌毛　B. 鞭毛　C. 芽孢　D. 质粒　E. 荚膜

9. 对外界抵抗力最强的细菌结构是　（　　）

A. 荚膜　B. 芽孢　C. 鞭毛　D. 核糖体　E. 中介体

10. 有关菌毛描述，以下错误的是　（　　）

A. 多见于 G^- 菌　B. 是细菌的运动器官

C. 有普通菌毛和性菌毛之分　D. 性菌毛能传递遗传物质

E. 普通菌毛与细菌黏附有关

11. 缺乏下列何种结构细菌在一定条件下仍可存活　（　　）

A. 核质　B. 细胞质　C. 细胞膜　D. 细胞壁　E. 以上均可

12. 细菌生长繁殖所需条件不包括　（　　）

A. 营养物质　B. 温度　C. 光线　D. 气体　E. 酸碱度

13. 大多数病原菌属于　（　　）

A. 兼性厌氧菌　B. 专性厌氧菌　C. 专性需氧菌　D. 微需氧菌　E. 以上均不是

14. 细菌的繁殖方式主要是　（　　）

A. 裂殖法　B. 芽生法　C. 复制法　D. 二分裂法　E. 以上均不是

15. 细菌最易出现变异的生长期是　（　　）

A. 迟缓期　B. 对数期　C. 稳定期　D. 衰亡期　E. 以上均可

16. 研究细菌性状最好选用哪个生长期的细菌　（　　）

A. 迟缓期　B. 对数期　C. 稳定期　D. 衰亡期　E. 以上均可

17. 不属于细菌合成代谢产物的是　（　　）

A. 抗生素　B. 抗毒素　C. 细菌素　D. 色素　E. 热原质

18. 引起发热的输液反应最可能是由于该液体中含有　（　　）

A. 细菌芽孢　B. 侵袭性酶　C. 外毒素　D. 热原质　E. 色素

19. 与细菌致病作用无关的代谢产物是　（　　）

A. 热原质　B. 外毒素　C. 细菌素　D. 内毒素　E. 侵袭性酶

20. 杀灭病原微生物的方法称为　（　　）

A. 消毒　B. 灭菌　C. 防腐　D. 清洁　E. 无菌

21. 灭菌是指　（　　）

A. 物体中无活菌存在　B. 杀死细菌繁殖体的方法

C. 抑制微生物生长繁殖的方法　D. 杀死物体上所有微生物的方法

E. 杀死物体上病原微生物的方法

22. 热力灭菌的原理是　（　　）

A. 氧化作用　B. 破坏核酸

C. 蛋白质变性凝固　D. 改变细胞壁的通透性

E. 干扰细菌的酶系统和代谢

23. 杀灭细菌芽孢最常用而有效的方法是　（　　）

A. 紫外线照射　B. 干烤灭菌法

C. 间歇灭菌法　D. 流通蒸气灭菌法
E. 高压蒸气灭菌法

24. 关于煮沸法描述错误的是　(　　)
A. 常用于食具的消毒
B. 煮沸 100℃ 5min 可杀死细菌的繁殖体和芽孢
C. 可用于一般手术器械、注射器、针头的消毒
D. 不足以杀死所有芽孢
E. 水中加入 1%～2%碳酸氢钠，可提高沸点到 105℃

25. 实验室常用干烤法灭菌的器材是　(　　)
A. 玻璃器皿　B. 移液器头　C. 滤菌器　D. 手术刀、剪　E. 橡皮手套

26. 紫外线的杀菌原理是　(　　)
A. 使菌体蛋白变性凝固　B. 破坏 DNA 构型
C. 与细菌核蛋白结合　D. 影响细胞膜的通透性
E. 破坏细菌细胞壁肽聚糖结构

27. 消毒剂作用原理是　(　　)
A. 损伤细菌细胞膜　B. 使菌体蛋白变性
C. 使菌体蛋白凝固　D. 干扰细菌的酶系统和代谢
E. 以上均对

28. 用于饮水、游泳池水消毒的常用消毒剂是　(　　)
A. 氯　B. 高锰酸钾　C. 石炭酸　D. 过氧乙酸　E. 烷化剂

29. 一般不用于皮肤黏膜消毒的是　(　　)
A. 2%红汞　B. 0.1%高锰酸钾
C. 0.1%新洁尔灭　D. 5%过氧乙酸
E. 3%过氧化氢

30. 血清、抗生素等可用下列哪种方法灭菌　(　　)
A. 巴氏消毒法　B. 滤菌器过滤
C. 加热 56℃ 30min　D. 紫外线照射
E. 高压蒸气灭菌法

31. 酒精消毒最适宜的浓度是　(　　)
A. 100%　B. 95%　C. 75%　D. 50%　E. 30%

32. 判断消毒灭菌是否彻底的主要依据是　(　　)
A. 鞭毛蛋白变性　B. 菌体 DNA 变性
C. 芽孢被完全消灭　D. 繁殖体被完全消灭
E. 以上均不是

33. 卡介苗的获得是通过　(　　)
A. 抗原变异　B. 毒力变异　C. 耐药性变异　D. 结构变异　E. 以上均可

34. 有关 L 型细菌的特性，叙述错误的是　(　　)
A. 抗原性改变　B. 呈高度多形性

C. 革兰染色多为阴性　　D. 对青霉素不敏感
E. 需用低渗含血清培养基

35. 与细菌侵袭力无关的物质是　（　　）
A. 荚膜　B. 菌毛　C. 侵袭性酶　D. 脂磷壁酸　E. 毒素

36. 与 LPS 作用无关的是　（　　）
A. 发热反应　B. 休克　C. DIC　D. 白细胞反应　E. 骨骼肌痉挛

37. 类毒素是指　（　　）
A. 抗毒素经甲醛处理后的物质
B. 细菌素经甲醛处理后的物质
C. 外毒素经甲醛处理后脱毒而保持抗原性的物质
D. 内毒素经甲醛处理后脱毒而保持抗原性的物质
E. 外毒素经甲醛处理后脱毒并改变抗原性的物质

38. 以下不是内毒素特性的是　（　　）
A. 细菌的细胞壁裂解后才游离出来　B. 毒性稍弱
C. 抗原性弱弱　D. 耐热
E. 经甲醛处理可脱毒成为类毒素

39. 类毒素的性质是　（　　）
A. 有抗原性和毒性　B. 没有抗原性但有毒性
C. 有半抗原性　D. 没有抗原性也没有毒性
E. 没有毒性有抗原性

40. 化脓性球菌侵入血液后在其中大量繁殖，又到其他脏器引起化脓性病灶，称为　（　　）
A. 菌血症　B. 毒血症　C. 败血症　D. 病毒血症　E. 脓毒血症

41. 细菌不侵入血液，只有毒素侵入血液引起全身症状称为　（　　）
A. 毒血症　B. 菌血症　C. 败血症　D. 脓毒血症　E. 内毒素血症

42. 细菌由局部侵入血液，但不在血中繁殖，经血播散至远部组织称为　（　　）
A. 内毒素血症　B. 毒血症　C. 败血症　D. 菌血症　E. 脓毒血症

43. 以下带菌者的描述正确的是　（　　）
A. 体内带有正常菌群　B. 体内带有条件致病菌
C. 病原菌潜伏在体内，不向体外排菌　D. 感染后临床症状明显，传染他人
E. 携带某病原菌但无临床症状，又不断向体外排菌者

44. 传染病最危险的传染源是　（　　）
A. 患者　B. 带菌者　C. 患者家属　D. 患病动物　E. 食具

45. 以下结核分枝杆菌的特点中不包括　（　　）
A. 抗酸染色阳性　B. 专性需氧，营养要求高
C. 生长缓慢　D. 对外界抵抗力低，不易产生耐药性
E. 细胞壁脂质是其致病主要物质

46. 结核分枝杆菌与致病有关的是　（　　）

A. 内毒素 B. 菌体成分 C. 外毒素 D. 侵袭性酶类 E. 菌毛

47. 与结核分枝杆菌致病无关的物质是 ( )

A. 结核杆菌索状因子 B. 磷脂
C. 结核杆菌内毒素 D. 蜡脂 D
E. 硫酸脑苷脂

48. 结核分枝杆菌常用的染色法是 ( )

A. 革兰染色 B. 抗酸染色 C. 镀银染色 D. 吉姆萨染色 E. 墨汁染色

49. 耐酸耐碱的细菌是 ( )

A. 霍乱弧菌 B. 志贺菌
C. 结核分枝杆菌 D. 副溶血性弧菌
E. 军团菌

50. 肺炎链球菌引起的感染常为 ( )

A. 内源性感染 B. 外源性感染
C. 医源性感染 D. 交叉感染
E. 继发感染

51. 脑膜炎奈瑟菌的主要致病物质是 ( )

A. 荚膜 B. 菌毛 C. 内毒素 D. 自溶酶 E. 红疹毒素

52. 直接涂片镜检脑膜炎奈瑟菌时，最常用的标本是 ( )

A. 泌尿生殖道的脓性分泌物 B. 痰液
C. 脑脊液 D. 呕吐物或剩余食物
E. 伤口坏死组织或渗出物

53. 下列肠道杆菌中有胞内寄生特点的是 ( )

A. 普通大肠埃希菌 B. 痢疾志贺菌
C. 伤寒沙门菌 D. 变形杆菌
E. 致病性大肠埃希菌

54. 主要引起肠外感染的肠道杆菌是 ( )

A. 普通大肠埃希菌 B. 痢疾志贺菌
C. 伤寒沙门菌 D. 致病性大肠埃希菌
E. 甲型副伤寒沙门菌

55. 作为饮水和食品卫生检测指标的细菌是 ( )

A. 大肠埃希菌 B. 志贺菌 C. 沙门菌 D. 霍乱弧菌 E. 脆弱类杆菌

56. 在致病过程中，常引起两次菌血症的细菌是 ( )

A. 大肠埃希菌 B. 伤寒沙门菌 C. 霍乱弧菌 D. 肠炎沙门菌 E. 痢疾志贺菌

57. 决定痢疾志贺菌致病力的首要因素是 ( )

A. 菌毛 B. 内毒素 C. 外毒素 D. 侵袭性酶类 E. 芽孢

58. 志贺菌一般引起 ( )

A. 肠热症 B. 细菌性痢疾 C. 阿米巴痢疾 D. 慢性肠炎 E. 假膜性肠炎

59. 两次进入血液并以内毒素引起临床症状的细菌是 ( )

A. 霍乱弧菌　B. 脑膜炎球菌　C. 结核杆菌　D. 志贺菌　E. 伤寒沙门菌

60. 感染后患者的免疫以细胞免疫为主的致病菌是　(　　)

A. 大肠埃希菌　B. 痢疾志贺菌　C. 伤寒沙门菌　D. 变形杆菌　E. 霍乱弧菌

61. 霍乱弧菌的主要致病物质是　(　　)

A. 鞭毛　B. 菌毛　C. 荚膜　D. 外毒素　E. 内毒素

62. 霍乱弧菌常用的培养基是　(　　)

A. 巧克力培养基　B. SS 培养基

C. 碱性蛋白胨水　D. 庖肉培养基

E. 血琼脂平板

63. 关于霍乱弧菌生物学性状，以下不正确的是　(　　)

A. 霍乱弧菌的抵抗力较弱

B. 霍乱弧菌耐碱不耐酸

C. 在霍乱弧菌感染患者的粪便悬滴标本中，可见“鱼群状穿梭”

D. 霍乱弧菌有芽孢，抵抗力强

E. 霍乱弧菌有单端鞭毛，所以运动活泼

64. 关于对霍乱的叙述，不正确的是　(　　)

A. 属于烈性传染病　B. 经口传播

C. 标本取患者米泔样水便，呕吐物　D. 病后可获得短暂的免疫力

E. 对霍乱的免疫力主要是 sIgA 的作用

65. 在人体肠道正常菌群中，数量占绝对优势的细菌是　(　　)

A. 大肠埃希菌　B. 无芽孢厌氧菌

C. 沙门菌　D. 变形杆菌

E. 志贺菌

66. 可疑肉毒毒素中毒的患者，微生物学检查采集的标本应是　(　　)

A. 患者的粪便　B. 伤口的渗出液

C. 患者的脑脊液　D. 患者吃剩的食物

E. 患者的血液

67. 可阻碍乙酰胆碱的释放，导致肌肉弛缓型麻痹的是　(　　)

A. 破伤风痉挛毒素　B. 肉毒毒素

C. 脑膜炎奈瑟菌的内毒素　D. 乙型溶血性链球菌溶素 O

E. 霍乱肠毒素

68. 与胃溃疡有关的细菌是　(　　)

A. 空肠弯曲菌　B. 志贺菌

C. 结核分枝杆菌　D. 军团菌

E. 幽门螺杆菌

69. 医务人员带菌率高，易引起医源性交叉感染的病原菌主要是　(　　)

A. 肺炎球菌　B. 葡萄球菌　C. 痢疾杆菌　D. 结核杆菌　E. 大肠杆菌

70. 在医疗工作中，下列哪种菌对青霉素的耐药株高达 90%以上　(　　)

A. 链球菌　　B. 肺炎球菌
C. 金黄色葡萄球菌　　D. 伤寒杆菌
E. 四联球菌

71. 下列哪种病原菌感染机体后能引起超敏反应性疾病　（　）
A. 肺炎球菌　　B. 乙型溶血性链球菌
C. 绿脓杆菌　　D. 变形杆菌
E. 肺炎杆菌

72. 细菌毒素中毒性作用最强的是　（　）
A. 肉毒毒素　B. 白喉毒素　C. 肠毒素　D. 溶血毒素　E. 内毒素

73. 能产血浆凝固酶的病原菌是　（　）
A. 四联球菌　　B. 八叠球菌
C. 链球菌　　D. 金黄色葡萄球菌
E. 脑膜炎球菌

74. 在含有牛奶乳糖的培养基中能产生"汹涌发酵"现象的细菌是　（　）
A. 乳酸杆菌　　B. 双歧杆菌
C. 破伤风梭菌　　D. 产气荚膜梭菌
E. 肉毒梭菌

75. 引起气性坏疽的病原体是　（　）
A. 绿脓杆菌　　B. 炭疽杆菌
C. 产气荚膜梭菌　　D. 变形杆菌
E. 产气杆菌

76. 在无芽孢厌氧菌感染中，临床标本阳性分离率最高的是　（　）
A. 梭状杆菌　B. 脆弱类杆菌　C. 短棒菌苗　D. 双歧杆菌　E. 消化链球菌

77. 破伤风梭菌的生物学特征是　（　）
A. 抗酸染色阳性　　B. 革兰阳性菌，芽孢位于菌体中央
C. 芽孢椭圆形，位于菌体次顶端　　D. 对青霉素易产生耐药性
E. 革兰阳性菌，顶端芽孢，周身鞭毛，无荚膜

78. 一位患者，伤口深而脏，未接种过破伤风类毒素，应首先考虑注射　（　）
A. 丙种球蛋白　　B. 类毒素和抗毒素
C. 白百破三联疫苗　　D. 破伤风类毒素
E. 破伤风抗毒素和抗生素

79. 注射破伤风抗毒素的目的是　（　）
A. 对易感人群进行预防接种
B. 阻止细菌产生毒素
C. 杀灭伤口中的破伤风梭菌
D. 对可疑破伤风患者进行治疗及紧急预防
E. 中和与神经细胞结合的毒素

80. 关于破伤风抗毒素(TAT)的特性，下列哪项是错误的　（　）

A. 中和破伤风痉挛毒素
B. 免疫马而制备的免疫球蛋白
C. 注射前必须先做皮试
D. 只对游离的痉挛毒素有阻断作用
E. 破伤风病后可产生大量破伤风抗毒素

81. 破伤风梭菌的致病机制是　（　　）
A. 破伤风梭菌通过血液侵入中枢神经系统大量增殖致病
B. 破伤风梭菌产生内毒素引起休克
C. 破伤风溶血毒素侵入中枢神经系统致病
D. 破伤风痉挛毒素侵入中枢系统致病
E. 破伤风梭菌引起败血症

82. 下列对气性坏疽的叙述，不正确的是　（　　）
A. 常由多菌混合感染，以产气荚膜梭菌最常见
B. 其致病菌接种于牛乳培养基中产生"汹涌发酵"现象
C. 病原菌侵入血液并繁殖，产生大量毒素致病
D. 手术切除感染和坏死组织是主要治疗措施
E. 临床上以组织坏死、严重水肿、气肿及全身中毒症状为特点

83. 产气荚膜梭菌可引起　（　　）
A. 假膜性肠炎
B. 烫伤样皮肤综合征
C. 食物中毒
D. 毒性休克综合征(TSS)
E. 亚急性细菌性心内膜炎

84. 以下防治气性坏疽的叙述，错误的是　（　　）
A. 感染早期可用多价抗毒素血清及高压氧舱
B. 及时清创
C. 肌内注射青霉素
D. 对战士、民工等用类毒素预防
E. 严格隔离患者，对所用器械敷料彻底灭菌

85. 以下有关绿脓杆菌致病特点的叙述中，哪一项是错误的　（　　）
A. 条件致病菌
B. 具有内、外毒素和侵袭性酶
C. 多为原发感染
D. 引起败血症
E. 感染多见于皮肤黏膜受损部位

86. 以下有关绿脓杆菌的叙述中，哪一项是错误的　（　　）
A. 产生脂溶性色素
B. 对多种常用抗生素耐药
C. 革兰阴性杆菌
D. 人体正常菌群
E. 是医院感染的常见病原菌

87. 细菌与所致疾病组合正确的是　（　　）
A. 绿脓杆菌——烧伤感染
B. 布鲁菌——回归热
C. 脑膜炎球菌——乙脑
D. 炭疽杆菌——气性坏疽
E. 流感杆菌——流感

88. 淋病奈瑟菌除引起淋病外，还可引起　（　　）

A. 性病淋巴肉芽肿　　B. 包涵体结膜炎
C. 脓漏眼　　D. 沙眼
E. 青光眼

89. 直接涂片镜检检测淋病奈瑟菌时，最常用的标本是（　　）
A. 泌尿生殖道的脓性分泌物　　B. 皮肤的出血瘀斑渗出物
C. 脑脊液　　D. 呕吐物或剩余食物
E. 伤口坏死组织或渗出物

90. 关于黄曲霉素的叙述，下列哪项是错误的（　　）
A. 仅由黄曲霉菌产生　　B. 在花生、玉米等粮油作物中含量较高
C. 能诱发肝癌　　D. 摄入量与肝癌发生率呈正比
E. 致癌特点是以原发性肝癌为最多

91. 属于多细胞真菌的是（　　）
A. 白假丝酵母菌　　B. 新生隐球菌
C. 皮肤丝状菌　　D. 酵母菌
E. 葡萄球菌

92. 浅部真菌的最适生长温度是（　　）
A. 22～28℃　　B. 30～32℃　　C. 32～35℃　　D. 37℃　　E. 18～22℃

93. Dane 颗粒是指（　　）
A. 流感病毒体　　B. EB 病毒体
C. 甲型肝炎病毒体　　D. 乙型肝炎病毒体
E. 脊髓灰质炎病毒体

94. 乙型肝炎的传播途径是（　　）
A. 血液传播　　B. 性接触
C. 母婴接触　　D. 日常密切接触
E. 以上都是

95. 下列关于对乙型肝炎的叙述错误的是（　　）
A. 感染途径主要是经血液
B. HBV 在肝细胞内的复制是肝细胞损害的主要原因
C. 人受感染后，可表现为无症状抗原携带者
D. 转为慢性及反复迁延的多见
E. 部分可以发展为肝硬化或肝癌

96. 具有高度传染性的 HBV 感染者血液中可检测到（　　）
A. HBsAg、HBcAg、HBeAg　　B. HBsAg、HBcAb、HBeAg
C. HBsAg、HBsAb、HBeAg　　D. HBeAb、HBsAb、HBcAb
E. HBsAg、HBeAb、HBcAb

97. 下列关于乙型肝炎病毒核心抗原的叙述错误的是（　　）
A. 存在于 Dane 颗粒的内衣壳　　B. 可刺激机体产生 HBcAb
C. 不易在血液中检出　　D. 可表达在受感染的肝细胞表面

E. 其相应抗体具有保护作用

98. 关于 HBcAb-IgM，正确的叙述是　　(　　)

A. 阳性表示疾病开始恢复　　B. 在血清中可长期存在

C. 有抗 HBV 再感染的作用　　D. 早期诊断 HBV 感染的依据之一

E. 由 HBV 的表面抗原刺激产生

99. 下列理化因素中，能迅速灭活 HAV 的是　　(　　)

A. 乙醚　　B. 加热 60℃，1h

C. 加热 100℃，5min　　D. pH 3

E. 干燥

100. HCV 最主要的传播途径是　　(　　)

A. 消化道　　B. 血液和血制品

C. 日常生活接触　　D. 母婴传播

E. 性接触

101. HEV 的传播和流行主要是通过　　(　　)

A. 血液和血制品　　B. 垂直传播

C. 日常生活接触　　D. 性接触

E. 粪-口途径

102. HIV 致病的关键因素是　　(　　)

A. HIV 基因组的活化

B. 发生各种肿瘤

C. Gp120 易变异，逃避免疫攻击

D. 侵犯各种免疫细胞，造成严重的免疫缺陷

E. 因各种类型的机会感染而致死

103. 艾滋病患者的哪种标本不能分离出 HIV　　(　　)

A. 血液　　B. 精液　　C. 唾液　　D. 脑脊液　　E. 粪便

104. HIV 感染人体后，其潜伏期通常为　　(　　)

A. 数天　　B. 数周　　C. 数月　　D. 数年　　E. 数十年

105. HIV 的传播方式不包括　　(　　)

A. 性接触传播　　B. 输血传播

C. 垂直传播　　D. 使用血制品

E. 食品、餐具传播

106. 狂犬病病毒包涵体最易在哪种组织中检出　　(　　)

A. 淋巴结　　D. 血液

C. 脑组织　　D. 外周神经组织

E. 骨髓

107. “恐水症”是由下列哪种病毒引起的　　(　　)

A. 乙脑病毒　　B. 狂犬病病毒　　C. 出血热病毒　　D. 麻疹病毒　　E. 腮腺炎病毒

108. 在处理被狂犬病犬咬伤的患者时，用高效价抗狂犬病病毒血清于伤口处作浸润注

射，其目的是 (　　)

A. 诱导机体产生干扰素　B. 中和伤口的狂犬病病毒
C. 刺激局部产生 sIgA　D. 刺激机体产生细胞免疫
E. 刺激机体产生抗体，以起到免疫保护作用

109. 下列哪种对象不需接种狂犬病疫苗 (　　)

A. 兽医工作者　B. 动物饲养员
C. 被狂犬病犬咬伤者　D. 喂养动物时，完好皮肤被狗舔后
E. 家犬、军犬和警犬

110. 下列哪项不是狂犬病的临床表现 (　　)

A. 吞咽或饮水困难　B. 出现恐水症
C. 全身肌肉强直性抽搐　D. 昏迷、呼吸衰竭
E. 循环衰竭

111. 狂犬病病毒主要在动物中传播，但不包括 (　　)

A. 猫　B. 狗　C. 家禽　D. 狼　E. 狐狸

112. 目前我国所用的狂犬疫苗是 (　　)

A. 减毒活疫苗　B. 灭活疫苗
C. 基因工程疫苗　D. 多肽疫苗
E. 多糖疫苗

113. 被狂犬咬伤后立即接种狂犬疫苗，防止发病是基于 (　　)

A. 体内可很快产生抗体　B. 体内可很快产生细胞免疫
C. 狂犬病潜伏期短　D. 狂犬病潜伏期长
E. 狂犬病病毒毒力弱

114. 可以通过鼠类传播的病毒是 (　　)

A. SARS 冠状病毒　B. 肾综合征出血热病毒
C. 腮腺炎病毒　D. 疱疹病毒
E. 流行性乙型脑炎病毒

115. 与肾综合征出血热病毒的致病机制不符的是 (　　)

A. 病毒可以通过多种途径进入人体
B. 病毒在细胞内增殖可直接造成细胞损伤
C. 超敏反应造成血管和肾脏病变加剧
D. 细胞免疫功能亢进是致病关键
E. 病毒感染后，可出现特异性抗体，病后免疫力持久

116. 肾综合征出血热的病原体是 (　　)

A. 汉坦病毒　B. 流行性乙型脑炎病毒
C. 狂犬病病毒　D. 柯萨奇病毒
E. 埃可病毒

117. 肾综合征出血热的流行与哪种动物有关 (　　)

A. 猪　B. 鼠　C. 狗　D. 猫　E. 鸡

118. 通过蚊刺吸传播的病毒是 ( )
A. 肾综合征出血热病毒
B. 乙型脑炎病毒
C. 乙肝病毒
D. 森林脑炎病毒
E. 狂犬病病毒

119. 流行性乙型脑炎的病原体是 ( )
A. 脑膜炎奈瑟菌
B. 乙脑病毒
C. 森林脑炎病毒
D. 乙肝病毒
E. 麻疹病毒

120. 乙型脑炎的传播媒介是 ( )
A. 蜱 B. 蚊 C. 白蛉 D. 幼猪 E. 鼠

121. 引起亚急性硬化性全脑炎(SSPE)的病原体是 ( )
A. 轮状病毒 B. 风疹病毒 C. 乙肝病毒 D. 埃可病毒 E. 麻疹病毒

122. 下列病毒中可以引起潜伏感染的是 ( )
A. 麻疹病毒
B. 疱疹病毒
C. 风疹病毒
D. 乙型肝炎病毒
E. 乙型脑炎病毒

123. 关于水痘-带状疱疹病毒的叙述,下列哪项是错误的 ( )
A. 一种病毒引起两种不同的病症
B. 儿童水痘恢复后,体内病毒不能全部被清除
C. 密切接触和性接触为主要传播途径
D. 病毒潜伏于脊髓后根神经节
E. 病后产生免疫力,但不能清除潜伏病毒

124. 儿童患流行性腮腺炎时常见的并发症是 ( )
A. 睾丸炎或卵巢炎
B. 脑膜炎
C. 肝炎
D. 肾炎
E. 肺炎

125. 下列哪种病毒感染机体可获终生免疫 ( )
A. 腮腺炎病毒
B. 流行性乙型脑炎病毒
C. 麻疹病毒
D. 脊髓灰质炎病毒
E. 以上都是

126. 甲型流感病毒容易发生变异的原因是 ( )
A. 脂溶剂裂解脂质包膜发生 L 型变异
B. 基质蛋白受干扰素影响合成受阻
C. RNA 分节段而容易发生基因重组
D. 核蛋白易受理化因素影响而变构
E. HA、NA 和相应抗体结合导致灭活

127. 流感病后的免疫特点不包括 ( )
A. 细胞免疫对清除病毒有重要作用
B. 中和抗体各亚型间有交叉免疫
C. 呼吸道黏膜局部 sIgA 是抵抗再感染的最主要抗体

D. 体液免疫可以产生多种抗体
E. 中和抗体为血凝素抗体

128. 造成流感世界性大流行的原因是流感病毒 （　　）
A. 抗原性不强，故免疫力不强　B. 型别多
C. 丙型易变异形成新亚型　D. 乙型易变异形成新亚型
E. 甲型易变异形成新亚型

129. 下列病毒中不能引起持久免疫的病毒是 （　　）
A. 腮腺炎病毒　B. 乙脑病毒
C. 麻疹病毒　D. 流感病毒
E. 脊髓灰质炎病毒

130. 急性呼吸道感染的主要病原体是 （　　）
A. 细菌　B. 真菌　C. 螺旋体　D. 病毒　E. 衣原体

131. 发生流感大流行最主要的原因是 （　　）
A. 抗原转变　B. 抗原漂移
C. 病毒型别较多　D. 病毒抗原结构复杂
E. 核蛋白抗原易发生改变

132. 与流感病毒吸附有关的成分是 （　　）
A. 血凝素　B. 神经氨酸酶　C. M 蛋白　D. 脂质双层　E. 核蛋白

133. 在流感康复中起重要作用的是 （　　）
A. 核蛋白抗体　B. 血清 IgA　C. IgG　D. 干扰素　E. IgM

134. 流感病毒分型的依据是 （　　）
A. 血凝素和神经氨酸酶　B. 多聚 RNA 酶
C. 核蛋白和 M 蛋白　D. M 蛋白
E. 血凝素

135. SARS 的病原体属于 （　　）
A. 支原体　B. 螺旋体　C. 衣原体　D. 冠状病毒　E. 细菌

136. 溶组织内阿米巴的感染阶段为 （　　）
A. 单核包囊　B. 双核包囊　C. 三核包囊　D. 四核包囊　E. 滋养体

137. 溶组织内阿米巴的感染方式为 （　　）
A. 经皮肤　B. 经口　C. 经媒介昆虫　D. 经胎盘　E. 经呼吸道

138. 溶组织内阿米巴的致病阶段是 （　　）
A. 肠腔内滋养体　B. 肠腔内滋养体和组织内滋养体
C. 组织内滋养体　D. 双核包囊
E. 四核包囊

139. 阿米巴痢疾的典型病理变化是 （　　）
A. 对组织的溶解破坏作用而形成烧瓶样溃疡
B. 形成虫卵肉芽肿
C. 肝脓肿

D. 虫体代谢产物引起的炎症反应
E. 虫体寄生在宿主细胞内导致宿主细胞破坏

140. 最常见的肠外阿米巴病为　（　　）
A. 阿米巴肝脓肿　B. 阿米巴肺脓肿
C. 阿米巴脑脓肿　D. 皮肤型阿米巴病
E. 阿米巴痢疾

141. 间日疟原虫完成一代红细胞内裂体增殖所需时间为　（　　）
A. 48h　B. 36～48h　C. 72h　D. 24h　E. 12h

142. 疟原虫在人体的寄生部位为　（　　）
A. 仅在肝细胞　B. 仅在红细胞
C. 有核细胞　D. 红细胞和肝细胞
E. 成熟红细胞

143. 疟原虫的感染方式为　（　　）
A. 子孢子直接钻入皮肤　B. 由雌按蚊叮咬，子孢子随唾液感染
C. 雌按蚊叮咬时，子孢子主动钻入皮肤　D. 雌按蚊叮咬人时，卵囊进入人体
E. 由雌按蚊叮咬，配子体随唾液感染

144. 因输血不当，疟原虫被输入健康人体内，其结果为　（　　）
A. 可能感染疟原虫，仅呈带虫状态　B. 疟原虫在肝细胞中休眠
C. 可能呈带虫状态或疟疾发作　D. 疟原虫进入肝细胞迅速发育
E. 可能出现疟疾复发

145. 刚地弓形虫寄生在人体的　（　　）
A. 红细胞　B. 有核细胞　C. 淋巴液　D. 脑脊液　E. 血液

146. 阴道毛滴虫的感染方式是　（　　）
A. 经皮肤　B. 经接触　C. 经胎盘　D. 经昆虫媒介　E. 经口

147. 蛔虫能引起的并发症有　（　　）
A. 胆道蛔虫症　B. 肠梗阻　C. 胰腺炎　D. 阑尾炎　E. 以上都是

148. 人体感染蠕形住肠线虫（蛲虫）的主要症状为　（　　）
A. 贫血　B. 消化功能紊乱
C. 阴道炎、子宫内膜炎　D. 肛周皮肤瘙痒
E. 皮肤丘疹

149. 钩虫吸血时，咬附部位伤口不易凝血的主要原因是　（　　）
A. 口囊内牙齿的作用　B. 分泌抗凝素
C. 成虫机械刺激作用　D. 成虫代谢产物所致过敏反应
E. 肠道不停蠕动

150. 能引起人体贫血的寄生虫有　（　　）
A. 丝虫　B. 钩虫
C. 布氏姜片虫　D. 卫氏并殖吸虫
E. 日本血吸虫

151. 丝虫的感染方式为 （ ）

A. 经口 B. 经皮肤 C. 蚊子叮咬 D. 直接接触 E. 血液

152. 日本血吸虫成虫寄生于人体的 （ ）

A. 肝脏 B. 小肠 C. 肠系膜静脉 D. 肠系膜动脉 E. 皮肤

153. 日本血吸虫对人的危害主要是由于虫卵 （ ）

A. 死亡后造成周围组织的变态反应

B. 作为异物，刺激周围组织发生炎症

C. 沉积于肝的虫卵分泌的可溶性抗原导致虫卵肉芽肿

D. 机械性阻塞血管

E. 以上都是

154. 日本血吸虫虫卵主要沉积于人体的 （ ）

A. 肝脏 B. 肝脏和结肠肠壁

C. 小肠肠壁 D. 结肠肠壁

E. 血管壁

155. 人感染日本血吸虫是由于皮肤接触 （ ）

A. 急性血吸虫病患者的粪便 B. 晚期血吸虫病患者的粪便

C. 水中的日本血吸虫尾蚴 D. 水中的日本血吸虫毛蚴

E. 日本血吸虫成虫

156. 在我国日本血吸虫病主要流行于 （ ）

A. 长江流域及其以南地区 B. 长江流域及其以北地区

C. 西北部牧区 D. 东北部地区

E. 黄河流域

157. 布氏姜片虫感染的动物主要是 （ ）

A. 牛 B. 猪 C. 猫 D. 羊 E. 犬

158. 卫氏并殖吸虫的感染方式主要是生食或半生食 （ ）

A. 淡水鱼 B. 溪蟹 C. 淡水螺 D. 牛肉 E. 水生植物

159. 华支睾吸虫对人的危害主要是 （ ）

A. 肝脏损害 B. 肺脏损害 C. 胰腺炎 D. 脑损害 E. 肠穿孔

160. 链状带绦虫的感染阶段为 （ ）

A. 虫卵 B. 囊尾蚴

C. 似囊尾蚴 D. 虫卵与囊尾蚴

E. 孕节

161. 引起人脑部病变的寄生虫为 （ ）

A. 链状带绦虫 B. 肥胖带绦虫

C. 链状带绦虫囊尾蚴 D. 布氏姜片虫

E. 十二指肠钩虫

162. 肥胖带绦虫的终宿主为 （ ）

A. 牛 B. 羊 C. 人 D. 猪 E. 猫

163. 6个月龄内婴儿对麻疹、白喉等疾病的免疫力源自　（　）
A. 出生时即接种了相应疫苗　B. 胚胎期感染
C. 从母体获得 IgG　D. 从母体获得 IgM
E. 出生后3个月体内合成 IgG

164. 儿童获得性耳聋的最常见病原是　（　）
A. 冠状病毒　B. 柯萨奇病毒　C. 风疹病毒　D. 麻疹病毒　E. 腮腺炎病毒

165. 风疹病毒活疫苗的接种对象是　（　）
A. 产妇　B. 新生儿　C. 学龄前儿童　D. 育龄妇女　E. 妊娠期妇女

166. 预防易感儿童患麻疹最有效的措施是　（　）
A. 注射麻疹减毒活疫苗　B. 注射麻疹灭活疫苗
C. 注射人血清丙种球蛋白　D. 注射人胎盘血清丙种球蛋白
E. 隔离患儿，防止传播

167. 为预防风疹和先天性风疹综合征，禁忌接种风疹减毒活疫苗的人群是　（　）
A. 育龄期妇女
B. 婚前女青年（结婚登记时）
C. 注射过抗风疹人血清免疫球蛋白的非孕妇
D. 妊娠期妇女
E. 1岁以上的少年儿童

168. 不垂直传播的病毒是　（　）
A. 人类免疫缺陷病毒　B. 风疹病毒
C. 乙型肝炎病毒　D. 巨细胞病毒
E. 流感病毒

169. 2003年4月16日 WHO 宣布 SARS 的病原体是　（　）
A. 新型冠状病毒　B. 肺炎支原体
C. 肺炎衣原体　D. 变异的流感病毒
E. 腺病毒

170. 预防脊髓灰质炎最有效的特异性预防措施是　（　）
A. 注意饮食卫生　B. 口服脊髓灰质炎减毒活疫苗
C. 注射丙种球蛋白　D. 消灭蝇类
E. 加强粪便管理

171. 引起婴幼儿急性胃肠炎的主要病原体是　（　）
A. 柯萨奇病毒　B. 埃可病毒
C. 轮状病毒　D. 杯状病毒
E. 脊髓灰质炎病毒

172. 脊髓灰质炎患者的传染性排泄物主要是　（　）
A. 鼻咽分泌物　B. 眼分泌物
C. 粪　D. 尿
E. 血

173. 脊髓灰质炎病毒的最常见感染类型是 ( )

A. 隐性感染 B. 急性感染 C. 潜伏感染 D. 慢发感染 E. 慢性感染

174. 轮状病毒的常见感染类型是 ( )

A. 隐性感染 B. 急性感染 C. 潜伏感染 D. 慢发感染 E. 慢性感染

175. 有关病毒的抵抗力,不正确的是 ( )

A. 大多数病毒耐冷不耐热 B. 现有的抗生素对病毒无效

C. X 射线、γ 射线和紫外线能灭活病毒 D. 长期保存需置－70℃

E. 保存病毒以酸性为宜

176. 对病毒特征错误叙述的是 ( )

A. 非细胞型微生物 B. 只含一种核酸

C. 必须在活细胞内寄生 D. 出芽方式增殖

E. 对干扰素敏感

177. 大多数病毒的形态属于 ( )

A. 球形 B. 杆形 C. 砖形 D. 弹形 E. 蝌蚪形

178. 大多数包膜病毒体对乙醚敏感是因为 ( )

A. 包膜表面刺突如血凝素含大量脂类 B. 病毒衣壳含脂质

C. 核酸对乙醚敏感 D. 包膜含大量类脂

E. 包膜表面有乙醚受体

179. 保存病毒的最适宜温度是 ( )

A. 4℃ B. －10℃ C. －20℃ D. －70℃ E. 室温

180. 查出包涵体可确诊 ( )

A. 流感病毒 B. 脊髓灰质炎病毒

C. 乙型脑炎病毒 D. 轮状病毒

E. 狂犬病毒

A2 型题

181. 男性患者 32 岁,主诉午后低热月余,出现咳嗽、咯血,伴有食欲低下、全身乏力而就诊。可能是结核分枝杆菌感染,最简便是取痰液做什么检查 ( )

A. 革兰染色 B. 抗酸染色 C. 镀银染色 D. 瑞氏染色 E. 墨汁染色

182. 患儿发热、咽痛,伴有烦躁而就诊。查体:患儿咽后壁和悬雍垂处有一灰白色假膜,颌下及颈部淋巴结肿大。化验检查:假膜涂片培养白喉棒状杆菌(＋)。检查白喉棒状杆菌的形态特征需看到 ( )

A. 菌毛 B. 鞭毛 C. 芽孢 D. 异染颗粒 E. 荚膜

183. 女 40 岁,外观健康,结核菌素试验阳性,不记得儿时接种过卡介苗,下列哪一项解释是错误的 ( )

A. 不需要接种卡介苗 B. 可能已感染过结核杆菌

C. 对结核病有免疫力 D. 需要接种卡介苗

E. 可能接种过卡介苗

184. 患者女性,吃了不洁瓜果,短时间内出现腹痛腹泻,后转为黏液脓便,粪便量少,便

次多，里急后重显著，瓜果可能被下列哪种细菌污染了 （ ）

A. 痢疾杆菌 B. 金黄色葡萄球菌

C. 产气荚膜梭菌 D. 阿米巴原虫

E. 肉毒梭菌

185. 患儿男，5 岁，高热 3d，伴有呕吐，头痛，就诊入院。体检：皮肤有瘀点，颈项强直等脑膜刺激征阳性。化验检查：脓性脑脊液，中性粒细胞内可见革兰染色阴性双球菌。可能的诊断是 （ ）

A. 脑膜炎球菌引起的流行性脑脊髓膜炎 B. 肺炎链球菌引起的大叶性肺炎

C. 新型隐球菌引起的脑膜炎 D. 金黄色葡萄球菌引起的败血症

E. 沙门菌引起的菌血症

186. 女，44 岁，主因车祸左下肢疼痛入院。术中行骨折复位并内固定，术后 4d 伤口出现红肿、脓性渗出液等症状。请问患者发生外科手术感染的病原可能来源于哪些地方？ （ ）

A. 空气 B. 医疗器械

C. 医务人员 D. 患者自身正常菌群

E. 以上都可

187. 患者有输血史，近日体检发现血液 HCV-RNA(+)和抗-HCV IgM(+)，最积极有效的处置方法是 （ ）

A. 卧床休息 B. 注射抗生素

C. 接种疫苗 D. 注射干扰素

E. 注射丙种球蛋白

188. 男性静脉吸毒者，10 年前检查 HBsAg(+)，近日突发重症肝炎，并在 10d 内死亡。该患者可能是合并了哪种病毒感染 （ ）

A. HAV B. HCV C. HDV D. HEV E. CMV

189. 20 岁，男性，喜食毛蚶。1 周前突然发病，有畏寒、发热、全身乏力、食欲不振、厌油腻，肝区疼痛，尿色渐加深至浓茶状。近日体温降低，巩膜和皮肤出现黄疸，最可能的印象诊断是 （ ）

A. 甲型肝炎 B. 乙型肝炎 C. 丙型肝炎 D. 丁型肝炎 E. 戊型肝炎

190. 成年男性，体检发现血液中 HIV 抗体阳性。其最具传染性的物质是 （ ）

A. 粪便 B. 尿液 C. 唾液 D. 血液 E. 汗液

191. 某患者被狂犬咬伤后，下列哪项处理不当 （ ）

A. 立即用 20%肥皂水清洗伤口 B. 用 70%酒精和碘酒涂擦伤口

C. 包扎伤口 D. 局部注射高效价狂犬病毒抗血清

E. 立即接种狂犬病疫苗

192. 一外地民工之子，3 岁。近 2d 来出现发热、喷嚏、流涕、咳嗽、畏光、流泪、眼结膜充血、分泌物增多、眼睑水肿等表现。在发病前一周曾和出疹患者有密切接触史，否认预防接种史。此患者最可能的诊断是 （ ）

A. 麻疹 B. 水痘 C. 带状疱疹 D. 猩红热 E. 风疹

193. 患者，男，45 岁。3d 前腰部疼痛，局部出现皮疹，呈簇状，基底红，其上有米粒大小水泡，疱疹串联成带状，迁延数周不愈。最可能的诊断是 （　　）

A. 单纯疱疹　B. 风疹　C. 麻疹　D. 水痘　E. 带状疱疹

194. 26 岁女性，妊娠 15 周，昨夜发热，今晨颜面部及周身出现皮疹，查体皮疹为粟粒大红色丘疹，两侧耳后可触及数个淋巴结，风疹病毒抗体效价 8 倍，最合适的处置方法是 （　　）

A. 2 周后再检查抗体效价　B. 立即采取终止妊娠措施
C. 给予干扰素进行治疗　D. 给予抗生素进行治疗
E. 注射免疫球蛋白制剂

195. 男性，67 岁。因突起高热，伴头痛、全身酸痛 5h 后急诊入院。有轻度咽痛及鼻塞，有明显流涕及咳嗽。当地正有"流感"流行。此患者最可能的诊断是 （　　）

A. 普通感冒　B. 流感
C. 传染性非典型肺炎　D. 斑疹伤寒
E. 流行性出血热

A3 型题/A4 型题

(196—198 题共用题干)

患者男性，40 岁，持续高热 1 周，近日体温有所下降，腹泻且全身中毒症状明显。查体：肝脾大、皮肤见玫瑰疹。

196. 最可能是什么细菌感染 （　　）

A. 痢疾志贺菌　B. 金黄色葡萄球菌
C. 伤寒沙门菌　D. 脆弱类杆菌
E. 大肠埃希菌

197. 病程第二周时，微生物检查可以取下列标本 （　　）

A. 血液　B. 粪便　C. 尿液　D. 骨髓　E. 粪便或尿液或骨髓都可

198. 这种细菌感染早期往往形成 （　　）

A. 毒血症　B. 败血症　C. 脓毒血症　D. 内毒素血症　E. 菌血症

(199—200 题共用题干)

女，19 岁，因非淋巴瘤入院。行造血干细胞移植，移植后 32d 复查见病灶扩大，移植后 37d 活检脑组织压片及病理切片见真菌孢子和有隔菌丝。

199. 引起感染的是多细胞真菌，下列哪项不属于多细胞真菌 （　　）

A. 皮肤丝状菌　B. 黄曲霉菌
C. 新生隐球菌　D. 烟曲霉菌
E. 毛霉

200. 常见的引起深部感染真菌有哪些 （　　）

A. 皮肤丝状菌　B. 白假丝酵母菌
C. 新生隐球菌　D. 曲霉

E. B+C+D

(201—202 题共用题干)

患儿,男,5 岁。半年来常述腹部脐周隐痛,未经治疗。2d 前饮冷饮后突发剧烈腹痛,伴恶心、呕吐,急诊入院。体检:面容痛苦,腹软,可扪及条索状物,诊断为蛔虫性肠梗死,经解痉、止痛、驱虫治疗后,排出十余条蛔虫。

201. 蛔虫对人体的致病作用有 (　　)
A. 幼虫移行引起肺蛔虫症
B. 成虫掠夺宿主的营养
C. 蛔虫数量多时可致肠梗阻
D. 引起胆管蛔虫病
E. 以上都是

202. 推断患者感染的原因是误食了 (　　)
A. 受精蛔虫卵
B. 未受精蛔虫卵
C. 感染期卵
D. 幼虫
E. 成虫

(203—204 题共用题干)

患者,男,6 岁。在院内玩耍时,被家中小狗咬伤小腿,就诊。

203. 患者可能会感染哪类病原生物 (　　)
A. 汉坦病毒
B. 狂犬病病毒
C. 风疹病毒
D. 轮状病毒
E. 脊髓灰质炎病毒

204. 应如何处置和治疗 (　　)
A. 对伤口进行清洗消毒
B. 若伤势严重,在伤口周围注射抗狂犬病血清
C. 肌注狂犬病疫苗 1 次
D. 首次注射疫苗后第 7、21 天再行注射
E. 以上都是

(二)简答题

205. 细菌的基本结构和特殊结构有哪些?有何医学意义?
206. 细菌代谢产物中,哪些对人体有害?哪些可用于鉴别细菌?哪些可用于治疗疾病?
207. 细菌的致病性与哪些因素有关?
208. 比较细菌内毒素与外毒素的区别。
209. 简述病毒持续性感染的类型。
210. 简述 HBV 3 对抗原、抗体的检测意义。
211. 艾滋病的防治措施有哪些?
212. 简述狂犬病的特异预防措施。
213. 猪带绦虫的囊尾蚴和成虫哪个危害更大,为什么?

(三)病例分析

214. 患者,男,51 岁。主诉:外伤后伤口红肿、疼痛,面肌抽搐 3h。诉一周前工地被锐物

深划伤左足背外侧，伤口流血，自行简单止血包扎。一天前出现乏力、头晕，3h 前，出现张口吃饭困难，脖子后仰，四肢发硬，继而出现面肌抽搐，呼吸困难入院。请问：

(1)患者疑似什么病原体感染？

(2)该病原体的形态有什么特点？

(3)病原体的致病物质是什么？

(4)感染的条件如何？并举例与之感染条件相似的其他病原生物。

215.患儿，男，3 岁，春季因发热、流泪、流涕、眼结膜充血、咳嗽、皮肤出现红色斑丘疹 2d，就诊。查体：患儿面部、颈部有红色斑丘疹，口腔右侧颊部可见中心灰白伴有红晕的黏膜斑。实验室检查：麻疹病毒 IgM 抗体(+)。请问：

(1)该患儿最可能患何种疾病？

(2)应当采取哪些恰当、有效的措施防止其他小朋友发病？

216.患者，女，26 岁，自述 2 周前开始乏力，厌油腻，恶心，呕吐，3d 前出现眼黄、尿黄。体检：精神差，脸色黄，巩膜轻度黄染，肝肋下 2cm 处有触及痛，其余无异常。实验室检查：血谷丙转氨酶(ALT)182U/L(正常值<40)，谷草转氨酶(AST)103U/L(正常值<40)；HAV-IgM(+)，HAV-IgG(-)，HBsAg(-)，HBeAg(-)，HBeAb(-)，HBsAb(+)，HBcAb(-)。临床诊断：甲型肝炎。住院治疗两个月后，出院前复查：HAV-IgM(-)，HAV-IgG(+)。请问：

(1)该患者临床诊断的依据是什么？

(2)发病初期 HAV-IgM(+)说明什么？

(3)出院前复查 HAV-IgM(-)，HAV-IgG(+)又说明什么？

第二章　抗微生物药和抗寄生虫药

学习目标

1. 掌握抗微生物药的基本概念、含义；掌握青霉素、头孢菌素类、红霉素、氨基糖苷类抗生素、四环素类药物、氯霉素、氟喹诺酮类药物、甲硝唑、抗结核药的抗菌谱、适应证、不良反应和用药护理；掌握甲硝唑的作用、应用及不良反应。
2. 熟悉抗菌药物的作用机制及肝、肾功能减退时抗菌药物的合理应用；熟悉抗真菌药和抗病毒药的分类、作用、适应证及主要不良反应和用药护理；熟悉氯喹、青蒿素、伯氨喹、乙胺嘧啶、吡喹酮的作用特点、应用及主要不良反应。
3. 了解细菌产生耐药性的机制，抗结核病的用药治疗原则；了解乙胺嗪、葡萄糖酸锑钠、阿苯达唑及左旋咪唑的应用及主要不良反应。
4. 能对常用抗菌药物和抗寄生虫药进行用药监护；能正确选择常用抗菌药物的注射溶媒及能正确指导患者合理使用抗菌药物；能对寄生虫病的正确预防进行宣教。
5. 培养重视抗菌药物严格规范使用的思想意识，及在用药护理工作中对待患者耐心、热情的工作态度。

第一节　抗微生物药

一、概　述

抗微生物药是一类能抑制或杀灭病原微生物，用于治疗病原微生物所致感染性疾病的药物。主要包括抗菌药、抗真菌药及抗病毒药。抗微生物药临床应用极为广泛，在化学治疗中占有重要地位。化学治疗是指对病原微生物、寄生虫及恶性肿瘤细胞所致疾病的药物治疗，简称化疗。抗微生物药、抗寄生虫药和抗恶性肿瘤药统称为化学治疗药物。临床使用抗菌药物时，必须注意机体、抗菌药物和病原体三者间的相互关系（图 2-1）。理想的抗菌药应对病原体有高度的选择性，不易产生耐药性，对机体无毒或低毒。

1. 抗微生物药的常用术语

（1）抗菌药（antibacterial drugs）　指能抑制或杀灭细菌，用于防治细菌性感染的药物，有些也可用于寄生虫感染。广义的细菌还包括放线菌、衣原体、支原体、立克次体和螺旋体。抗菌药包括抗生素和人工合成抗菌药。

（2）抗生素（antibiotics）　指由某些微生物（细菌、真菌、放线菌属等）产生，能抑制或杀

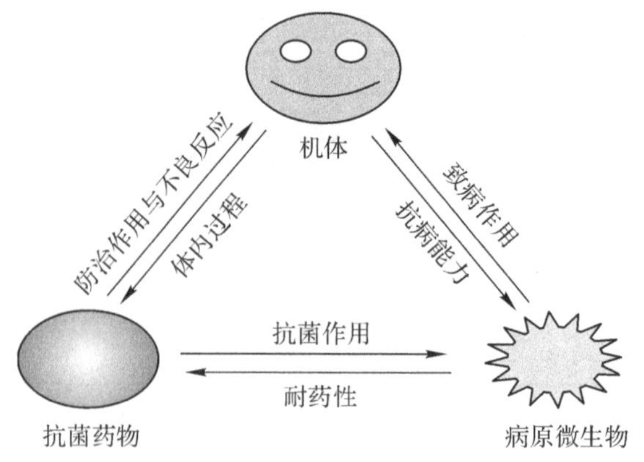

图 2-1　机体、药物和病原体三者间相互关系示意图

灭其他病原微生物的物质，分为天然抗生素和人工半合成抗生素两类。

(3)抗菌谱　指抗菌药物的抗菌范围。可分为：①窄谱抗菌药：仅对单一菌种或菌属有抗菌作用，如异烟肼等；②广谱抗菌药：对多种致病菌有抑制或杀灭作用，如四环素类、氯霉素等。

(4)抗菌活性　抗菌药抑制或杀灭病原菌的能力。经体外培养试验，能抑制培养基中细菌生长的最低浓度称为最低抑菌浓度(MIC)；能杀灭培养基中细菌的最低浓度称为最低杀菌浓度(MBC)。MIC 和 MBC 对临床用药具有指导作用。

(5)抗菌后效应(post-antibiotic effect，PAE)　指细菌与抗菌药物短暂接触后，当药物浓度下降，低于 MIC 或消失后，细菌生长仍受到持久抑制的效应。浓度依赖性抗生素往往有较长抗菌后效应(PAE)时，如氨基糖苷类、喹诺酮类等，即药物浓度越高，药物活性越强，应用时宜将一日用药总量一次给予，给药间隔时间延长，而疗效不减。时间依赖性抗菌药无明显 PAE，如 β-内酰胺类、甲氧苄啶等，药物浓度达到 4～5 倍的 MIC 时，抗菌活性达到饱和，即使增加药物浓度，其杀菌效力无明显改变，应用时宜持续或一日多次给药。

(6)耐药性(resistance)　是指长期应用化疗药物后，病原体(微生物、寄生虫、肿瘤细胞)对化疗药物的敏感性下降甚至消失，又称抗药性。

2. 抗微生物药的作用机制　抗微生物药的作用机制主要通过干扰病原微生物的生化代谢过程，影响其结构与功能，而呈现抑菌或杀菌作用(图 2-2)。

(1)抑制细菌细胞壁的合成　青霉素类、头孢菌素类、万古霉素等通过抑制转肽酶，干扰病原菌细胞壁黏肽的合成，使新生细胞壁缺损，在自溶酶的影响下，导致菌体肿胀、破裂、溶解而死亡。

(2)影响胞质膜通透性　多黏菌素、两性霉素 B 等能选择性地与病原体胞质膜中磷脂或固醇类物质结合，增加胞质膜的通透性，使菌体内蛋白质、核苷酸、氨基酸等重要营养成分外漏，导致病原体死亡。

(3)抑制蛋白质合成　大环内酯类、氨基糖苷类、四环素类、氯霉素、林可霉素类等通过作用于病原体的核糖体，抑制菌体蛋白质合成的不同环节而呈现抑菌或杀菌作用。

(4)抑制核酸合成　喹诺酮类抑制 DNA 回旋酶，阻碍细菌 DNA 复制而产生杀菌作用；利福平抑制 DNA 依赖性 RNA 多聚酶，阻碍 mRNA 合成。

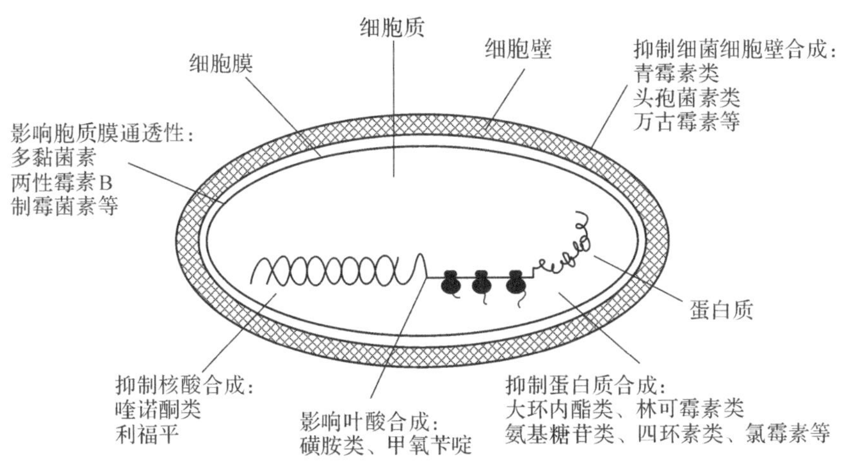

图 2-2　细菌结构和抗菌药物作用部位示意图

(5)抑制叶酸合成　磺胺类、甲氧苄啶分别通过抑制病原体叶酸代谢过程中二氢蝶酸合成酶和二氢叶酸还原酶,从而影响四氢叶酸形成,抑制细菌的生长繁殖。

3. 细菌产生耐药性的机制

(1)产生灭活酶　①β-内酰胺酶(水解酶):可水解青霉素类和头孢菌素类药物分子结构中的β-内酰胺环,使其断裂而丧失抗菌作用;②氨基糖苷类抗生素钝化酶(合成酶):如乙酰转移酶、磷酸转移酶及核苷转移酶等,可改变氨基糖苷类的分子结构而使其失去抗菌作用。

(2)改变药物作用的靶位　耐药的细菌可改变靶蛋白结构使药物不能与靶蛋白结合,如细菌对利福霉素的耐药;耐药的细菌也可增加靶蛋白的数量,如金葡菌对甲氧西林耐药;耐药细菌还可生成新的对抗生素亲和力低的耐药靶蛋白,如甲氧西林耐药金葡菌对β-内酰胺类抗生素产生的耐药。

(3)降低细胞膜的通透性　铜绿假单胞菌的某些菌株失去其外膜上的特异通道——孔蛋白(OprD)后导致对亚胺培南的耐药。

(4)改变代谢途径　如耐药菌对磺胺药的耐药,通过产生大量的对氨苯甲酸(PABA),或直接利用叶酸生成二氢叶酸。

(5)影响主动流出系统　在细菌的胞质膜上存在药物主动外排系统(由转运分子、外膜蛋白和附加蛋白组成),3种蛋白的联合作用将药物泵出细菌体。细菌可通过此组跨膜蛋白主动外排药物,从而形成低水平非特异性、多重性耐药。如大肠埃希菌、金黄色葡萄球菌、铜绿假单胞菌等。

二、抗生素

【β-内酰胺类】

β-内酰胺类抗生素是一类在化学结构中含有β-内酰胺环结构的抗生素(图 2-3),包括青霉素类、头孢菌素类及其他β-内酰胺类。

(一)青霉素类

1. 青霉素 G(penicillin G)　青霉素 G 为第一个广泛使用的抗生素,是天然青霉素的代

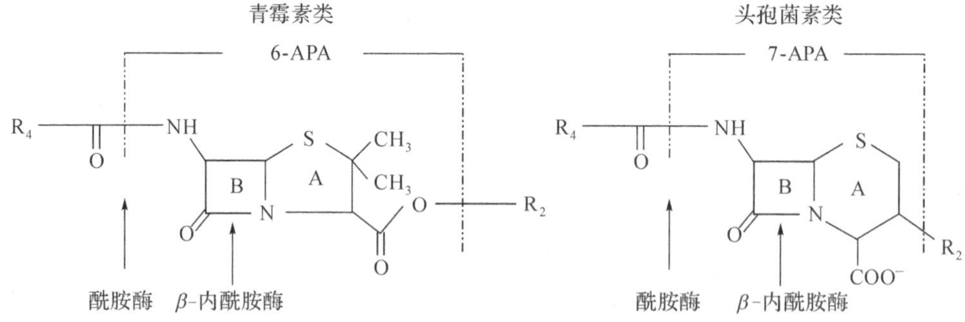

图 2-3 青霉素与头孢菌素类药物的基本结构

表药。因其具有抗菌作用强、低毒、价廉等优点，多为临床选用，常用其钠盐或钾盐，干燥粉末在室温下稳定，但水溶液极不稳定，易被酸、碱、醇、金属离子等分解破坏，且不耐热，在室温中放置 24h 大部分降解失效，并产生具有抗原性的致敏物质，故临床用药必须用前配制。

（1）体内过程 不耐酸，口服迅速被胃酸及消化酶破坏而失效，故须肌内注射或静脉滴注。肌内注射吸收快且完全，30min 内血药浓度达高峰，$t_{1/2}$ 为 0.5～1h，有效血药浓度维持 4～6h。体内分布广泛，在脑膜炎时，较易进入脑脊液，可达有效浓度。主要以原形经肾小管分泌排出（90%），丙磺舒可与其竞争分泌，使青霉素 G 的作用时间延长。

（2）作用 抗菌作用强，在细菌繁殖期低浓度抑菌，较高浓度杀菌，故将青霉素称为繁殖期杀菌剂。但抗菌谱比较窄，其特点是：对革兰阳性菌作用强，对大多数革兰阴性杆菌作用弱，对肠球菌不敏感，对真菌、原虫、立克次体、病毒等无效。高度敏感菌包括：①革兰阳性球菌：溶血性链球菌、肺炎球菌、敏感的葡萄球菌（除金黄色葡萄球菌以外）等；②革兰阳性杆菌：白喉杆菌、破伤风杆菌、产气荚膜菌及炭疽杆菌等；③革兰阴性球菌：脑膜炎奈瑟菌及淋病奈瑟菌（不耐药的）；④螺旋体：梅毒、钩端螺旋体、回归热螺旋体等；⑤放线菌。

（3）抗菌机制 青霉素 G 结构中 β-内酰胺环与敏感菌胞质膜上靶分子青霉素结合蛋白（PBPs）结合，抑制转肽酶的转肽作用，干扰细胞壁黏肽合成，造成细胞壁缺损，导致菌体膨胀、破裂而死亡。

（4）应用 为治疗敏感的革兰阳性球菌和杆菌、敏感的革兰阴性球菌及螺旋体所致感染的首选药。①革兰阳性球菌感染：溶血性链球菌引起的蜂窝织炎、丹毒、猩红热、咽炎、扁桃体炎、心内膜炎等；肺炎链球菌引起的大叶性肺炎、脓胸、支气管肺炎等；草绿色链球菌引起的心内膜炎，常需大剂量静脉滴注才能有效。②革兰阳性杆菌感染：治疗破伤风、白喉、气性坏疽等，因青霉素 G 对细菌产生的外毒素无效，必须配合相应的抗毒素血清使用。③革兰阴性球菌感染：脑膜炎奈瑟菌引起的流行性脑脊髓膜炎，青霉素 G 和磺胺嘧啶为并列首选药；对淋病奈瑟菌所致的生殖道淋病（不耐药者）有效。④螺旋体感染：是治疗梅毒的首选药，钩端螺旋体病、回归热等应早期、大剂量使用。⑤放线菌感染：宜大剂量、长疗程用药。

（5）不良反应 ①变态反应：为最常见的不良反应，总发生率为 3%～10%。一般表现为药物热、皮疹和血清病性反应，停药后可自行消失；严重者可出现过敏性休克，若抢救不及时，患者可因呼吸困难、循环衰竭而死亡，发生率约占用药人数的 0.4～1.5/万，死亡率约为 0.1/万。②赫氏反应：应用青霉素 G 治疗梅毒、钩端螺旋体、鼠咬热或炭疽等感染时，可有症状加剧现象，表现为全身不适、寒战、发热、咽痛、肌痛、心跳加快等症状，可能是大量病原体被杀死后释放的物质所致。③其他不良反应：肌内注射青霉素可产生局部疼痛、红肿或硬结。静脉滴注剂量过大(每日2000万～2500万单位)可引起抽搐、昏迷等神经系统反应(青霉素脑病)，大剂量青霉素钾盐静脉滴注时可出现高钾血症，甚至心律失常，故不可快速静脉滴注。

禁用于对本品或头孢菌素类药物过敏者及哺乳期妇女(少量从乳汁排泄)，慎用于妊娠期妇女、哮喘患者、肝肾功能不良患者、重症肌无力患者、癫痫病患者及新生儿。

(6)用药护理　①过敏性休克的防治措施：仔细询问过敏史，对青霉素过敏者禁用；初次使用、用药间隔3d以上，换批号时必须做皮试，反应阳性者禁用；注射液需现配现用，及时用完；避免局部用药或在饥饿情况下注射；每次用药后需观察30min，无反应者方可离去；做好抢救准备：一旦发生过敏性休克，应立即皮下或肌内注射0.1%肾上腺素0.5～1ml，严重者可稀释后缓慢静脉注射或静脉滴注，必要时加入糖皮质激素和抗组胺药，并配合其他抢救措施。②长期应用或大剂量静脉滴注含钠、钾的β-内酰胺类患者，必须监测患者血清电解质，尤其对合并心血管疾病的感染患者，防止出现水、钠潴留及血钾过高。

2. 苄星青霉素(benzathine benzylpenicillin)　为青霉素的二苄基乙二胺盐，肌注后缓慢游离出青霉素而呈抗菌作用，具有吸收较慢、维持时间长等特点，为一长效青霉素。抗菌谱与青霉素相似，但由于在血液中浓度较低，故不能替代青霉素用于急性感染。本品适用于对敏感菌所致的轻度或中等度感染如肺炎、扁桃体炎、泌尿道感染及淋病等，还可用于风湿性心脏病及风湿热等患者的长期给药等。

3. 苯唑西林(oxacillin，新青霉素Ⅱ)、氯唑西林(cloxacillin)　为耐酶耐酸的半合成青霉素。其抗菌特点：①耐酸耐酶，可口服，对葡萄球菌产生的青霉素酶稳定；②抗菌谱同天然青霉素，但抗菌活性不及青霉素，主要用于对青霉素耐药的金黄色葡萄球菌感染。本类药物供口服和注射的还有：萘夫西林(nafcillin，新青霉素Ⅲ)、双氯西林(dicloxacillin)、氟氯西林(flucloxacillin)。

4. 氨苄西林(ampicillin)、阿莫西林(amoxicillin，羟氨苄青霉素)　为广谱的半合成青霉素。其抗菌特点：①耐酸可口服，但不耐酶，对产酶的金黄色葡菌球菌无效。②广谱，对革兰阳性菌和革兰阴性菌均有杀灭作用，对革兰阴性杆菌作用强，对革兰阳性菌作用不及青霉素G，对肠球菌作用优于青霉素G，但对铜绿假单胞菌无效。主要用于各种敏感菌所致的全身感染。氨苄西林主要用于敏感菌所致的呼吸道、伤寒、副伤寒、尿路、胆管、肠道感染以及脑膜炎、心内膜炎等。阿莫西林适应证同氨苄西林，但对慢性支气管炎疗效优于氨苄西林，因对幽门螺杆菌杀灭作用比氨苄西林强，还可用于消化性溃疡的治疗。本类药物供口服和注射的还有：海他西林(hetacillin)、美坦西林(metampicillin)。仅供口服的还有：酞氨西林(talampicillin)、匹氨西林(pivampicillin，吡氨青霉素)和巴氨西林(bacamcillin)等。

5. 羧苄西林(carbenicillin)、哌拉西林(piperacillin)　为抗铜绿假单胞菌的半合成青霉素。其抗菌特点：①广谱：对革兰阳性菌、革兰阴性菌、厌氧菌均有良好的杀菌作用，对革兰阴性菌作用强，尤其对铜绿假单胞菌作用突出；②不耐酸，不耐酶，需注射给药；③与氨基糖苷类抗生素合用有协同作用，但不宜混合注射。可用于铜绿假单胞菌感染及其他革兰阴性菌引起的严重感染。

本类药物供注射的还有：磺苄西林(sulbenicillin)、呋布西林(furbenicillin)、替卡西林(ticarcillin)以及阿洛西林(azlocillin)和美洛西林(mezlocillin)、阿帕西林(apalcillin)。

6. 美西林(mecillinam)、替莫西林(temocillin) 为抗革兰阴性杆菌的半合成青霉素。其抗菌特点：对革兰阴性菌作用强，对革兰阳性菌作用弱，对铜绿假单胞菌无效。主要用于革兰阴性杆菌所致的泌尿生殖系统感染、伤寒及胆管感染等。本类药物供口服的有：匹美西林(pivmecillinam)，其在体内水解为美西林发挥作用。

(二)头孢菌素类(先锋霉素类)

头孢菌类药物的结构中含有与青霉素相同的β-内酰胺环(图3-3)，抗菌机制与青霉素相似，具有抗菌广、杀菌力强、对胃酸稳定、对β-内酰胺酶有不同程度的稳定性、变态反应少等优点。本类药物多数不耐酸，需注射给药，少数药物如头孢氨苄、头孢拉定、头孢呋辛酯、头孢克洛、头孢克肟等口服有效。

1. 药物分类、作用特点及临床应用 根据抗菌谱、作用强度、对β-内酰胺酶的稳定性及对肾脏毒性将头孢菌素分为4代(表2-1)。

表2-1 常用头孢菌素药物分类、作用特点及临床应用

分类及常用药物	作用特点	临床应用
第一代 头孢氨苄(cefalexin) 头孢唑啉(cefazolin) 头孢拉定(cefradine)	①对革兰阳性菌抗菌作用较二、三代强，但对革兰阴性菌的作用弱，对铜绿假单胞菌无效；②对青霉素酶稳定，但可被革兰阴性菌β-内酰胺酶破坏；③有肾毒性，头孢氨苄较重，头孢拉定较轻	主要用于耐药金黄色葡萄球菌及其他敏感菌所致的呼吸道、尿路、皮肤及软组织等感染
第二代 头孢呋辛(cefuroxime) 头孢克洛(cefaclor)	①对革兰阳性菌抗菌作用较逊于第一代，对革兰阴性菌作用明显，对部分厌氧菌有效，对铜绿假单胞菌无效；②对多种β-内酰胺酶比较稳定；③肾毒性较小；④体内分布广，头孢呋辛可进入脑脊液	主要用于大肠埃希菌、克雷白菌、吲哚变形杆菌所致的肺炎、胆管感染、败血症、腹膜炎和盆腔感染等。头孢克洛与氨基糖苷类合用可有效治疗流感嗜血杆菌引起的脑膜炎。头孢呋辛也可用于脑膜炎和尿路感染
第三代 头孢噻肟(cefotaxime) 头孢曲松(ceftriaxone，菌必治) 头孢拉定(ceftazidime，复达欣) 头孢哌酮(cefoperazone)	①对革兰阳性菌抗菌作用弱，对革兰阴性菌的作用更强，对厌氧菌、铜绿假单胞菌作用较强；②对各种β-内酰胺酶稳定；③基本无肾毒性；④体内分布广，组织穿透力强。头孢哌酮、头孢曲松、头孢拉定在胆汁中分布浓度高，后两者可进入脑脊液	主要用于治疗尿路感染以及败血症、脑膜炎、肺炎等严重感染。抗铜绿假单胞菌宜选用头孢拉定、头孢哌酮，但后者单用易致耐药性，常与氨基糖苷类合用。新生儿脑膜炎和肠杆菌所致的成人脑膜炎需选用头孢曲松、头孢拉定
第四代 头孢匹罗(cefpirome) 头孢吡肟(cefepime) 头孢利定(cefolidin)	①对革兰阳性、革兰阴性菌均高效；②对各种β-内酰胺酶高度稳定；③无肾毒性	主要用于治疗对第三代头孢菌素耐药的细菌感染

2. 不良反应 常见变态反应多为皮疹、荨麻疹等，过敏性休克罕见。但与青霉素有交叉过敏现象，青霉素过敏者约5%～10%对头孢菌素过敏。口服给药可发生胃肠道反应，静脉给药可发生静脉炎。第一代头孢菌素大剂量使用时可出现肾脏毒性，第三、四代头孢菌素偶

见二重感染。

3. 用药护理 ①第一代头孢菌素应注意避免与氨基糖苷类和强效利尿剂合用，以免增强肾毒性；②使用第一代头孢菌素类药物，要注意监测尿蛋白、血尿及观察尿量、尿色；③久用可抑制维生素 K 合成而引起出血，用药期间应观察患者有无出血倾向，必要时酌情补充维生素 K。不宜与抗凝血药合用。

（三）其他 β-内酰胺类

本类抗生素的化学结构中虽有 β-内酰胺环，但无青霉素类与头孢菌素类的基本结构。

1. 亚胺培南（imipenem）、美罗培南（meropenem） 为碳青霉烯类。其抗菌特点：①抗菌谱广，对革兰阳性菌和革兰阴性菌有效，对厌氧菌有强效（亚胺培南作用最强）；②不仅对 β-内酰胺酶高度稳定，且有抑酶作用；③亚胺培南易被肾脱氢肽酶降解，临床所用的制剂是与此酶特异性抑制剂西司他丁等量配比的复方注射剂，称为泰能（tienam）。临床主要用于革兰阳性菌、革兰阴性菌及厌氧菌所致的各种严重感染。

2. 头孢西丁（cefoxitin）、头孢美唑（cefmetazole） 为头孢菌素类。其抗菌特点：①抗菌谱广，对革兰阴性杆菌作用强，对厌氧菌高效，与第二代头孢菌素相似；②对 β-内酰胺酶高度稳定。主要用于治疗革兰阴性杆菌包括需氧和厌氧菌引起的盆腔、腹腔及妇科的混合感染。

3. 拉氧头孢（latamoxef） 为氧头孢烯类。其抗菌特点：①抗菌谱与抗菌活性与第三代头孢菌素相似；②对 β-内酰胺酶高度稳定，在脑脊液中含量高，作用维持时间长。主要用于治疗尿路、呼吸道、妇科、胆管感染及脑膜炎、败血症。因可影响凝血功能而致出血，重者可致死，限制了其在临床的应用。

4. 氨曲南（aztreonam） 为单环 β-内酰胺类。其抗菌作用特点：①对革兰阴性杆菌高度敏感，对革兰阳性球菌、厌氧菌作用弱；②对 β-内酰胺酶高度稳定，主要用于大肠埃希菌、沙门菌属、克雷白菌和铜绿假单胞菌等所致的下呼吸道、尿路、软组织感染及脑膜炎、败血症的治疗。

5. 克拉维酸（clavulanic acid）、舒巴坦（sulbactam）、他唑巴坦（tazobactam） 为 β-内酰胺酶抑制剂。本身无或有微弱的抗菌活性，但能抑制 β-内酰胺酶，与 β-内酰胺类抗生素合用或组成复方制剂使用，可扩大其抗菌谱，增强抗菌作用。主要用于革兰阴性杆菌、耐药金黄色葡萄球菌和厌氧菌所致的严重感染（见表 2-2）。

表 2-2 β-内酰胺酶抑制剂的复方制剂

复方制剂	组 成	给药途径
舒他西林	氨苄西林：舒巴坦＝2：1	im，iv
奥格门汀，安灭菌	阿莫西林：克拉维酸＝2：1，5：1	po
他唑星，特治星	哌拉西林：他唑巴坦＝4：1 或 8：1	iv
替门汀，复方替卡西林	替卡西林：克拉维酸＝15：1 或 30：1	im，iv
舒普深	头孢哌酮：舒巴坦＝1：1	im，iv
新治菌	头孢噻肟：舒巴坦＝2：1	im，iv

【大环内酯类】

大环内酯类是一类含有 14～16 大内酯环结构的抗生素，以红霉素、罗红霉素、克拉霉素及阿奇霉素为代表。红霉素为20世纪50年代发现的第一代大环内酯类药物，后因抗菌谱窄、不良反应大、耐药性等问题；70年代起陆续发展了第二代半合成大环内酯类，最具代表性的是克拉霉素和阿奇霉素，80年代开发了第三代大环内酯类，代表药为泰利霉素和喹红霉素。药物作用机制是与细菌核糖体50S亚基结合，抑制蛋白质合成，属快速抑菌药。该类药物由于结构相似，细菌对各药间存在不完全交叉耐药性，但与其他抗菌药物无交叉耐药性。

（一）红霉素(erythromycin)

1.体内过程 为碱性抗生素，不耐酸，碱性环境中抗菌活性增强。口服宜用肠溶片或酯化物（如琥乙红霉素、依托红霉素等），体内分布广，尤以胆汁中浓度高，但不易透过血-脑屏障。主要经肝脏代谢，胆汁排泄，肝功能不全者药物排泄速度减慢。

2.作用与应用 抗菌谱与青霉素G相似，但抗菌强度不及青霉素G。①革兰阳性菌：对耐药金黄色葡萄球菌（包括耐药菌）、表皮葡萄球菌、链球菌、肺炎球菌、白喉杆菌、梭状芽孢杆菌等抗菌作用强；②部分革兰阴性菌：对脑膜炎奈瑟菌、淋病奈瑟菌、流感杆菌、百日咳鲍特菌、布鲁斯菌、军团菌及弯曲杆菌高度敏感；③多种厌氧菌（除脆弱类杆菌及梭杆菌外）：具有相当的抗菌活性；④其他：对螺旋体、肺炎支原体、立克次体、衣原体也有抑制作用。细菌对红霉素易产生耐药性，但停药可恢复。

临床主要用于：①轻、中度耐药金黄色葡萄球菌感染以及对青霉素过敏患者；②作为首选药用于治疗军团菌病、支原体肺炎、弯曲杆菌所致感染、沙眼衣原体致婴儿肺炎和结肠炎、白喉带菌者。

3.不良反应 ①刺激症状：刺激性大，口服可引起消化道反应，如恶心、呕吐、上腹部不适及腹泻等，静脉给药可引起血栓性静脉炎。②肝损害：红霉素酯化物引起肝损害，出现转氨酶升高、肝大及胆汁郁积性黄疸等，及时停药可恢复。③伪膜性肠炎：口服偶可致肠道菌株失调，引起伪膜性肠炎。禁用于对本品过敏者及肝脏病变患者，慎用于妊娠与哺乳期妇女。④耳鸣及听力减退：不宜与其他耳毒性药物（如高效利尿药、氨基糖苷类）联用，因可加重耳毒性。

4.用药护理

(1)用药（尤其是红霉素酯类）期间，应定期检查肝功能，嘱咐患者及家属注意是否有皮肤及巩膜黄染或全身不适、恶心、厌食、腹胀、腹痛及黄疸症状，如出现应立即停药，停药可恢复。

(2)不宜与青霉素合用，以防产生拮抗作用；也不宜与四环素类药物合用，防止加重肝损害。治疗泌尿道感染时合用碳酸氢钠可增强疗效，不宜与酸性药物配伍。

(3)相关用药知识宣教。①教育患者和家属红霉素片（尤其是肠溶片）应整片吞服，服药前和服药时不宜饮用酸性饮料，以免降低疗效及增加胃肠道反应；②老人、妇女及肝肾功能不全者使用易损伤听力，尤其是大剂量(4g/d以上)，应叮嘱患者当出现眩晕、耳鸣症状时，应立即报告，停药可恢复。

（二）阿奇霉素(azithromycin)

1.体内过程 口服后迅速吸收，生物利用度为37%。体内分布广泛，在各组织内浓度可达同期血浓度的10～100倍，$t_{1/2}$长达35～48h，每日仅需给药一次，给药量的50%以上以原形经胆管排出。

2. 作用与应用　抗菌谱比红霉素广，对革兰阳性菌作用明显强于红霉素，对某些细菌表现为快速杀菌作用，而其他大环内酯类为抑菌剂。本品对于耐红霉素的革兰阳性菌，包括粪链球菌（肠球菌）以及耐甲氧西林的多种葡萄球菌菌株呈现交叉耐药性。主要用于呼吸道、泌尿道、皮肤软组织感染及性传播性疾病的治疗。

3. 不良反应　服药后可出现腹痛、腹泻、上腹部不适、恶心、呕吐等胃肠道反应，其发生率明显较红霉素低。偶可出现轻至中度腹胀、头昏、头痛及发热、皮疹、关节痛等变态反应。少数患者可出现一过性中性粒细胞减少、血清氨基转移酶升高症状。

4. 用药护理　①进食可影响阿奇霉素的吸收，故需在饭前 1h 或饭后 2h 口服，也不宜与含铝或镁的抗酸药同时服用。②用药期间定期随访肝功能，由于肝胆系统是阿奇霉素排泄的主要途径，肝功能不全者慎用，严重肝病患者不应使用。③用药期间如果发生变态反应，应立即停药，并采取适当措施。④治疗期间，若患者出现腹泻症状，应考虑假膜性肠炎发生。如果诊断确立，应采取相应治疗措施，包括维持水、电解质平衡、补充蛋白质等。⑤不宜肌内注射给药，单次静脉滴注时间不宜少于 60min，滴注液浓度不得高于 2mg/ml。⑥与氨茶碱合用时，应注意检测后者的血浓度，与华法林合用时应注意检查凝血酶原时间。

（三）地红霉素（dirithromycin）

为 14 内酯环的大环内酯类抗生素，抗菌谱类似于红霉素，对大多数革兰阳性杆菌抗菌活性低于红霉素 2～4 倍，对百日咳鲍特菌活性高于红霉素 4 倍。适用于 12 岁以上患者，用于敏感菌所致的慢性支气管炎急性发作、社区获得性肺炎、鼻咽炎、扁桃体炎、单纯性皮肤和软组织感染等。各种不良反应发生率在大环内酯类较高，主要为腹痛、头痛、恶心、腹泻、呕吐、消化不良、皮疹、瘙痒、咳嗽剧增等。禁用于对本品、红霉素和其他大环内酯抗生素严重过敏的患者、孕妇、哺乳妇女，较重肝功能异常者慎用。本药应与食物同服或饭后 1h 内服用，不得分割、压碎、咀嚼。

（四）罗红霉素（roxithromycin）

抗菌谱与红霉素相似，对酸稳定，空腹服用吸收良好，抗菌活性与红霉素相似，$t_{1/2}$ 长达 8.4～15.5h，每日口服 1～2 次即可，肝肾功能不全者半衰期延长。主要用于敏感菌所致的呼吸道、泌尿道、皮肤及软组织、耳鼻咽喉等部位感染。不良反应轻，主要以胃肠道反应为主。

（五）克拉霉素（clarithromycin）

抗菌活性强于红霉素，对酸稳定，口服吸收迅速完全，且不受进食影响，分布广泛且组织中的浓度明显高于血中浓度，不良反应发生率较红霉素低。但首关消除明显，生物利用度仅为 55%。主要用于呼吸、泌尿道、皮肤软组织感染及幽门螺杆菌引起的消化性溃疡。

【林可霉素类】

主要有林可霉素（lincomycin，洁霉素）、克林霉素（clindamycin，氯洁霉素）。

1. 体内过程　林可霉素空腹口服 20%～30%被吸收，进食后吸收更少。克林霉素口服吸收快而完全，约 90%被吸收，进食对吸收的影响不大。两药分布广，尤以骨组织中药物浓度最高。可透过胎盘，主要经肝代谢，肾排泄，也可经乳汁分泌排泄。

2. 作用与应用　抗菌谱与红霉素相似而较窄，通过抑制蛋白质合成而呈现抑菌作用。

为窄谱抑菌药。抗菌作用特点:①对多数革兰阳性菌作用强,如耐青霉素的金黄色葡萄球菌、化脓性链球菌、肺炎球菌及厌氧菌均有良好的抗菌效果;②对多数革兰阴性菌作用弱或无效。对于普通感染,一般不作为一线药物。主要用于金黄色葡萄球菌所致的急、慢性骨髓炎(首选药)。③可用于厌氧菌引起的腹膜炎和盆腔感染。

克林霉素吸收性、抗菌活性、毒性、临床疗效均优于林可霉素。细菌对两药存在完全交叉耐药。

3. 不良反应 口服或注射均可发生胃肠道反应,症状为恶心、呕吐、食欲不振、胃部不适和腹泻,严重时可致假膜性肠炎,甚至致死,可用万古霉素和甲硝唑治疗;具有神经肌肉阻滞作用;偶见皮疹、骨髓抑制及肝损害等。禁用于对本类药物过敏者及1岁龄以下的新生儿。肝功能不全者、孕妇及哺乳妇女慎用。

4. 用药护理 ①长期应用应定期检查血象和肝功能,及时发现对造血系统可能发生的损害;注射时应嘱咐患者斜卧或半休息并常查血压,防止低血压、晕厥发生;注意患者是否有腹泻发生,遇此症状应立即停药,必要时可用去甲万古霉素治疗。②口服时易受食物影响,应嘱患者空腹或饭后2h服,并多饮水,以防药物黏附食管上引起食管炎,克林霉素受食物影响小。③因具有神经肌肉阻滞作用,避免与氨基糖苷类抗生素合用,与麻醉药、肌松药合用时应注意调整剂量。④严格控制滴速和疗程:禁止直接静脉注射,进药速度过快可致心搏暂停和低血压,静脉滴注时,每0.6～1g需用100ml以上溶液稀释,滴注时间不少于1h;疗程不宜过长,一般不超过7～10d。⑤林可霉素静脉滴注时不应与其他药物配伍,应在严密监护观察下用药。

【糖肽类抗生素】

主要有万古霉素(vancomycin)、去甲万古霉素(norvancomycin)、替考拉宁(teicoplanin)。

1. 作用与应用 抗菌谱窄,主要通过阻碍细胞壁合成,对革兰阳性菌呈现强大杀菌作用,尤其对耐青霉素的金黄色葡萄球菌作用显著。仅用于严重的革兰阳性菌感染,特别是耐甲氧西林表皮葡萄球菌(MRSE)和肠球菌属所致感染,如败血症、心内膜炎、骨髓炎、呼吸道感染等。口服给药用于治疗假膜性结肠炎和消化道感染。

2. 不良反应 主要是耳、肾毒性,万古霉素和去甲万古霉素毒性较大,替考拉宁毒性较小,偶可致变态反应。禁用于肾功能不全者、新生儿及老年人。

3. 用药护理 ①应做听力测试,出现听力异常改变,如耳鸣等症状时应立即停药,并经常检查肾功能。②只能静脉给药,不宜浓度过高,滴注速度也不宜过快,以免出现“红人综合征”,表现极度皮肤潮红、红斑、荨麻疹、心动过速和低血压等特征性症状。并严防药液外漏,产生静脉炎及组织坏死。③不应与氨基糖苷类及强效利尿药合用。

【氨基糖苷类及多黏菌素类】

(一)氨基糖苷类

本类药物为碱性化合物,由微生物产生或经半合成制得,因其分子结构中均含有氨基糖分子和苷元而得名。临床常用药物有:阿米卡星、庆大霉素、链霉素、妥布霉素、奈替米星、大观霉素等。因化学结构相似,故具有以下共同特点。

1. 药动学　口服不易吸收，仅用作肠道感染，全身感染需注射给药，肌内注射吸收迅速而完全。主要分布在细胞外液，肾皮质及内耳淋巴液中分布浓度高于血药浓度，不易透过血-脑屏障，但可透过胎盘屏障，孕妇慎用。约90%以原形经肾排泄。

2. 抗菌作用　对革兰阴性杆菌有强大的抗菌作用，铜绿假单胞菌对庆大霉素、阿米卡星、妥布霉素敏感；对革兰阴性球菌（淋病奈瑟菌、脑膜炎奈瑟菌等）作用弱；对革兰阳性菌也有一定作用；对厌氧菌无效；对结核杆菌对链霉素、阿米卡星敏感。

3. 抗菌机制及耐药性　对细菌蛋白质合成的多个环节有抑制作用，为静止期杀菌剂。具有明显的抗生素后效应。本类药物之间存在交叉耐药性。

4. 不良反应

（1）耳毒性　对前庭神经和耳蜗神经有损伤。前庭神经功能损伤表现为头昏、视力减退、眼球震颤、眩晕、恶心、呕吐和共济失调，发生率依次为新霉素＞卡那霉素＞链霉素＞西索米星＞阿米卡星≥庆大霉素≥妥布霉素＞奈替米星；耳蜗听神经功能损伤表现为耳鸣、听力减退和永久性耳聋，发生率依次为新霉素＞卡那霉素＞阿米卡星＞西索米星＞庆大霉素＞妥布霉素＞奈替米星＞链霉素，妥布霉素和奈替米星相对较低。

（2）肾毒性　连续应用几天以上，约8%的人会发生不同程度的可逆性肾毒性，表现为蛋白尿、血尿、肾小球滤过率减少，严重者可致氮质血症及无尿。发生率依次为：新霉素＞卡那霉素＞庆大霉素＞妥布霉素＞阿米卡星＞奈替米星＞链霉素。

（3）神经、肌肉麻痹　大剂量静脉滴注或腹腔内给药，可出现心肌抑制、血压下降、四肢无力和呼吸衰竭。一旦出现，可用钙剂和新斯的明抢救。

（4）变态反应　引起各种皮疹、发热、血管神经性水肿、口周发麻等。链霉素可引起过敏性休克，其发生率仅次于青霉素，死亡率较高。

5. 链霉素（streptomycin）　链霉素是1944年从灰色链霉菌培养液中分离并获得的最早用于临床的氨基糖苷类药物，也是第一个用于临床的抗结核药。

（1）作用及应用　对结核杆菌作用强大，对铜绿假单胞菌无效，对土拉菌和鼠疫杆菌有特效。因其毒性及耐药性问题，临床应用范围已逐渐缩小。主要用于：①治疗兔热病和鼠疫（首选药），后者常与四环素联合应用；②抗结核治疗（一线药物），应与其他抗结核病药联合应用；③可与青霉素合用治疗细菌性心内膜炎，但常被庆大霉素替代。

（2）不良反应　多且重，最易引起变态反应，可致过敏性休克；耳毒性常见（前庭损害为主），其次为神经肌肉麻痹；肾毒性较其他氨基糖苷类抗生素轻。

（3）用药护理　①用药超过5d必须查尿，观察有无血尿等，并记录尿量。当每8h尿量少于240ml时，及时停药补充水分。②大量久用期间，应注意询问患者有无耳鸣、眩晕等早期耳毒性反应。③对平衡失调的患者应注意搀扶，防止摔倒，有些患者可偶见口唇周围、面部及肢端麻木等反应，严重者应静脉注射钙剂。④用药前再次询问过敏史，尤其应用链霉素或庆大霉素时，用药后观察患者反应，一旦有过敏性休克症状出现时，除按抢救青霉素过敏性休克处理外，尚需静脉注射钙剂。

6. 庆大霉素（gentamycin）　抗菌谱广，对各种革兰阳性和革兰阴性菌均有良好的抗菌作用，特别对革兰阴性杆菌包括铜绿假单胞菌作用强，对金黄色葡萄球菌有效，对结核杆菌无效。临床主要用于：①革兰阴性杆菌感染所致的肺炎、脑膜炎、骨髓炎、心内膜炎及败血症等;②铜绿假单胞菌所致感染,与敏感的β-内酰胺类如羧苄西林合用;③泌尿系手术前预防术后感染,口服用于肠道感染及术前肠道消毒;④局部用于皮肤、黏膜及五官的感染等。用量过大或疗程过长可发生耳、肾损害,应予以注意。

7. 阿米卡星(amikacin,丁胺卡那霉素) 阿米卡星是抗菌谱最广的氨基糖苷类抗生素,对铜绿假单胞菌等革兰阴性杆菌及葡萄球菌抗菌活性强;对结核杆菌及其他非典型分枝杆菌感染有效;对多种氨基糖苷类钝化酶稳定。主要用于对庆大霉素或妥布霉素耐药的菌株感染,尤其是铜绿假单胞菌感染。不良反应中耳毒性大于庆大霉素,肾毒性小于庆大霉素。

8. 妥布霉素(tobramycin) 妥布霉素对肺炎杆菌、肠杆菌属、变形杆菌属的抑菌或杀菌作用分别较庆大霉素强2～4倍,对铜绿假单胞菌的作用是庆大霉素的2～5倍,且无交叉耐药,对其他菌株作用较弱。通常与抗铜绿假单胞菌的半合成青霉素和头孢菌素合用,治疗铜绿假单胞菌所致的严重感染。耐药性与不良反应同庆大霉素,但耳毒性略低。

9. 奈替米星(netilmicin) 奈替米星为新型氨基糖苷类抗生素。抗菌谱广,对铜绿假单胞菌和大肠埃希菌、各型变形杆菌等革兰阴性杆菌均具有较强抗菌活性;对多种钝化酶稳定;不易产生耐药性,与其他药物无交叉耐药。主要用于敏感菌所致泌尿道、肠道、呼吸道、创口等部位感染。不良反应轻,耳毒性、肾毒性发生率较低,症状大多轻微可逆。

10. 阿贝卡星(arbekacin) 阿贝卡星为新型氨基糖苷类抗生素,对庆大霉素、卡那霉素及阿米卡星耐药菌有强抗菌活性。与其他氨基糖苷类相比,对源于葡萄球菌的各种非活化酶均极稳定,而且对临床上缺少有效治疗药物的MRSA及耐头孢菌素金黄色葡萄球菌(CRSA)抗菌活力强,是本类药物中抗菌力最强的。主要用于敏感菌所致的呼吸道、泌尿道等的感染及MRSA所致的败血症。不良反应偶见皮疹、腹泻、注射部位疼痛、肝损害、嗜酸粒细胞增多。对肾脏及听神经的损害较其他氨基糖苷类抗生素轻。

11. 大观霉素(spectinomycin,壮观霉素) 大观霉素对淋病奈瑟菌有强大的杀灭作用,且对耐青霉素酶的淋病奈瑟菌仍敏感。只用于淋病治疗,因易产生耐药性,仅限于对青霉素耐药或对青霉素过敏的淋病患者。

(二)多黏菌素类

主要有多黏菌素B(polymyxin B)、多黏菌素E(polymyxin E)。

1. 作用与应用 两药抗菌作用相似,对革兰阴性杆菌有强大的杀灭作用,对铜绿假单胞菌高度敏感;对革兰阳性菌、革兰阴性球菌无效。抗菌机制主要作用于细菌胞质膜,增加细胞膜通透性,使细胞内的生命活性物质如核苷酸、磷酸盐等成分外漏而起杀菌作用。因毒性大,临床少用,主要用于其他药物治疗无效的铜绿假单胞菌感染。

2. 不良反应与用药护理 毒性较大,以肾毒性多见,还可引起神经毒性和肌毒性。用药期间需注意:①监测尿量,当每日尿量少于1500ml时,及时报告医生;发现蛋白尿相对密度下降或肌酐升高现象,应立即停药,调整用量;②对非卧床患者需告知其神经毒性反应的症状,防止摔倒,如出现不安和呼吸困难时(每分钟呼吸次数少于8～10次)应立即停药,一般静脉注射氯化钙可解除呼吸抑制。

【四环素类及氯霉素类】

(一)四环素类

分为天然品(四环素、土霉素等)和人工半合成品(多西环素、米诺环素等)。本类药物在酸性环境中性质稳定，抗菌作用好，药用其盐酸盐，水溶液不稳定，临用时配制。

1. 四环素(tetracycline)

(1)体内过程 吸收易受食物影响，金属离子 Ca^{2+}、Mg^{2+}、Fe^{2+}、Al^{3+} 等在肠道与其络合，减少其吸收，也不宜与抗酸药、奶制品及铁制剂合用。四环素分布广泛，可进入胎儿血液循环及乳汁，胆汁浓度为血药浓度的 10～20 倍，可沉淀于新形成的牙和骨骼中，不易透过血-脑屏障。口服药物时，20%～55%由肾脏排泄，可用于治疗泌尿道感染，口服和注射给药均可形成肝肠循环，延长作用时间。

(2)作用与应用 抗菌谱广，对革兰阳性菌抑制作用强于革兰阴性菌，对支原体、衣原体、立克次体、螺旋体、放线菌、阿米巴原虫等也有抑制作用；对铜绿假单胞菌、伤寒杆菌、结核杆菌、真菌、病毒无效。本类药物耐药菌株多，天然品之间存在交叉耐药性。

目前临床应用明显减少，对常见的细菌性感染已不作为首选药，但仍作为立克次体感染(如斑疹伤寒、恙虫病)的首选药物；对支原体感染(支原体肺炎和泌尿生殖道感染等)，首选四环素类或大环内酯类药物；对衣原体感染(鹦鹉热、沙眼等)以及某些螺旋体感染(回归热等)，首选四环素类或青霉素类。

(3)不良反应 ①局部刺激症状：口服可引起恶心、呕吐、腹泻等症状；饭后服用可减轻，但影响吸收。注射剂因刺激性大，不宜作肌内注射。②二重感染：长期大量应用广谱抗生素使敏感菌被抑制，而不敏感菌和真菌乘机繁殖，导致菌群失调，形成新的感染，又称“二重感染”或“菌群交替症”。常见于幼儿、老年人、抵抗力弱的患者，常见症状有白色念珠菌引起的鹅口疮及难辨梭状芽孢杆菌引起的肠炎(假膜性肠炎)，一旦发生，应立即停用抗菌药，采用万古霉素或甲硝唑及抗真菌药治疗。③影响骨骼和牙齿的生长发育：四环素易沉积于形成期的骨骼和牙齿中，可致牙齿黄染和釉质发育不良，并可抑制婴幼儿骨骼生长发育。孕妇、哺乳期妇女、8 岁以下儿童禁用。④其他：长期大量使用可致肝损害，变态反应偶见皮疹、药物热、血管神经性水肿等，本类药物之间有交叉过敏现象。

(4)用药护理 ①长期用药期间应定期随访，检查血常规以及肝、肾功能。肝病患者及肾功能损害者不宜使用，如确有指征，应用时须慎重考虑，并根据肝、肾功能损害的程度减量应用。②药物相互作用：与抗酸药如碳酸氢钠同用时，吸收减少，活性降低，故服用本品后 1～3h 内不应服用抗酸药；含钙、镁、铁等金属离子的药物，可与本品形成不溶性络合物，影响其吸收；与全身麻醉药甲氧氟烷合用时，可增强其肾毒性；与强利尿药如呋塞米等合用时可加重肾功能损害；与其他肝毒性药物(如抗肿瘤化疗药物)合用时可加重肝损害；降血脂药考来烯胺或考来替泊可影响本品的吸收，必须间隔数小时分开服用；可降低避孕药效果，增加经期外出血的可能；可抑制血浆凝血酶原的活性，故接受抗凝治疗的患者需调整抗凝药的剂量。

2. 多西环素(doxycycline，强力霉素)、米诺环素(minocycline，二甲胺四环素) 多西环素、米诺环素为人工半合成抗生素，因脂溶性高，口服吸收快而完全，但仍易受金属离子的影响。分布广泛，脑脊液中浓度较高。$t_{1/2}$ 约 20h，一般感染每日口服一次即可。抗菌活性比天然品强，耐药菌株少见，且与天然品之间无明显交叉耐药性。多西环素抗菌谱、适应证同四环素，抗菌活性比四环素强 2～10 倍，是四环素类药物中的首选药。米诺环素抗菌谱类似四环素，抗菌活性在本类药物中最强，用于敏感菌引起泌尿道、呼吸道、胆管、乳腺及皮肤软组织感染，对疟疾也有一定疗效。

多西环素除胃肠道反应外，易引起光敏反应，米诺环素可引起独特的可逆性前庭反应。

（二）氯霉素

1. 体内过程 口服吸收快而完全，可广泛分布至全身各组织和体液中，脑脊液中分布浓度较其他抗生素均高，体内药物的 90% 在肝脏与葡萄糖醛酸结合而失活，代谢产物和 10% 的原形药物由尿中排泄，亦能在泌尿系统达到有效抗菌浓度。

2. 作用与应用 抗菌谱广，对革兰阴性菌作用强于革兰阳性菌，特别是流感嗜血杆菌、伤寒沙门菌，对立克次体、沙眼衣原体、肺炎衣原体等也有效。

临床一般不作为首选药使用，主要用于流感嗜血杆菌所致脑膜炎及沙门菌所致伤寒、副伤寒；也可用于严重立克次体感染的 8 岁以下儿童、孕妇或对四环素药物过敏者；与其他抗菌药联合使用，治疗腹腔或盆腔的厌氧菌感染；还可作为眼科的局部用药。

3. 不良反应

(1)抑制骨髓造血功能 是氯霉素最严重的不良反应，有两种表现形式：①可逆性血细胞减少：与剂量和疗程有关，一旦发生应及时停药，容易恢复；②再生障碍性贫血：与剂量和疗程无关，一般较少见，但死亡率高。

(2)灰婴综合征 新生儿、早产儿其肝代谢及肾排泄功能不完善，导致氯霉素蓄积，引起腹胀、呕吐、呼吸及循环衰竭、发绀等中毒症状。故新生儿、早产儿、妊娠末期妇女禁用。

(3)其他 二重感染，但比四环素少；变态反应，如皮疹、血管性水肿及结膜水肿等；神经系统反应，如视神经炎、周围神经炎、失眠、幻视及中毒性精神病等。

4. 用药护理 ①用于肝、肾功能不全及 12 岁以下儿童时应严密观察骨髓抑制的先期症状，如发热、咽痛、易疲劳等，条件许可时进行血药浓度监测，使其峰浓度维持在 25mg/L 以下，谷浓度在 5mg/L 以下，此浓度可抑制大多敏感细菌的生长，如血药浓度超过此范围，可增加引起骨髓抑制的危险。②用药期间应勤查血象，出现白细胞下降至正常以下情况时应及时停药。但血象检查不能预测，通常在治疗完成后发生再生障碍性贫血。

【其他抗生素】

主要有磷霉素(fosfomycin)。

1. 作用 可抑制细菌细胞壁的早期合成，其分子结构与磷酸烯醇丙酮酸相似，因此可与细菌竞争同一转移酶，使细菌细胞壁合成受到抑制而导致细菌死亡。抗菌谱广，对葡萄球菌、大肠埃希菌、志贺菌属、沙雷菌属有较高抗菌活性；对部分厌氧菌、铜绿假单胞菌、变形杆菌、产气杆菌、肺炎杆菌以及链球菌、肺炎球菌等也具有一定活性，但较青霉素类和头孢菌素类抗菌活性差；对铜绿假单胞菌的作用较羧苄西林差。对耐甲氧西林金黄色葡萄球菌(MRSA)有抗菌作用。细菌对本品与其他抗生素之间不产生交叉耐药，与β-内酰胺类、氨基糖苷类联用常呈协同作用，且可减少细菌耐药性的产生。

2. 应用 临床主要用于敏感菌所致的呼吸道、尿路、皮肤软组织感染等。也可与其他抗生素联合应用治疗由敏感菌所致重症感染如败血症、腹膜炎、骨髓炎等。

3. 不良反应 ①胃肠道反应：如恶心、食欲低下、中上腹不适、稀便或轻度腹泻，一般不影响继续用药；②变态反应：偶可发生皮疹、嗜酸性粒细胞增多、呼吸困难、胸闷、血压下降、发绀、荨麻疹等；③血液：周围血象红细胞、血小板一过性降低、白细胞降低；④其他：血清氨基转移酶一过性升高、黄疸、头晕、头痛、耳鸣、眩晕、注射部位静脉炎等。

4. 用药护理 ①静脉滴注速度宜缓慢，本品 4g 宜溶于 250ml 以上液体中，每次静脉滴注时间应在 1～2h 以上，不推荐本品作静脉注射。②磷霉素钠的含钠量约 25%，以 1g 药物计，含钠约为 0.32g，心、肾功能不全、高血压等患者慎用。③肝、肾功能减退者慎用。④用于严重感染时除需应用较大剂量外，尚需与其他抗生素如 β-内酰胺类或氨基糖苷类联合应用。用于金黄色葡萄球菌感染时，也宜与其他抗生素联合应用。⑤应用较大剂量时应监测肝功能。⑥对磷霉素过敏者禁用，注射制剂禁用于 5 岁以下小儿。孕妇、肝脏病患者慎用。

【用药护理小结】

（一）用药前沟通

1. 了解病史与用药史 仔细询问患者有无过敏史，是否处于妊娠期或哺乳期，是否合并有肝、肾功能不全、重症肌无力、癫痫、凝血功能障碍、造血功能障碍、水及电解质失衡症、听力减退等现象。是否之前服用过抗菌药，疗效如何，有何不良反应。

2. 相关用药知识教育

(1)头孢哌酮、头孢孟多服用期间或停用 5d 之内不宜饮酒，以防引起面色潮红、出汗、头痛、心动过速。

(2)红霉素服药前和服药时不宜饮用酸性饮料，以免降低疗效，增加胃肠道反应，大剂量(4g/d 以上)使用，可引起眩晕、耳鸣等耳毒性症状，一旦出现，应立即停药。

(3)应用林可霉素时，应多饮水，保持一定的尿量，当出现会阴刺激感、腹泻或大便中带血，或见到膜状物时，应立即停药告知医护人员。

(4)万古霉素应用期间出现听力下降、耳鸣时，应立即停药。

(5)氨基糖苷类抗生素应避免与强效利尿剂、对乙酰氨基酚、万古霉素、多黏菌素等具有肾毒性的药物合用，不宜与呋塞米等损坏听神经的药物合用，也不宜与强效中枢抑制药苯海拉明、东莨菪碱、异丙嗪等合用，以防掩盖前庭耳蜗神经损伤的表现。

(6)应用四环素类药物尤其是多西环素时应避免光照，否则易引起皮肤发红或皮炎。用氯霉素时，当出现疲劳、发热、喉痛、黄疸、出血等症状时应及时与医护人员沟通。

（二）用药后护理

1. 给药方法

(1)青霉素 G 水溶液极不稳定，室温放置 24h 大部分失效，且分解产物青霉烯酸和青霉噻唑酸易引起变态反应，所以必须临用前配制。宜用 0.9%氯化钠溶液配制，如用 5%葡萄糖溶液配制宜在 2h 内滴完。青霉素遇酸、碱、醇、重金属离子及氧化剂易被破坏，应避免配伍使用，静脉注射给药时，更不宜与酸性药物配伍，甚至给药后 1h 内不应饮用酸性饮料，以免影响药物效果，青霉素不用于鞘内注射，青霉素钾盐不可快速静脉注射。

(2)红霉素 口服宜用肠溶片，注射剂刺激性强，不宜肌内或皮下注射。静脉滴注时采用单独的静脉通道，浓度不应超过 0.1%，以防静脉炎的发生。乳糖酸红霉素粉针宜用注射用水溶解成 5%溶液后再用 5%葡萄糖液稀释，并随即滴注，切忌用 0.9%氯化钠注射液直接溶解，以免产生凝结。

(3)林可霉素 口服宜在空腹或饭后 2h 进行，并多饮水，以防药物刺激食管；不宜静脉注射，输液速度宜慢，否则可使心率过快，甚至致死。

(4)万古霉素　静脉给药需稀释,给药速度不能过快,严防药液外漏,引起静脉炎及组织坏死。

(5)氨基糖苷类抗生素　治疗全身感染须注射给药,由于局部刺激强,宜深部肌内注射,并经常轮换部位,减少疼痛;静脉注射时速度应缓慢,尤其是用于新生儿、早产儿和老年人时,防止出现呼吸抑制,一旦出现明显呼吸减弱时,可用葡萄糖酸钙及新斯的明抢救。氨基糖苷类抗生素注射时须以生理盐水溶解,切勿用葡萄糖溶液,防止发生混浊、沉淀。多黏菌素肌内注射时有剧痛,不宜采用,静脉滴注时也应缓慢输入。多黏菌素 B 供静脉滴注时,稀释液如暂时不用应冷藏,72h 后不得使用。

(6)四环素　有刺激性,宜饭后服用;水溶液稳定性差,注射用粉针剂须临用前配制。静脉注射时应稀释(浓度不宜超过 5mg/ml),并缓慢给药,注射过快会引起恶心、呕吐、发冷、发热和高血压症状。宜空腹口服,即餐前 1h 或餐后 2h 服用,以避免食物对吸收的影响。

(7)氯霉素　不宜肌内注射,注射浓度不宜超过 2.5mg/ml,可室温存放。除特殊感染,一般疗程不超过 2 周。

(8)磷霉素　静脉滴注速度宜缓慢,本品 4g 宜溶于 250ml 以上液体中,每次静脉滴注时间应在 1～2h 以上;不推荐用作静脉注射。

2. 药效观察　用药期间严密观察患者的体温、感染程度的变化,观察送检标本中所感染微生物数是否明显减少或转阴。

3. 主要护理措施

(1)长期应用或大剂量静脉注射含钠、钾的 β-内酰胺类患者,防止出现水、钠潴留,血钾过高。

(2)应用第一代头孢菌素应监测患者尿蛋白、血尿及观察尿量、尿色。

(3)红霉素应用期间,应定期检查肝功能。

(4)注射林可霉素类,应嘱咐患者半卧休息,直至血压平稳后方准其活动,以防低血压所致的晕厥的发生;用药期间若有腹泻发生,如水泻样大便每天 5 次以上,应立即停药。

(5)万古霉素应用时应做听力测定,当出现耳鸣、听力异常时应立即停药,并观察患者的肾功能。

(6)氨基糖苷类药物长期应用当出现血尿、少尿、耳鸣、眩晕时应及时停药。用药期间注意患者口唇周围、面部及肢端麻木感等反应,严重者可静脉注射钙剂。对平衡失调的患者注意搀扶、以防摔倒。

(7)四环素长期应用时可致负氮平衡,在饮食中增加蛋白质食物,并经常查尿素氮。

(8)氯霉素应用时应严密观察骨髓抑制状况,如发热、咽痛、易疲劳等。并经常询问患者有无疼痛、视觉模糊、幻听、幻视等神经系统毒性反应,一旦出现及时通知医生。

(三)用药护理评价

观察感染是否控制,症状是否减轻或消除;有无引起肝肾功能不良、消化功能紊乱、耳及肾毒性、骨髓抑制、二次感染、耐药性等。

三、人工合成抗菌药

【喹诺酮类药物】

喹诺酮类是含有4-喹诺酮母核基本结构的人工合成抗菌药，属广谱杀菌剂。1962年研制的萘啶酸为第一代产品，现已少用。1973年合成的吡哌酸为第二代产品，现仅用于尿路感染和肠道感染。20世纪80年代以来开发的第三代氟喹诺酮类，具有高效、广谱、可口服、服药次数少、不良反应小、耐药菌株少等优点，临床应用广泛。常用药物有：诺氟沙星、环丙沙星、氧氟沙星、左氧氟沙星、洛美沙星、氟罗沙星、司氟沙星等。20世纪90年代后期至今新研制的喹诺酮类为第四代，已用于临床的有莫西沙星、吉米沙星等。

第三代氟喹诺酮类药物共同特点：

1. 药动学　药物吸收迅速而完全，除诺氟沙星外，大多数药物吸收率>80%；分布广，组织穿透性好，可进入骨、关节、前列腺、脑等组织；多数药物经尿排泄，尿药浓度高，$t_{1/2}$随不同品种长短有较大差异，药物能分泌于乳汁中。

2. 抗菌作用　抗菌谱广，尤其对肠杆菌科及铜绿假单胞菌等革兰阴性杆菌有强大抗菌作用，对金黄色葡萄球菌和产酶金黄色葡萄球菌也有良好抗菌作用。个别品种对淋病奈瑟菌、衣原体、结核分枝杆菌、支原体及厌氧菌等也有一定作用。作用机制为抑制敏感菌DNA回旋酶，阻止DNA的复制，引起细菌死亡。与其他抗菌药无明显交叉耐药，同类药物间存在交叉耐药现象。

随着喹诺酮类在临床的广泛应用，耐药株菌在不断增加。其耐药机制有：①细菌基因突变引起靶位改变，使药物与酶的亲和力下降；②细菌细胞膜通透性下降或增加药物主动外排，使细菌体内的药量减少。

3. 临床应用　用于敏感菌感染所致泌尿生殖道感染（单纯性、复杂性尿路感染，细菌性前列腺炎，淋菌性尿道炎、宫颈炎等）、肠道感染（细菌性肠炎、菌痢、伤寒、副伤寒）、呼吸道感染（肺炎球菌、支原体引起的肺部及支气管感染）以及难治性结核杆菌和革兰阴性杆菌所致骨、关节感染、皮肤和软组织感染。

4. 不良反应

（1）胃肠道反应较常见，厌食、恶心、呕吐、腹部不适。

（2）中枢神经系统毒性，轻者表现焦虑、失眠、耳鸣，重者出现精神异常、抽搐、惊厥，偶致幻觉和癫痫发作。

（3）皮肤反应及光敏反应，表现为皮疹、血管神经性水肿、皮肤瘙痒，光照部位出现红斑、光敏性皮炎。

（4）软骨损害，可能引起骨关节病，可致关节痛和关节水肿，故儿童、孕妇、乳母应避免使用。

（一）诺氟沙星（norfloxacin，氟哌酸）

诺氟沙星是第一个用于临床的氟喹诺酮类药物，口服生物利用度低（35%～45%），血浓度较低，消除$t_{1/2}$为3～4h。临床主用于敏感菌所致的肠道、泌尿道感染及淋病。

（二）环丙沙星（ciprofloxacin）

1. 作用及应用　对铜绿假单胞菌、流感嗜血杆菌、肠球菌、肺炎链球菌、金黄色葡萄球菌、军团菌、淋病奈瑟菌的抗菌活性高于多数氟喹诺酮类药物。但多数厌氧菌对环丙沙星不敏感。主要用于对其他抗菌药耐药的革兰阴性杆菌所致的呼吸道、泌尿道、消化道、骨与关节和皮肤软组织感染。

孕妇禁用，哺乳期妇女应用本品时应暂停哺乳，也不宜用于18岁以下的儿童及青少年。

2. 用药护理 ①由于目前大肠埃希菌对氟喹诺酮类药物耐药者多见，应在给药前留取尿培养标本，参考细菌药敏结果调整用药。②大剂量应用或尿pH值在7以上时可发生结晶尿。宜多饮水，保持24h排尿量在1200ml以上。肾功能减退者，需根据肾功能调整给药剂量。③应用时应避免过度暴露于阳光中，如发生光敏反应需停药。④肝功能减退者，如属重度(肝硬化腹水)可减少药物清除，血药浓度增高，肝、肾功能均减退者，均需权衡利弊后应用，并调整剂量。⑤原有中枢神经系统疾患者，如癫痫及癫痫病史者均应避免应用。

(三)氧氟沙星(ofloxacin，氟嗪酸)

1. 作用与应用 抗菌谱与环丙沙星相似，尚对结核分枝杆菌、沙眼衣原体和部分厌氧菌有效。临床用于敏感菌所致泌尿道、呼吸道、胆道、皮肤软组织、耳鼻喉、眼科感染等，可作为治疗伤寒及抗结核杆菌第二线药。

2. 不良反应 发生率较低，但应注意光敏性皮炎及首次使用时的变态反应。禁忌证同环丙沙星。

(四)左氧氟沙星(levofloxacin)

1. 作用及应用 为氧氟沙星的左旋异构体。口服生物利用度接近100%，消除$t_{1/2}$为4～6h，85%以上的药物以原形由尿液排泄。本品具有广谱抗菌作用，抗菌作用强，其抗菌活性是氧氟沙星的2倍，对多数革兰阴性菌有较强的抗菌活性，对金黄色葡萄球菌、肺炎链球菌、化脓性链球菌等革兰阳性菌和肺炎支原体、肺炎衣原体也有抗菌作用，但对厌氧菌和肠球菌的作用较差。用于敏感菌引起的泌尿生殖系统、呼吸道、胃肠道、伤寒、骨和关节、皮肤软组织、败血症等感染。

不良反应发生率低于多数氟喹诺酮类药物。

2. 用药护理 ①为避免结晶尿的发生，宜多饮水，保持24h排尿量在1200ml以上。②肝肾功能减退者，需根据肝肾功能调整给药剂量；③应避免过度暴露于阳光中，如发生光敏反应或其他过敏症状需停药；④癫痫及癫痫病史者均应避免应用；⑤用药后偶可发生跟腱炎或跟腱断裂，如有发生，须立即停药，直至症状消失；⑥孕妇、哺乳期妇女、18岁以下的儿童及青少年禁用本品。

(五)氟罗沙星(fleroxacin，多氟沙星)

氟罗沙星生物利用度接近100%。消除$t_{1/2}$达10h以上，每天给药一次。50%～70%的药物以原形由尿液排泄，少量药物在肝脏代谢，肝肾功能减退患者应减量。体外抗菌活性与诺氟沙星、环丙沙星和氧氟沙星相近或略差，但体内抗菌活性远远超过上述三者。临床主要用于治疗敏感菌所致的呼吸系统、泌尿系统、妇科、外科的感染性疾病或二次感染。

(六)司帕沙星(sparfloxacin，司氟沙星)

司帕沙星口服吸收良好，肝肠循环明显。体内50%的药物随粪便排泄，25%在肝脏代谢失活，消除$t_{1/2}$超过16h，对革兰阳性菌、厌氧菌、结核分枝杆菌、衣原体和支原体的抗菌活性显著优于环丙沙星；对军团菌和革兰阴性菌的抗菌活性与环丙沙星相同；对上述的抗菌活性优于诺氟沙星和氧氟沙星。临床用于上述细菌所致的呼吸系统、泌尿系统和皮肤软组织感染，也可用于骨髓炎和关节炎等。光敏性皮炎在该类药物中发生率高。

（七）莫西沙星（moxifloxacin，拜复乐）

莫西沙星为第四代喹诺酮类，口服生物利用度约90%。消除 $t_{1/2}$ 达12～15h，粪便和尿液中原形药物的排泄量分别是25%和19%。对大多数革兰阳性菌、革兰阴性菌、厌氧菌、结核分枝杆菌、衣原体和支原体具有较强的抗菌活性。对肺炎球菌而言其抗菌活性是环丙沙星的5～7倍，对金黄色葡萄球菌和厌氧菌是环丙沙星的17倍，对衣原体和支原体是环丙沙星的67～126倍。对肺炎球菌和金黄色葡萄球菌的抗菌活性甚至超过了司氟沙星。临床上用于敏感菌所致的急慢性支气管炎和上呼吸道感染，也可用于泌尿系统和皮肤软组织感染等。莫西沙星不良反应发生率相对较低，常见一过性轻度呕吐和腹泻，光敏反应较少。有资料显示该药可致严重皮肤反应、致死性肝损害，可使女性或老年患者发生心脏衰竭。对原有心脏病者需慎用。

（八）吉米沙星（gemifloxacin）

吉米沙星为第四代喹诺酮类药物，它同时作用于细菌DNA回旋酶和DNA拓扑异构酶Ⅳ，从而大大改善了抗菌谱，尤其是对革兰阳性菌的杀菌力更为显著，是目前对肺炎链球菌活性最高的喹诺酮类口服药物，是治疗下呼吸道感染、泌尿道感染的选用药物之一，相对不良反应少。2006年7月在我国获得上市批准。

【磺胺类药及甲氧苄啶】

（一）磺胺类

磺胺类药物具有氨苯磺酰胺的基本结构，属广谱抑菌药，曾广泛应用于临床。近年，由于抗生素和喹诺酮类药物的快速发展，细菌对磺胺的耐药性和药物的不良反应成为突出问题，临床应用受到明显限制。

1. 磺胺类药物的共性

（1）抗菌作用　抗菌谱广，对不产酶的金黄色葡萄球菌、溶血性链球菌、肺炎链球菌、脑膜炎奈瑟菌、大肠埃希菌、产气杆菌、变形杆菌、奴卡菌属等有良好抗菌活性；对少数真菌、沙眼衣原体、原虫（疟原虫及弓形虫等）也有效。作用机制为与细菌生长繁殖所需的对氨苯甲酸（PABA）竞争二氢蝶酸合成酶，从而阻碍核酸合成，抑制细菌的生长繁殖，为慢速抑菌药。

（2）临床应用　由于耐药性较普遍，目前仅用于一些敏感菌所致流行性脑脊髓膜炎、泌尿道感染、奴卡菌病，以及作为对青霉素过敏患者预防链球菌感染及风湿热复发使用。

（3）不良反应　①肾损害：用于全身感染的磺胺类药如磺胺嘧啶、磺胺甲噁唑及其代谢产物在尿中溶解度低（当尿液偏酸性时尤甚），析出结晶而损伤肾脏，出现结晶尿、管型尿、血尿、少尿及腰痛等；②变态反应：较常见，可出现皮疹、药物热等，严重者出现剥脱性皮炎、多形红斑等，一旦发生，应立即停药；③血液系统反应：抑制造血功能，引起白细胞减少，血小板减少、再生障碍性贫血等；对葡萄糖-6-磷酸脱氢酶缺乏的患者可致溶血性贫血；④其他：有恶心、呕吐、头晕、头痛、乏力等，新生儿可致胆红素脑病和溶血。

2. 常用药物

（1）全身感染用磺胺药　①磺胺嘧啶（sulfadiazine，SD）：口服易吸收，血浆蛋白结合率低（45%），易通过血-脑屏障，脑脊液中浓度可达血药浓度的70%左右，为治疗流行性脑脊髓膜炎的首选药，也是治疗全身感染的常用药；②磺胺甲噁唑（sulfamethoxazole，SMZ）：口服易吸收，血浆蛋白结合率高（70%），脑脊液中的浓度低于 SD，尿液中浓度高，主要用于大肠埃希菌引起的泌尿道感染。

（2）肠道感染用磺胺药　柳氮磺吡啶（sulfasalazine，SASP）：口服很少吸收，大部分在肠内分解出磺胺吡啶和 5-氨基水杨酸，前者有抗菌、抗炎作用，后者有抗免疫、抗炎作用。临床用于治疗非特异性结肠炎。长期服药可产生较多不良反应，如恶心、呕吐、皮疹、药物热和白细胞减少等，还可影响精子活力而致不育症。

（3）外用磺胺药　①磺胺米隆（sulfamylon，SML）：抗菌谱广，对铜绿假单胞菌、金黄色葡萄球菌和破伤风杆菌有效，抗菌活性不受脓液和坏死组织中 PABA 的影响。药物迅速渗入创面和焦痂，适用于烧伤或大面积创伤后的创面感染，并能提高植皮的成功率，用药局部有疼痛及烧灼感。②磺胺嘧啶银（sulfadiazine silver，SD-Ag，烧伤宁）：具有磺胺嘧啶的抗菌作用和银盐的收敛作用，抗菌谱广，对多数革兰阳性和革兰阴性菌有良好的抗菌活性，特别是对铜绿假单胞菌作用显著强于 SML。临床用于烧伤、烫伤的创面感染，并可促进创面干燥、结痂及愈合。③磺胺醋酰钠（sulfacetamide sodium，SA）：溶液呈中性，刺激性小，穿透力强，作为滴眼剂常用于治疗沙眼、结膜炎和角膜炎等眼科病。

（二）甲氧苄啶（trimethoprim，TMP）

1. 作用及应用　是细菌二氢叶酸还原酶抑制剂，抗菌谱与磺胺类相似，而抗菌效力略强。抗菌作用机制是抑制细菌二氢叶酸还原酶，阻碍细菌核酸的合成。当与磺胺药合用时有增效作用，其机制是：既可抑制二氢蝶酸合成酶（磺胺药），又可抑制二氢叶酸还原酶（甲氧苄啶），使细菌的叶酸代谢受到双重阻断，使磺胺药的抗菌效力增加数倍至数十倍，甚至出现杀菌作用。常与中效磺胺（SMZ、SD）组成复方制剂，用于呼吸道、泌尿道及肠道感染的治疗，对伤寒亦有效。

2. 不良反应　TMP 抑制人二氢叶酸还原酶的浓度为抑制敏感菌浓度的 10 万倍以上，故选择性高，一般对人毒性小。当每日剂量超过 0.5g 或长期使用时，也可影响叶酸而引起可逆的血象变化，致白细胞和血小板减少等。轻症者及时停药，必要时可用四氢叶酸治疗。可致畸，孕妇禁用，老年人、婴幼儿、肝肾功能不良者慎用或禁用。

【硝基咪唑类及硝基呋喃类】

（一）硝基咪唑类

1. 甲硝唑（metronidazole，灭滴灵）　口服吸收好，体内分布广，可进入感染病灶和脑脊液。对脆弱类杆菌较为敏感，还具有抗破伤风杆菌、抗滴虫和抗阿米巴原虫作用，但对需氧菌无效。主要用于治疗厌氧菌引起的口腔、腹腔、女性生殖器、下呼吸道、骨和关节等部位的感染，对幽门螺杆菌感染的消化性溃疡以及四环素耐药难辨梭状芽孢杆菌所致的假膜性肠炎有特殊疗效，与破伤风抗毒素（TAT）合用治疗破伤风。

不良反应轻微，主要有胃肠道反应、过敏反应及外周神经炎等。具有抑制乙醛脱氢酶作用，加强酒精效应，可出现双硫仑（双硫醒）反应，如呕吐、面部潮红、腹部痉挛等，服药期间应禁酒。

同类药物有替硝唑、奥硝唑，疗效优于甲硝唑，不良反应有所减轻。

（二）硝基呋喃类

1. 呋喃妥因（nitrofurantoin，呋喃坦啶） 抗菌谱广，口服后尿药浓度高。主要用于泌尿道感染，酸化尿液可提高疗效，但复发率高，由于代谢迅速，需4～6h服用一次。常见胃肠道反应，偶见变态反应，大剂量引起周围神经炎。

2. 呋喃唑酮（furazolidone，痢特灵） 口服吸收少（仅5%吸收），肠内浓度高。主要用于细菌性痢疾、肠炎等，也可用于治疗伤寒、副伤寒及胃炎、溃疡病。不良反应与呋喃妥因相似，但较轻并少见。

【用药护理小结】

（一）用药前沟通

1. 了解病史及用药史 询问感染发病部位，是否用过对肝肾及造血系统有毒性的药物，了解患者的过敏史，是否有癫痫或惊厥史、肝肾功能不全、血液病等合并症，是否有葡萄糖-6-磷酸脱氢酶的遗传缺陷。

2. 相关用药知识教育

（1）喹诺酮类 服药期间多饮水，每日不少于2000ml，同时不应饮用咖啡与浓茶，以防失眠、神经过敏、心动过速。

（2）磺胺类 用药期间多饮水，可同服等量碳酸氢钠；服药期间不要进行驾驶或高空作业；可能会出现尿色加深、皮疹反应，一旦出现应及时报告。

（二）用药后护理

1. 给药方法

（1）喹诺酮类（酸性）不宜与抗酸药合用，以免减少在胃肠道内的吸收。静脉滴注时速度不宜过快，防止诱发惊厥或癫痫。

（2）普鲁卡因、丁卡因等局麻药的水解产物PABA与磺胺类药起拮抗作用，故磺胺类不宜与其配伍，以防降低疗效。磺胺类制剂口服时应首剂加倍，以求迅速显效。

2. 药效观察 严密观察患者的体温、敏感菌所致的泌尿道、呼吸道等部位感染程度的变化。

3. 主要护理措施

（1）喹诺酮类长期应用，应监测肝、肾功能；用药4周以上，应注意有否出现关节病样症状，如关节肿胀、中指或双手急性疼痛等；氟喹诺酮类可致光敏反应，用药期间应避免日光直射。

（2）磺胺类用药超过一周时，必须注意肾功能检测。久用时，还须定期检查血象。

（三）用药护理评价

感染是否控制、症状是否减轻或消除，有无肾及造血功能毒性发生。

四、抗结核病药及抗麻风病药

【抗结核病药】

结核病是由结核杆菌感染引起的一种慢性传染病。抗结核病药能抑制或杀灭结核杆菌，是综合治疗结核病的主要措施之一。常用抗结核病药分为两类：①一线抗结核病药：具有疗效高、毒性小、患者易耐受特点，为常规首选药物，如异烟肼、利福平、乙胺丁醇、链霉素、吡嗪酰胺；②二线抗结核病药：一般疗效较差、毒性较大，或价格偏高，仅在一线药物产生耐药性或患者不能耐受时选用，如对氨基水杨酸钠、乙硫异烟胺、丙硫异烟胺、阿米卡星、氧氟沙星、左氧氟沙星和环丙沙星。

（一）一线抗结核病药

1. 异烟肼(isoniazid)

(1)体内过程　口服或肌内注射后迅速被吸收，1～2h 血药浓度达峰值。广泛分布于全身各组织及体液中，易透过血-脑屏障，当脑膜有炎症时，脑脊液中药物浓度与血浆浓度相近；可透入细胞内、骨组织、关节腔、胸腹水及纤维化或干酪样病灶内；大部分经肝乙酰化，其代谢速度受遗传因素影响，存在个体差异，分为慢代谢型和快代谢型。代谢产物和小部分原形经肾排出。

(2)作用与应用　对结核杆菌选择性高、抗菌力强。抗菌机制可能与选择性抑制分枝菌酸的合成有关，对其他细菌无效。对繁殖期结核杆菌具有强大的杀菌作用，而对静止期的结核杆菌只有抑菌作用；穿透力强，对细胞内、细胞外、结核空洞、干酪样病灶中的结核菌均有作用。具有高效、低毒、价廉、方便等特点。为治疗各型结核病的首选药。单独应用易产生抗药性，常和其他抗结核药联合应用，以延缓耐药性的产生及增加疗效。

(3)不良反应　①周围神经炎：常见于较大剂量长期服用的患者，表现为四肢感觉麻木、反应迟钝和肌肉轻瘫等。可能与异烟肼促进维生素 B_6 的排泄而导致后者缺乏有关，故长期大剂量服药的患者应加服维生素 B_6。②肝毒性：主要在肝内经乙酰化灭活，快乙酰化代谢型患者发生率较高，长期或大剂量用药可致肝损害，与利福平合用时，肝损害增强。③中枢神经系统损害：一般剂量时可有眩晕、失眠、记忆力减退等。大剂量长期用药可引起中枢兴奋至精神失常、抽搐等，甚至死亡。④其他：偶见皮疹、药物热等。因抑制乙醇代谢，故用药期间不宜喝含酒精饮料。⑤肝功能不良者、有精神病史和癫痫患者禁用或慎用，孕妇慎用。

2. 利福平(rifampicin)

(1)作用与应用　为利福霉素的人工半合成衍生物，为广谱抗生素。抗结核作用特点类似异烟肼，对革兰阴性菌、革兰阳性菌、耐药金黄色葡萄球菌、沙眼衣原体、麻风杆菌等均有抗菌作用。单用易产生抗药性，宜联合用药，发挥协同抗菌作用及延缓耐药性的产生。临床主要与其他抗结核药联合应用，治疗各型结核病；亦可用于脑膜炎球菌及流感嗜血杆菌引起的脑膜炎、耐药金黄色葡萄球菌及其他敏感菌所致的感染；外用治疗沙眼及敏感菌所致的眼部感染。

(2)不良反应　胃肠道反应较为常见，少数人可引起肝毒性而出现肝功能不全，与异烟肼合用时较易发生。亦可见变态反应、皮疹、药物热等。有致畸作用，严重肝功能不全者、妊娠期妇女禁用。

(3)用药护理　①可致肝功能不全，治疗开始前及治疗中严密观察肝功能变化，肝损害一旦出现，立即停药。②单用利福平治疗结核病或其他细菌性感染时病原菌可迅速产生耐药性，必须与其他药物合用。治疗需持续 6 个月至 2 年，甚至数年。③用药期间应定期检查血象，可能引起白细胞和血小板减少，并导致齿龈出血和感染、伤口愈合延迟等。④应于餐前 1h 或餐后 2h 服用，清晨空腹一次服用吸收最好，进食会影响吸收。⑤应告之患者服药后尿、唾液、汗液等排泄物均可显橘红色，不必惊慌。

3. 乙胺丁醇(ethambutol)

(1)作用与应用　为人工合成的抗结核药，对繁殖期结核杆菌有较强的抑制作用，且对耐链霉素、异烟肼等结核菌仍敏感。单用可产生耐药性，但速度较慢，常联合其他一线药治疗各型结核病，以增强疗效，延缓耐药性的产生。

(2)不良反应　①球后视神经炎：长期、大剂量应用可引起视觉模糊、视力减退、红绿色盲等；②其他反应：偶见胃肠反应、肝脏毒性，与异烟肼、利福平合用时更应注意肝脏毒性。

(3)用药护理　①治疗期间应检查眼部，如视野、视力、红绿鉴别力等，在用药前及疗程中每日检查一次，尤其是疗程长，每日剂量超过 15mg/kg 的患者；②在治疗程中应定期测定血清尿酸，因此类药物可使血清尿酸浓度增高，引起痛风发作。

4. 链霉素(streptomycin)　是第一个有效的抗结核病药，在体内仅有抑菌作用，疗效不及异烟肼和利福平。穿透力弱，不易渗入细胞、纤维化、干酪化病灶，也不易透过血-脑屏障和细胞膜，因此对结核性脑膜炎疗效最差。结核杆菌对链霉素易产生耐药性，且长期使用耳毒性发生率高。与其他抗结核药合用于浸润型肺结核、粟粒型肺结核等，对急性渗出型病灶疗效好。

5. 吡嗪酰胺(pyrazinamide，PZA)　为抑菌剂，抗菌机制是阻断结核杆菌叶酸的合成，酸性环境中抗菌作用增强。单用易产生耐药性，与异烟肼、链霉素无交叉耐药性。与利福平、异烟肼联合用于非典型的结核菌感染及结核病的复治，现临床上常采用低剂量 15～30mg/(kg·d)、短疗程的 PZA 进行三联或四联用药，治疗其他抗结核药疗效不佳的患者。不良反应发生率较高的是肝损害，故肝病、妊娠初期、痛风患者禁用。本药抑制尿酸的排泄，可诱发痛风，应定期检查血尿酸及注意关节症状。

(二)二线抗结核药

1. 对氨基水杨酸钠(sodium aminosalicylate，PAS-Na)　为抑菌剂，抑菌作用较链霉素弱，仅对细胞外的结核杆菌有效，其优点是不易产生耐药性，并可延缓细菌对其他抗结核病药耐药性的产生。临床主要与异烟肼和链霉素合用治疗各型活动性结核病，以延缓耐药性产生，增强疗效。PAS 可影响利福平的吸收，不宜与其合用。常见不良反应为胃肠道反应及过敏反应，长期大量使用可出现肝损害。尿中浓度高时会导致结晶尿或血尿，故服药期间嘱咐患者多饮水，防止药物对肾的损害。口服刺激大，可与食物同服，消化性溃疡者禁用。

2. 丙硫异烟胺(protionamide)　抗菌效力较弱，但组织穿透力较强，可透入全身各组织和体液中，易到达病变组织结核病灶内，对其他抗结核药耐药的菌株仍有效。临床常与其他抗结核药合用于复治患者。胃肠反应多，偶致周围神经炎及肝毒性。

(三)新型抗结核病药

1. 利福定(rifandin)　为我国首先应用于临床的人工合成利福霉素的衍生物，抗菌作用强大，抗菌谱广，其抗结核杆菌能力强于利福平，对麻风杆菌的抑制作用也优于利福平。其抗菌作用机制、耐药机制与利福平相同，不良反应与利福平相似。利福定与利福平有交叉耐药现象，故不适用于后者治疗无效患者。一般情况下利福定与异烟肼、乙胺丁醇等合用，可延缓耐药性的产生。

2. 司帕沙星(sparfloxacin，司氟沙星)　为第三代氟喹诺酮类的代表药物，抗菌谱广，对革兰阳性菌、革兰阴性菌、厌氧菌、支原体、衣原体、分枝杆菌均有较强的杀灭作用；且对多种耐药菌株有效，是一类有发展前景的新型抗结核病药。其严重不良反应为光敏反应，宜慎用。

（四）抗结核病药的应用原则

1. 早期用药 结核病早期病灶多为渗出性反应，病灶内结核杆菌生长旺盛，对抗结核药敏感，细菌易被抑制或杀灭。此外患病初期机体抵抗力较强，局部病灶血液循环好，药物浓度高，能促进炎症吸收，而获得满意疗效。而晚期由于病灶的纤维化、干酪化或空洞形成，病灶内血液循环不良，药物渗透差，疗效不佳。

2. 联合用药 单药治疗结核病很易产生耐药性，联合用药不仅能增强疗效，还可延缓耐药性的产生，降低毒性。可在应用异烟肼的基础上，联合应用利福平和其他抗结核药。根据病情可采用二联或三联用药。

3. 适量用药 用药剂量应适当。药量不足，组织内药物难以达到有效浓度，且易诱发细菌产生耐药性使治疗失败；剂量过大，则易产生严重不良反应而使治疗难以继续。

4. 规律全程用药 结核病的治疗必须做到有规律长期用药，不能随意改变药物剂量或改变药物品种，否则难以获得成功的治疗。结核病是一种容易复发的疾病，过早停药，会使已被抑制的细菌再度繁殖或迁延，导致治疗失败。临床可根据病情采用短程疗法（6～9 个月）和长程疗法（1～2 年），不过早停药是化疗成功的关键。

【抗麻风病药】

（一）氨苯砜（dapsone，DDS）

1. 作用与应用 抗菌谱和作用机制与磺胺类相似，但对麻风杆菌有强大的抑制作用，为治疗麻风病的首选药。单用易产生耐药性，与利福平联合使用可延缓耐药性的产生。治疗时，以小剂量开始直至最适剂量为止，一般用药 3～6 个月症状开始改善，完全消失至少需用 1～3 年时间，故在治疗过程中不应随意减少剂量或过早停药。

2. 不良反应与用药护理 常见溶血性贫血或发绀，G-6-PD 缺乏者较易发生；其次为高铁血红蛋白症；还可引起胃肠道反应及肝损害，偶见药物热、皮疹、剥脱性皮炎等。治疗早期或剂量增加过快，可使麻风症状加剧，称砜综合征或麻风反应。严重贫血、G-6-PD 缺乏及肝肾功能不良者禁用。用药期间应定期进行血象及肝肾功能检查。

（二）其他药物

1. 利福平 对麻风杆菌包括对氨苯砜耐药菌株具有杀菌作用，单独应用易产耐药性，常与其他抗麻风病药联合应用。

2. 氯法齐明（clofazimine） 对麻风杆菌有抑制作用，与氨苯砜或利福平合用治疗各型麻风病。用药后可使皮肤及代谢物成红棕色，应向告知，以免惊惶。

3. 巯苯咪唑（mercaptopheny limidazole，麻风宁） 是新型抗麻风药，疗效较砜类好。其优点是疗程短、毒性小、不易蓄积、易于接受。亦可产生耐药性，不良反应为局部性皮肤瘙痒和诱发“砜综合征”。适用于治疗各型麻风病及砜类药物过敏者。

大环内酯类药物如罗红霉素、克拉霉素亦具有抗麻风菌作用。且不良反应轻，易于接受。

【用药护理小结】

（一）用药前沟通

1. 了解病史及用药史　是否曾患过结核或用过抗结核病药物，疗效如何；是否有药物过敏史；是否合并有肝肾功能不良、癫痫、精神病史等。

2. 相关用药知识教育

(1)对及家属进行结核病知识的宣传，克服恐惧心理，树立治疗信心，积极配合医护人员完成治疗方案。

(2)治疗期间注意饮食调整，加强富含维生素食物的摄入，尽量做到不抽烟、不喝酒。

(3)若出现胃肠不适、视觉障碍、厌食、厌油、乏力、巩膜发黄及肝区不适等症状，应及时告之医生。

（二）用药后护理

1. 给药方法

(1)异烟肼　应尽量采用口服，抗酸药不宜与其同服，因前者可降低后者的吸收率而使疗效降低。肌内注射后冷敷可减轻局部疼痛，静脉给药应注意控制滴速。

(2)利福平　与 PAS-Na 合用时，因干扰利福平的吸收，需间隔 8～12h，与巴比妥类宜间隔 6h；利福平可诱导肝药酶，长期和经肝代谢的药物合用，可降低后者血药浓度，如口服避孕药、类固醇等。

(3)PAS　可增强抗凝药作用而引起出血。

(4)乙胺丁醇　和含铝盐的抗酸药合用可降低其吸收，故宜间隔 2～3h 服药。

(5)口服给药对消化道有刺激症状时，可与食物同服；利福平、吡嗪酰胺应晨起顿服，其他药物应在每日相同时间餐前 1h 或餐后 1h 顿服，亦可晨起顿服。

2. 药效观察　通过观察患者的体温、痰菌的转阴情况及 X 线检查监测疗效。

3. 主要护理措施

(1)异烟肼　用药期间应定期检查肝功能及周围神经炎症状，可同服用维生素 B_6；注意血液系统的损害，当出现贫血、白细胞减少应考虑停药；糖尿病患者要注意血糖的变化。

(2)利福平　排泌物可将尿液、泪液、唾液、粪便染成砖红色，预先告知患者。

(3)乙胺丁醇　用药期间每隔 2～4 周做一次眼科检查，观察视力及红绿色分辨力。

（三）用药护理评价

按治疗方案系统治疗后患者的病情是否控制，如发热等症状是否缓解，痰菌是否转阴，X线中阴影是否消失，病灶是否钙化等；实验室检查是否恢复正常；体力活动尤其肺功能是否改善或恢复正常，是否有不良反应发生；患者是否能正确用药，坚持治疗。

五、抗真菌药和抗病毒药

【抗真菌药】

真菌感染一般分为两类：浅部和深部真菌感染。前者常由各种癣菌引起，主要侵犯皮肤、毛发、指甲、口腔或阴道黏膜等，发病率高。后者主要由白色念珠菌和新型隐球菌引起，主要侵犯内脏器官和深部组织，病情严重，病死率高。

(一)主要抗浅部真菌感染药

1. 制霉菌素(nystatin) 抗菌谱广,对口腔、肠道、阴道等真菌感染有效,主要外用治疗皮肤、黏膜等浅表真菌感染。因毒性大,口服吸收少,不宜全身用药,仅适用于肠道白色念珠菌感染。局部应用不良反应少见,软膏制剂常用于皮肤、口腔、阴道等部位真菌感染的治疗。口服可引起暂时性恶心、呕吐、食欲不振、腹泻等胃肠道反应。

2. 灰黄霉素(griseofulvin) 口服吸收后广泛分布于深部各组织,皮肤、毛发、指甲、脂肪及肝脏等组织含量较高。杀灭或抑制各种皮肤癣菌,有抗浅表真菌的作用。对头癣效果好,对体股癣、手足癣、叠瓦癣也有较好疗效,但常复发和再感染,需继续治疗。该药必须口服给药,局部外用无效,而且应连续用药数周或数月。由于毒性较大,临床已少用。

3. 克霉唑(clotrimazole) 属广谱抗真菌药,其抗浅表真菌作用与灰黄霉素接近。对深部真菌作用不及两性霉素 B。吸收不规则,毒性大。临床供局部外用,治疗皮肤癣菌引起的体癣、手足癣和耳道、阴道真菌病。

4. 特比奈芬(terbinafine) 为丙烯胺类衍生物,对皮肤癣菌有杀菌作用,对念珠菌有抑制作用,具有作用快、疗效高、复发少、毒性低等特点。临床口服或外用治疗甲癣和其他浅表真菌感染。不良反应轻微,常见胃肠道反应,较少发生肝炎和皮疹,可有一过性转氨酶升高。

(二)主要抗深部真菌感染药

1. 两性霉素 B(amphotericin B,庐山霉素) 是一种多烯类抗深部真菌感染的抗生素,口服或肌内注射均难吸收,主要采用静脉滴注给药,对全身深部真菌感染有效,抗菌力强,主要用于治疗深部真菌引起的感染,如真菌性肺炎、心内膜炎、脑膜炎、尿路感染等。因本品毒性较大,不良反应严重,一般不作为首选药。目前临床多采用其脂质体剂型,如两性霉素 B 脂质复合体、两性霉素 B 胶质分散体及两性霉素 B 脂质体。该类制剂静滴时肝肾毒性及与静滴相关的毒性发生率均较传统剂型低。

常见不良反应有寒战、发热、头痛、呕吐、厌食、贫血、低血压、低血钾、低血镁、肝肾功能损害等。用药时应严密观察,防止滴速过快,并定期监测肝肾功能。

2. 氟胞嘧啶(flucytosine,5-FC) 为人工合成的广谱抗真菌药,口服吸收迅速而完全。易通过血-脑屏障,久用易产生耐药性,对深部真菌感染有效,治疗白色念珠菌、新型隐球菌等深部真菌感染常与两性霉素 B 合用,以发挥协同作用,减少复发率。不良反应有胃肠道反应、肝损害、贫血、白细胞和血小板减少。

3. 酮康唑(ketoconazole) 为广谱抗真菌药,口服易吸收,不易透过血-脑屏障。可用于浅部和深部真菌感染。不良反应多,常见胃肠反应;本品在国内应用引起数十例肝损害,开始表现为类似传染性肝炎症状,及时停药可恢复,若继续服药导致肝损害发展,并在停药后继续恶化,造成数名死亡;干扰内分泌功能,引起男性乳房增生、阳痿、精子减少,女性月经不规则等。用药期间应监测肝功能,肝病史者及孕妇禁用。

4. 氟康唑(fluconazole) 为广谱、高效、低毒的三唑类广谱抗真菌类药物,口服易吸收,组织分布广,易透过血-脑屏障。其活性高于酮康唑和两性霉素 B,其体内抗真菌作用比酮康唑强 10～20 倍。主要用于各种真菌性脑膜炎、心内膜炎、肺及泌尿道感染;也可用于浅表真菌感染。不良反应较其他抗真菌药物低,患者多可耐受。常见恶心、腹痛、腹泻、胃肠胀气,皮疹。偶见脱发,可见一过性血尿素氮、肌苷及转氨酶升高。孕妇、哺乳妇及儿童禁用。

5. 伊曲康唑(itraconazole) 为三唑类抗真菌新药,口服良好,抗菌广,与酮康唑相比,体内外活性强度大5~100倍。主要用于深部、皮下、浅部真菌感染,已成为治疗罕见真菌如组织胞质菌感染和芽生菌感染的首选药物。不良反应低,主要为胃肠道反应,偶见肝毒性和皮疹。

6. 咪康唑(miconazole) 具有广谱抗真菌活性,作用机制和抗菌谱与酮康唑相同。口服吸收差,静脉滴注治疗深部真菌感染,但毒性较大。局部用药制剂称达克宁,临床主要局部外用,治疗皮肤癣菌引起的体癣、手足癣及耳道、阴道真菌病。

【抗病毒药】

(一)抗艾滋病毒药

人类免疫缺陷病毒(HIV)引起的传染病,称为获得性免疫缺陷综合征(AIDS,又称艾滋病)。当前抗HIV药主要通过抑制反转录酶或HIV蛋白酶发挥作用。蛋白酶抑制剂可减少病毒量,单用疗效不佳,有口服吸收较差、不良反应多、易产生耐药性等缺点,临床中与反转录酶抑制剂联用治疗AIDS。

1. 齐多夫定(zidovudine,叠氮胸苷) 为核苷类反转录酶抑制剂,是第一个上市的抗HIV药,也是治疗AIDS的首选药。可减轻或缓解AIDS及其相关综合征。不良反应最常见是骨髓抑制,也可引起胃肠道不适、头痛、剂量过大可出现焦虑、精神错乱、震颤及肝毒性。

2. HIV蛋白酶抑制剂 目前临床应用的HIV蛋白酶抑制剂有沙奎那韦(saquinavir)、洛匹那韦/利托那韦(lopinavir and ritonavir)、英地那韦(indinavir)及奈非地韦(nelfinavir)。该类药物阻止前体蛋白裂解,作用于病毒复制的晚期,其机制不同于齐多夫定。生物利用度低、单用易产生耐药性,与齐多夫定联合应用,抗病毒效力明显增强。目前蛋白酶抑制剂是联合治疗AIDS的主要选用药物,常与核苷类反转录酶抑制剂联用。

(二)抗流感病毒药

1. 金刚烷胺(amantadine) 口服吸收好,抗病毒谱窄,主要有抑制甲型流感病毒对宿主细胞的穿透能力,用于流感病毒的预防,对已发病的人群及时用药也有治疗作用,还能治疗帕金森病。不良反应少,可引起失眠、头晕及腹痛等胃肠反应。大剂量可致共济失调、惊厥等反应。有致畸反应。禁用于妊娠期妇女、幼儿、脑血管硬化、癫痫患者。

2. 利巴韦林(ribavirin,病毒唑) 口服吸收好,抗病毒谱广,对多种DNA和RNA病毒有效,如对甲、乙型流感病毒,单纯疱疹病毒,肝炎病毒,腺病毒等均有抑制作用。主要用于病毒性呼吸道感染、疱疹、麻疹、眼角膜炎、结膜炎及病毒性肝炎、肺炎等。不良反应有头痛、皮疹、贫血及影响呼吸功能等,偶见低血压、结膜炎等,有致畸作用,禁用于妊娠期妇女。

(三)抗疱疹病毒药

1. 阿昔洛韦(aciclovir,ACV) 为核苷类抗DNA病毒药,是目前最有效的抗单纯疱疹病毒(herpes simplex virus,HSV)药物之一,对VZV病毒和EB病毒等其他疱疹病毒亦有效,也有用于乙型肝炎治疗。对AIDS并发水痘带状疱疹患者,可改善症状。局部应用于单纯疱疹性角膜炎。不良反应最常见的为胃肠道反应,有局部刺激性。静脉注射可有厌食、恶心、头痛、皮疹、低血压及暂时性肾毒性。不可用于肌内注射或皮下注射,也不可快速静脉注射。

2. 更昔洛韦(ganciclovir) 对HSV和VZV抑制作用与阿昔洛韦相似,对巨细胞病毒抑制作用较强，约为阿昔洛韦的100倍。骨髓抑制等不良反应较多见，常用于AIDS、器官移植、恶性肿瘤时严重巨细胞病毒感染性肺炎、肠炎及视网膜炎等。

3. 阿糖腺苷（vidarabine，vira-A） 为嘌呤类衍生物。抗病毒范围广，具有强大的抗HSV、VZV及巨细胞病毒活性，也能抑制乙型肝炎病毒和某些RNA病毒。用于治疗单纯疱疹病毒脑膜炎、急性角膜炎、带状疱疹、生殖器疱疹、乙型肝炎、合并水痘的带状疱疹病毒感染等。上述适应证目前多数已被阿昔洛韦所取代。不良反应主要是神经毒性，发生率可达10%，也常见胃肠道反应，因其疗效低，毒性大，临床少用。

（四）抗乙肝病毒药

1. 干扰素（interferon） 是机体细胞在病毒感染受其刺激后，机体产生的一类抗病毒的糖蛋白物质。具有广谱抗病毒作用、免疫调节作用和抗肿瘤作用。临床主要用于治疗各型慢性病毒性乙型肝炎、带状疱疹、尖锐湿疣，还用于恶性肿瘤和复发性硬化病的治疗。不良反应有流感样综合征，如发热、寒战、头痛、乏力；偶有骨髓抑制，肝功能损害。

2. 聚肌胞（polyinosinic acid-polycytidylic acid） 为一种合成的双链RNA、高效干扰素诱导剂。具有增强免疫功能和广谱抗病毒作用。临床主要用于治疗慢性乙型肝炎、流行性出血热、流行性乙型脑炎、病毒性角膜炎、带状疱疹、各种疣类和呼吸道感染等。静脉注射有发热反应、变态反应等，过敏者慎用。

3. 拉米夫定（lamivudine，3TC，贺普丁） 为胞嘧啶衍生物，可选择性抑制HBV复制，竞争性抑制HBV-DNA聚合酶，同时终止DNA链的延长，从而抑制病毒DNA的复制。适用于乙肝病毒和AIDS的治疗，是目前治疗乙型肝炎最有效的药物之一。不良反应有恶心、呕吐、疲劳、头痛、失眠。

4. 恩替卡韦（entecavir，博路定） 为环戊酰鸟苷类似物，目前最新抗乙肝病毒的一线药物，疗效优于拉米夫定。用于病毒复制活跃，血清转氨酶ALT持续升高或肝脏组织学显示有活动性病变的慢性成人乙型肝炎的治疗。常见的不良反应有：头痛、疲劳、眩晕、恶心，可能会导致乳酸性酸中毒和重度的脂肪性肝大，甚至死亡。用药过程中不能随时停药，否则可能会导致病情迅速恶化。

【用药护理小结】

（一）用药前沟通

1. 了解病史及用药史 确认真菌、病毒感染部位。了解患者是否处在妊娠期及哺乳期，是否患有糖尿病、白血病等易诱发真菌感染的病症，是否用过对肝、肾有毒性及免疫抑制剂等药物。

2. 相关用药知识教育 教育患者坚持药物治疗，不要随意停药，以致感染复发。告知患者及家属真菌、病毒具有传染性，注意与患者的隔离和预防方法。

（二）用药后护理

1. 给药方法

(1)酮康唑口服生物利用度个体差异大，不宜与抑制胃酸分泌和抗酸药同服。

(2)阿糖腺苷与肝素、胰岛素、甲氨蝶呤、5-氟尿嘧啶、青霉素G等在物理学上属配伍禁忌。阿糖腺苷注射液，一般于临用前以较大量葡萄糖液溶解配制，可加温到35～40℃，待澄清后供静滴用。

(3)阿昔洛韦不宜与氨基糖苷类等有肾毒性的药物配伍。其粉针剂，应先用注射用水配制成2%溶液，再用生理盐水或葡萄糖液加至60ml，于1h内恒速静脉注射。因刺激性大，须选择较粗血管，定期更换注射部位，防止静脉炎的发生。

(4)两性霉素B应用5%葡萄糖注射液稀释，禁用生理盐水，防止沉淀，宜临用前配制，应避光缓慢滴入。

(5)金刚烷胺服用时应避免酒精饮料，以免醉酒，此外也不宜在睡前服用，因可致失眠。

(6)利巴韦林每日的剂量不应超过0.9g，以防引起贫血或白细胞减少。

2.药效观察　药物对浅部、深部真菌感染、病毒感染的控制程度；真菌、病毒或相关抗体实验室检查指标减少或转阴。

3.主要护理措施

(1)应用氟胞嘧啶期间，应定期监测肝肾功能及血象。

(2)应用两性霉素B期间，除定期监测肝肾功能外，注意滴注过程中患者出现寒战、高热等反应，可预先服用解热镇痛药和抗组胺药。

(3)齐多夫定用药时应定期监测凝血指标、血常规。

(4)阿糖腺苷用药中，应注意监测心率、呼吸及体液平衡情况及体重，注意防止由于对光的敏感性增强而损伤眼睛。

(5)应用阿昔洛韦后应加强口腔卫生，预防牙龈增生。

(三)用药护理评价

真菌、病毒感染症状是否控制或治愈，症状有无减轻或消除；有无肝肾及造血功能等不良反应发生；患者是否能坚持用药。

六、消毒防腐药

消毒药是指能迅速杀灭病原微生物的药物，防腐药是指能抑制微生物生长繁殖的药物。但这两类药物之间并没有严格的界限。消毒药在低浓度时也有抑菌作用，而防腐药在高浓度时也能杀菌。因此，一般总称为消毒防腐药。它们与抗生素不同，没有严格的抗菌谱，在杀灭或抑制病原体的浓度下，往往也能损害人体，通常不作全身用药，主要用于体表(皮肤，黏膜，伤口等)、器械、排泄物和周围环境的消毒；或黏膜、创面、腔道的冲洗，以预防或治疗病原体所致的感染。

常用消毒防腐药如下：

1.酚类　主要使病原体蛋白质变性，也可增加病原体胞浆膜的通透性，使胞内物质外渗而显抗菌作用(表2-3)。

表 2-3 酚类消毒防腐药的作用与用途

药 物	作用与用途	备 注
苯酚(phenol,石炭酸)	1%以上浓度可杀灭一般细菌,对病毒、芽孢效果差。对皮肤、黏膜随浓度增高呈现止痒和腐蚀作用。1%溶液用于皮肤止痒,3%~5%水溶液用于器械、用具、房屋消毒,1%~2%甘油液滴耳治疗中耳炎	可溶于水,有异臭,有引湿性,水溶液作用强,甘油、醇及油溶液作用弱,刺激性也小
煤酚皂溶液(来苏儿,lysol)	50%煤酚皂溶液,杀菌力比苯酚强 3 倍,毒性腐蚀性较小。2%水溶液用于皮肤消毒,3%~5%用于器械消毒,5%~10%用于环境及排泄物的消毒	
间苯二酚(雷琐辛,resorcinol)	有杀细菌和真菌作用,作用强度仅为苯酚的 1/3,刺激性较小,可用于癣、银屑病、湿疹、脂溢性皮炎等	
鱼石脂(ichthyol 依克度)	具有温和的刺激作用,改善局部循环,起抗炎消肿之功效。同时具有防腐作用。其 10%软膏用以治疗疖肿	含硫棕黑色软膏样物质,有异臭

2. 醇类 使蛋白质变性或沉淀而抑菌或杀菌,但对芽孢、病毒、真菌无效(表 2-4)。

表 2-4 醇类消毒防腐药的作用与用途

药 物	作用与用途	备 注
乙醇(酒精,alcohol)	20%~30%浓度用于擦澡降低体温,30%浓度用于皮肤按摩防褥疮,75%浓度用于皮肤器械消毒。因对芽孢无作用,不宜用于外科手术器械消毒	75%的乙醇杀菌力最强,浓度过高则菌体表层蛋白质迅速凝固,妨碍药物向内渗透,反而影响杀菌作用

3. 酸类 解离后氢离子或整个分子使菌体蛋白质变性或沉淀而杀菌(表 2-5)。

表 2-5 酸类消毒防腐药的作用与用途

药 物	作用与用途	备 注
苯甲酸(安息香酸,benzoicacid)	毒性很小,常用作食品防腐剂,可与水杨酸配伍治疗真菌感染,如癣	酸性环境中作用增强
乙酸(醋酸,acetic acid)	刺激性小,0.5%~2%用于铜绿假单胞菌感染的伤口,0.1%~0.5%溶液用于冲洗阴道配合治疗滴虫病,对其他细菌感染疗效差。5%也可用于房间消毒	
水杨酸(salicyl acid)	有抗真菌作用,浓溶液可松解角质层,3%~6%醇溶液治癣,10%~25%溶液用于鸡眼	易溶于醇,微溶于水
硼酸(boric acid)	抗菌力弱,刺激性小。2%~5%水溶液可冲洗皮肤、黏膜伤口及角膜或作含漱液。酒精溶液治外耳道真菌病。硼砂即硼酸钠,作用似硼酸,常制成含漱剂治疗口腔感染	不宜用于乳头擦洗,以免婴儿中毒,大面积创伤用药可产生吸收中毒,严重者可致循环衰竭

4. 碱类 水解菌体蛋白和核蛋白，使细胞膜和酶受害而死亡(表 2-6)。

表 2-6 碱类消毒防腐药的作用与用途

药 物	作用与用途	备 注
氢氧化钠(sodium hydroxide，苛性钠)	对细菌、病毒、芽孢均有杀灭作用。2%溶液消毒厩舍、饲槽、车船等，多用于病毒性感染；5%溶液用于炭疽芽孢污染	腐蚀性强，注意防护和清洗。用后清水冲洗
氧化钙(calcium oxide，生石灰)	价廉易得，对繁殖性细菌良好，对芽孢和结核杆菌无效。20%的石灰乳涂刷或撒于墙、畜栏、地面、鞋底等	

5. 氧化剂 遇有机物放出新生氧，氧化菌体内活性基团而杀菌(表 2-7)。

表 2-7 氧化剂类消毒防腐药的作用与用途

药 物	作用与用途	备 注
高锰酸钾(potassium permanganate)	杀菌能力强，高浓度亦具有刺激、腐蚀作用。0.01%～0.02%溶液洗胃用于有机药物中毒。0.125%溶液坐浴，阴道冲洗。0.1%溶液水果等消毒。0.1%～0.5%溶液用于创伤冲洗	水溶液性质不稳定，宜新鲜配制。消毒部位着眼着色，可用草酸液洗脱
过氧化氢溶液(双氧水，hydrogen peroxide)	作用时间短，杀菌能力弱，主要利用与组织接触时释放出大量微小气泡机械清除脓块、血痂等。1%用于口腔炎、扁桃体炎等含漱，3%用于冲洗创面、松解伤口痂皮，尤其适用于厌氧菌感染	不稳定，遇光易变质，遇碱易分解，应密闭避光，凉处存放
过氧乙酸(peracetic acid)	能杀灭细菌、病毒、真菌和芽孢等，兼具酸和氧化剂的作用，气体和溶液均有较强杀菌作用。0.5%溶液喷雾消毒厩舍和车船。3%～5%溶液熏蒸消毒空间。0.04%～0.2%溶液浸泡器具消毒。0.02%～0.2%溶液黏膜和皮肤消毒	有刺激性，易挥发，溶于水和有机溶剂。溶液可腐蚀金属表面和天然纤维的衣物

6. 卤素类 通过卤化或氧化菌体原浆蛋白活化基团，发挥杀菌作用(表 2-8)。

表 2-8 卤素类消毒防腐药的作用与用途

药 物	作用与用途	备 注
含氯石灰(漂白粉，calx chlorinata)	杀菌力强大，迅速、短暂，对某些芽孢和病毒也有效。1%～3%溶液用于环境消毒，0.5%溶液用于食具、饮水消毒。干粉用于排泄物消毒用量为1∶5。与硼酸组成的优琐溶液，刺激性小，用于冲洗化脓伤口，对气性坏疽更好	含有效氯25%～30%受潮易分解
二氯异氰尿酸钠(sodium dichloroisocyanurate，优氯净)	杀菌谱广，对繁殖型细菌、芽孢、病毒、真菌孢子均有杀灭作用。0.5%～1%溶液杀灭细菌和病毒。5%～10%溶液杀灭芽孢。4mg/L用于饮水消毒	含有效氯60%～64.5%，pH越低和加热可加强杀菌力。有机物影响小，但水溶液稳定性差。有腐蚀和漂白作用，有一定毒性，大于无机氯

续表

药　物	作用与用途	备　注
二氧化氯(chlorine dioxide,超氯)	最新一代高效、广谱、安全的消毒杀菌剂,是氯制剂最理想的替代品。制剂有效氯含量多为5%,用于环境消毒,1L水加药5～10ml,泼洒或喷雾消毒;饮水消毒,100L水加药5～10ml;用具、食槽消毒,1L水加药5ml搅匀后,浸泡5～10min	稳定型二氧化氯使用时须用酸活化,现配现用,不得过期使用。为增强稳定性,二氧化氯溶液在保存时加入碳酸钠、硼酸钠等
"84"消毒液(84 disinfectant)	是目前国内广泛使用的一种复方含氯消毒剂,含有效氯5.5%～6.5%,以及表面活性剂、酸性活化剂等。特点是高效、速效、广谱、无毒,杀菌和去污力强,对各种细菌繁殖体、芽孢、病毒等均有很强的杀灭作用。适用于餐具,食品容器,瓜果蔬菜,非金属器皿、器械,家具,衣物,地面等的消毒	本品高浓度对皮肤、金属器械和带色织物有腐蚀和脱色作用。稀释后有效氯浓度极易降低,原液贮运期间也可发生质量变异,故应常规进行稀释液浓度测定,常规使用有效氯应为200×10^{-6}～500×10^{-6}
洗消净	由次氯酸钠(含氯量不低于5%)溶液和40%十二烷基磺酸钠溶液等量混合配制而成,对细菌、芽孢、病毒均可杀灭。0.015%～0.025%溶液可用于医疗器械及各种用具的消毒。0.1%溶液可用于传染患者的痰、粪及血污物的消毒。0.004%～0.001%可用于蔬菜、水果的消毒	不宜在高温和强光下存放,未经稀释的原液有漂白和腐蚀作用
碘(iodine)	对细菌、芽孢、真菌、病毒和原虫等具有强大杀灭作用,刺激性亦大。碘酊2%用于皮肤消毒,5%用于手术野皮肤消毒。10%碘甘油刺激性小,涂搽患处用于牙龈感染、咽炎等	碘酊不宜用于黏膜消毒,对碘过敏者禁用,禁与红汞合用,因所产生的碘化高汞刺激性增强
聚维酮碘(povidone iodine,碘附)	吡咯烷酮均聚物与碘的复合物,杀菌力比碘强,对病毒、细菌、芽孢、真菌及原虫有效。杀菌力比碘强,有清洁作用,毒性低、刺激小,稳定。1%溶液用于皮肤的消毒治疗可直接涂擦。稀释两倍可用于口腔炎漱口。0.3%～0.5%的碘附用于外科手术中手和其他部位皮肤的消毒。稀释10倍可用于阴道炎冲洗治疗。2%～3%溶液用于各种玻璃器皿消毒	本品稀释液不稳定,使用时要求每天调换。对碳钢类物品如手术刀片等及铝制品有腐蚀性,其他金属器械不宜长期浸泡消毒。消毒物品应尽量减少有机物含量,以保证消毒效果
碘仿(iodoform)	具有防腐除臭作用于,4%～6%的碘仿纱布,10%碘仿软膏填充口腔、会阴等易污染的伤口	

7. 重金属类　能与菌体蛋白结合,使蛋白质变性、沉淀而产生杀菌作用(表2-9)。

表2-9　重金属类消毒防腐药的作用与用途

药　物	作用与用途	备　注
汞溴红(mercurochrome solution)	抗菌能力弱,穿透力差,对皮肤黏膜无刺激性。2%水溶液外涂于皮肤伤口。2%～5%酊剂用于术前局部消毒	不能与碘合用以免生成碘化高汞加大毒性
硫柳汞(thiomersal)	抗菌作用强,刺激性小,0.1%酊剂用于皮肤消毒,0.1%水溶液用于黏膜消毒	

续表

药　物	作用与用途	备　注
硝酸银 (silver nitrate)	具有杀菌、收敛和促进创面愈合的作用，主要用于防止烧伤创面的浅Ⅱ度感染	可出现局部红斑、充血、烧灼感等皮肤刺激症状
炉甘石洗剂 (calamine lotion)	有弱的收敛和防腐作用，用于湿疹和其他皮肤病，减轻瘙痒性渗出	本品为复方制剂，每 1000ml 含炉甘石 150g、氧化锌 50g、甘油 50ml

8. 表面活性剂　能吸附于脂性细菌膜表面，改变其通透性，使细菌体内重要成分外逸而杀菌(表 2-10)。

表 2-10　表面活性剂类消毒防腐药的作用与用途

药　物	作用与用途	备　注
苯扎溴铵 (benzalkonium bromide，新洁尔灭)	杀菌作用快而强，毒性低、无刺激性、渗透力强，广泛应用于临床。可用于器械消毒(0.1%煮沸腾 15min)、手术前洗手(0.05%～0.1%)、皮肤黏膜消毒(0.1%)。不用于排泄物消毒	为季胺类，性质稳定，忌与阴离子清洁剂如肥皂、洗衣粉合用。消毒金属器械应加 0.5%亚硝酸钠以防锈
醋酸氯己定 (chlorhexidine acetate，洗必泰)	灭菌作用快而强(超过新洁而灭)，抗菌谱广(包括铜绿假单胞菌、真菌等)，无刺激性。0.02%溶液用于手消毒，漱口；0.05%溶液用于冲洗伤口；0.1%溶液用于器械消毒；0.5%溶液用于房间家具消毒；0.5%醇溶液用于手术野消毒；0.1%乳膏、气雾剂用于烧伤、烫伤创面	忌与肥皂、碱、碘酊、高锰酸钾、升汞等合用

9. 染料类　分子中的阳离子和阴离子分别与菌体蛋白中的羧基和氨基结合，以致影响菌体代谢而抗菌(表 2-11)。

表 2-11　染料类消毒防腐药的作用与用途

药　物	作用与用途	备　注
甲紫 (methylrosanilinium chloride)	对革兰阳性菌有强抗菌作用，对白色念珠菌、皮肤病真菌亦有作用，并有收敛作用，无刺激性。1%～2%溶液用于皮肤、黏膜、创伤感染及真菌感染，亦可用于小面积烧烫伤	同类物有甲紫、结晶紫
依沙吖啶 (雷佛奴尔，rivanol)	对革兰阳性菌及少数革兰阴性菌有较强抗菌作用，无刺激性。0.1%～0.5%溶液用于外科创伤感染冲洗及湿敷，也可用于引产	作用较慢，不受脓血、蛋白质影响

10. 挥发性溶剂　与菌体蛋白和核酸的氨基、烷基、巯基发生烷基化反应，使蛋白质变性或核酸功能改变，呈现杀菌作用(表 2-12)。

表 2-12　挥发性溶剂类消毒防腐药的作用与用途

药　物	作用与用途	备　注
甲醛溶液(liquor, formaldehyde, 福尔马林)	对细菌、芽孢、真菌和病毒均有效。5%～10%溶液浸泡1～2h,常用作手术器械、导管等物品消毒。通过加热或氧化法产生甲醛气体,可用于密闭室内及消毒箱内处理怕热、怕湿、易腐蚀物品,用量为20～30ml/m^3	本品对黏摸刺激性大,不宜用于皮肤、创面及黏膜消毒。另有致过敏、致突变、致癌毒性,对神经系统、肝脏也有较强毒性
戊二醛(glutaral)	本品为灭菌剂具有广谱、强效、速效、低毒等特点。能杀灭耐酸菌、芽孢、真菌和病毒等。以pH 7.5～8.5的水溶液效力最强,是甲醛的10～20倍。消毒效果受有机物影响小,对金属、橡胶、塑料、玻璃等各种质地物品均无腐蚀作用,对皮肤、黏膜刺激性小。用于手术、麻醉、牙科器械以及橡胶、塑料物品的消毒,特别是各种内镜、精密器械、体内植入物等物品消毒,有不可替代的作用	

七、抗菌药物的合理应用

抗菌药的合理应用是指在全面了解患者、病原菌和抗菌药三者基本情况与相互联系的基础上,安全有效地应用抗菌药物,使患者以最小的用药风险,获得最大的治疗效益,同时还应采取相应措施,以增强患者免疫力。

1. 尽早明确病原诊断　合理选用抗菌药物,首先必须确定病原,然后进行细菌的药物敏感度试验,必要时还需测定联合药敏试验,供临床选药参考。对不明原因的发热或病毒感染,不要滥用抗菌药物。

2. 严格控制预防用药　预防性应用抗菌药仅限于经临床证明确实有效的少数情况,如预防结肠或直肠手术后的多种需氧与厌氧菌感染;防止闭塞脉管炎患者因截肢术后导致的气性坏疽;预防流行性脑脊髓膜炎、结核病、疟疾或破伤风;预防风湿热复发或风湿病等。

3. 抗菌药物的联合应用　联合用药的目的在于发挥药物的协同抗菌作用以提高疗效,对混合感染或未做细菌学诊断的病例扩大抗菌范围,降低药物的不良反应,延缓或减少细菌耐药性的发生。

(1)联合用药指证　①病因未明的严重感染;②单一抗菌药不能有效控制的严重感染或混合感染:如胸腹部严重创伤后并发的感染、胃肠穿孔所致的腹膜炎、肠球菌或链球菌引起的心内膜炎和败血症等,联合用药可明显提高治愈率、缩短疗程;③长期用药易产生耐药的细菌感染:如结核病;④降低药物毒性:如两性霉素B与氟胞嘧啶合用治疗深部真菌感染时,可减少前者的剂量,从而减轻毒性反应;⑤细菌感染所致的脑膜炎和骨髓炎。

(2)联合用药的可能效果　根据抗菌药的作用性质,一般将其分为以下4类:

Ⅰ类:繁殖期杀菌剂,如青霉素类和头孢菌素类等。

Ⅱ类:静止期杀菌剂,如氨基糖苷类和多黏菌素类等。

Ⅲ类:速效抑菌剂,如四环素类、大环内酯类和氯霉素等。

Ⅳ类:慢效抑菌剂,如磺胺类。

联合应用上述两类抗菌药时,可产生协同作用(Ⅰ+Ⅱ)、拮抗作用(Ⅰ+Ⅲ)、相加作用

(Ⅲ+Ⅳ)、无关或相加(Ⅰ+Ⅳ)四种效果。如青霉素类与氯霉素或四环素类合用时,由于速效抑菌剂使细菌迅速处于静止状态,青霉素类药物难以充分发挥其繁殖期杀菌作用,而出现拮抗效果。

4. 防止抗菌药物的不合理应用

(1)病毒感染　抗菌药对病毒感染无效,对于单纯性病毒感染,一般不使用抗菌药。

(2)病因或发热原因不明　除病情严重或高度怀疑为细菌感染者外,一般不使用抗菌药,以免掩盖典型的临床症状或难于检出病原体而延误诊断和治疗。

(3)局部应用　皮肤黏膜处应用抗菌药时,易诱发过敏反应和细菌耐药,应尽量避免。必须局部应用时,应选用杆菌肽、磺胺米隆和磺胺嘧啶银等供局部应用的药物。

(4)抗菌药剂量过大或过小以及疗程过短或过长。

(5)常规性使用广谱抗菌药或新上市的药物。

5. 针对患者的情况合理用药

(1)肾功能减退者　避免使用主要经肾排泄而且对肾脏有损害的药物,如两性霉素 B、万古霉素、氨基糖苷类和多黏菌素类等抗菌药物。

(2)肝功能减退者　肝功能严重受损时,对在肝脏代谢而由肾脏排泄的β-内酰胺类、喹诺酮类、克林霉素、林可霉素等应减量慎用;对红霉素酯化物、氨苄西林酯化物、氯霉素、四环素类、磺胺类、利福平、异烟肼、两性霉素 B、酮康唑、咪康唑等应尽量避免使用。

(3)其他　新生儿禁用氯霉素、呋喃类和磺胺类药物,以免造成灰婴综合征、溶血和脑核性黄疸;儿童应避免使用对生长发育有影响的药物如四环素、氟喹诺酮类等;孕妇应禁用四环素类、氯霉素、依托红霉素、氨基糖苷类、氟喹诺酮类、磺胺类等。

（陈　群）

第二节　抗寄生虫药

一、抗疟药

【疟原虫生活史和抗疟药的作用环节】

疟疾是由按蚊传播使人感染疟原虫而引起的传染病。使人致病的疟原虫主要有 4 种:恶性疟原虫、间日疟原虫、卵形疟原虫、三日疟原虫。后三者所致疟疾又称为良性疟,我国主要是间日疟和恶性疟。抗疟药是能预防或治疗疟疾的药物,不同发育阶段的疟原虫对各种抗疟药敏感性不同。常用抗疟药分类及作用环节(图 2-4):①主要用于控制症状的药物:如氯喹、奎宁、青蒿素等;②主要用于控制复发和传播的药物:如伯氨喹;③主要用于病因性预防的药物:如乙胺嘧啶。

【常用治疗药物】

(一)主要控制疟疾症状的药物

1. 氯喹(chloroquine)

(1)作用与应用　①抗疟:只对疟原虫红细胞内期裂殖体有较强的杀灭作用,能迅速有

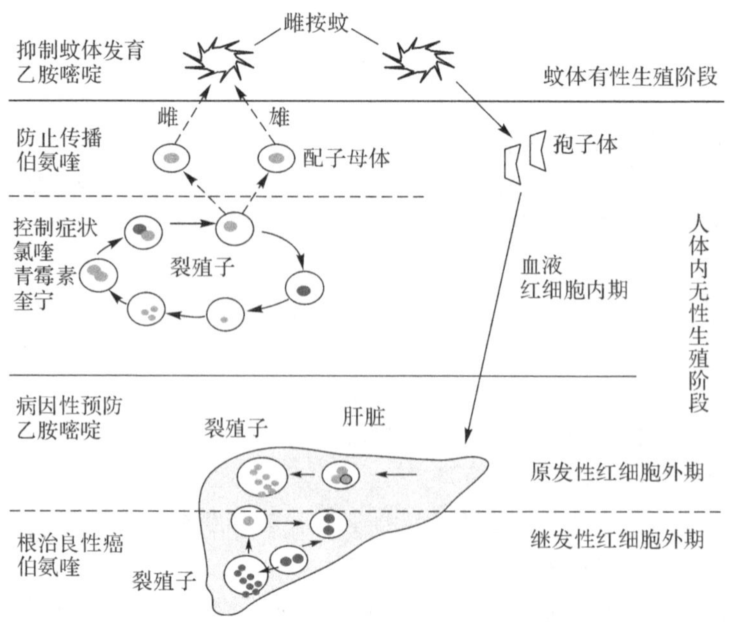

图 2-4　疟原虫生活史及抗疟药作用环节示意图

效地控制症状，具有起效快、疗效高、作用持久的特点。通常用药后 24～48h 内即可消退临床症状，48～75h 血液中疟原虫消失，对间日疟的配子体也有效，有助于防止疟疾传播，但对恶性疟的配子体无效。氯喹对红外期疟原虫无效，不能用于病因性预防，也不能根治间日疟。其作用机制主要是通过抑制疟原虫对血红蛋白的消化，减少疟原虫生存必须的氨基酸供应；也抑制血红素聚合酶活性，使有毒的血红素转化为疟色素受阻，从而减少对人体伤害。氯喹是控制疟疾症状的首选药，临床主要用于治疗良性疟和恶性疟的急性发作，也可用于预防性抑制疟疾症状发作。②抗肠外阿米巴病：能杀灭阿米巴滋养体，由于在肝脏中的浓度高，可用于治疗阿米巴肝脓肿，但对阿米巴痢疾无效。③免疫抑制：长期大剂量应用可抑制免疫反应，偶用于治疗某些自身免疫性疾病如类风湿性关节炎、红斑狼疮、肾病综合征等。

(2)不良反应及用药护理　治疗量时不良反应少，仅出现头痛、头晕、胃肠道反应、耳鸣、皮肤瘙痒等。停药后即可消失。长期大剂量应用可见严重不良反应，出现角膜、视网膜病变、视力障碍等。偶见急性溶血、精神失常、粒细胞减少、心律失常等，重者可致阿-斯综合征。尚可引起胎儿脑积水、四肢畸形及耳聋，孕妇禁用。不宜肌内注射及静脉注射，尤其在儿童中易引起心肌抑制。

2. 青蒿素(artemisinin)　为我国提取的一种新型抗疟药，溶解度低，性质不稳定，难以人工合成。

(1)作用与应用　抗疟作用与氯喹相似，口服吸收快，消除快。其优点是高效、速效、低毒和易透过血-脑屏障。有效药物浓度维持时间短，复发率高，但与伯氨喹合用可降低复发率。用于治疗各类疟疾，对脑型疟及耐氯喹的恶性疟疾疗效好。

(2)不良反应及用药护理　偶有胃肠道反应，出现恶心、呕吐、腹泻等，偶见一过性转氨酶升高及轻度皮疹。动物试验发现有胚胎毒性，孕妇慎用。注射部位较浅时，易引起局部疼痛和硬块。

3. 蒿甲醚(artemether) 为青蒿素的脂溶性衍生物,溶解度大,可制成油针剂注射给药。抗疟活性比青蒿素强,近期复发率比青蒿素低(8%),与伯氨喹合用,可进一步降低复发率。用于耐氯喹的恶性疟及危急病例的抢救。不良反应少见,偶有四肢麻木感和心动过速。动物试验中,大剂量应用曾见骨髓抑制和肝损害,并有胚胎毒性。

4. 奎宁(quinine) 能快速、高效地杀灭各种疟原虫的红细胞内期裂殖体,对间日疟、三日疟的配子体有杀灭作用,但对恶性疟的配子体无效,对红细胞外期及子孢子增殖期无效,疗效不及氯喹,且毒性大。常用于治疗严重恶性疟及耐氯喹的恶性疟,静脉滴注治疗脑型疟。

(二)主要用于控制复发和传播的抗疟药

伯氨喹(primaquine)

1. 作用与应用 对间日疟的继发性红细胞外期及各型疟原虫的配子体都有较强的杀灭作用,是控制间日疟复发及恶性疟传播的有效药物。其抗疟机制可能与其代谢产物促进氧自由基生成使疟原虫被氧化而死亡,或阻碍疟原虫电子传递有关。伯氨喹是控制复发和传播的首选药,主要用于根治良性疟和控制疟疾传播。

2. 不良反应及用药护理 毒性较其他抗疟药大。治疗量可出现头晕、恶心、呕吐、发绀、腹痛等,停药可恢复。可引起自发性溶血或高铁血红蛋白症,轻者停药可恢复。禁用于妊娠初期妇女、再生障碍性贫血患者、先天性糖原贮积症Ⅰa型患者,肝功能不全及糖尿病患者慎用。服药期间应定期监测尿中血红蛋白量,避免与骨髓抑制剂或溶血制剂合用。出现急性溶血性贫血时应立即停药,并静脉滴注5%葡萄糖盐水,重者需输血。如发生高铁血红蛋白血症,可静脉注射亚甲蓝,每次1～2mg/kg,以25%葡萄糖液稀释。

(三)主要用于预防的抗疟药

乙胺嘧啶(pyrimethamine)

1. 作用与应用 为长效叶酸拮抗剂,抑制疟原虫二氢叶酸还原酶,干扰叶酸代谢而发挥作用。能杀灭各型疟原虫的原发性红细胞外期裂殖体,对红细胞内期的未成熟裂殖体也有抑制作用。是疟疾病因性预防的首选药。当含药血液随配子体被按蚊吸食后,能阻止疟原虫在蚊体内的发育,起阻断传播的作用。也用于休止期抗复发和弓形虫病的治疗。

2. 不良反应及用药护理 误服大量药物可致急性中毒,表现为恶性、呕吐、发热、惊厥,甚至危及生命。大剂量久服可严重抑制二氢叶酸还原酶,引起巨幼红细胞性贫血,必要时用亚叶酸钙治疗可恢复。大剂量治疗时每周应检查白细胞及血小板2次。孕妇、哺乳期妇女禁用。

【用药护理小结】

(一)用药前沟通

1. 了解病史及用药史 询问患者疟疾发作类型;有无遗传病史;有无蚊虫叮咬史及有无发热;是否曾用过抗疟药预防及治疗,疗效如何;治疗中有无药物过敏史及特殊不良反应。

2. 相关用药知识教育 宣传疟疾传播方式,介绍去除传染源的方法,防止蚊虫滋生、叮咬。教育患者理解药物的不良反应症状,发现有皮下及牙龈出血、皮肤及巩膜黄染、头痛、呼吸困难、头晕、心慌、大汗等症状应及时报告医护人员。

（二）用药后护理

1. 给药方法

（1）氯喹、伯氨喹口服胃肠道反应较重，可饭时或饭后服用。氯喹与伯氨喹联用可增强疗效，但胃肠道反应、头痛及视力障碍加重；与抗恶性肿瘤药合用可加剧骨髓抑制；与强心苷合用可加剧心脏毒性；与含铝、镁抗酸药同服，可减少其吸收，需间隔 4h。

（2）青蒿素及蒿甲醚宜深部肌内注射，可减少局部肿块形成及疼痛反应，并注意更换部位；静脉滴注应防止药液外渗，并密切观察血压、心律变化。蒿甲醚、青蒿素和伯氨喹联用，可降低复发率。

（3）乙胺嘧啶与磺胺多辛合用可增加疗效，与叶酸或富含叶酸的食物同服可降低疗效。

2. 药效观察 用药期间密切注意患者的体温、心电图、视力、血常规、尿常规和肝、肾功能。

3. 主要护理措施

（1）氯喹 对眼损害较大，用药中应密切注意患者视力变化，并嘱患者配戴墨镜，定期眼科检查；患者白细胞低于 4×10^9/L 时应停药。氯喹中毒时立即洗胃、服炭末，静脉滴注硫喷妥钠及升压药，病情缓解后嘱患者多饮水。

（2）伯氨喹 毒性较大，患者出现深色尿、发冷、心前区疼痛、发绀、红细胞计数及血红蛋白突然下降时，应及时停药。

（3）奎宁 用量大时可出现金鸡纳反应，应减量或停药。

（4）乙胺嘧啶 治疗时，应嘱患者多食富含叶酸的食物，以防叶酸缺乏。

（三）用药护理评价

患者经系统治疗后，发热及其他症状是否完全消失；有无较重的不良反应发生，是否已予以纠正；患者能否正确用药，并坚持治疗。

二、抗阿米巴病药和抗滴虫病药

【抗阿米巴病药】

阿米巴病由溶组织内阿米巴原虫感染所致，溶组织内阿米巴原虫有两个发育时期：包囊和滋养体。阿米巴病经口传播，阿米巴包囊经消化道进入小肠下段，分裂成小滋养体，寄居在回盲部。当人体免疫力低下或肠壁受损时，小滋养体侵入肠壁组织，发育成大滋养体，引起肠内阿米巴病，如阿米巴痢疾；滋养体也可随肠壁血液或淋巴迁移至肠外组织（肝、肺、脑等）引起肠外阿米巴病，如阿米巴肝、肺、脑脓肿。常用药物按其临床应用分为：①肠内外抗阿米巴药：如甲硝唑、替硝唑等；②肠外抗阿米巴药：如双碘喹啉、二氯尼特及抗生素类；③肠内抗阿米巴药：如氯喹。

（一）治疗肠内、肠外阿米巴病药

1. 甲硝唑（metronidazole，灭滴灵）

（1）作用与应用 ①抗阿米巴原虫：对肠内、肠外阿米巴滋养体有强大杀灭作用，是治疗急性阿米巴痢疾和肠外阿米巴病的首选药。单药治疗复发率高，宜与肠内抗阿米巴病药合用。②抗滴虫：对阴道毛滴虫有直接杀灭作用。为治疗阴道滴虫病的首选药，对阴道内正常菌群无影响。夫妻同服，可增强疗效。③抗厌氧菌：对厌氧性革兰阳性和革兰阴性杆菌及球菌均有较强的抗菌作用，对脆弱类杆菌感染尤为敏感，是防治厌氧菌感染的首选药物，用于治疗口腔(牙周炎)、盆腔和腹腔内厌氧菌感染及由此引起的败血症等。④抗贾第鞭毛虫：是目前治疗贾第鞭毛虫最有效的药物，治愈率在90%以上。

除以上作用外，对幽门螺杆菌具有强大的杀灭作用，近年来临床与其他药物合用治疗幽门螺杆菌所致的胃炎及消化性溃疡，取得较好的疗效。

(2)不良反应　常见不良反应有头痛、恶心、呕吐、口干、金属味等，少数患者出现荨麻疹、白细胞减少等，极少数患者出现头昏、眩晕、惊厥、共济失调等神经系统症状。长期大量使用有致癌和致突变作用，孕妇禁用。

(3)用药护理　①抑制酒精代谢，用药期间应戒酒，饮酒后可能出现腹痛、呕吐、头痛等症状。②原有肝脏疾病患者剂量应减少；出现运动失调或其他中枢神经系统症状时应停药；重复一个疗程之前，应做白细胞计数；厌氧菌感染合并肾功能衰竭者，给药间隔时间应由8h延长至12h。③治疗阴道滴虫病时，告知患者每日更换内裤，防止重复感染，并建议夫妇同时服药以达根治。④对诊断的干扰，代谢产物可使尿液呈深红色。

2. 替硝唑(tinidazole)　抗菌作用、应用及不良反应与甲硝唑相似，$t_{1/2}$较甲硝唑长，可作为甲硝唑的替代药用于幽门螺杆菌所致的胃窦炎及消化性溃疡的治疗，也用于治疗肠内、外阿米巴病。毒性偏低，偶见暂时性恶心、呕吐及上腹不适，个别有眩晕感、口中金属味。早期妊娠及哺乳期妇女禁用，用药期间忌酒。

(二)治疗肠内阿米巴病药

1. 卤化喹啉类　包括喹碘方、双碘喹啉及氯碘喹啉等，其中常用的是双碘喹啉(diiodohydroxyquinoline)。

(1)作用与应用　对阿米巴滋养体有效。阿米巴原虫需与肠道内细菌共生才有利于其生长、繁殖，本品抑制肠内共生菌而使肠道内阿米巴原虫的生长、繁殖发生障碍。用于轻型或无症状的阿米巴痢疾。

(2)不良反应及用药护理　毒性反应低，主要是腹泻，数日后可自行消失，大剂量可致肝功能减退。对碘过敏、甲状腺肿大、严重肝肾疾病患者禁用。重复治疗需间隔15～20d。

2. 二氯尼特(diloxanide)　是目前最有效的杀阿米巴包囊药。口服首选用于无症状或症状轻微的排包囊者；对慢性阿米巴痢疾也有效。单用对急性阿米巴痢疾疗效不佳，在甲硝唑控制症状后再用二氯尼特肃清肠腔内的小滋养体，可有效预防复发，但对肠外阿米巴病无效。不良反应轻微，偶见呕吐和皮疹等。较大剂量时可致流产，但无致畸作用。

3. 抗生素类　某些抗生素如巴龙霉素、红霉素、土霉素等能抑制肠内共生菌，可使肠道内阿米巴的生长、繁殖发生障碍。

(三)治疗肠外阿米巴病药

氯喹(chloroquine)　为抗疟药，也有杀灭阿米巴滋体的作用。主要用于肠外阿米巴病。口服后肝中药物浓度比血浆药物浓度高数百倍，对肠内阿米巴病无效，仅用于甲硝唑无效或禁忌的阿米巴肝炎或肝脓肿的患者，应与肠内抗阿米巴病药合用，以防止复发。

【抗滴虫病药】

抗滴虫病药用于治疗阴道毛滴虫所引的阴道炎、尿道炎和前列腺炎。目前认为甲硝唑是治疗滴虫最有效的药物，并且简单、经济、安全。

乙酰胂胺(acetarsol)

为五价砷剂,直接杀灭滴虫。偶遇耐甲硝唑株滴虫感染时,可考虑改用乙酰胂胺局部用药。此药有轻度局部刺激作用,可使阴道分泌物增多。

阴道毛滴虫也可寄生于男性尿道,应夫妇同治,以保证疗效。

三、抗血吸虫病药

血吸虫有日本血吸虫、曼氏血吸虫、埃及血吸虫等。我国流行的血吸虫病主要是日本血吸虫病。酒石酸锑钾曾是治疗血吸虫病的主要特效药,因其毒性大、疗程长等缺点,现已被吡喹酮替代。

(一)吡喹酮(praziquantel)

1. 作用与应用 为广谱抗血吸虫病药,对血吸虫成虫有迅速而强效的杀灭作用,对幼虫作用较弱;对绦虫、囊尾蚴虫病及肝、肺吸虫病也有效。具有高效、低毒、疗程短、可口服等优点,是治疗血吸虫病的首选药,也用于肺吸虫、华支睾吸虫、姜片吸虫、绦虫和猪囊尾蚴虫病的治疗。

2. 不良反应与用药护理 不良反应少且短暂。口服后可出现腹部不适、腹痛、腹泻、头痛、眩晕、嗜睡等反应;少数出现心电图异常;偶见发热、头痛、荨麻疹、关节痛等,与虫体死亡后释放异种蛋白有关;治疗脑猪囊尾蚴病时,可引起脑水肿而诱发急性脑疝;严重心、肝、肾病患者及有精神病史者慎用;哺乳期妇女于服药期间,直至停药后72h内不宜喂乳;有明显头昏、嗜睡等神经系统反应者,治疗期间与停药后24h内勿驾驶及机械操作;本品应吞服,不宜嚼碎。

(二)硫氯酚(bithionol)

对肺吸虫和猪、牛肉绦虫有杀灭作用,为治疗肺吸虫病的首选药,亦用于猪、牛肉绦虫病。一般反应有恶心、呕吐、腹痛及荨麻疹等,治疗肺吸虫可有咳嗽、咯血、咳痰增多等,偶见中毒性肝炎、变态反应等。严重心、肝、肾病患者及孕妇应禁用或慎用。

四、抗丝虫病药

我国流行的丝虫病为班氏丝虫和马来丝虫感染所致。丝虫寄生于淋巴系统,早期表现为淋巴管和淋巴结炎,晚期出现淋巴管阻塞所致的症状。

1. 乙胺嗪(diethylcarbamazine,海群生) 在体内对微丝蚴和成虫均有杀灭作用,但需宿主细胞体液免疫和细胞免疫的参与,为抗丝虫病的首选药。不良反应主要是胃肠道反应,过敏反应是丝虫的成虫和蚴虫死亡释放出大量异体蛋白所致,表现皮疹、寒战、高热、血管神经性水肿、哮喘,地塞米松可缓解症状。

2. 伊维菌素(ivermection) 伊维菌素对大部分线虫均有作用,对盘尾丝虫的微丝蚴有效,但对其成虫无效;对仅处于肠道的粪类圆线虫也有效。可用于治疗盘尾丝虫病、粪类圆线虫病及钩虫、蛔虫、鞭虫、蛲虫感染。一次给药后,其杀灭微丝蚴作用可持续达一个月。不良反应发生率低,皮疹、瘙痒、淋巴结肿痛等与微丝蚴死亡有关,偶见心动过速、心电图异常改变、眼部症状等。

3. 呋喃嘧酮(furapyrimidone,M-170) 呋喃嘧酮为近年我国研制的抗丝虫病新药。对成虫作用强，对棉鼠丝虫、班氏丝虫和马来丝虫的成虫和微丝蚴均有强大的杀灭作用，其杀虫的活性及疗效均优于乙胺嗪。适用于班氏丝虫病，对马来丝虫病也有肯定疗效，不良反应与乙胺嗪相似。

五、抗利什曼原虫病药

利什曼病又称黑热病，原虫主要寄生于患者体内的巨噬细胞里，由双翅目昆虫白蛉为传播媒介。常用药物为葡萄糖酸锑钠(sodium stibogluconate)。

1. 作用与应用 葡萄糖酸锑钠为五价锑化合物，在体内还原成三价锑才能发挥作用。药物通过选择性细胞内胞饮摄入，进入巨噬细胞的吞噬体，消灭利什曼原虫。用于治疗黑热病。口服吸收差。肌内注射吸收良好，但维持时间较短，较快由肾脏排出，药物在体内无明显代谢，无明显蓄积现象。

2. 不良反应及用药护理 不良反应较少而轻，一般患者多能耐受。有时出现胃肠道反应，偶见白细胞减少。特殊反应包括肌内注射局部痛、肌痛和关节僵直。后期出现心电图改变(如 T 波低平或倒置、Q-T时间延长等)，为可逆性，但可能为严重心律失常的前奏。肝、肾功能异常者应加强监测。罕见休克和突然死亡。

六、抗肠蠕虫药

肠道蠕虫包括绦虫、钩虫、蛔虫、蛲虫、鞭虫和姜片虫等，不同的蠕虫对不同的药物敏感性不同，因此必须针对不同的蠕虫感染正确选药(表 2-13)。抗肠蠕虫药是驱除或杀灭肠道蠕虫类药物。近年来，高效、低毒、广谱抗肠蠕虫药不断问世，使多数肠蠕虫病得到有效治疗和控制。

1. 甲苯达唑(mebendazole) 甲苯达唑是广谱抗肠蠕虫药，能直接抑制虫体对葡萄糖的摄入，使虫体失去能量供应而停止活动并死亡，药效缓慢。常用于蛔虫、钩虫、蛲虫、鞭虫、绦虫、粪类圆线虫等感染。口服吸收少，故不良反应轻，仅少数人有恶心、呕吐、腹痛、腹泻、皮肤瘙痒等，无须处理。禁用于 2 岁以下幼儿。

2. 阿苯达唑(albendazole，丙硫咪唑，肠虫清) 为甲苯达唑的同类药物，具有广谱、高效、低毒特点。其抗虫谱及作用类似甲苯达唑，对蛔虫、钩虫、蛲虫、鞭虫、粪类圆线虫驱虫率可达 100%，为治疗肠线虫病的首选药。对猪肉绦虫及牛肉绦虫疗效亦好，对旋毛虫、包虫病、华支睾吸虫病、肺吸虫病均有较好的疗效，对脑型囊虫病合并外科手术疗效好，亦能治疗皮肤蠕虫蚴移行症。短期(1～3d)治疗，不良反应少，可见胃肠不适、恶心、腹泻、头痛、口干、乏力、失眠等，无须停药。心、肝、肾功能不全、活动性溃疡及 2 岁以下幼儿禁用，有致畸作用，妊娠妇女禁用。

3. 哌嗪(piperazine，哌吡嗪) 对蛔虫及蛲虫都有较强的作用，能使蛔虫肌肉发生松弛性麻痹，而随肠蠕动排出体外。驱蛔虫治愈率达 70%～80%。常用于肠蛔虫病、蛔虫所致的不完全性肠梗阻和胆管蛔虫病治疗。此外对蛲虫感染也有效。较安全，不良反应多与剂量有关。胃肠道反应有恶心、呕吐、腹痛、腹泻，可引起荨麻疹。若剂量每日超过 6g，可出现震颤、共济失调。妊娠妇女禁用。

4. 左旋咪唑(levamisole) 左旋咪唑是广谱抗肠蠕虫药，对蛔虫作用较强，对钩虫、丝虫等也有一定疗效，还具有免疫增强作用。常用于蛔虫、钩虫单独感染及混合感染，肠道蛔虫所致不完全肠梗阻。不良反应主要为失眠、头晕、恶心、呕吐及腹痛等，少数可见轻度肝功能变化，停药后可恢复。

5. 噻嘧啶(pyrantel，抗虫灵) 噻嘧啶是广谱抗肠蠕虫药，对蛔虫、蛲虫和钩虫均有较好疗效。常用于治疗蛔虫、蛲虫、钩虫及混合感染，对鞭虫也有一定疗效。偶有腹部不适、恶心、呕吐、腹痛等，少数人可见头晕、头痛、胸闷、皮疹等，一般无须处理。

6. 恩波吡维铵(pyrvinium embonate，扑蛲灵) 为青铵染料，口服不吸收，胃肠道浓度高，曾作为蛲虫单一感染首选药。不良反应少，仅见恶心、呕吐、腹痛等。服药后粪便呈红色，应事先告知患者。

7. 氯硝柳胺(niclosamide，灭绦灵) 口服不易吸收，在肠中保持高浓度，通过抑制绦虫线粒体的氧化磷酸化反应及阻断葡萄糖的再摄取而杀死其头节和近段，使头节从肠壁上脱落，随粪便排出。对猪、牛、短膜壳绦虫均敏感，但无杀灭虫卵作用，死亡节片被消化后，释出的虫卵可逆流入胃，有引起囊虫病的危险。主要用于驱牛肉绦虫、猪肉绦虫，也可用于预防血吸虫病。不良反应轻，可见头晕、胸闷、腹部不适、发热、瘙痒等。禁用于2岁以下幼儿及哺乳期妇女。

8. 吡喹酮(praziquantel) 为广谱抗吸虫药，不仅对多种吸虫有强大的杀灭作用，对绦虫感染和囊虫病也有良好效果，是治疗各种绦虫病的首选药，治愈率可达90%以上。治疗囊虫病有效率为82%～98%。治疗脑型囊虫症时，可因虫体死亡后的炎症反应引起脑水肿、颅内压升高，宜同用脱水药和糖皮质激素以防意外。

表 2-13 肠蠕虫病的药物治疗

肠蠕虫病	首选药物	次选药物
蛔虫感染	甲苯达唑、阿苯达唑	噻嘧啶、哌嗪、左旋咪唑
蛲虫感染	甲苯达唑、阿苯达唑	噻嘧啶、哌嗪
钩虫感染	甲苯达唑、阿苯达唑	噻嘧啶
鞭虫感染	甲苯达唑	
绦虫感染	吡喹酮	氯硝柳胺
囊虫病	吡喹酮、阿苯达唑	
包虫病	阿苯达唑	吡喹酮、阿苯达唑

七、用药护理

【用药前沟通】

1. 了解病史及用药史 询问患者大便中虫卵及虫体检查结果，了解患者的年龄、是否妊娠，血常规、心、肝、肾功能指标；曾用过何药治疗，疗效如何；有无药物过敏史。

2. 相关用药知识教育 注意个人卫生，如餐前便后洗手，不留长指甲，经常洗澡，经常换衣及被褥等。注意食物卫生，如不吃未煮熟的肉类及未经卫生检验的肉类，吃瓜果必须洗净、去皮等。注意饮水卫生，如不饮生水等。指导患者正确的服药方法，坚持规律、系统、全疗程服药。

【用药后护理】

1. 给药方法

(1)噻嘧啶若服用混悬液，应摇匀后服用。

(2)服用甲苯达唑、阿苯达唑若有胃肠反应可和食物同服。甲苯达唑治疗肠道蛔虫时，偶因蛔虫游走而致腹痛或吐蛔现象，与小剂量噻嘧啶或左旋咪唑合用避免。

(3)服用氯硝柳胺时应尽量少喝水，以提高药物浓度；服药前应服止吐药，以防虫卵逆流入胃，服药应及时服泻药，使绦虫节片未被消化前被排出。

2. 药效观察　用药期间密切注意患者大便中虫体的排出情况及临床症状的改善程度。

3. 主要护理措施

(1)应用大剂量哌嗪可出现中枢神经中毒症状，如眩晕、震颤、共济失调、视觉障碍、幻觉、惊厥等，一旦出现，宜立即停药。

(2)应用氯硝柳胺驱绦虫时，服药7d后大便中无虫卵及节片，应再服1个疗程，治疗后3个月以上大便检测阴性，可认为治愈。

【用药护理评价】

系统治疗后，患者临床症状是否消失，营养是否恢复正常，有无贫血症状改善；大便中应无虫体排出，镜检正常；有无明显药物不良反应等。

（周文威）

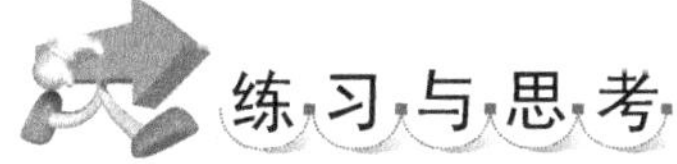

第一节　抗微生物药

(一)选择题

A1型题

1. 抗菌药物是　(　　)
   A. 对病原菌有杀灭作用的药物　B. 对病原菌有抑制作用的药物
   C. 对病原菌有杀灭或抑制作用的药物　D. 预防细菌性感染的药物
   E. 治疗细菌性感染的药物

2. 以下有关化疗指数(CI)的描述中错误的是　(　　)
   A. CI反映药物的安全性　B. LD_{50}/ED_{50}反映CI
   C. CI大说明药物临床应用更安全　D. CI是衡量药物安全性的有效指标
   E. CI也可用LD_5/ED_{95}表示

3. 抢救青霉素过敏性休克的首选药物是　(　　)
   A. 去甲肾上腺素　B. 肾上腺素
   C. 多巴胺　D. 肾上腺皮质激素
   E. 抗组胺药

4. 临床治疗暴发型流行性脑脊髓膜炎的首选药是 ( )
A. 头孢氨苄 B. 四环素 C. 头孢拉定 D. 青霉素 G E. 复方新诺明
5. 抗铜绿假单胞菌感染的广谱青霉素类药物是 ( )
A. 头孢氨苄 B. 青霉素 G C. 氨苄西林 D. 羧苄西林 E. 双氯西林
6. 治疗梅毒、钩端螺旋体病的首选药物是 ( )
A. 红霉素 B. 四环素 C. 氯霉素 D. 青霉素 G E. 诺氟沙星
7. 破伤风、白喉应采用 ( )
A. 氨苄西林+抗毒素 B. 青霉素 G+抗毒素
C. 青霉素 G+类毒素 D. 青霉素 G+磺胺嘧啶
E. 氨苄西林+甲氧苄啶
8. 青霉素 G 水溶液不稳定久置可引起 ( )
A. 药效下降 B. 中枢不良反应
C. 诱发过敏反应 D. A+B
E. A+C
9. 可用于伤寒、副伤寒的青霉素类药物是 ( )
A. 阿莫西林 B. 双氯西林 C. 羧苄西林 D. 苄星青霉素 E. 青霉素 G
10. 下列对铜绿假单胞菌感染无效的药物是 ( )
A. 羧苄西林 B. 头孢哌酮 C. 头孢呋辛 D. 庆大霉素 E. 头孢噻肟
11. 具有一定肾毒性的头孢菌素是 ( )
A. 头孢噻吩 B. 头孢哌酮 C. 头孢西丁 D. 头孢拉定 E. 头孢噻肟
12. 头孢菌素类药用于抗铜绿假胞菌药物是 ( )
A. 头孢氨苄 B. 头孢唑啉 C. 头孢呋辛 D. 头孢哌酮 E. 头孢孟多
13. 红霉素严重的常见不良反应有 ( )
A. 肝损害 B. 过敏反应 C. 胃肠反应 D. 二重感染 E. 耳毒性
14. 治疗军团病应首选 ( )
A. 青霉素 G B. 氯霉素 C. 四环素 D. 庆大霉素 E. 红霉素
15. 耐青霉素 G 的金黄色葡萄球菌感染首选 ( )
A. 氨苄西林 B. 羧苄西林 C. 两性霉素 B D. 红霉素 E. 四环素
16. 克林霉素可引起的严重不良反应是 ( )
A. 肝损害 B. 过敏反应 C. 胃肠反应 D. 伪膜性肠炎 E. 耳毒性
17. 治疗鼠疫首选药物是 ( )
A. 链霉素 B. 林可霉素 C. 红霉素 D. 庆大霉素 E. 小诺米星
18. 抢救链霉素引起的呼吸肌麻痹,宜静脉注射 ( )
A. 去甲肾上腺素 B. 氢化可的松
C. 异丙肾上腺素 D. 毛花苷 C
E. 10%葡萄糖酸钙
19. 氨基糖苷类抗生素用于治疗泌尿系感染是因为 ( )
A. 尿道感染的致病菌常为革兰阳性菌 B. 大量原形药物由肾排出

C. 使肾皮质激素分泌增加　D. 对肾毒性低
E. 尿碱化可提高疗效

20. 下列药物中，耳毒性、肾毒性最低的是（　）
A. 奈替米星　B. 西索米星　C. 阿米卡星　D. 妥布霉素　E. 庆大霉素

21. 与呋塞米合用耳毒性增强的药物是（　）
A. 红霉素　B. 头孢霉素类　C. 氨基糖苷类　D. 四环素类　E. β-内酰胺类

22. 对结核杆菌有治疗作用的氨基糖苷类药物是（　）
A. 庆大霉素　B. 链霉素　C. 大观霉素　D. 阿米卡星　E. 妥布霉素

23. 庆大霉素与呋塞米合用时可引起（　）
A. 抗感染作用增强　B. 肾毒性减轻
C. 耳毒性加重　D. 利尿作用增强
E. 肾毒性加重

24. 细菌对氨基糖苷类抗生素产生耐药性的主要原因是（　）
A. 细菌产生水解酶　B. 细菌改变代谢途径
C. 细菌产生钝化酶　D. 细菌胞浆膜通透性改变
E. 细菌产生大量对氨基苯甲酸

25. 庆大霉素与羧苄西林混合后滴注（　）
A. 协同抗绿脓杆菌作用　B. 用于细菌性心内膜炎
C. 用于耐药金黄色葡萄球菌感染　D. 配伍禁忌
E. 减轻不良反应

26. 对其他氨基糖苷类耐药菌株仍有效的是（　）
A. 链霉素　B. 妥布霉素　C. 阿米卡星　D. 庆大霉素　E. 卡那霉素

27. 多粘菌素的抗菌作用机制是（　）
A. 干扰细菌叶酸代谢　B. 抑制细菌细胞壁合成
C. 影响细菌胞质膜的通透性　D. 抑制细菌蛋白质合成
E. 抑制细菌核酸代谢

28. 与其他抗生素不产生交叉耐药性的是（　）
A. 氨苄西林　B. 头孢氨苄　C. 磷霉素　D. 羧苄西林　E. 青霉素 G

29. 下列四环素类药物中抗菌作用最强的是（　）
A. 米诺环素　B. 多西环素　C. 四环素　D. 土霉素　E. 金霉素

30. 四环素类的不良反应中不包括（　）
A. 二重感染　B. 胃肠道反应　C. 肝肾毒性　D. 内分泌紊乱　E. 过敏反应

31. 支原体肺炎的首选药物是（　）
A. 氯霉素　B. 多粘菌素　C. 链霉素　D. 四环素　E. 环丙沙星

32. 铁剂同服可影响其肠道吸收的药物是（　）
A. 青霉素 G　B. 氯霉素　C. 链霉素　D. 四环素　E. 环丙沙星

33. 四环素的抗菌谱中不包括（　）
A. 金黄色葡萄球菌　B. 真菌　C. 大肠埃希菌　D. 立克次体　E. 支原体

34. 大剂量可损伤肝功能的药物是 （ ）

A. 青霉素 B. 庆大霉素 C. 四环素 D. 头孢曲松 E. 氧氟沙星

35. 斑疹伤寒的首选药是 （ ）

A. 磺胺嘧啶 B. 多粘菌素 C. 链霉素 D. 四环素 E. 阿奇霉素

36. 可产生抑制骨髓造血功能不良反应的药物是 （ ）

A. 四环素 B. 米诺环素 C. 氯霉素 D. 红霉素 E. 氨苄西林

37. 治疗伤寒和副伤寒的药物是 （ ）

A. 氯霉素 B. 金霉素 C. 四环素 D. 红霉素 E. 米诺环素

38. 氯霉素最严重的不良反应是 （ ）

A. 影响牙齿和骨骼的生长 B. 损害肝脏

C. 抑制骨髓造血功能 D. 损害肾脏

E. 损害第Ⅷ脑神经

39. 可透过血-脑屏障的药物是 （ ）

A. 氯霉素 B. 氨苄西林 C. 四环素 D. 青霉素 G E. 庆大霉素

40. 喹诺酮类药物的抗菌机制是 （ ）

A. 抑制脱氧核糖核酸回旋酶 B. 抑制细胞壁

C. 抑制蛋白质的合成 D. 影响叶酸代谢

E. 影响 RNA 的合成

41. 下列哪些不是氟喹诺酮类药的共同特点 （ ）

A. 抗菌谱广 B. 抗菌作用强

C. 不良反应少 D. 口服吸收好

E. 细菌对其不产生耐药性

42. 喹诺酮类药物不宜用于 （ ）

A. 老年人 B. 婴幼儿 C. 溃疡病患者 D. 妇女 E. 肝病患者

43. 可首选治疗流行性脑脊髓膜炎的药物是 （ ）

A. 甲氧苄啶 B. 司氟沙星 C. 氧氟沙星 D. 磺胺嘧啶银 E. 磺胺嘧啶

44. TMP 与磺胺甲噁唑联合用药的机制是 （ ）

A. 增加吸收 B. 促进分布

C. 减慢药物的消除 D. 发挥协同抗菌作用

E. 以上都不是

45. 抗菌谱广，但是单独应用易使细菌产生耐药性，一般无法单独应用的药物是 （ ）

A. 甲氧苄啶 B. 氧氟沙星 C. 环丙沙星 D. 磺胺嘧啶 E. 甲硝唑

46. 新生儿使用磺胺类药物易出现脑核黄疸，是因为药物 （ ）

A. 减少胆红素的排泄 B. 与胆红素竞争血浆蛋白结合部位

C. 降低血-脑屏障功能 D. 促进新生儿红细胞溶解

E. 抑制肝药酶

47. 蛋白结合率最低，容易透过各种组织的磺胺药是 （ ）

A. 磺胺异噁唑 B. 磺胺甲噁唑

C. 磺胺嘧啶　　D. 磺胺间甲氧嘧啶
E. 以上都不是

48. 磺胺类药物的作用机制是 （ ）
A. 抑制二氢叶酸合成酶　　B. 抑制二氢叶酸还原酶
C. 抑制脱氧核糖核酸回旋酶　　D. 抑制四氢叶酸还原酶
E. 抑制四氢叶酸合成酶

49. 可用于防治烧伤或烫伤后创面感染的药物是 （ ）
A. 磺胺醋酰钠　B. 磺胺嘧啶银　C. 柳氮磺吡啶　D. 磺胺甲噁唑　E. 甲氧苄啶

50. TMP 的抗菌作用机制是抑制 （ ）
A. 二氢叶酸还原酶　　B. 过氧化物酶
C. 二氢叶酸合成酶　　D. DNA 回旋酶
E. β-内酰胺酶

51. 口服呋喃妥因可用于治疗 （ ）
A. 肠道感染　B. 泌尿道感染　C. 全身感染　D. 呼吸道感染　E. 眼部感染

52. 异烟肼抗结核的作用特点是 （ ）
A. 只对细胞内结核杆菌有效　　B. 只对细胞外结核杆菌有效
C. 单用时结核杆菌不易产生耐药性　　D. 对大多数革兰阳性菌有效
E. 是治疗各型结核病的首选药

53. 应用异烟肼时常并用维生素 B_6 的目的是 （ ）
A. 增强治疗　　B. 防治周围神经炎
C. 延缓抗药性　　D. 减轻肝损害
E. 以上都不是

54. 利福平对哪种疾病无效 （ ）
A. 肺结核　　B. 麻风病
C. 金黄色葡萄球菌感染　　D. 沙眼
E. 真菌感染

55. 利福平与对氨基水杨酸合用作用降低是因为 （ ）
A. 肝药酶诱导作用　　B. 肝药酶抑制作用
C. 利福平代谢加快　　D. 利福平代谢减慢
E. 减少利福平吸收

56. 抗结核杆菌作用弱，但有延缓细菌产生耐药性，常与其他抗结核菌药合用的是 （ ）
A. 异烟肼　B. 利福平　C. 链霉素　D. PAS　E. 庆大霉素

57. 应注意耳毒性的抗结核药是 （ ）
A. 异烟肼　B. 乙胺丁醇　C. 链霉素　D. 吡嗪酰胺　E. 庆大霉素

58. 抗结核药的应用原则不包括 （ ）
A. 早期用药　B. 间歇用药　C. 剂量适当　D. 联合用药　E. 全程规律用药

59. 下列抗结核病作用最强的是 （ ）

A. 乙胺丁醇　B. 链霉素　C. 异烟肼　D. 乙硫异烟胺　E. 吡嗪酰胺

60. 一线抗结核药下列哪组是最正确的　(　　)

A. 异烟肼、利福平、链霉素

B. 异烟肼、利福平、PAS-Na(对氨基水杨酸钠)

C. 异烟肼、链霉素、PAS

D. 异烟肼、乙胺丁醇、PAS

E. 异烟肼、链霉素、乙硫异烟肼

61. 最常用的抗麻风病药是　(　　)

A. 青霉素　B. 链霉素　C. 氨苯砜　D. 氨硫脲　E. 环丙沙星

62. 对浅表和深部真菌都有较好疗效的药物是　(　　)

A. 两性霉素 B　B. 灰黄霉素　C. 氟胞嘧啶　D. 制霉菌素　E. 伊曲康唑

63. 下列哪种药物主要用于治疗阴道、胃肠道和口腔的念珠菌病　(　　)

A. 制霉菌素　B. 灰黄霉素　C. 碘化物　D. 两性霉素 B　E. 利福平

64. 不良反应最小的咪唑类抗真菌药是　(　　)

A. 克霉唑　B. 咪康唑　C. 酮康唑　D. 氟康唑　E. 伊曲康唑

65. 非广谱抗真菌药是　(　　)

A. 酮康唑　B. 氟康唑　C. 灰黄霉素　D. 两性霉素 B　E. 伊曲康唑

66. 外用无效,口服治疗体表癣病的药　(　　)

A. 灰黄霉素　B. 两性霉素 B　C. 制霉菌素　D. 咪康唑　E. 酮康唑

67. 治疗深部真菌感染,常与两性霉素 B 合用产生协同作用的是　(　　)

A. 氟胞嘧啶　B. 灰黄霉素　C. 特比奈芬　D. 克霉唑　E. 咪康唑

68. 只对浅部真菌感染有效的药物是　(　　)

A. 制霉菌素　B. 灰黄霉素　C. 两性霉素 B　D. 克霉唑　E. 咪康唑

69. 抑制 HIV 病毒的药物　(　　)

A. 阿昔洛韦　B. 碘苷　C. 利巴韦林　D. 齐多夫定　E. 阿糖腺苷

70. 金刚烷胺能特异地抑制哪种病毒感染　(　　)

A. 甲型流感病毒　B. 乙型流感病毒

C. 单纯疱疹病毒　D. 腮腺炎病毒

E. 麻疹病毒

71. 主要用于治疗急性上皮型疱疹性角膜炎的药物是　(　　)

A. 金刚烷胺　B. 阿昔洛韦　C. 利巴韦林　D. 碘苷　E. 吗啉胍

72. 治疗疱疹病毒感染用　(　　)

A. 伊曲康唑　B. 利巴韦林　C. 金刚烷胺　D. 阿昔洛韦　E. 两性霉素 B

73. 下列哪项不是乙醇的用途　(　　)

A. 皮肤消毒　B. 器械消毒　C. 皮肤擦澡　D. 防止褥疮　E. 伤口黏膜消毒

74. 有协同作用的抗菌药物是　(　　)

A. 青霉素＋罗红霉素　B. 青霉素＋氯霉素

C. 青霉素＋四环素　D. 青霉素＋庆大霉素

E. 青霉素+头孢拉定

75. 孕妇可选用的抗生素是 ( )

A. 庆大霉素 B. 青霉素 C. 氯霉素 D. 四环素类 E. 红霉素

76. 新生儿应避免使用的抗生素是 ( )

A. 头孢唑林 B. 青霉素 C. 氯霉素 D. 妥布霉素 E. 红霉素

A2 型题

77. 男性，25 岁，大面积烧伤后铜绿假单胞菌感染，同时伴肾功能严重损害，应选用药物是 ( )

A. 庆大霉素 B. 氨苄西林 C. 氯霉素 D. 羧苄西林 E. 林可霉素

78. 男性，60 岁，确诊耐药金黄色葡萄球菌心内膜炎，查肾功能不良，青霉素皮试阴性，可选用药物是 ( )

A. 青霉素 G B. 头孢氨苄 C. 苯唑西林 D. 庆大霉素 E. 头孢唑林

79. 男性，21 岁，诊断为支原体肺炎，应选用下列哪类药治疗 ( )

A. 氨苄西林 B. 头孢氨苄 C. 红霉素 D. 庆大霉素 E. 青霉素 G

80. 男性，18 岁，确诊为金黄色葡萄球菌引起的急性骨髓炎，最佳选药应是 ( )

A. 红霉素 B. 庆大霉素 C. 青霉素 G D. 四环素 E. 克林霉素

81. 女性，67 岁，牙齿黄染，自小反复患上呼吸道感染是经常服哪类抗菌药所致 ( )

A. 红霉素 B. 青霉素 C. 林可霉素 D. 多西霉素 E. 四环素

82. 女性，23 岁，急性泌尿系感染，用阿米卡星治疗，同时还可加用下列哪个药，以增加疗效 ( )

A. 维生素 B_6 B. 碳酸氢钠 C. 碳酸钙 D. 维生素 C E. 氯化铵

83. 女性，40 岁，上呼吸道感染服用磺胺嘧啶时加服碳酸氢钠的目的是 ( )

A. 增强抗菌疗效
B. 加快药物吸收速度
C. 防止过敏反应
D. 防止药物排泄过快
E. 使尿偏碱性，增加药物溶解度

84. 女性，40 岁，因患肺结核长期服抗结核药治疗，出现视野缩小、绿视等，确诊球后视神经炎，是由于应用哪个药物引起 ( )

A. 利福平 B. 链霉素 C. 异烟肼 D. 乙胺丁醇 E. 吡嗪酰胺

85. 男性，28 岁，近 2 个月来午后低热、咳嗽、痰中带血、消瘦，经诊断为支气管内膜结核，医生用异烟肼+乙胺丁醇+利福平治疗。第二天发现尿的颜色变红，疑似血尿，去医院询问，原因是 ( )

A. 病情加重
B. 药物导致肾毒性
C. 药物过敏
D. 药物及代谢物的颜色
E. 药物相互作用

86. 女性，36 岁，左脚中趾甲板增厚、变脆、表面失去光泽，呈灰白色，根据既往癣病史和真菌镜检阳性。诊断为甲真菌病，下列何药必须口服治疗才有效 ( )

A. 咪康唑 B. 两性霉素 B C. 克霉唑 D. 灰黄霉素 E. 氟康唑

A3/A4 型题

(87—88 共用题干)

男性,50 岁,患大叶性肺炎,用青霉素注射治疗,停药,4d 后再继续注射该药发生过敏性休克,患者面色苍白,血压下降,呼吸困难。

87. 该患者发生了哪种药物不良反应 ( )

A. 副作用　　B. 毒性反应
C. 变态反应　　D. 特异质反应
E. 继发反应

88. 患者出现的不良反应宜首选何药抢救 ( )

A. 肾上腺素　　B. 去甲肾上腺素
C. 多巴胺　　D. 间羟胺
E. 异丙肾上腺素

(89—90 共用题干)

患者,男性,61 岁,因前列腺炎给予静脉滴注左氧氟沙星注射液 0.2g、5%葡萄糖注射液 250ml,30min 左右患者出现精神异常、兴奋多语、坐立不安、两手向空中抓挠。

89. 该患者出现不良反应的原因以下哪项除外 ( )

A. 老年人由于对中枢兴奋药较为敏感　　B. 滴注速度过快
C. 药物有兴奋中枢神经系统作用　　D. 药物浓度过低
E. 药物浓度过高

90. 以下除哪项外均为左氧氟沙星在使用时应注意的事项 ( )

A. 用药期间应避免日光直射　　B. 不应饮用咖啡与浓茶,多饮水
C. 不宜与抗酸药合用　　D. 注意有否出现关节病样症状
E. 监测血压变化

(二)填空题

91. 化学治疗是对________、________及________等所致疾病的药物治疗。
92. 耐酶耐酸青霉素有________、________等,广谱抗革兰阴性杆菌青霉素有________、________等,广谱抗铜绿假单胞菌青霉素有________、________等。
93. 头孢菌素中对肾脏基本无毒性是________代,对革兰阳性菌作用最强的是________代,抗菌谱最广的是________代。
94. 头孢菌类药具有________、________、________、________等优点。
95. 长期使用第一代头孢菌素类药物,要注意监测尿蛋白、血尿及观察尿量、尿色,原因是________。
96. 红霉素治疗泌尿道感染时合用________可增强疗效,不宜与酸性药物配伍。静滴时采用单独的静脉通道,以防________的发生。用药(尤其是红霉素酯类)期间,应定期检查________。
97. 红霉素是治疗________、________、________等首选药。
98. 林可霉素主要用于________以及________。
99. 万古霉素不良反应主要是________、________、________。

100. 链霉素是第一个用于临床的________，也是________、________的首选药，亦可与________合用治疗细菌性心内膜炎。

101. 氨基糖苷类抗生素口服不易吸收，作为________用药；注射给药主要分布在________，主要以原形经________排泄。

102. 氨基糖苷类抗生素给药期间一旦出现明显呼吸减弱时，可用________、________来抢救。

103. 氨基糖苷类抗生素主要不良反应________、________、________、________。

104. 多黏菌素类可引起________、________、________等不良反应。

105. 米诺环素属长效________四环素类药物，其抗菌活性________多西环素。

106. 四环素为广谱抗生素，但对________、________、和________等无效。

107. 四环素的主要不良反应有________、________、________等。

108. 四环素为治疗________、________感染的首选药。

109. 新生儿用氯霉素剂量过大时，可发生________，这是由于________及________，导致氯霉素蓄积所致。

110. 氯霉素不良反应________、________、________、________。

111. 喹诺酮类药物通过抑制________，阻碍细菌________而达到杀菌作用。

112. 喹诺酮类药物服用期间不应饮用咖啡与浓茶，以防________、________、________等。

113. 甲氧苄啶通过抑制________酶，从而阻碍细菌________的合成，与磺胺类药合用，可使细菌物叶酸代谢受到________，增强抗菌效果。

114. 磺胺类制剂口服时应________，以求迅速显效，为减轻肾毒性，必要时应同服________、________。

115. 磺胺类药物主要从肾脏以原形药、乙酰化代谢产物、葡萄糖醛酸结合物三种形式排泄，其中乙酰化物在________尿中溶解度高，在________尿液中易结晶析出。

116. 在磺胺类药物中，________的钠盐几乎不具有刺激性，药物的组织穿透力强，适用于治疗眼科感染性疾患。

117. 异烟肼仅对________有效，具有________、________、________、________的特点，为治疗各型结核病有首选药。

118. 异烟肼在肝内乙酰化速度有明显的种族和个体差异，因此可分为________和________两种。我国人口中，以________型为主。

119. 异烟肼长期或大剂量用药可致________，与________合用时，肝损害增强，故肝功能不良者慎用。

120. 利福平与对氨基水杨酸合用时，需间隔 8～12h，原因是________。

121. 利福平服用易空腹服用，尿液、泪液、唾液、粪便呈________色，服用乙胺丁醇可出现________视觉障碍。

122. 咪康唑局部用药制剂称________，临床主要局部外用，治疗________。

123. 只有当深部真菌感染病情严重呈现进行性发展时，________方可作为治疗的首选药。

124. ________是第一个上市的抗 HIV 药，为________抑制剂。

125. ________可防治甲型流感病毒，还能治疗________。

126. 利巴韦林是广谱抗病毒药，既能抗________，又能抗________病毒。

（三）名词解释

127. 化疗药物

128. 抗生素

129. 广谱抗菌药

130. 抗菌活性

131. 抗菌后效应

132. 耐药性

133. 二重感染

134. 灰婴综合征

（四）问答题

135. 说出青霉素的不良反应及防治方法。

136. 说出青霉素的抗菌作用及不良反应。

137. 头孢菌素类分为几代？各代的代表药及特点是什么？

138. 阿莫西林与克拉维酸为何制成复方制剂？

139. 简述氨基糖苷类抗生素的共同特点。

140. 氨基糖苷类药物的主要不良反应有哪些？

141. 试述影响四环素吸收的因素。

142. 四环素的不良反应及其防治措施有哪些？

143. 简述氟喹诺酮类药的共同特点。

144. 简述磺胺类药物的不良反应与防治措施。

145. 简述 SMZ 与 TMP 配伍的药理学依据。

146. 简述异烟肼有哪些不良反应。

147. 试述广谱抗生素引起二重感染的原因及表现。

第二节　抗寄生虫药

（一）选择题

A1 型题

1. 用于控制良性疟复发和传播的药物是　（　　）

   A. 伯氨喹　B. 氯喹　C. 奎宁　D. 乙胺丁醇　E. 青蒿素

2. 关于抗疟药下列说法正确的是　（　　）

   A. 奎宁可以根治良性疟

   B. 青蒿素治疗疟疾的最大缺点是复发率高

   C. 乙胺嘧啶不能作为抗疟药的病因性预防

   D. 伯氨喹可以作为抗疟药的病因性预防

   E. 氯喹对阿米巴肝脓肿无效

3. 通过抑制疟原虫的二氢叶酸还原酶,阻碍核酸合成的药物是 ( )
A. 伯氨喹 B. 奎宁 C. 青蒿素 D. 双氢青蒿素 E. 乙胺嘧啶
4. 伯氨喹引起特异质者发生急性溶血性贫血和高铁血红蛋白血症的原因是 ( )
A. 缺乏乳酸脱氢酶 B. 缺少叶酸
C. 肾近曲小管细胞合成红细胞生成素减少
D. 红细胞内缺乏 6-磷酸葡萄糖脱氢酶
E. 胃黏膜萎缩导致"内因子"缺乏,影响维生素 B_{12} 吸收
5. 下列关于氯喹的说法错误的是 ( )
A. 是用于控制症状的抗疟药
B. 不能用于病因学治疗
C. 具有在红细胞内浓集的特点,有利于杀灭疟原虫
D. 可以根治间日疟
E. 对间日疟原虫和三日疟原虫以及敏感的恶性疟原虫红细胞内期裂殖体有杀灭作用
6. 根治间日疟最好选用 ( )
A. 伯氨喹+氯喹 B. 氯喹+青蒿素
C. 青蒿素+乙胺嘧啶 D. 青蒿琥酯+乙胺嘧啶
E. 伯氨喹+乙胺嘧啶
7. 由我国学者首次研制出来的抗疟药是 ( )
A. 奎宁 B. 伯氨喹 C. 氯喹 D. 青蒿素 E. 乙胺嘧啶
8. 能抑制乙醇代谢的抗阿米巴药是 ( )
A. 甲硝唑 B. 依米丁 C. 喹碘方 D. 氯喹 E. 巴龙霉素
9. 甲硝唑的抗阿米巴作用是通过杀灭 ( )
A. 阿米巴包囊 B. 肠腔内原虫
C. 阿米巴大滋养体 D. 阿米巴包囊+阿米巴大滋养体
E. 阿米巴包囊+肠腔内原虫
10. 治疗急性阿米巴痢疾和阿米巴肝脓肿的首选药是 ( )
A. 二氯尼特 B. 巴龙霉素 C. 甲硝唑 D. 二氢依米丁 E. 伯氨喹
11. 甲硝唑最常见的不良反应是 ( )
A. 白细胞减少 B. 急性溶血性贫血
C. 恶心和口腔金属味 D. 肢体麻木
E. 致突变
12. 只对肠外阿米巴有效的药物是 ( )
A. 氯喹 B. 依米丁 C. 喹碘方 D. 甲硝唑 E. 巴龙霉素
13. 抗血吸虫病的首选药物是 ( )
A. 吡喹酮 B. 酒石酸锑钾 C. 乙胺嗪 D. 阿苯达唑 E. 乙胺嘧
14. 乙胺嗪对下列哪种寄生虫最有效 ( )
A. 阴道毛滴虫 B. 丝虫 C. 血吸虫 D. 贾第鞭毛虫 E. 钩虫
15. 治疗黑热病的药物有 ( )

A. 氯硝柳胺　B. 甲硝唑　C. 吡喹酮　D. 乙胺嗪　E. 葡萄糖酸锑钠

16. 抗肠蠕虫的首选药是　(　)

A. 左旋咪唑　B. 甲苯达唑　C. 喹碘方　D. 氯喹　E. 替硝唑

17. 既是抗血吸虫病的首选药，又是抗绦虫病的首选药是　(　)

A. 氯硝柳胺　B. 二氢依米丁　C. 吡喹酮　D. 乙胺嗪　E. 阿苯达唑

18. 治疗蛔虫和钩虫混合感染的药物是　(　)

A. 阿苯达唑　B. 氯硝柳胺　C. 吡喹酮　D. 乙胺嗪　E. 甲苯达唑

19. 绦虫病首选药是　(　)

A. 槟榔、南瓜子　B. 甲苯达唑　C. 氯硝柳胺　D. 吡喹酮　E. 左旋咪唑

20. 治疗蛲虫病的药物有　(　)

A. 哌嗪　B. 左旋咪唑　C. 噻嘧啶　D. 恩波吡维铵　E. 甲苯达唑

A2 型题

21. 某疟疾患者突然出现昏迷性休克，医生给予静脉滴注硫酸奎宁抢救，抢救过程中出现高热、寒战、血红蛋白尿，急性肾衰竭，应改用下列哪种药物继续治疗　(　)

A. 氯喹　B. 乙胺嘧啶　C. 甲氟喹　D. 伯氨喹　E. 青蒿素

22. 某患者最近出现腹痛、腹泻、粪便带脓血，遂取粪便作病原学检查，检出阿米巴滋养体，经替硝唑治疗后，症状消失，为了防止复发，应选用下列哪种药物继续治疗　(　)

A. 甲硝唑　B. 巴龙霉素　C. 二氯尼特　D. 伯氨喹　E. 二氢依米丁

23. 某一大学学生，因食用未煮熟的米猪肉，出现癫痫发作，伴头痛，视力模糊颅内压增高等症状，经确诊为脑囊虫病，应首选下列哪个药物进行治疗　(　)

A. 氯硝柳胺　B. 阿苯达唑　C. 二氢依米丁　D. 巴龙霉素　E. 甲苯达唑

24. 某一干部，参加长江下游某城市抗洪抢险归来后 2 个月，出现腹泻、肝区不适等症状，检查确诊为血吸虫病，应选用下列哪个药物进行治疗　(　)

A. 阿苯达唑　B. 氯硝柳胺　C. 吡喹酮　D. 乙胺嗪　E. 甲苯达唑

A3/A4 型题

(25—26 共用题干)

患者，男性，48 岁，曾进入疟区，2 周后，自觉骤感畏寒，皮肤起鸡皮疙瘩，口唇、指甲发绀，颜面苍白，全身发抖，盖几床被子不能制止，持续约 10min，寒战自然停止，面色转红，发绀消失，体温迅速上升，全身大汗淋漓，体温达 40℃。根据临床检查，诊断为疟疾。

25. 控制疟疾症状的药物是　(　)

A. 二氢依米丁　B. 青蒿素　C. 乙胺嘧啶　D. 阿苯达唑　E. 甲硝唑

26. 为根治疟疾和防止复发可选用　(　)

A. 氯喹　B. 乙胺嘧啶　C. 甲氟喹　D. 伯氨喹　E. 青蒿素

(二)填空题

27. 控制疟疾症状的药物有________、________、________；控制疟疾复发和传播的药物有________；主要用于病因性预防的药物有________。

28. 氯喹的抗疟作用主要是杀灭________；伯氨喹的抗疟作用主要是杀灭间日疟

________、________;乙胺嘧啶的抗疟作用主要是杀灭________、________。

29. 氯喹对眼损害较大,用药中应密切注意患者________变化,定期进行________检查。

30. 对蛔虫、蛲虫作用较强,与噻嘧啶合用产生拮抗作用的抗肠蠕虫药是________。

31. 奎宁用量大时可出现________,应减量或停药;乙胺嘧啶治疗时,为避免________缺乏,应嘱咐患者多摄入。

32. 青蒿素抗疟作用优点有________、________、________;缺点是________。

33. 甲硝唑的药理作用有________、________、________、________。

34. 吡喹酮对血吸虫有强大的杀灭作用,具有________、________、________、________等优点,主要用于治疗________。此外对________、________、________、________等也有较好疗效。

35. ________为丝虫病的首选药,丝虫的成虫和蚴虫死亡释放出大量异体蛋白引起________。

36. 服用氯硝柳胺时前应服________,以防虫卵逆流入胃,服药应及时服________,使绦虫节片未被消化前被排出。

(三)名词解释

37. 金鸡纳反应

(四)问答题

38. 简述抗疟药的分类及代表药物。

39. 试述甲硝唑的临床应用及不良反应。

第三章 传染性疾病患者的护理

学习目标

1. 掌握传染病、潜伏期、传染源、传染期的概念；消毒与隔离的定义；医护人员的无菌口罩及无菌手套的使用方法；常见传染病的流行病学特征、临床表现、预防要点、主要护理诊断和相应护理措施。
2. 熟悉传染病的基本特征、流行过程三个环节；消毒的方法及隔离的种类；熟悉常见传染病的相关辅助检查。
3. 了解《中华人民共和国传染病防治法》中规定的传染病管理要求。
4. 能对发热、发疹患者进行观察及护理；能正确安置患者并进行隔离与消毒；运用所学知识对医护人员及患者采取相应的防护措施；能运用所学知识对常见传染病的患者及易感人群进行健康宣教。
5. 具有高度责任感以及耐心、细致的态度，尊重、爱护患者。

第一节 总 论

一、概 述

传染病(communicable diseases)是由病原微生物(如细菌、病毒、朊毒体、立克次体、衣原体、支原体、真菌和螺旋体等)和寄生虫(原虫和蠕虫)感染人体后产生的有传染性的疾病，后者又称为寄生虫病。传染病属于感染性疾病(infectious diseases)的范畴，但感染性疾病不一定都有传染性，其中有传染性的并可能在人群中传播而造成流行的感染性疾病才称为传染病。

人类历史是与传染病斗争的历史，传染病曾经给人类造成了很大的灾难，新中国成立后，在以“预防为主”的卫生方针指引下，有些传染病如天花、斑疹伤寒、脊髓灰质炎等被消灭或基本消灭，有些传染病如鼠疫、霍乱、麻风病、白喉、流行性脑脊髓膜炎等得到控制，许多寄生虫病如血吸虫病、丝虫病、疟疾、钩虫病及黑热病的发病数量下降。然而，目前仍有许多传染病如结核病、病毒性肝炎等广泛存在，已被消灭的传染病如脊髓灰质炎仍有死灰复燃的可能，新发传染病，如艾滋病、莱姆病、登革热、SARS、甲型 H1N1 流感、人感染 H7N9 禽流感等不断地出现，要求我们绝不能放松对传染病的防治工作。

二、感染与免疫

【感染的概念】

感染(infection)是指病原体侵入人体后与人体之间相互作用、相互斗争的过程。病原体(pathogen)侵入人体后能否发病,主要取决于病原体的致病能力和机体的防御能力两方面的因素。

【感染过程中病原体的致病作用】

病原体的致病能力包括以下几个方面:

1. 侵袭力(invasiveness)　指病原体侵入机体并在体内生长、繁殖及扩散的能力。有的病原体可直接侵入人体(如钩端螺旋体和钩虫丝状蚴);有些细菌需借助黏附定植于肠黏膜表面后分泌的肠毒素(如霍乱弧菌);有些细菌的表面成分有抑制吞噬作用的能力,从而促进病原体的扩散,如脑膜炎球菌的荚膜;有些细菌能表达受体并与小肠细胞结合引起腹泻,如大肠埃希菌。

2. 毒力(virulence)　毒力包括毒素和其他毒力因子。毒素包括外毒素和内毒素。外毒素通过与靶器官的受体结合而起作用,以白喉、破伤风杆菌的外毒素和霍乱弧菌的肠毒素为代表。内毒素通过激活单核-吞噬细胞释放细胞因子而起作用,以革兰阴性杆菌的脂多糖为代表。其他毒力因子中有的具有穿透能力(如钩虫丝状蚴),有的具有侵袭能力(如痢疾杆菌),有的具有溶组织能力(如溶组织内阿米巴原虫)。许多细菌能分泌一种针对其他细菌的细菌素来保卫自己在正常菌群中的地位,亦是一种毒力因子。

3. 数量(amount)　侵入人体的病原体要有足够的数量,才能突破机体的防御功能引起感染。在不同传染病中,能引起疾病发生的最低病原体数量可有很大差别,如伤寒 10 万个菌体才致病,而痢疾志贺菌仅 10 个菌体就能致病。入侵人体的病原体数量越多其致病能力越强。

4. 变异性(variation)　指病原体可因遗传、环境或药物等因素而发生变异。一般来说,有的病原菌在人工培养多次传代的环境下,可使病原体的致病力减弱而用之制备疫苗,如卡介苗(BCG);有的病原菌在宿主之间反复传播可使致病力增强(如鼠疫)。为了逃避机体的特异性免疫作用病原体的抗原可发生变异而引起疾病反复流行(如流行性感冒病毒)。

【感染过程中机体免疫应答的作用】

机体的免疫应答对感染过程的表现和转归起着重要的作用。免疫应答可分为有利于机体抵抗病原体入侵与破坏的保护性免疫应答和促进病理生理过程及组织损伤的变态反应两大类。免疫应答分为非特异性和特异性免疫应答两类。其中,变态反应属于特异性免疫应答。

1. 非特异性免疫(nonspecific immunity)　非特异性免疫是个体通过遗传获得,无抗原特异性,对进入体内的异物的一种清除机制,又称为先天性免疫。对机体来说病原体也是一种异物,因而也属于非特异性免疫清除的范围。包括天然屏障作用、吞噬作用和体液因子。

(1)天然屏障作用　包括外部屏障即皮肤、黏膜及其附属器官和分泌物(如溶菌酶、气管黏膜上的纤毛)和内部屏障(如血-脑屏障、胎盘屏障等)。

(2)吞噬作用　单核-吞噬细胞系统包括血液中的游走大单核细胞和肝、脾、淋巴结及骨髓中固定的吞噬细胞和各种粒细胞(尤其是中性粒细胞),都具有非特异的吞噬功能。病原体侵入人体后,可引起局部炎症反应,中性粒细胞可包围并吞噬病原体;进入淋巴系统和血液系统的病原体也可被其内的巨噬细胞吞噬并清除。

(3)体液因子　包括存在于体液中的补体、溶菌酶、纤连蛋白以及单核-吞噬细胞和淋巴细胞被激活而释放的各种细胞因子及细胞激素样肽类物质。与非特异性免疫应答有关的细胞因子有:白细胞介素1~6、肿瘤坏死因子、γ-干扰素、粒细胞-巨噬细胞集落刺激因子等,这些体液因子可直接或通过免疫调节作用清除病原体。

2. 特异性免疫(specific immunity)　是指通过接触某种抗原产生的仅针对此种抗原的免疫应答,对其他抗原无作用,是后天获得的。特异性免疫包括细胞免疫和体液免疫,分别由T淋巴细胞与B淋巴细胞介导。

(1)细胞免疫　致敏T细胞与相应抗原再次相遇时,通过细胞毒性淋巴因子来杀伤病原体及其所寄生的靶细胞。在细胞内寄生的细菌(如结核杆菌、伤寒杆菌)、病毒(如麻疹病毒、疱疹病毒)、真菌(如念珠菌、隐球菌)和立克次体等感染中,细胞免疫起重要作用。T细胞还具有调节体液免疫的功能。

(2)体液免疫　致敏B淋巴细胞受抗原刺激后,即转化为浆细胞并产生能与相应抗原结合的抗体,即免疫球蛋白(immunoglobulin,Ig)。抗体主要作用于细胞外的微生物。免疫球蛋白化学结构上可分为IgG、IgA、IgM、IgD和IgE 5类,各具不同功能。在感染过程中IgM最先出现,但持续时间短,是近期感染的标志,不能透过胎盘屏障。而IgG临近恢复期才出现,持续时间久,能透过胎盘屏障。IgA主要是呼吸道和消化道黏膜上的局部抗体。IgE主要作用于原虫和蠕虫。

特异性免疫可分为主动免疫和被动免疫。来自母体或输入的抗体属于被动免疫,而通过预防接种或感染后获得的免疫属于主动免疫。由于每一种传染病都是由特定的病原体所引起,而不同的病原体所具有的抗原绝大多数是不相同的,故特异性免疫通常只针对某一种传染病。感染后的免疫都是特异性免疫,而且是主动免疫。

【感染过程的表现】

病原体通过各种途径进入人体后,就开始了感染过程。感染过程与病原体的致病作用、机体的免疫应答作用以及外界的干预(如药物、劳累、放射治疗等因素)有关。传染病只是感染过程的一种表现,感染过程的表现包括以下五种。

1. 病原体被消灭　病原体进入人体后,通过非特异性免疫或特异性免疫将病原体消灭或清除,不发生病理变化,不产生任何临床症状,亦称一过性感染。清除的途径包括:①被机体防御第一线的非特异免疫屏障所清除;②被事先存在于机体的特异性被动免疫(来自母体的抗体或人工注射的抗体)中和;③被特异性主动免疫(预防接种或感染后获得的免疫)所清除。

2. 隐性感染(covert infection)　又称亚临床感染。是指病原体侵入人体后,仅引起机体产生特异性的免疫应答,不引起或只引起轻微的组织损伤,因而在临床上不显现出任何症状、体征,甚至生化改变,只能通过免疫学检查才能发现。在大多数传染病中隐性感染是最常见的表现，如流行性乙型脑炎、脊髓灰质炎等，其数量远远超过显性感染（10倍以上）。隐性感染后，大多数人获得不同程度的特异性主动免疫，病原体被清除。少数人可转变为病原携带状态，成为病原携带者。

3. 显性感染（overt infection）　又称临床感染。是指病原体侵入人体后，不仅引起免疫应答，而且通过病原体本身的作用或机体的变态反应，导致组织损伤，引起病理改变和临床表现。在大多数传染病中，显性感染只占全部受感染者的小部分，被称为海面上的冰山一角。在少数传染病（如麻疹、天花）中，大多数感染者表现为显性感染。显性感染后，大部分病原体被清除，可获得巩固免疫不易再受感染。但有些疾病（如菌痢），病后免疫并不持久，可再受感染。小部分显性感染者可转变为病原携带者，称为恢复期携带者。

4. 病原携带状态（carrier state）　是指病原体进入人体后，在人体内某部位继续生长繁殖并不断被排出体外，而人体不出现任何临床表现。按病原体种类不同而分为带病毒者、带菌者与带虫者等。按其发生于显性或隐性感染之后而分为恢复期与“健康”携带者。发生于显性感染临床症状出现之前者（潜伏期末）称为潜伏期携带者。按其携带病原体持续时间在3个月以下或以上而分为急性与慢性携带者。所有病原携带者都有一个共同特点，即不显出临床症状而能排出病原体，如伤寒、痢疾、霍乱、白喉、乙型肝炎等，是重要的传染源。但并非所有传染病都有病原携带者，如麻疹和流感，病原携带者极为罕见。

5. 潜伏性感染（latent infection）　是指病原体感染人体后，寄生在机体中某些部位，由于机体免疫功能足以将病原体局限化而不引起显性感染，但又不足以将病原体清除，病原体便可长期潜伏下来，待机体免疫功能下降时，引起显性感染。常见的潜伏性感染有结核病、单纯疱疹、带状疱疹、疟疾等。潜伏性感染期间，病原体一般不排出体外，故不会成为传染源，这是与病原携带状态不同之处。需要特别指出的是潜伏性感染和显性感染的潜伏期是两个完全不同的概念。

上述感染过程的五种表现在一定条件下可相互转化，如隐性感染后病原体可被清除或成为病原携带状态，而潜伏性感染在机体免疫功能下降的情况下可转化为显性感染；同一传染病的不同阶段可有不同的表现形式。其中，隐性感染最常见，病原携带状态次之，显性感染所占比重最低，且一旦出现较容易识别。

医院感染

医院感染是指住院患者在医院内获得的感染，包括在住院期间发生的感染和在医院内获得出院后发生的感染，但不包括入院前已开始或者入院时已处于潜伏期的感染。医院工作人员在医院内获得的感染也属医院感染。广义地讲，医院感染的对象包括住院患者、医院工作人员、门急诊就诊患者、探视者和患者家属等，这些人在医院区域里获得感染性疾病均可以称为医院感染，但由于就诊患者、探视者和患者家属在医院的时间短暂，获得感染的因素多而复杂，常难以确定感染是否来自医院，故实际上医院感染的对象主要是住院患者和医院工作人员。

三、传染病的发病机制

【传染病的发生与发展】

病原体感染人体的阶段性与传染病的发生、发展、转归通常是一致的。发病机制的阶段性与临床表现的阶段性相吻合，有时并不完全相符。

1. 入侵门户 是指病原体侵入机体的部位。病原体的入侵门户与发病机制有密切关系，入侵门户适当，病原体才能定居、繁殖及引起病变。如志贺菌属和霍乱弧菌必须经口感染，而破伤风杆菌必须经伤口感染，才能引起病变。

2. 机体内定位 病原体入侵成功并取得立足点后，或者在入侵部位繁殖，分泌毒素，在远离入侵部位引起病变(如白喉和破伤风)；或者进入血循环，再定位于某一脏器引起该脏器的病变(如流行性脑脊髓膜炎和病毒性肝炎)；或者经过一系列的生活史阶段，最后在某脏器中定居(如血吸虫病)。每一种传染病都有其规律性。病原体的组织亲和性与机体内定位密切相关，如 HIV 与 $CD4^+$ T 淋巴细胞有高亲和性。

3. 排出途径 排出病原体的途径称排出途径。有些病原体排出途径是单一的，如志贺菌属只通过肠道排出；有些病原体有多个排出途径，如脊髓灰质炎病毒既通过肠道排出，又能通过呼吸道飞沫排出；有些病原体是由机体主动排出；有些病原体则是被动排出，如存在于血液中的疟原虫必须通过虫媒叮咬排出，而 HIV、HBV、HCV 等病毒则通过采血、注射器离开人体。病原体排出体外的持续时间长短不一，因而不同传染病有不同的传染期。

【组织损伤的发生机制】

组织损伤及功能受损是疾病发生的基础。在传染病中导致组织损伤发生的方式有下列三种。

1. 直接侵犯 病原体入侵宿主组织的第一步是黏附作用。如 HIV 的 gp120 蛋白与 $CD4^+$ T 淋巴细胞表面的 CD4 受体结合，使病毒进入细胞内。一些病原体可通过分泌蛋白酶直接破坏组织，如溶组织内阿米巴原虫侵入肠壁组织；有的病原体可直接破坏细胞，如脊髓灰质炎病毒直接损伤脊髓运动神经元细胞。

2. 毒素作用 毒素分为内毒素和外毒素，作用于不同靶细胞。内毒素为细菌细胞壁的组成部分，外毒素是细菌分泌到细胞外的成分。如革兰阴性杆菌裂解后产生的内毒素可激活单核-吞噬细胞分泌肿瘤坏死因子和其他细胞因子，导致发热、休克及弥散性血管内凝血(DIC)等。许多革兰阳性菌能产生外毒素，如破伤风杆菌产生的破伤风毒素与神经节苷受体结合后，抑制神经递质的释放，从而引起破伤风特有的痉挛。

3. 免疫机制 许多传染病的发病机制与免疫应答有关。有些传染病的病原体能抑制细胞免疫(如麻疹)或直接破坏 T 细胞(如艾滋病)，有的病原体通过机体的变态反应而导致组织损伤，其中以Ⅲ型变态反应(免疫复合物)及Ⅳ型变态反应(细胞免疫介导)最常见。

四、传染病的特征

【基本特征】

传染病与其他疾病的主要区别在于有以下 4 个基本特征。

(一)有病原体

每一种传染病都是由特异的病原体所引起，包括病原微生物和寄生虫。如艾滋病的病原体是 HIV、细菌性痢疾的病原体是痢疾杆菌、疟疾的病原体是疟原虫等。临床上检出特定病原体对明确诊断有重要的意义。历史上，许多传染病都是最先认识其临床症状及流行病学特征，然后才认识其病原体。目前还有一些传染病的病原体仍未能被充分认识。

（二）有传染性（infectivity）

病原体由宿主排出体外，经某种特定途径传给另一宿主的这种特性称为传染性。有传染性是传染病与其他感染性疾病最根本的区别。例如耳源性脑膜炎和流行性脑脊髓膜炎，在临床上都表现为化脓性脑膜炎，但前者无传染性，无须隔离，后者为传染病，有传染性，必须隔离。传染病患者有传染性的时期称为传染期，在每一种传染病中都相对固定，是决定患者隔离期限的重要依据。

（三）有流行病学特征（epidemiologic feature）

传染病的流行过程在自然和社会因素的影响下，表现出各种特征，称流行病学特征。

1. 流行性 在一定条件下，传染病能在人群中广泛传播蔓延的特性称为流行性。按量的多少和流行强度可分为散发、流行、大流行和暴发。某传染病在某地发病率处于近年发病率一般水平称为散发；当其发病率显著高于一般水平或为散发发病率的数倍时（一般 3～10 倍）称为流行；当某传染病在一定时间内蔓延范围甚广，超出国界或洲界时称为大流行，如 2003 年的传染性非典型肺炎大流行，2009 年的甲型 H1N1 流感大流行；传染病病例发病时间的分布高度集中于一个短时间之内，且多由同一传染源或共同的传播途径所引起称为暴发性流行，如流行性感冒等。

2. 季节性 某些传染病的发生和流行受季节的影响，在每年一定的季节出现发病率升高的现象称为季节性，如呼吸道传染病好发于冬春季节，消化道传染病好发于夏秋季节，而虫媒传染病的季节性与媒介动物活跃季节相一致。

3. 地方性 由于受地理气候等自然因素或人们生活习惯等社会因素的影响，某些传染病常局限在一定地理区域范围内发生，这种传染病称为地方性传染病，如血吸虫病发生在长江以南有钉螺存在的地区，而布鲁菌病主要发生于牧区。以野生动物为主要传染源的疾病，称为自然疫源性传染病，亦属于地方性传染病，存在这种疾病的地区称为自然疫源地，人进入该地区就有可能被感染，如鼠疫、肾综合征出血热、钩端螺旋体病、传染性非典型肺炎等。

4. 外来性 指国内或地区内原来不存在，从国外或其他地区通过人口流动或物品传入的传染病，如霍乱。

传染病的发病率在不同人群（年龄、性别、职业）中的分布也是流行病学特征之一，如麻疹多发生于儿童，布鲁菌病多发生于牧民、兽医等职业，肾综合征出血热多发于男性青壮年农民或工人。

（四）有感染后免疫

人体感染病原体后，无论显性感染或隐性感染，均能产生针对病原体及其产物（如毒素）的特异性免疫，属于主动免疫，这种保护性免疫可通过抗体（抗素素、中和抗体等）检测而获知。感染后免疫的持续时间在不同传染病中有很大差异。一般来说，病毒性传染病（如麻疹、脊髓灰质炎、流行性乙型脑炎）的感染后免疫持续时间最长，往往保持终身，但也有例外（如流行性感冒）。细菌、螺旋体、原虫性传染病（如细菌性痢疾、阿米巴病、钩端螺旋体病等）的感染后免疫持续时间较短，仅为数月至数年，但也有例外（如伤寒）。蠕虫病感染后通常不产生保护性免疫，因而往往产生重复感染（如血吸虫病、钩虫病、蛔虫病等）。

【临床特点】

(一)临床分期

根据传染病的发生、发展和转归分为以下四个时期。

1. 潜伏期(incubation period) 是指从病原体侵入人体起至开始出现临床症状为止的一段时间。潜伏期通常相当于病原体在体内繁殖、转移、定位、引起组织损伤和功能改变导致临床症状出现之前的整个过程。不同传染病的潜伏期长短不同,有的疾病短至几小时(如细菌性痢疾),有的则长达数年(如艾滋病)。每一个传染病的潜伏期都有一个特定的范围(最短、最长),通常所说的潜伏期是指常见(平均)潜伏期,如流行性腮腺炎的潜伏期最短为8d,最长为30d,常见潜伏期为18d。了解潜伏期有助于诊断。潜伏期是检疫观察或留验接触者的重要依据。值得注意的是,有些传染病患者在潜伏期就具有传染性。急性传染病的潜伏期、隔离期和检疫(观察期)参阅附录一。

2. 前驱期(prodromal period) 是指从起病至该病症状明显开始为止的一段时期称为前驱期。前驱期的症状通常是非特异性的,如发热、头痛、疲乏、食欲不振、肌肉酸痛等,是大多数传染病所共有,一般持续1～3d。起病急骤者,可无前驱期。

3. 症状明显期(period of apparent manifestation) 是指传染病患者度过前驱期后,病情逐渐加重,表现出该传染病特有的症状或体征的时期。如细菌性痢疾患者出现了典型的肠道症状——腹痛、腹泻、排黏液脓血便。该时期因为出现了疾病所特有的表现,是疾病诊断的重要依据。本期极易产生并发症。经症状明显期后,大部分患者随即转入恢复期。

4. 恢复期(convalescent period) 随着疾病的自然进程或通过治疗后,当人体免疫力增长至一定程度,病原体被消灭或控制,体内病理生理过程基本终止,患者症状及体征逐渐减轻至消失,称为恢复期。恢复期若病原体未完全清除,则仍具有传染性,但食欲和体力均逐渐恢复,血清中的抗体效价亦逐渐上升至最高水平。在恢复期传染病多数好转,但有些疾病在恢复期可发生并发症(如伤寒在恢复期饮食不当可引起肠出血或肠穿孔),甚至会再次出现该病的症状或体征,即复发或再燃。复发是指传染病患者进入恢复期已经有一段时间,体温已下降至正常水平,再次出现发热和原发疾病的症状;再燃是指传染病患者刚进入恢复期,体温下降但未降至正常水平,再次升高并原发疾病的症状。复发和再燃的发生与病原体未被彻底消灭有关,多见于伤寒、疟疾和细菌性痢疾等。

有的传染病在恢复期结束后,机体某些器官功能不能恢复至正常水平,则称为后遗症期。多见于中枢神经系统传染病如脊髓灰质炎、流行性乙型脑炎、流行性脑脊髓膜炎。

(二)常见的症状与体征

1. 发热(fever) 发热是传染病中最常见的症状。有的传染病就是以"热"命名,如猩红热、登革热、肾综合征出血热、黑热病等。临床上常根据热型、热程诊断与鉴别诊断。

2. 发疹(rash,eruption) 许多传染病在发热的同时伴有发疹,有的传染病就是以"疹"命名,如麻疹、风疹等。发疹可分为皮疹和黏膜疹。皮疹根据特征可分为疱疹、丘疹、斑丘疹、出血疹(点)等。临床上常根据皮疹出现的时间、部位、形态进行鉴别诊断。水痘通常于起病第1天出现丘疹,皮疹呈向心性分布,散状分布于躯干,而四肢较少。猩红热于第2天出现弥漫充血基础上的点状(针尖大小)粟粒疹,自颜面部遍及全身。天花在病程第3～4天出现皮疹,呈离心性分布,躯干较少。麻疹大多在发热第4天出现红色或紫红色片状斑丘疹，始见于耳后、颈部、沿着发际边缘，24h内向下发展，遍及面部、躯干及四肢，3～4天全身出齐。斑疹伤寒于病程第5～6天出现多形性红色斑丘疹，形状大小不一，分布于躯干与四肢屈面，呈出血性，压之不褪色。伤寒于病程第一周末出现红色斑丘疹，以第二周为多，一般为数个至数十个，压之褪色，多见于胸腹部，称为玫瑰疹。

3. 毒血症状(toxemic symptoms)　病原体的毒素及各种代谢产物可引起毒血症状，如寒战、发热、疲乏、全身不适、厌食、头痛、肌肉酸痛、骨关节疼痛等。严重者可有意识障碍、谵妄、脑膜刺激征、中毒性脑病等表现，甚至可出现呼吸及外周循环衰竭(感染性休克)等表现，有时还可引起肝、肾等组织器官损害。

4. 单核-吞噬细胞系统反应　肝、脾、淋巴结等组成机体主要的单核-吞噬细胞系统。在病原体及其代谢产物的作用下，单核-吞噬细胞系统可出现充血、增生等反应，临床上表现为肝、脾和淋巴结的肿大。

（三）临床类型

传染病根据临床病程的长短或起病的急缓可分为急性、亚急性、慢性，根据病情轻重分为轻型、中型(典型)、重型、暴发型等，根据临床特征分为典型和非典型等。典型相当于中型或普通型，非典型则可轻可重，极轻者可照常工作，又称逍遥型。临床分型对治疗、隔离、护理等具有指导意义。

五、传染病的流行过程及影响因素

传染病的流行过程是指传染病在人群中发生、发展和转归的过程。传染病流行过程的三个基本条件分别为传染源、传播途径和人群易感性。这三个条件同时存在、相互关联，使传染病不断蔓延传播。同时传染病流行过程又受自然因素和社会因素的影响。

【流行过程的基本条件】

（一）传染源(source of infection)

是指有病原体在体内生长、繁殖并能将病原体排出体外的人和/或动物。包括患者、隐性感染者、病原携带者和受感染的动物。

1. 患者　患者是重要的传染源。急性患者可借其症状(如咳嗽、吐、泻)而促进病原体的播散，慢性患者可长期排出病原体而污染环境。在不同传染病中，不同类型患者的流行病学意义各异。轻型患者因症状不典型而不易被发现。

2. 隐性感染者　隐性感染者由于无任何症状和体征而不易被发现。如隐性感染者是脊髓灰质炎的重要传染源。

3. 病原携带者　病原携带者尤其是慢性病原携带者无症状但长期排出病原体，成为重要的传染源。某些传染病(如伤寒、细菌性痢疾)的病原携带者有重要的流行病学意义。

4. 受感染的动物　某些动物间的传染病，如狂犬病、布鲁菌病、鼠疫等可传给人类，引起人类患病或流行，这类疾病称为动物源性传染病，又称人畜共患病。发病的动物、隐性感染的动物和携带病原体的动物都可以成为该病的传染源。

另外，和传染病患者的密切接触者，可能已经感染了该病但处于疾病的潜伏期而未出现临床表现，但能排出病原体，也具有传染性，是潜在的传染源。

(二)传播途径(route of transmission)

病原体从传染源排出体外后,到达与侵入新的易感者所经过的途径,称为传播途径。传染病常见的传播途径有:

1. 经空气传播 包括空气传播、飞沫传播和尘埃传播三种传播途径,主要见于以呼吸道为进入门户的传染病,如麻疹、白喉、流行性脑脊髓膜炎、传染性非典型肺炎等。当患者讲话、咳嗽、打喷嚏时,病原体可从鼻咽部喷出,易感者通过呼吸而感染。此类传染病除了经空气传播外,还可通过密切接触(如亲吻、口对口喂食等)或手接触传播。

2. 经水和食物传播 主要见于以消化道为进入门户的传染病,如伤寒、细菌性痢疾、囊虫病、绦虫病等,易感者因进食被病原体污染的水源、食物或进食患病动物的肉类、乳类、蛋类等而感染。如通过污染的水源或食物传播的疾病可引起暴发流行。当人们接触疫水时亦可经皮肤或黏膜感染血吸虫病、钩端螺旋体病等。

3. 经接触传播 通常分为直接接触和间接接触两种。

(1)直接接触 病原体经破损皮肤或黏膜传播。如梅毒、淋病等经性接触感染,布鲁菌病经破损皮肤感染。狂犬病通过直接咬伤而传播。

(2)间接接触 指经手、玩具或日常生活用具传播疾病,故又称为日常生活接触传播。多种肠道传染病、某些呼吸道传染病、人畜共患病、皮肤传染病等均可经此途径传播。被污染的手在间接传播中起特别重要的作用。

4. 虫媒传播 分为机械携带和生物性传播两种方式。前者可传播消化道传染病,主要以苍蝇、蟑螂为传播媒介,后者以吸血节肢动物叮咬吸血或中间宿主的传染病,如疟疾、乙脑等。

5. 经土壤传播 是指易感人群通过各种方式接触了被病原体污染的土壤所致的传播。经土壤传播的疾病主要是传播一些肠道寄生虫病及能形成芽孢的细菌所致感染。某些细菌的芽孢可在土壤中长期生存,例如破伤风杆菌、炭疽杆菌等。这些被污染的土壤经过破损的皮肤可使人们获得感染。

6. 经血液及血制品、体液传播 病原体存在于血液或体液中,经输血及血制品或接触体液而感染,见于乙型肝炎、丙型肝炎、艾滋病等。

7. 母婴传播 是指病原体经妊娠时的胎盘、产道分娩及哺乳传播给下一代的途径,又称垂直传播。如携带有 HIV 的妊娠妇女可经胎盘、产道及哺乳将 HIV 传染给新生儿而使其子女患艾滋病。

8. 医源性传播 是指在医疗及预防工作中,由于未能严格执行规章制度和操作规程,人为地引起某种传染病传播。受害者可以是患者,也可以是医务工作者本身。

粪-口途径

粪便排出病原体,经口腔摄入而感染,是消化道传染病共同的传播途径。主要通过粪便直接污染水源和食物,或者间接地以苍蝇、蟑螂为传播媒介和日常生活接触传播,最终进入消化道。前者可引起传染病的暴发流行,而后者主要表现为散发病例。

(三)人群易感性

对某一传染病缺乏特异性免疫力的人称为易感者,易感者在某一特定人群中的比例决定该人群的易感性(herd susceptibility)。人群易感性是指人群作为一个整体对传染病的易感程度。易感者的比例在人群中达到一定水平时，如果有传染源和合适的传播途径，则很容易发生传染病的流行。某些疾病(如流行性脑脊髓膜炎)，病后免疫力较持久，在一次流行之后，要经过数年，人群中易感者的比例再次上升至一定水平，才发生另一次流行，这种现象称为流行的周期性。在普遍推行人工自动免疫的干预下，可将易感者水平降至最低，从而可阻止传染病的流行。

【影响流行过程的因素】

(一)自然因素

自然因素主要指地理、气象、生态条件等，这些因素对传染病流行有着重要影响，因此，许多传染病都呈现严格的地区性和季节性，一些自然疫源性疾病及虫媒传染病又与生态条件关系密切。如我国北方有黑热病地方性流行区，南方有血吸虫病地方性流行区，乙型脑炎有严格的夏秋季发病分布特点，都与自然因素有关。另外，机体非特异性免疫力的下降可促进流行过程的发展，如寒冷可减弱呼吸道的抵抗力，如夏季炎热出汗可减少胃酸的分泌，大量饮水可稀释胃酸等使消化道传染病高发。某些自然生态环境为传染病在野生动物之间的传播创造良好条件，如鼠疫、肾综合征出血热、钩端螺旋体病等自然疫源性传染病或人畜共患病，人类进入这些疾病的疫区时亦可受感染。

(二)社会因素

社会因素包括社会制度、经济和生活条件，以及文化水平、风俗习惯等。社会因素对传染病流行过程的影响是复杂多变的。社会因素对传播途径的影响是显而易见的，如钉螺的消灭、饮水卫生、粪便处理的改善，使血吸虫病及肠道传染病得到有效控制。在经济建设中，经过改造环境及生态使其不利于传染病流行，可有效防治自然疫源性传染病。

社会因素及自然因素通过对传染源、传播途径、易感人群三个环节的作用，可以促进或抑制传染病的流行过程。而在社会因素和自然因素中，又以社会因素为主导因素，因其可以作用于自然因素，并且在一定程度上改变自然因素。我国人民在党和政府的领导下，移风易俗，改造自然，使各种传染病发病率大大降低，一些传染病已基本消灭的事实就是证明，特别是在多次特大自然灾害发生以后，党领导灾区军民团结奋斗，打破了“大灾之后必有大疫”的规律，更显示了社会因素对传染病流行有着巨大的影响。

六、传染病的诊断与治疗原则

【传染病的诊断】

对传染病必须在早期就能做出正确的诊断，正确诊断是及时隔离和采取有效治疗的基础，从而防止疾病的扩散。传染病的诊断要综合分析下列几个方面的资料。

(一)临床资料

全面而准确的临床资料来源于详尽的病史和全面的体格检查。包括询问起病方式，疾病发生发展的过程，必须注意发热、皮疹、腹泻、头痛、黄疸等症状，要从鉴别诊断的角度来加以描述。进行体格检查时针对专科有诊断意义的体征，如皮疹、腓肠肌压痛、黄疸、肺部啰音、肝脾肿大、脑膜刺激征等。根据潜伏期的长短，起病的缓急，发热特点、皮疹特点、中毒症状、特殊症状及体征可做出初步诊断。如猩红热的红斑疹，麻疹的口腔黏膜斑，百日咳的痉挛性咳嗽，白喉的假膜，流行性脑脊髓膜炎的皮肤瘀斑，伤寒的玫瑰疹，脊髓灰质炎的肢体弛缓性瘫痪，流行性出血热的三红及球结膜渗出等。

（二）流行病学资料

流行病学资料在传染病的诊断中占有重要的地位。包括某些传染病的发病年龄、职业人群分布、流行季节及地区分布性等。诊断疾病时必须将有关流行病学资料作为重要参考。此外，了解传染病接触史、预防接种史、既往病史有助于了解患者免疫状况，帮助诊断。

（三）实验室检查

1. 一般实验室检查 包括血液、尿液、粪便常规检查和血液生化检查。

（1）血常规检查 大部分细菌性传染病白细胞总数及中性粒细胞增多，但有些细菌如布鲁菌、伤寒杆菌、结核菌等引起感染时白细胞总数不升高，甚至减少。绝大多数病毒性传染病白细胞总数减少且淋巴细胞比例增高，但流行性出血热、流行性乙型脑炎白细胞总数增高。血中出现异型淋巴细胞，见于流行性出血热和传染性单核细胞增多症。疟疾、黑热病等原虫感染时白细胞总数在初期多正常，在疾病晚期常减少。蠕虫感染时嗜酸粒细胞通常增多。

（2）尿常规检查 尿中白细胞增多提示有尿路感染。有红细胞、蛋白等指标提示肾功能有损害，有助于钩端螺旋体和肾综合征出血热的诊断。

（3）粪便常规检查 细菌性痢疾和肠阿米巴病，粪便呈黏液脓血便或果浆样便；细菌性肠道感染多呈水样便、血水样便或混有脓及黏液。病毒性肠道感染多为水样便或混有黏液。粪便中白细胞及脓细胞增多有肠道感染，红细胞增多提示有消化道出血。

（4）血液生化检查 ALT、AST、胆红素、血白蛋白、球蛋白异常有助于病毒性肝炎的诊断和病情评估。肾功能异常提示有肾损害。电解质、酸碱平衡异常有助于诊断及判断病情严重程度。

2. 病原学检查 检出病原体是确诊传染病的主要依据。

（1）病原体的直接检出 许多病原体或虫卵可通过肉眼或显微镜检出而确诊，例如血吸虫毛蚴经孵化后肉眼可见，大便中见粉皮状绦虫节片。用显微镜可从血液或骨髓涂片中检出疟原虫、利什曼原虫、微丝蚴、真菌、回归热螺旋体等，从粪便中检出各种寄生虫卵及阿米巴原虫等。

（2）病原体分离培养 依不同疾病选取血液、尿液、粪便、脑脊液、骨髓、鼻咽分泌物、渗出液、皮疹吸出液、活检组织等进行培养与分离鉴定。细菌能在普通培养基或特殊培养基内生长，病毒及立克次体必须在活组织细胞内增殖，培养时根据不同的病原体，选择不同的组织与培养基或动物接种。采集标本时应注意病程阶段，有无应用抗微生物药物及标本的保存与运送。

3. 分子生物学检测

（1）分子杂交 利用放射性核素 32P 或生物素标记的分子探针可以检出特异性的病毒核酸，如 HBV DNA、HCV RNA、HIV RNA 等，或检出特异性的毒素基因，如大肠埃希菌肠毒素。

（2）聚合酶链反应技术 用于病原体的核酸检查，具有操作简便、灵敏度高、特异性好的优点，是目前常用的方法，能将标本中的DNA分子扩增100万倍以上，还可定量检测病原体。

4.免疫学检查　根据抗原与抗体特异性结合的原理，用已知抗原或抗体检测血清或体液标本中的相应抗体或抗原，是最常用的免疫学检查方法。根据其是IgG型或IgM型抗体，鉴别是急性期感染还是慢性或既往感染。

(1)特异性抗体检测　在传染病早期，特异性抗体在血清中往往尚未出现或滴度很低，而在恢复期或后期则抗体滴度显著升高，故在急性期及恢复期双份血清检测其抗体由阴性转为阳性或滴度升高4倍以上有诊断价值。特异性抗体检查方法很多，包括凝集反应、沉淀反应、补体结合反应、中和反应、免疫荧光法、放射免疫法（RIA）和酶联免疫吸附法（ELISA）等。

(2)特异性抗原检测　病原体特异性抗原的检测有助于在病原体直接分离培养不成功的情况下，提供病原体存在的直接证据。其诊断意义往往较抗体检测更为可靠。用ELISA和放射性免疫（RIA）检测血清中的肝炎病毒抗原，用免疫电镜法检测粪便中病毒及抗原等。

(3)皮肤试验　用特异性抗原作皮内注射，可通过皮肤反应了解受试者对该抗原的变态反应，常用于结核病和血吸虫病的流行病学调查。

(4)免疫球蛋白检测　血清免疫球蛋白浓度检测有助于判断体液免疫功能。降低者见于先天性或后天性免疫缺损疾病，升高者见于慢性肝炎和黑热病等。

(5)T细胞亚群检测　检测T细胞亚群可了解机体免疫功能，常用于艾滋病的诊断、治疗效果及预后的判断。

(四)其他检查

1.内镜检查　对传染病的诊断有帮助的各种内镜检查有：①纤维结肠镜常用于诊断细菌性痢疾、阿米巴痢疾、真菌性肠炎、弯曲菌肠炎和血吸虫病等，以及肠道疾病的鉴别诊断；②纤维支气管镜可用于诊断艾滋病并发肺孢子虫肺炎（PCP）或支气管淋巴结核病等，以及肺部感染的鉴别诊断等。

2.影像学检查　X线检查常用于肺部疾病的诊断和鉴别。超声检查有助于肝炎、肝硬化和肝脓肿的诊断和鉴别。计算机断层扫描（CT）或磁共振成像（MRI）常用于诊断脏器占位性病变，如脑脓肿、脑囊虫病、肝脓肿等疾病的诊断与鉴别。

3.活体组织检查　活体组织检查有助于诊断和判断组织病变严重程度。

【传染病的治疗】

治疗传染病的目的不仅在于促进患者的康复，还在于控制传染源，防止传染病进一步播散。采用综合治疗，即治疗、护理、隔离、消毒相结合，一般治疗、对症治疗与特效治疗（病原治疗）相结合。

(一)一般及支持治疗

包括休息和营养。根据不同的疾病过程给以适当的营养物质，维持水和电解质平衡，合理休息，动静结合，以恢复机体的免疫功能。加强隔离和消毒。提供优质护理，使患者处于舒适而卫生的环境，确保各项诊断及治疗措施的正确执行和病情变化的密切观察。提供心理护理，提高患者战胜疾病的信心。

（二）病原治疗

即针对病原体的治疗，具有清除病原体，达到根治和控制传染源的目的。目前针对病原体的治疗包括抗菌治疗、抗病毒治疗、抗寄生虫治疗、血清疗法和免疫调节制剂的应用等。

（三）对症疗法

如在高热时采取的各种降温措施，脱水时采取补充液体和电解质措施，脑水肿时采取脱水疗法，抽搐时采取压惊镇静措施，昏迷时采取复苏措施，心力衰竭时采取强心措施，休克时采取改善微循环措施，出血时采取止血措施，严重毒血症时用肾上腺皮质激素，以及止咳、平喘、吸氧等。

（四）康复疗法

某些传染病如脊髓灰质炎和脑膜炎等可引起一定程度后遗症，要采取针灸、理疗等疗法促进康复。

（五）中医中药疗法

对调整患者各系统功能恢复有一定的作用。某些中药如黄连、鱼腥草、板蓝根等有抗微生物、调节免疫功能及对症治疗作用。

七、传染病的预防

预防传染病的目的就是为了控制并最终消灭传染病。针对传染病流行过程三个基本环节，预防传染病的一般措施也可以分为以下三个环节：

【管理传染源】

患者、接触者、病原携带者和动物都可作为传染源，必须对他们加强管理。

（一）对传染病患者的管理

对传染病患者应尽量做到早发现、早诊断、早报告、早隔离、早治疗。传染病报告制度是早期发现传染病的重要措施，必须严格遵守。任何单位和个人发现传染病患者或者疑似传染病患者时，应当及时向附近的疾病预防控制机构或者医疗机构报告，可通过传染病疫情监测信息系统上报。根据《中华人民共和国传染病防治法》及其实施细则，将法定传染病分为甲、乙、丙3类共39种。不同种类的传染病有不同的报告时限要求。

1. 甲类　为强制管理传染病，共2种，包括鼠疫和霍乱。城镇要求发现后2h、农村要求发现后6h内上报。

2. 乙类　为严格管理传染病，共26种，包括传染性非典型肺炎、艾滋病、病毒性肝炎、脊髓灰质炎、人感染高致病性禽流感、麻疹、流行性出血热、狂犬病、流行性乙型脑炎、登革热、炭疽、细菌性和阿米巴性痢疾、肺结核、伤寒和副伤寒、流行性脑脊髓膜炎、百日咳、白喉、新生儿破伤风、猩红热、布鲁菌病、淋病、梅毒、钩端螺旋体病、血吸虫病、疟疾，2009年新增加甲型H1N1流感。城镇要求发现后6h、农村要求发现后12h内上报。

乙类传染病中的传染性非典型肺炎、炭疽中的肺炭疽、人感染高致病性禽流感、甲型H1N1流感和脊髓灰质炎，必须按照甲类传染病进行报告和控制。

3. 丙类　为监测管理传染病，共11种，包括流行性感冒、流行性腮腺炎、风疹、急性出血性结膜炎、麻风病、流行性和地方性斑疹伤寒、黑热病、包虫病、丝虫病，除霍乱、细菌性和阿米巴性痢疾、伤寒和副伤寒以外的感染性腹泻病，2008年新增加手足口病。要求发现后24h

内上报。

(二)对传染病的接触者管理

按具体情况采取相应的检疫措施(如医学观察、留验)和预防措施(如药物预防、预防接种)。有关接触者检疫期或观察期可参阅附录一。

(三)对病原携带者管理

在人群中检出病原携带者,根据疾病种类进行治疗、宣教、调整工作岗位、检疫和医学观察等。

(四)对动物传染源管理

根据动物的经济价值和危害性的大小采取相应的措施,如针对狂犬病的主要传染源——狂犬应进行宰杀并焚烧,而对于乙脑的传染源——幼猪提前1~2个月给幼猪注射乙脑疫苗。

(五)国境卫生检疫

按照有关规定,国际检疫传染病为鼠疫、霍乱和黄热病。而流行性感冒、疟疾、脊髓灰质炎、斑疹伤寒、登革热、回归热为我国监测传染病。另外对患有艾滋病、性病、麻风病、精神病和开放性肺结核的外国人,应阻止其入境。

【切断传播途径】

根据传染病的不同传播途径,采取不同的预防措施。隔离和消毒是切断传播途径的主要措施。对于消化道传染病、虫媒传染病以及寄生虫病,切断传播途径通常是起主导作用的预防措施。消化道传染病应做好床边隔离,排泄物的消毒,加强饮食卫生及个人卫生,做好水源及粪便管理。对虫媒传染病,应采用药物等措施进行防虫、杀虫、驱虫。对呼吸道传染病,应开窗通风,进行空气消毒。详细内容见本章第二节。

【保护易感人群】

(一)提高人群非特异性免疫力

改善生活条件和营养条件,进行体育锻炼、增强体质,养成良好的卫生习惯等措施,可以提高机体非特异性免疫力。

(二)提高人群特异性免疫力

1. 人工主动免疫　人体可通过隐性感染、显性感染或预防接种获得对该种传染病的特异性免疫力,其中以预防接种起关键作用。实践证明,许多传染病可以通过预防接种得到有效的预防。接种后特异性抗体一般在1~4周内出现,持续数月至数年不等。人类由于普遍接种牛痘,现已在全球消灭了天花,就是预防接种效果的明证。20世纪80年代,我国制定了《全国计划免疫工作条例》,将儿童免疫纳入国家卫生计划。其主要内容为"四苗防六病",即对7周岁及以下儿童进行卡介苗、脊髓灰质炎三价糖丸疫苗、百白破三联疫苗和麻疹疫苗的基础免疫以及及时加强免疫接种,使儿童获得对结核、脊髓灰质炎、百日咳、白喉、破伤风和麻疹的免疫。2007年12月卫生部印发了关于《扩大国家免疫规划实施方案》的通知,将乙型肝炎、结核病、脊髓灰质炎、百日咳、白喉、破伤风、麻疹、甲型肝炎、流行性脑脊髓膜炎、流行性乙型脑炎、风疹、流行性腮腺炎、流行性出血热、炭疽和钩端螺旋体病15种可以通过接种疫苗有效预防的传染病纳入国家免疫规划。

2. 人工被动免疫 注射抗毒素血清、丙种球蛋白或高滴度免疫球蛋白，机体即可获得特异性被动免疫。免疫持续时间仅2～3周。常用于治疗，或对接触者的紧急预防。

ZHI ZHI LIAN JIE

知识链接

预防接种注意事项

为提高预防接种的针对性、减少不良反应，预防接种的实施要做好以下几点：

（一）准备好必要的物资、器械和接种对象

如生物制品应仔细检查，注意有无破损、变质、过期以及摇不散的凝块或异物等情况，并登记批号。确定接种对象、人数和时间，做好宣传工作，以取得群众的密切配合。接种场所应光线明亮、空气流通，冬季室内应温暖。接种用品及急救用品要摆放有序。严格遵守消毒制度，要做到每人用一副注射器、一个针头，以免交叉感染。

（二）严格掌握禁忌证

做好解释、宣传工作，消除紧张、恐惧心理，争取家长和儿童的合作。接种前认真询问病史及传染病接触史，必要时先做体检。

凡发热和急性传染病、肝肾疾病、糖尿病、血压病、妊娠3个月内或6个月以上、月经期应禁忌或暂缓接种。有过敏史者慎用动物血清制品；体温高于37.5℃，或一周内每日腹泻4次以上的儿童，严禁服用脊髓灰质炎活疫苗糖丸；正在接受免疫抑制剂治疗的，应尽量推迟常规的预防接种；近1个月内注射过丙种球蛋白者，不能接种活疫苗。

（三）掌握接种方法

接种应严格遵照说明书规定，掌握好接种方法、剂量、次数和时间间隔，注意无菌操作。

（四）接种后观察

各种生物制品均可引起其特有的异常反应，绝大多数人接种后不引起反应或反应轻微，个别人出现严重反应。

1. 一般反应

（1）局部反应　接种后局部出现红、肿、热、痛属于局部反应，红晕及硬结的直径在5cm以下为阴性；直径≥5～9cm，为＋；直径≥10～19cm，为＋＋；直径≥20cm为＋＋＋；红晕及硬结直径大于20cm并可见水疱或坏死、淋巴结管炎为＋＋＋＋，有时伴有淋巴结肿大。局部反应持续2～3d不等。轻者不必处理，重者可用干净毛巾局部热敷并抬高患肢。

（2）全身反应　如出现发热、头痛、全身不适、恶心、呕吐等为全身反应，体温在37.5℃以下者称为弱反应，37.6～38.5℃为中反应，高于38.6℃为强反应。局部反应和全身反应轻微者，经适当休息后可恢复，无须特殊处理。轻者适当休息，多饮水。重者可对症处理。如红肿继续扩大，高热持续不退，应到医院诊治。

2. 异常反应 极少数对象出现晕厥和过敏性休克等异常反应。

（1）晕厥　晕厥多在空腹、疲劳及精神紧张状态下注射时发生，为避免晕厥，事前应先做好宣传解释，解除紧张心理。一旦出现心慌、虚弱感、胃部不适或恶心、手心发麻等表现，立即让患者平卧，保持安静，喂给糖水或温开水，针刺人中等穴位，一般不需服药。

（2）过敏性皮疹　常在接种后几小时至几天内出现，经服用抗组胺药物后即可痊愈。

（3）过敏性休克　注射后数分钟或半小时至两小时内出现面色苍白、烦躁不安、口唇青紫、四肢湿冷、血压下降、呼吸困难等，如不及时救治将危及生命。应使患儿平卧，头稍低，注意保暖，立即皮下或静脉注射 1：1000 肾上腺素 0.5～1ml(儿童 0.01～0.03ml/kg)，必要时重复。给予氧气吸入。尽快转至医院抢救。

八、传染病患者的护理工作

【传染病护理工作的特点】

传染性疾病患者护理是传染病防治工作的重要组成部分，不仅关系到患者能否早日恢复健康，而且对终止传染病在人群中的传播也具有十分重要的意义。针对传染病“起病急、病情重、变化快、并发症多、易传播”的特点，传染病护理工作人员应具有高度责任心，细致、准确地观察病情，正确为患者实施整体护理，严格执行消毒、隔离制度，履行疫情报告的职责，对群众进行传染病防治知识的宣传教育，最终达到消灭传染病的目的。

【传染病常见症状和体征的护理】

(一)发热

1. 护理评估

(1)病史 应注意发热的时间、季节、起病缓急、热程(发热时间长短)、热型、发热程度(热度高低及体温变化规律)；有无畏寒、寒战、大汗或盗汗；小儿高热应询问有无惊厥和抽搐发生及处理结果；发热时有无伴随其他系统症状；发热的原因及诱因；发热后一般状况；发热后的诊治过程，应用的药物、剂量及其他降温措施、效果等。并询问最近是否接触传染性疾病等。

(2)身体评估 要掌握目前的体温、脉搏、呼吸、血压、神志；有无合并惊厥；皮肤颜色、弹性，有无皮肤干燥、口唇干裂、颜面潮红、出汗；全身皮肤是否完整，有无皮疹、伤口；心、肺、腹部体格检查是否有异常征象。

(3)实验室及其他检查 应注意有无水、电解质、酸碱平衡紊乱。掌握血常规检查结果，必要时可取局部皮肤、呼吸道分泌物、血液等做病原学检查以明确诊断。

2. 护理诊断 体温过高，与病原体感染有关。

3. 护理目标

(1)通过健康指导使患者及其家属了解发热的相关知识，能配合处理发热。

(2)护理后患者体温得到控制。

4. 护理措施

(1)休息 患者应卧床休息，宜穿透气、棉质衣服，避免衣物过厚以促进散热。患者若有寒战应保暖。保持环境整洁，空气清新，室温维持 20～24℃，湿度 55%～60%为宜，注意通风换气。

(2)保证营养供给 结合病情，能进食者，给予高热量、高维生素、营养丰富、流质或半流饮食，指导患者摄取足够液体，维持水和电解质平衡。必要时遵医嘱予静脉输液。

(3)采取有效降温措施 常用物理降温，可用冷敷头部或大动脉，25%～50%乙醇或 32～36℃温水擦浴等。要避免持续长时间冰敷同一部位，以防止局部冻伤。同时，要注意周围循环状态，有脉搏细速、面色苍白、四肢厥冷者，禁用冷敷和酒精擦浴。全身发疹者，禁擦浴降温。刚服过解热药的患者不易冷敷。物理降温使用半小时后给予测量体温变化并记录。物理降温效果欠佳者,可配合药物降温。退热药用量不宜过大,以免大汗导致虚脱。高热惊厥者,可遵医嘱采用亚冬眠疗法。用药之前应先补足血容量,用药过程中避免搬动患者,观察生命体征,保持呼吸道通畅。

(4)严密观察病情　监测生命体征,根据病情确定测量体温的间隔时间,一般高热时每日监测 4～6 次,观察伴随症状及体征变化。同时及时正确地做好记录,掌握热度、热程与热型。观察患者的呼吸、血压、意识状态等。通过了解患者生化检查结果,及早判断有无脱水及电解质紊乱征象。观察饮食、饮水量、尿量及体重。观察治疗的效果。

(5)加强口腔、皮肤护理　高热易发生口腔炎,可予生理盐水于饭后、睡前漱口。病情重者,协助口腔护理。患者大汗后给以温水擦拭,及时更换衣裤,保持皮肤清洁、干燥,使患者有舒适感,防止感染。眼部充血者室内光线不宜过强,可给予患者眼罩或拉闭窗帘等降低室内亮度,及时清除眼角分泌物。

(6)心理护理　体温上升期,患者会出现寒战、面色苍白,产生紧张、不安、害怕等心理反应;体温下降期,由于出汗多,患者会出现虚弱感,产生恐慌心理;长期发热会导致患者焦虑。因此,应经常巡视病房,多与患者沟通,耐心解答各种问题,尽量满足患者需求,给予精神安慰。

(7)健康教育　向患者及家属解释发热的相关知识;教会患者及家属发热时自我护理的方法,使患者及家属配合发热的各种处理,如体温计的选择、使用及注意事项;冰袋冷敷时,配合观察体温的变化及局部皮肤颜色有无改变;温水擦浴时,水的温度、擦浴的方法等。

5. 护理评价

(1)患者体温是否恢复正常,是否发生并发症。

(2)患者及家属能否说出发热有关知识。

(3)患者及家属能否正确实施常用物理降温方法。

(4)发热引起的身心反应是否消失,是否配合治疗,舒适感有无增强。

(二)皮疹

1. 护理评估

(1)病史　应询问患者皮疹出现的时间、发展顺序,局部有无疼痛和瘙痒;有无伴随发热等症状;出疹后自觉症状是否加重;出皮疹后的处理过程,应用药物名称、方法、效果等;是否有同类患者接触史;有无食物或药物过敏史及诱发因素。

(2)身体评估　评估目前皮疹分布的部位、形态、大小、颜色,压之是否褪色、平坦或隆起,局部疹退后是否遗留色素沉着。局部是否有溃破、合并感染等征象。评估患者的全身情况、神志,心肺、腹部体格检查是否有异常。

(3)实验室及其他检查　应注意白细胞分类改变,必要时局部穿刺进行病原学检查以协助诊断。

2. 护理诊断:皮肤完整性受损　与病原体及代谢产物造成皮肤血管损伤有关。

3. 护理目标　患者能了解导致发疹的相关因素,受损的组织渐恢复正常。

4. 护理措施

(1)休息　皮疹较轻者适当活动;皮疹较重、伴有发热等症状者应卧床休息,保持病室安静、整洁，每天通风，定时消毒，保持空气新鲜。避免强光刺激及对流风直吹。

(2)保证营养供给　应避免进食辛辣刺激性食物。口腔黏膜损害较重、进食困难者，应用流质或半流质温凉饮食，避免热刺激口腔或消化道。皮损广泛伴高热者，应给予丰富蛋白质及维生素类饮食。

(3)皮肤黏膜的护理　①保持皮肤清洁，每日用温水清洁皮肤，禁用肥皂水、酒精及化妆用品接触皮肤；选用棉质衣、裤，避免化纤类物品对皮肤刺激，衣着应宽松；保持床铺清洁，被褥松软、平整、干燥。②避免搔抓，将患者指甲剪短，幼儿自控力差，可戴手套，防止抓伤皮肤造成感染。皮肤剧痒者可涂2%～3%碳酸氢钠或炉甘石洗剂等止痒，必要时遵医嘱口服用药。③皮肤结痂后让其自行脱落，翘起的痂皮可用消毒剪刀剪去。疹退后若皮肤干燥可涂以液状石蜡油润滑皮肤。④对大面积瘀斑的坏死皮肤，局部用海绵垫、气垫圈加以保护，防止大小便浸渍，翻身时动作轻柔，避免拖、拉、拽等动作，避免发生溃疡和继发感染。⑤皮疹发生破溃后应及时处理，可用碘附消毒或抗生素软膏涂抹，大面积者用消毒纱布包扎，防止继发感染。⑥口腔黏膜疹的护理：每日常规用温生理盐水或漱口液彻底清洗口腔2～3次。每次进食后用温水含漱，以保持口腔清洁、黏膜湿润、舒适。出现溃疡者，用1%～3%过氧化氢溶液清洗口腔后，涂以冰硼散。⑦眼部护理：每日用4%硼酸溶液或生理盐水清洁眼部2～3次，室内保持较暗光线，避免强光刺激；眼部合并感染时涂抗生素眼药膏后覆盖纱布，每日2～3次。

(4)观察病情　注意观察患者生命体征、意识状态、伴随症状的变化、治疗及护理效果等。重点观察皮疹性质、数量、部位分布，出疹时间、顺序、持续时间及消退情况，皮疹消退后有无脱屑、脱皮、结痂、色素沉着等变化；观察有无结膜充血、水肿；口腔黏膜有无溃疡。并及时做好记录。

(5)提供心理支持　热情对待患者，及时解除患者不适，满足日常生活需要，鼓励患者树立战胜疾病的信心。

(6)健康教育　向患者及家属讲解皮疹相关知识；介绍配合治疗、护理的方法。

5. 护理评价

(1)患者的皮疹是否完全消退。

(2)患者是否发生继发感染，能否及时处理。

(3)患者或家属是否了解加重皮肤损伤的因素，并能实施正确方法自我护理。

ZHI ZHI LIAN JIE

知识链接

传染病科管理基本要求

(一)对医务人员的要求

1. 对临床上诊断为传染病患者，必须立即填写传染病报告卡，向有关部门报告。

2. 在污染区工作时，应戴口罩、帽，穿工作服，并按病种穿隔离衣。穿隔离衣时，只能在规定的污染区与半污染区范围内活动。

3. 在工作中应严格遵守隔离技术，污染的手不能触摸非污染物。接触不同病种的传染病患者前应洗手。

4. 病室按相同的病种收治患者。

5.污染区的物品不能放入清洁区。对污染物品应尽快进行消毒处理。

6.医护人员不得在病房内坐、卧或进食。

7.病室更换病种收治患者时，或患者死亡后，应对病房做终末消毒处理。

（二）对其他人员的要求

1.做好入院处理工作，按规定限制携带物品。患者的食具、卫生洁具等物品为个人专用，不得与他人共用。

2.患者不得进入不同病种的病房中活动，不得进入清洁区。

3.对患者的陪客应作卫生宣传教育，必要时应穿隔离衣，作药物预防或免疫学预防。

4.向患者的陪客和家属介绍隔离制度，污染物品应经消毒处理后才能带出医院。

5.患者出院时，其用具应作消毒处理后才带出医院。

【小结】

人体被病原体感染后引起的疾病称感染性疾病，其中具有传染性并有可能在人群中造成流行的感染性疾病称为传染病。病原体通过各种途径进入人体，就开始了感染过程。由于病原体和人体宿主之间适应程度不同，双方斗争的结果也各异，因而产生了病原体被清除、隐性感染、显性感染、病原体携带状态、潜伏性感染五种不同表现形式。五种表现形式在一定条件下相互转化，在不同传染病中各有侧重，一般来说隐性感染最常见，病原携带状态次之，显性感染所占比重最低。传染病流行过程的发生需要满足三个基本条件：传染源、传播途径和易感人群。三个条件必须同时存在，若切断任何一个环节，流行终止。流行过程本身又受社会因素和自然因素的影响。因此，做好传染病预防必须管理传染源、切断传播途径、保护易感人群。预防接种对传染病的控制和消灭起着关键性作用。《中华人民共和国传染病防治法》规定管理的传染病分三类39种，甲类为强制管理传染病；乙类为严格管理传染病，但乙类中的传染性非典型肺炎、炭疽中的肺炭疽、人感染高致病性禽流感、甲型H1N1流感和脊髓灰质炎必须采取甲类传染病的报告及控制措施；丙类为监测管理传染病。传染病与其他疾病的主要区别，在于其具有下列四个基本特征：有特异性的病原体；有传染性，传染性是传染病与其他感染性疾病的主要区别；在自然和社会因素的影响下传染病流行表现出各种流行病学特征；人体感染病原体后，无论是显性还是隐性感染都有针对病原体及其产物的特异性免疫，称为感染后免疫。传染病临床特点具有疾病发展的规律性，也具有常见症状和体征。发热是传染病最常见的症状之一，但并非传染病所特有。高热时可用物理或药物降温，药物降温后注意观察有无大量出汗、虚脱现象；高热伴惊厥者，可采用人工亚冬眠疗法。许多传染病在发热的同时伴有发疹，称为发疹性传染病。传染病皮疹的形态、出现时间、分布部位、颜色、出现的先后顺序因病种不同而不同。主要护理问题是皮肤完整性受损，应依据皮肤受损程度采取适宜的护理措施，避免发生继发感染。

（陈　燕）

第二节　传染病的消毒与隔离

一、消　毒

1. 消毒(disinfection)的定义　是通过物理、化学或生物学方法，消除或杀灭环境中病原微生物的一系列方法，是切断传播途径，阻止病原体传播，控制传染病发生、蔓延的重要措施。

2. 消毒的种类

(1)疫源地消毒　指对目前存在或曾经存在传染源的地区进行消毒，目的在于消灭由传染源排到外界环境中的病原体，包括随时消毒和终末消毒。①随时消毒：随时对传染源的排泄物、分泌物、污染物品进行消毒，以便及时杀灭从传染源排出的病原体，防止传播；②终末消毒：是指传染源已离开疫源地，对疫源地所进行的最后一次彻底的消毒措施，以便杀灭残留在疫源地内各种物体上的病原体。如患者出院、转科或死亡，对其所住病室和用物等的消毒即是终末消毒。

(2)预防性消毒　指虽未发现传染源，但对可能受到病原体污染的场所、物品和人体进行消毒。如对饮用水源、餐具、所食食物的消毒，也包括医院中对病房、手术室和医护人员手的消毒。

3. 消毒方法

(1)物理消毒法　①机械消毒：如冲洗、清扫、拍打、通风等，只能清除或减少细菌，对病毒或立克次体无效；②热消毒：如煮沸、高压蒸气灭菌、焚烧等方法，可杀灭各种病原体；③辐射消毒法：如日晒法、紫外线、红外线、微波消毒、γ射线和高能电子束等。紫外线有广谱杀菌作用，但穿透力差，对乙型病毒性肝炎和艾滋病毒无效。γ射线可在常温下对不耐热物品灭菌，有广谱杀菌作用，但设备昂贵。

(2)化学消毒法　某些化学消毒剂可作用于病原体蛋白、酶系统或核酸系统，使之氧化、变性、凝固、裂解，从而影响病原体的生理功能，甚至结构破坏而被杀灭。①氧化消毒剂：如过氧乙酸、高锰酸钾、过氧化氢等，主要靠其强大的氧化能力来灭菌，但有较强的腐蚀性和刺激性；②含氯消毒剂：如漂白粉、次氯酸钠、氯胺、84消毒液等，这类消毒剂在水中产生次氯酸，具有强大的杀菌作用，杀菌谱广、作用快、余氯毒性低、价廉，但对金属制品有腐蚀作用；③醛类消毒剂：常用的有甲醛、戊二醛，具有广谱、高效、快速的杀菌作用，适用于精密仪器、内镜的消毒；④碘类、醇类消毒剂：如2.5%碘酊、0.5%碘附、75%乙醇等，具有广谱和快速的杀菌作用，可供皮肤、食具和医疗器械的消毒；⑤杂环类气体消毒剂：主要有环氧乙烷、环氧丙烷等，为一种广谱、高效消毒剂，常用于医疗器械、精密仪器及皮毛类消毒；⑥其他消毒剂：如石炭酸、来苏儿、新洁尔灭、氯己定等，可用于手、皮肤、医疗器械的消毒。

4. 医用物品的危险性分类

(1)高度危险性物品　能穿透皮肤或黏膜进入无菌组织或器官的器材，或与破损的组织、皮肤黏膜接触的器材和用品，包括注射的药物与液体、输注的血液及其制品、输血和输液器具、手术器械、移植物、穿刺器具、导尿管、透析器、膀胱镜、腹腔镜、活体组织检查钳等。这类物品必须选用灭菌方法处理。

(2)中度危险性物品　仅与皮肤黏膜接触而不进入无菌组织内，如喉镜、气管镜、胃肠道内镜、口罩、体温表、压舌板、呼吸机和麻醉机管道、餐具、日腔护理用具、茶杯、便器等，这类物品一般情况下达到消毒即可。可选用中水平或高水平消毒法。如内镜等需采用高水平消毒方法。

(3)低度危险物品　指虽有微生物污染，但一般情况下无害，但当致病微生物污染达到一定量时可导致危害的物品，如毛巾、面盆、痰盂(杯)、床单、被褥、地面、墙面及听诊器、血压计等。这类物品一般可用低水平消毒方法，或只做一般的清洁处理即可，在特殊情况下，才作特殊的消毒要求。如，当有病原微生物污染时，必须针对污染病原微生物的种类选用有效的消毒方法。

二、隔　离

1. 隔离(isolation)的定义　指把处于传染期的传染病患者、病原携带者安置于指定地点，与健康人和非传染患者分开，防止病原体扩散和传播。隔离是预防和管理传染病的重要措施。

2. 隔离的原则与方法

(1)在标准预防的基础上，根据疾病的传播途径(如接触传播、飞沫传播、空气传播和其他途径传播)，制定相应的隔离与预防措施。

(2)一种疾病可能有多种传播途径时，应在标准预防的基础上，采取相应传播途径的隔离与预防措施，将多种防护措施结合使用。

(3)隔离病室应有隔离标志，并限制人员的出入。黄色为空气传播的隔离，粉色为飞沫传播的隔离，蓝色为接触传播的隔离。

(4)传染病患者或可疑传染病患者应安置在单人隔离房间。受条件限制的医院，同种病原体感染者可安置于一室。隔离的传染病患者或疑似传染病患者产生的医疗废物，应严格执行医疗废物管理条例，防止病原体扩散和传播。

(5)建筑布局符合隔离要求，高危险区的科室(感染疾病科)宜相对独立，宜与普通病区和生活区分开。服务流程确保洁、污分开，防止因人员流程、物品流程交叉导致污染。通风系统应区域化，防止区域间空气交叉污染，配备合适的手卫生设施。

(6)解除隔离原则　已满隔离期者、连续多次病原检测阴性者，确定被隔离者不再排出病原体，即可解除隔离。

3. 隔离种类

(1)呼吸道隔离(蓝色标志)　适用于各种呼吸道传染病，如麻疹、流行性脑脊髓膜炎等。①相同病种住同一房间，床与床之间距离为 2m。②接近患者时应戴口罩，必要时穿隔离衣。③患者鼻咽分泌物、与分泌物接触过的物品需进行消毒处理。④患者一般不能外出，如要到其他科室检查时需戴口罩。⑤病室用紫外线进行空气消毒，每日 2 次；通风每日不少于 3 次；地面擦洗每日 2 次；室内保持一定温度和湿度。

(2)消化道隔离(棕色标志)　适用于消化道传染病，如伤寒、细菌性痢疾等。①不同病种患者最好分房收治，如条件不允许，不同病种患者也可同居一室，但每个患者之间必须实行隔离，床边挂上“床边隔离”标记。②密切接触患者时要穿隔离衣，护理不同病种患者要更换隔离衣。护理完患者要严格消毒双手。③患者的食具、便器要专用，用后要消毒。患者的呕吐物及排泄物也应进行消毒。④患者之间不能交换用物、书报等。⑤病房设纱窗、纱门，做好防蝇、灭蝇和灭蟑螂工作。

(3)严密隔离(黄色标志) 适用于甲类传染病，如霍乱、鼠疫和某些传染性强的传染病。①患者应住单人房间，门上标明“严密隔离”标记。门口设置用消毒液浇洒的脚垫，门把手包以消毒液浸湿的布套；②病房内设备固定、专用，室内物品须经严密消毒处理后方可拿出室外；③工作人员进入严密隔离病房需另戴帽子、口罩及穿隔离衣、围裙，换隔离胶鞋；④患者的食具、便器、排泄物、分泌物均按不同的处理方法严密消毒处理；⑤患者禁止出病室，禁止探视和陪住；⑥病室每日须消毒，患者出院或死亡，其病室必须进行终末消毒。

(4)接触隔离(橙色标志) 适用于病原体直接或间接的接触皮肤或黏膜而引起的传染病，如破伤风、狂犬病等。①不同病种应分室收住；②接触患者应戴口罩、帽子，穿隔离衣，护理不同病种患者时须更换隔离衣并洗手；③为患者换药及进行护理时应戴橡皮手套，已被污染的用具和敷料应严密消毒或焚烧；④患者出院或死亡，病室应进行终末消毒。

(5)血液和(或)体液隔离(红色标志) 适用于由血液、体液及血制品传播的传染病，如乙型肝炎、艾滋病等。①同病种患者同居一室。②若患者的血液、体液有可能污染工作服时，需穿隔离衣。接触患者的血液、体液时需戴手套，必要时戴护目镜。③医疗器械应进行严格消毒，有条件时可使用一次性用品。④被患者的血液或体液污染的物品，应销毁或装入污物袋中，并做好标记，送出病房进行彻底消毒处理或焚烧。⑤当触摸患者或接触到患者的血液或体液时，要认真洗手后再检查或护理其他患者。

(6)脓汁和(或)分泌物隔离(绿色标志) 适用于防止直接或间接接触脓汁或感染部位引流传播的感染。凡感染后产生化脓物质、引流物、分泌物而不需较严格的接触隔离者均属此类。①给患者换药时戴口罩、穿隔离衣、戴手套；②接触患者或污染物品后及护理下一个患者之前要洗手；③污染物品要弃去，并装袋、贴标签、送消毒处理。

(7)结核菌隔离(AFB隔离)(灰色标志) 适用于开放性肺结核或活动性结核者。①隔离室有特别通风设备，门窗关闭，同疗程者可同住一室；②医护人员接触患者时应戴口罩、穿隔离衣，患者咳嗽时应戴口罩；③接触患者或污染物品后及护理下一个患者之前要洗手；④污染物品要彻底清洗、消毒后弃去。

三、医护人员防护措施

用于保护医务人员避免其接触感染性因子的各种防护用品。医务人员应正确使用医疗机构的各种防护用品，包括口罩、手套、护目镜、防护面罩、防水围裙、隔离衣、防护服等。防护用品应符合国家相关标准，在有效期内使用。

【医用防护口罩】

(一)防护原则

口罩的防护功能主要基于：

1.过滤功能 口罩可由特殊材质与普通棉纱织成，具有过滤作用。

2. 吸附功能　口罩自身可具有一定的静电作用，必要时加用静电滤网层，可将病原微生物吸附在口罩外层。

3. 杀灭功能　口罩的材质如添加二氧化钛媒体，则具有杀菌功能。

（二）医用防护口罩的使用

1. 应根据不同的操作要求选用不同种类的口罩。

2. 一般诊疗活动，可佩戴纱布口罩或外科口罩；手术室工作或护理免疫功能低下患者、进行体腔穿刺等操作时应戴外科口罩，接触经空气传播或近距离接触经飞沫传播的呼吸道传染病患者时，应戴医用防护口罩。

3. 纱布口罩应保持清洁，每天更换、清洁与消毒，遇污染时及时更换。

（三）医用防护口罩的佩戴方法（图 3-1）

A. 一手托住防护口罩，将口罩放在掌心，鼻片部分朝向指尖，使固定带自然下垂。

B. 将防护口罩罩住鼻、口及下巴，鼻夹部位向上紧贴面部。

C. 用另一只手将下方系带拉过头顶，将上方系带拉至头部上方。

D. 将下方的固定带越过头顶，固定于两耳下至头的位置。

E. 将双手指尖放在金属鼻夹上，从中间位置开始，用手指向内按鼻夹，并分别向两侧移动和按压，根据鼻梁的形状塑造鼻夹。

F. 每次使用口罩时，需做密闭检查，双手尽量完全覆盖在口罩上，如有吸气时空气从鼻侧逸出，请重复步骤 E；如空气由口罩四周逸出，调整固定带位置后重新检查。

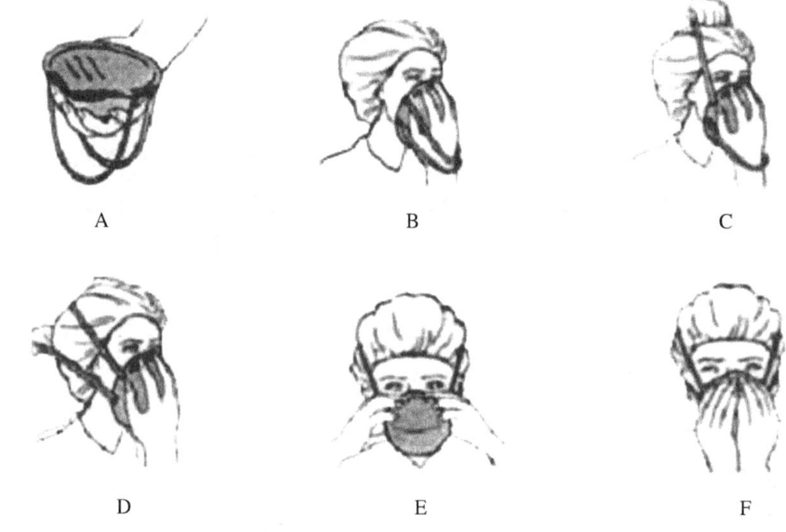

图 3-1　医用口罩佩戴方法

（四）医用口罩的摘除方法

1. 不要接触口罩前面（污染面）。

2. 先解开下面的系带，再解开上面的系带（图 3-2A）。

3. 用手仅捏住口罩的系带丢至医疗废物容器内（图 3-2B）。

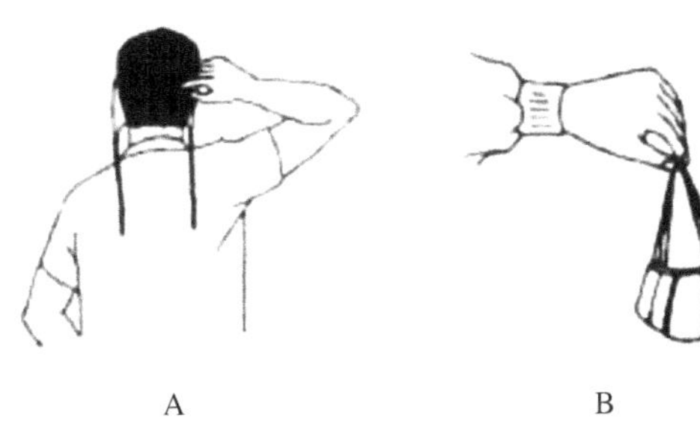

图 3-2　医用口罩摘除方法

（五）注意事项

口罩隔 4h 一般要更换一次，非一次性口罩必须每天清洗，长戴不洗会因为口罩沾染积聚了别的病菌而致病。先将口罩清洗，然后放入水中煮沸杀毒，再在太阳下暴晒。一般不提倡用消毒液清洗口罩，因为消毒液有刺激性。

【护目镜、防护面罩】

（一）防护原则

1. 护目镜　护目镜是一种滤光镜，可以改变透过光强和光谱。避免辐射光对眼睛造成伤害，最有效和最常用的方法是佩戴防护眼镜。这种眼镜可以吸收某些波长的光线，而让其他波长光线透过，所以都呈现一定的颜色，所呈现颜色为透过光颜色。一为吸收式，一为反射式，前者用得最多。

2. 防护面罩　防护面罩是一种用于工业防护眼睛和面部免受粉尘、化学物质、热气、毒气、屑物等有害物质迎面侵害的工业防护面罩，它是在弹性头夹上左右各安装带齿旋钮，在带齿旋钮上安装大弧形薄曲面透明罩。大弧形薄曲面透明罩在带齿旋钮的弹性头夹上可旋置于面部或头顶部。它可与防毒口罩、防尘口罩和工作帽配合使用，达到全面防护的目的。

（二）护目镜、防护面罩的使用

1. 下列情况应使用护目镜或防护面罩。

（1）在进行诊疗、护理操作，可能发生患者血液、体液、分泌物等喷溅时。

（2）近距离接触病原经飞沫传播的传染病患者时。

（3）为呼吸道传染病患者进行气管切开、气管插管等近距离操作，可能发生患者血液、体液、分泌物喷溅时，应使用全面型防护面罩。

2. 佩戴前应检查有无破损，佩戴装置有无松懈。每次使用后应清洁消毒。

（三）护目镜或防护面罩的佩戴方法

戴上护目镜或防护面罩，调节舒适度（图 3-3）。

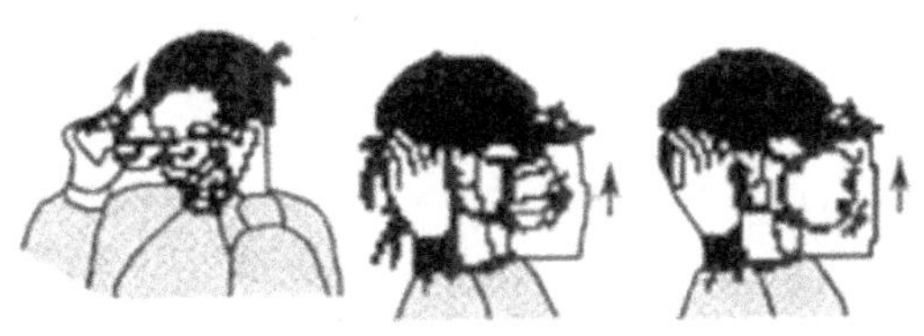

图 3-3　护目镜或防护面罩佩戴方法

(四)护目镜或面罩的摘除方法

捏住靠近头部或耳朵的一边,摘掉,放入回收或医疗废物容器内(图 3-4)。

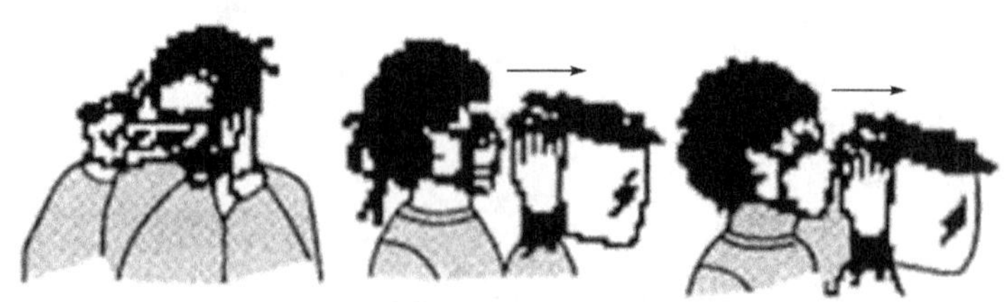

图 3-4 护目镜或面罩的摘除方法

(五)注意事项

1. 护目镜

(1)护目镜镜片使用时要注意专人专用,禁止交换使用,防止因护目镜大小不合适而产生意外情况。

(2)护目镜使用时间过长或使用不当,会造成镜片粗糙及损坏,留下刮痕后的镜片会影响佩戴者的视线,应对达不到佩戴安全标准需要的护目镜及时进行调换。

(3)护目镜禁止重压,在保存时尽量远离坚固物体,防止对镜片造成损坏。

(4)在清洗护目镜时,需要使用柔软的专业擦拭布进行清理,并放于眼镜盒或安全的地方。

(5)对于综合性的眼部防护用品需要根据产品的使用说明书进行使用及保养。

2. 防护面罩

(1)佩戴合适的个人防护面罩。

(2)佩戴防飞溅面罩的同时必须佩戴防护眼镜或眼罩。

(3)经常性检查面屏,如果有损伤时应立即更换。

(4)将 MSA 的防飞溅面罩框架与面屏组合使用,不匹配的框架与面屏可能达不到应有的安全性能。

【无菌手套】

(一)防护原则

在进行严格的医疗护理操作时确保无菌效果,保护患者和医护人员免受感染。

(二)无菌手套的使用

1. 应根据不同操作的需要,选择合适种类和规格的手套。

(1)接触患者的血液、体液、分泌物、排泄物、呕吐物及污染物品时,应戴清洁手套。

(2)进行手术等无菌操作,接触患者破损皮肤、黏膜时,应戴无菌手套。

2. 应正确戴脱无菌手套。

(三)戴无菌手套的方法(图 3-5)

1. 打开手套包,一手掀起口袋的开口处。

2. 另一手捏住手套翻折的部分(手套内面)取出手套,对准五指戴上,注意手勿触及手套外面。

3. 掀起另一只袋口，以戴着无菌手套的手指插入另一只手套的翻边内面，将手套戴好。然后将手套的翻转处套在工作衣袖外面。

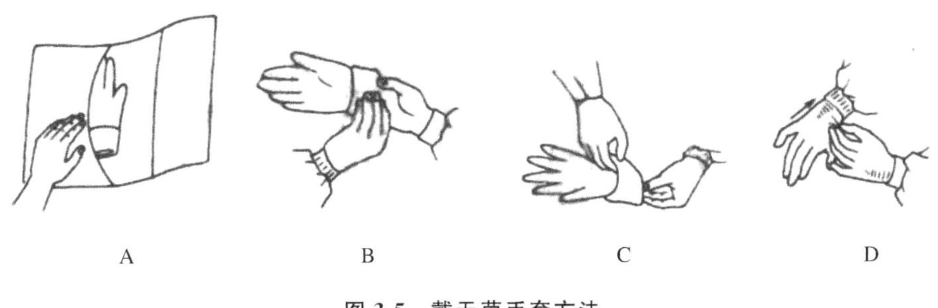

A　　B　　C　　D

图 3-5　戴无菌手套方法

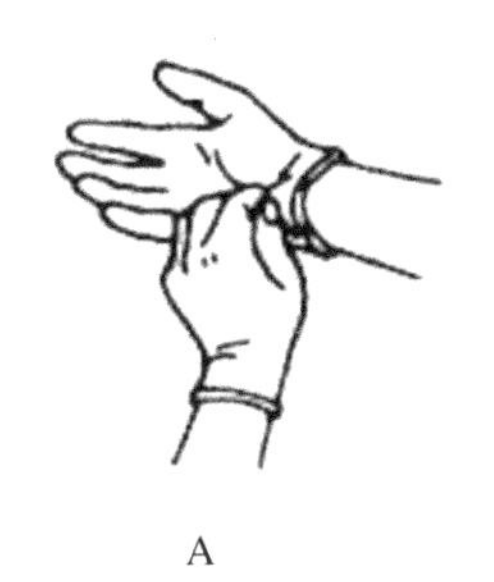

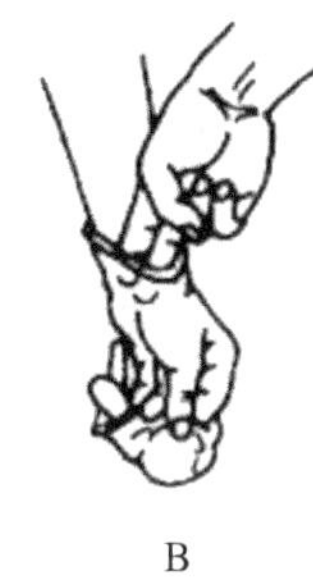

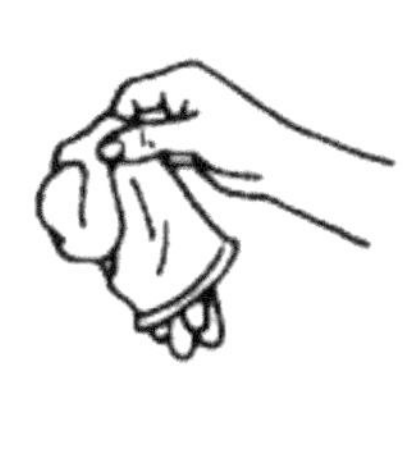

A　　B　　C

图 3-6　脱无菌手套的方法

(四)脱无菌手套的方法(图 3-6)

1. 用戴着手套的手捏住另一只手套污染面的边缘将手套脱下。

2. 戴着手套的手握住脱下的手套，用脱下手套的手捏住另一只手套清洁面(内面)的边缘，将手套脱下。

3. 用手捏住手套的里面丢至医疗废物容器内。

4. 一次性手套应一次性使用。

(五)注意事项

1. 诊疗护理不同的患者之间应更换手套。

2. 操作完成后脱去手套，应按规定程序与方法洗手，戴手套不能替代洗手，必要时进行手消毒。

3. 操作时发现手套破损时，应及时更换。

4. 戴无菌手套时，应防止手套污染。

【隔离衣与防护服】

(一)防护原则

1. 隔离衣　隔离衣，又称洁净工作服、洁净工装、净化服、无尘衣、无菌服、防静电工装、无尘工作服、隔工作服、防护服等。除了衣服本身不能成为散发尘源以外，还兼有防止人体散发尘埃的效果，同时作为无菌服，在材料和设计上应具备安全保护性、舒适性、作业方便性、审美性等基本性能，否则由于工服的式样、布料及无菌内衣的不同，直接影响到洁净室内的尘埃和菌落数。

2. 防护服 适合于为医务人员在工作时接触具有潜在感染性的患者血液、体液、分泌物、空气中的颗粒物等提供阻隔、防护作用。医用防护服具有良好的透湿性和阻隔性，能有效抵抗酒精、血液、体液、空气粉尘微粒、细菌的渗透，使用安全方便，能有效保护穿着者免受感染威胁，具有穿用舒适、手感好、抗拉力强、透气防水、无交叉感染等特点。

（二）隔离衣与防护服的使用

1. 应根据诊疗工作的需要，选用隔离衣或防护服。防护服应符合 GB 19082—2009 的规定。隔离衣应后开口能遮盖住全部衣服和外露的皮肤。

2. 下列情况应穿隔离衣。

（1）接触经接触传播的感染性疾病患者如传染病患者、多重耐药菌感染患者等时。

（2）对患者实行保护性隔离时，如大面积烧伤患者、骨髓移植患者等患者的诊疗、护理时。

（3）可能受到患者血液、体液、分泌物、排泄物喷溅时。

3. 下列情况应穿防护服。

（1）临床医务人员在接触甲类或按甲类传染病管理的传染病患者时；

（2）接触经空气传播或飞沫传播的传染病患者，可能受到患者血液、体液、分泌物、排泄物喷溅时。

4. 应正确穿脱隔离衣和防护服。

（三）隔离衣、防护服穿脱方法

1. 隔离衣

（1）穿隔离衣方法（图 3-7）。

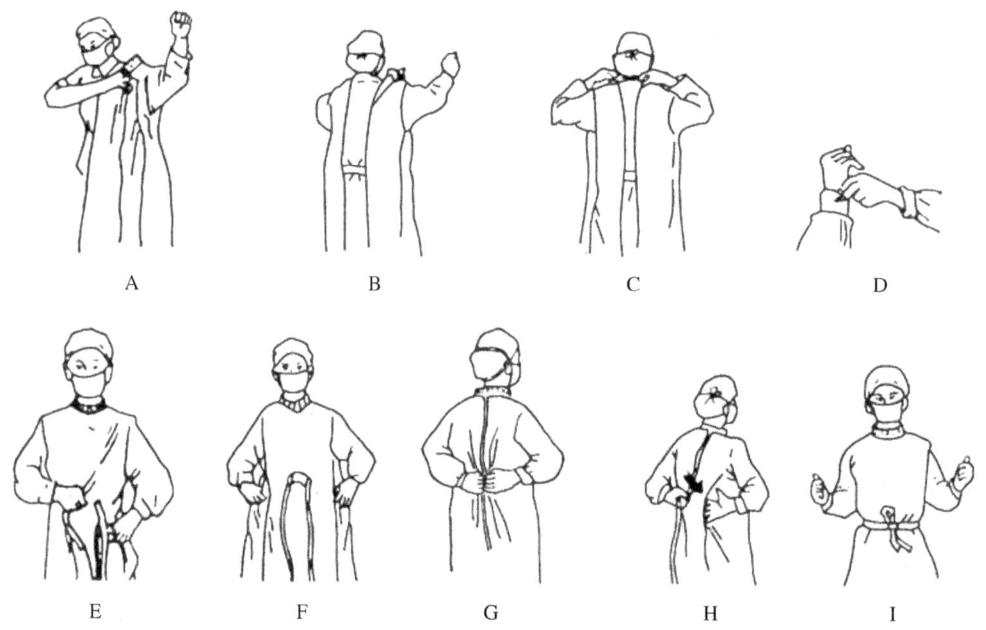

图 3-7 穿隔离衣的方法

1)右手提衣领,左手伸入袖内,右手将衣领向上拉,露出左手(图 3-7-A)。

2)换左手持衣领,右手伸入袖内,露出右手,勿触及手部(图 3-7-B)。

3)两手持衣领,由领子中央顺着边缘向后系好颈带(图 3-7-C)。

4)再扎好袖口(图 3-7-D)。

5)将隔离衣的一边(约在腰下 5cm)处逐渐向前拉,见到边缘捏住(图 3-7-E)。

6)同法捏住另一侧边缘(图 3-7-F)。

7)双手在背后将衣边对齐(图 3-7-G)。

8)向一侧折叠,一手按住折叠处,另一手将腰带拉至背后折叠处(图 3-7-H)。

9)将腰带在背后交叉,回到前面将带子系好(图 3-7-I)。

(2)脱隔离衣方法。

1)解开腰带,在前面打一活结(图 3-8-A)。

2)解开袖带,塞入袖拌内,充分暴露双手,进行手消毒(图 3-8-B)。

3)解开颈后带子(图 3-8-C)。

4)右手伸入左手腕部袖内,拉下袖子过子(图 3-8-D)。

5)用遮盖着的左手握住右手隔离衣袖子的外面,拉下右侧袖子(图 3-8-E)。

6)左手握住领子,右手将隔离衣两边对齐,污染面向外悬挂污染区;如果悬挂污染区外,则污染面向里(图 3-8-F)。

7)不再使用时,将脱下的隔离衣污染面向内卷成包裹状,丢至医疗废物容器内或放入回收袋中(图 3-8-G)。

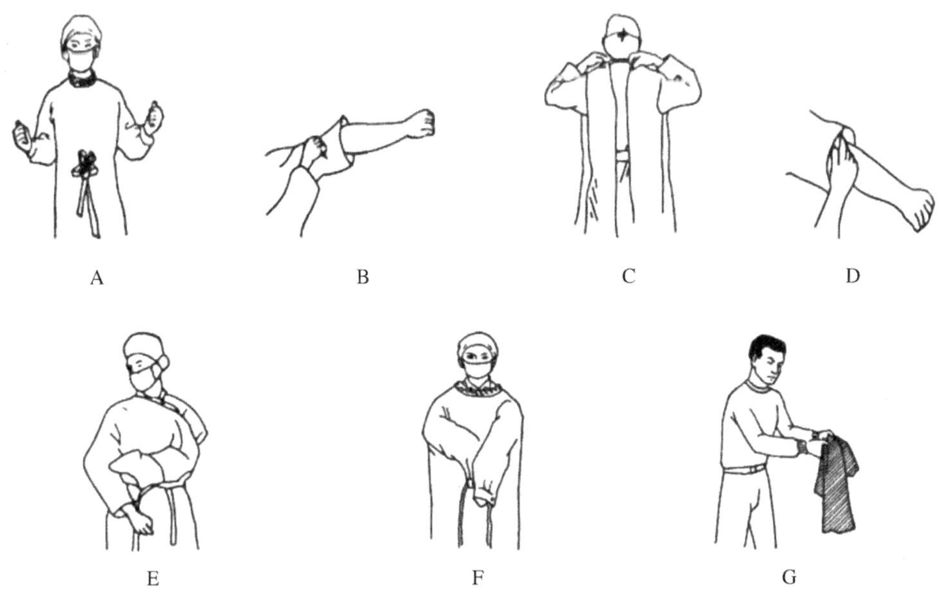

图 3-8 脱隔离衣方法

2. 防护服

(1)穿防护服的方法:连体或分体防护服,应遵循先穿下衣,再穿上衣,然后戴好帽子,最后拉上拉链的顺序。

(2)脱防护服的方法:脱分体防护服时应先将拉链拉开(图 3-9-A),向上提拉帽子,使帽子脱离头部(图 3-9-B);脱袖子、上衣,将污染面向里放入医疗废物袋(图 3-9-C);脱下衣,由上向下边脱边卷,污染面向里,脱下后置于医疗废物袋(图 3-9-D、图 3-9-E)。

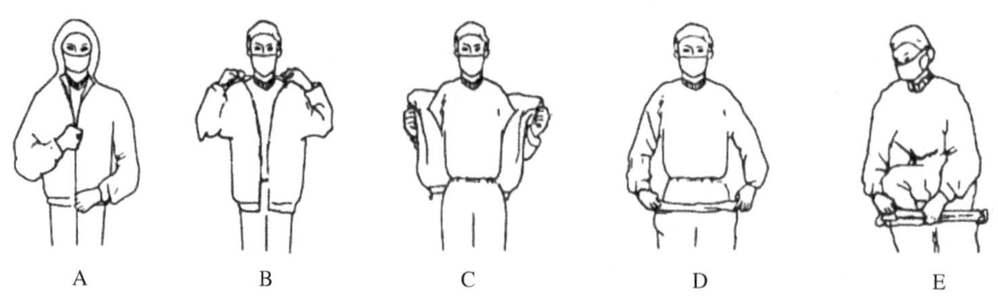

图 3-9 脱分体防护服的方法

(3)脱连体防护服时,先将拉链拉到底(图 3-10-A),向上提拉帽子,使帽子脱离头部,脱去上衣(图 3-10-B、图 3-10-C);由上向下边脱边卷(图 3-10-D),污染面向里直至全部脱下后放入医疗废物袋内(图 3-10-E)。

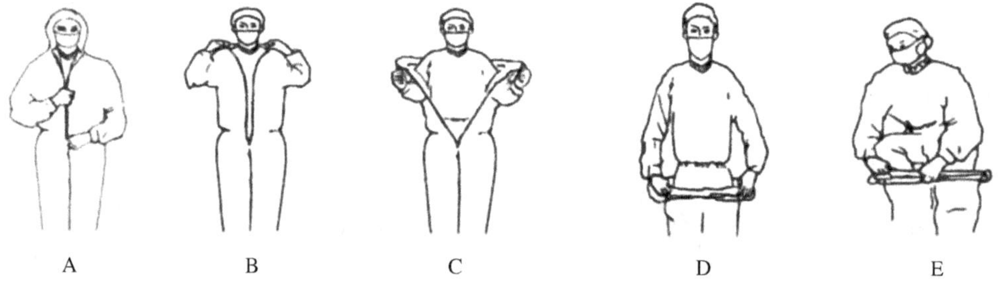

图 3-10 脱连体防护服方法

(四)注意事项

1. 隔离衣和防护服只限在规定区域内穿脱。

2. 穿前应检查隔离衣和防护服有无破损;穿时勿使衣袖触及面部及衣领;发现有渗漏或破损应及时更换;脱时应注意避免污染。

3. 隔离衣使用一次后即更换。

4. 操作后,消毒双手,解开颈后带子,双手持带将隔离衣从胸前向下拉。右手捏住左衣领内侧清洁面脱去左袖。左手握住右侧衣领内侧下拉脱下右袖。将隔离衣污染面向里,衣领及衣边卷至中央,放入污衣袋清洗消毒后备用。

5. 隔离衣每天更换、清洗与消毒,遇污染应随时更换。

【鞋套的使用】

1. 鞋套应具有良好的防水性能，并一次性应用。

2. 从潜在污染区进入污染区时和从缓冲间进入负压病室时应穿鞋套。

3. 应在规定区域内穿鞋套，离开该区域时应及时脱掉。发现破损应及时更换。

【防水围裙的使用】

1. 分为重复使用的围裙和一次性使用的围裙。

2. 因可能受到患者的血液、体液、分泌物及其他污染物质喷溅，进行复用医疗器械清洗时，应穿防水围裙。

3. 重复使用的围裙，每班使用后应及时清洗消毒。遇有破损或渗透时，应及时更换。

4. 一次性使用围裙应一次性使用，受到明显污染时应及时更换。

【帽子的使用】

1. 分为布制帽子和一次性帽子。

2. 进入污染区和洁净环境前、进行无菌操作等时应戴帽子。

3. 被患者血液、体液污染时，应立即更换。

4. 布制帽子应保持清洁，每次或每天更换与清洁。

5. 一次性帽子应一次性使用。

【传染病科的分区】

传染病科可分为清洁区、污染区和半污染区。进入传染病院或综合医院传染病科工作必须熟练掌握分区情况，并严格遵守分区工作规范，防止交叉感染。

1. 清洁区　凡未被病原微生物污染的区域称为清洁区，如办公室、示教学习室、值班室、配餐室和库房、工作人员使用的厕所等，清洁区不允许患者进入。

2. 污染区　凡已被病原微生物污染或被患者直接接触和间接接触的区域称为污染区，这些区域是患者生活的地方及被患者排泄物、用物等污染的地区。如病房、患者使用的厕所、浴室和清洁间（污物处理室）等。

作为传染病医院或感染科病房至少要设置肝炎病区、普通传染病区（呼吸道、消化道、其他传染病患者至少病室要分开）。对于特殊患者如艾滋病、霍乱、鼠疫、传染性非典型肺炎护、人感染高致病性禽流感，应该按照病种且分区域进行安置管理。

3. 半污染区　有可能被病原微生物污染或被间接轻度污染的区域称为半污染区，如更衣室、治疗室、实验室、消毒室、走廊、楼梯和电梯等。

（王　洋）

第三节 病毒性传染病患者的护理

一、病毒性肝炎患者的护理

DAO RU QING JING

导入情景

情景描述：

1988年，上海市暴发传染病。在短短一个月的时间里，有30多万人感染，其中11人死亡。1988年1月18日，医院来的最多的是上吐下泻的患者，共43例。一天后，人数迅速上升，速度之快超出想象，达到134例。临床调查显示，85%的患者在病发前曾食用过毛蚶。感染后，症状主要有发热、恶心、呕吐、肝区痛、全身乏力、肝大等临床表现，可伴有黄疸症状。后经调查表明：1987年底，与上海邻近的江苏启东毛蚶大丰收，一下子占据了上海市场。但糟糕的是，那一年启东水域受到大量人畜粪便的污染，吸附力极强的毛蚶将病毒聚集在体内，最终，人类食用毛蚶后导致一场流行爆发性传染病。

如果你是传染科护士，请问：

1. 此流行性传染病你初步考虑是什么类型？

2. 通过该案例你认为传染源、传播途径各是什么？

病毒性肝炎(viral hepatitis)是由多种肝炎病毒引起的以肝脏炎症和坏死为表现的一组全身性传染病。主要经过粪-口、血液或体液而传播。目前已确定的有甲、乙、丙、丁、戊等五型肝炎病毒可引起病毒性肝炎。各型病毒性肝炎临床表现基本相似，临床特征为疲乏与消化道症状(如食欲减退、厌油、恶心、腹胀)、肝大、肝功能异常，部分病例可出现黄疸，无症状感染常见。甲型和戊型肝炎主要表现为急性肝炎。乙型、丙型、丁型肝炎大多表现为慢性肝炎并可发展为肝硬化和肝细胞癌。此外，最近还发现第6型和第7型肝炎病毒，暂定为庚型肝炎(hepatis G virus)和输血传播病毒(transfusion transmitted virus，TTV)，但其致病性尚未明确。

【病原学】

(一)甲型肝炎病毒

1. 形态、结构与分型 HAV属微小RNA病毒科，球形，直径27～32nm，中心为RNA，外为蛋白衣壳，只有1个血清型，无包膜。感染后在肝细胞内复制，早期出现IgM型抗体，一般可持续8～12周。IgG型抗体可保持多年，具有保护性。

2. 培养、消毒 可用狨猴肝细胞、非洲绿猴和恒河猴肾细胞培养。HAV对外界抵抗力较强，耐酸碱，加热56℃ 30min仍具有传染性，室温下可生存1周，在贝壳类动物、污水、海水、泥土中可存活数月；60℃ 12h部分灭活；100℃ 5min煮沸全部灭活。紫外线照射(1.1W，0.9cm深)1～5min可灭活。对消毒剂较敏感，70%酒精3min、3%福尔马林5min、氯1.5～

2.5mg/L 15～30min 均可杀灭。

(二)乙型肝炎病毒

1.形态、结构与分型　HBV 属嗜肝 DNA 病毒科。在电镜下可见 3 种病毒颗粒:Dane 颗粒、小球形颗粒、管状颗粒。完整的乙型肝炎病毒称 Dane 颗粒,又称大球形颗粒,是完整的 HBV 颗粒,直径 42nm,分为包膜和核心两部分。包膜内含乙型肝炎表面抗原(HBsAg)、糖蛋白与细胞脂肪。核心部分含环状双股 DNA、DNA 聚合酶(DNA-P)、核心抗原(HBcAg),是病毒复制的主体。小球形颗粒、管状颗粒两者不是完整的病毒颗粒,是 HBV 的一个部分,仅含包膜蛋白。HBV 基因组易突变,影响血清学指标的检测,并与慢性肝炎、肝衰竭、肝细胞癌的发生密切相关。

2.培养、消毒　黑猩猩、猴肾细胞、人羊膜细胞可培养乙型肝炎病毒。HBV 对热、低温、干燥、紫外线及一般浓度的消毒剂均能耐受。在血清中 30～32℃可保存 6 个月,－20℃可保存 15 年;在 37℃可存活 7d,56℃ 6h;煮沸 10min,或高压蒸气消毒可灭活;HBV 对 0.2%新洁尔灭、0.5%过氧乙酸、3%漂白粉、2%戊二醛敏感;1∶4000 甲醛 72h、0.1%高锰酸钾 25min、5%石炭酸 15min、3%～5%来苏儿 15min 可杀灭。

(三)丙型肝炎病毒(hepatitis C virus,HCV)

HCV 属于黄病毒科丙型肝炎病毒属,为 RNA 病毒,球形病毒颗粒,直径 55nm,外有脂质的外壳、囊膜和棘突结构,内由核心蛋白及核酸组成核衣壳。在感染者的肝细胞和血液中可检出 HCV-RNA、HCVAg 和抗-HCV(无保护作用)。HCV 可在猩猩体内传代。用一般化学消毒剂氯仿(10%～20%,v/v)、甲醛(1∶1000)6h 或加热 100℃ 5min、高压蒸气和紫外线照射等均可灭活病毒。

(四)丁型肝炎病毒(hepatitis D virus,HDV)

HDV 是一种须与 HBV 共存的缺陷 RNA 病毒,在血液中由 HBsAg 包被形成球形颗粒。HDV 为直径 35～37nm,感染者的肝细胞、血液及体液中可检出 HDV-RNA、HDVAg、抗-HDV IgM 和抗-HDV IgG。抗-HD 对机体没有保护作用。HDV 可在感染嗜肝 DNA 病毒的黑猩猩、美洲旱獭(土拨鼠)等动物体内传代。消毒方法同乙型肝炎。

(五)戊型肝炎病毒

为 RNA 病毒,属萼状病毒科,圆球形,直径 32～34nm,无包膜。HEV 主要是在肝细胞内复制,通过胆道排出。患者粪便中可检出 HEV,血中可检出抗 HEV。用急性期患者粪便可感染多种猴类如食蟹猴、恒河猴及黑猩猩等,均可传代。HEV 在碱性环境下较稳定,对高热、氯仿、氯化铯敏感。

【流行病学】

(一)传染源

甲型肝炎无病毒携带状态,急性期患者和隐性感染者为甲型肝炎的传染源。急、慢性乙肝患者和病毒携带者是乙型肝炎的主要传染源,慢性患者和病毒携带者作为传染源意义最大。急、慢性患者和无症状病毒携带者是丙型肝炎的主要传染源。丁型肝炎传染源与乙肝相似。患者也是以慢性患者与携带者为主。戊型肝炎与甲肝相似。

(二)传播途径

1.粪-口传播　是甲型和戊型肝炎的主要传播途径。粪-口传播的方式是多样化的。在一般情况下，日常生活接触传播是散发性发病的主要传播方式，因此，在集体单位中，如幼托机构、学校和部队中甲型肝炎的发病率特别高。水和食物的传播，特别是水生贝类如毛蚶等是甲型肝炎暴发流行的主要传播方式。饮用水污染则是戊型肝炎暴发流行的主要传播方式。

2. 血液、体液传播 是 HBV、HCV、HDV 的主要传播途径。含有肝炎病毒的体液或血液可通过输血及血制品、药物注射和针刺等方式而传播。随着献血员的筛选、血制品的净化和一次性注射器及针灸针的推广，经注射传播所占的比重应有所下降。HCV 感染主要通过输血而获得，占输血后肝炎中的 70%以上。散发的、非经输血获得的 HCV 感染，主要通过密切生活接触和注射等方式传播。HBV 和 HCV 可通过唾液、精液和阴道分泌物排出，因此，性接触也是 HBV 和 HCV 的重要传播方式。

3. 母婴传播 也是乙肝的重要传播途径，包括宫内感染、围生期传播、分娩后传播。围生期传播或分娩过程传播是母婴传播的主要方式，分娩后的传播主要是母婴间密切接触。HCV 也可通过母婴传播。

（三）易感人群

1. 甲型肝炎 抗-HAV 阴性者。人类对 HAV 普遍易感。6 个月以下的婴儿由于先天性被动免疫而对 HAV 不易感；6 个月以后，血中抗-HAV 逐渐消失而成为易感者。故在流行地区甲型肝炎的发病集中于幼儿。在我国，大多数人在幼儿、儿童、青少年时期获得感染，以隐性感染为主。甲型肝炎病后免疫一般认为可维持终身。

2. 乙型肝炎 抗-HBs 阴性者。婴幼儿期是获得 HBV 感染的最危险时期。高危人群包括 HBsAg 阳性母亲的新生儿、HBsAg 阳性者的家属、反复输血及血制品者、血液透析患者、接触血液的医务工作者等。新生儿通常不具有来自母体的先天性抗-HBs，因此普遍易感。随着年龄增长，通过隐性感染获得免疫的比例亦随之增加，至 30 岁以后，我国接近半数人群可检出抗-HBs，故 HBV 感染多发生于婴幼儿及青少年以后，除少数易感者以外，已感染 HBV 的人多已成为慢性或潜伏性感染者。到成年以后，无症状 HBsAg 携带者亦随着 HBV 感染的逐步消失而逐渐减少。

3. 丙型肝炎 凡未感染过 HCV 的人，不分年龄和性别均对 HCV 易感。由于抗-HCV 抗体并非保护性抗体，感染后对不同株无保护性免疫。

4. 丁型肝炎 普遍易感。以与 HBV 同时感染或重叠感染形式存在，并且以重叠感染形式为主。抗-HDV IgG 并非是保护性抗体。

5. 戊型肝炎 凡未感染过 HEV 的人均对 HEV 易感，感染后免疫不持久。抗-HEV 并非是保护性的抗体。

（四）流行特征

1. 散发性发病 甲型肝炎散发性发病常见于发展中国家的甲型肝炎高度流行区，其特征为儿童发病率高，多由日常生活接触传播，我国大多数地区属于这一模式。乙型肝炎的发病也以散发性发病为主，感染与发病表现出明显的家庭聚集现象。家庭聚集现象与母婴传播及日常生活接触传播有关。在非流行区中所见的戊型肝炎以散发性发病为主，多由日常生活接触所致。

2. 流行暴发 主要由水和食物传播所致，常见于甲型和戊型肝炎。

3. 季节分布 甲型肝炎的发病率有明显的秋、冬季高峰。在非流行年季节高峰明显，流行年则季节高峰不明显。戊型肝炎也有明显季节性，流行多发生于雨季或洪水后。乙、丙、丁型肝炎主要为慢性经过，季节分布不明显。

4. 地理分布 甲型肝炎地理分布不明显。乙型肝炎的地理高度流行区 HBsAg 携带率为 8%～20%，以热带非洲、东南亚和中国为代表。丙型肝炎除基因型的地理分布如前所述之外，世界各地感染率无明显差异。丁型肝炎呈全球分布，但以南美洲、中东、巴尔干半岛及地中海为高发区；我国以西南地区感染率较高。戊型肝炎主要流行于亚洲和非洲一些发展中国家；在南亚次大陆，本病呈地方性流行，约 90%散发性肝炎为戊型；我国各省、市、自治区均有本病流行，其他地区存在散发性发病，约占散发性急性病毒性肝炎的 10%。

【发病机制与病理变化】

各型病毒性肝炎的发病机制目前尚未完全明了。

1. 甲型肝炎 HAV 侵入后引起短暂的病毒血症，继而侵入肝脏，在肝细胞内增殖，病毒由胆道进入肠腔，最后由粪便排出。病毒增殖并不直接引起细胞病变，肝细胞损伤机制可能是通过免疫介导引起，如细胞毒性 T 细胞攻击感染病毒的肝细胞。

2. 乙型肝炎 虽然国内外对乙型肝炎的发病机制进行了很多研究，但仍有许多问题有待阐明。HBV 进入机体后，迅速通过血液到达肝脏和其他器官，包括胰腺、胆管、肾小球基底膜、血管等肝外组织，引起肝脏及肝外相应组织的病理改变和免疫功能改变，多数以肝脏病变最为突出。

目前认为，HBV 并不直接引起明显的肝细胞损伤，肝细胞损伤主要由病毒诱发的免疫反应引起，即机体的免疫反应在清除 HBV 的过程中造成肝细胞损伤，而乙型肝炎的慢性化则可能与免疫耐受有关。此外，还可能与感染者年龄、遗传因素有关，儿童期感染或某些 HLA 基因型易出现慢性肝炎。

3. 丙型肝炎 HCV 引起肝细胞损伤的机制与 HCV 的直接致病作用及免疫损伤有关。HCV 的直接致病作用可能是急性丙型肝炎中肝细胞损伤的主要原因，而慢性丙型肝炎则以免疫损伤为主。

丙型肝炎慢性化的可能机制：①HCV 易变异，从而逃避机体免疫；②HCV 在血中的水平很低，容易产生免疫耐受；③HCV 具有泛嗜性，不易清除；④免疫细胞可被 HCV 感染，导致免疫紊乱。

4. 丁型肝炎 HDV 的外壳是 HBsAg 成分，其发病机制类似乙型肝炎，但一般认为 HDV 对肝细胞有直接致病性。

5. 戊型肝炎 细胞免疫是引起肝细胞损伤的主要原因，同时，病毒进入血液亦可导致病毒血症。

除甲型和戊型肝炎无慢性肝炎的病理改变以外，各型肝炎的病理改变基本相同。其基本病变为肝细胞肿胀、气球样变性或嗜酸性变性，可有点灶状坏死、融合性坏死或凋亡小体，炎症细胞浸润及库普弗细胞增生肥大。慢性病例可见肝纤维增生形成纤维间隔。肝衰竭可见肝细胞大量坏死。

【护理评估】

(一)护理病史

1.健康史 应详细询问患者:热程、发热程度及体温变化规律;食欲不振发生时间、既往和目前每日进食量及种类、有无体重减轻、对饮食知识了解程度;恶心、呕吐发生日数、每日呕吐次数及呕吐量;乏力发生日数、乏力对日常生活的影响、对乏力原因的认识;注意观察皮肤黏膜有无黄染、皮疹、瘀点或瘀斑;有无肝掌、蜘蛛痣、腹壁静脉曲张、移动性浊音及下肢水肿等体征;了解肝脏的情况,还应注意肝外症状和体征;注意评估患者的实验室及其他检查结果,如肝功能和肝炎病毒标志物的检测,以便了解肝功能情况及肝炎类型;患者神志及精神状态有无变化。

2.流行病学资料 应询问当地有无肝炎流行;是否与肝炎患者有密切接触;个人饮食及饮水卫生情况;是否有注射、输血及使用血制品的历史;家庭中特别是母亲是否感染肝炎;是否进行过肝炎疫苗接种等。

(二)身体状况

潜伏期:甲型肝炎为5～45d,平均30d;乙型肝炎为30～180d,平均70d;丙型肝炎为15～150d,平均50d;丁型肝炎28～140d;戊型肝炎10～70d,平均40d。

甲型和戊型肝炎主要表现为急性肝炎。乙、丙、丁型肝炎除了表现为急性肝炎外,慢性肝炎更常见。5种肝炎病毒之间可出现重叠感染或混合感染,导致病情加重。

1.急性肝炎 各型肝炎病毒均可引起急性肝炎。

(1)急性黄疸型肝炎 可分为黄疸前期、黄疸期和恢复期3个阶段,总病程2～4个月。

1)黄疸前期:甲型、戊型肝炎起病较急,有畏寒、发热,体温在38～39℃。乙型、丙型、丁型肝炎多缓慢起病,发热轻或无发热,部分患者有皮疹、关节痛等血清病样表现。本期常见症状:显著乏力、食欲减退、厌油、恶心、呕吐、腹胀、右季肋部疼痛等,有时表现为腹痛、腹泻。尿色逐渐加深。少数病例以发热、头痛、四肢酸痛等症状为主,类似感冒。肝功能改变主要为ALT升高。本期平均5～7d。

2)黄疸期:自觉症状好转,发热消退;巩膜及皮肤出现黄疸,于1～2周内达高峰。尿色深黄,部分患者可有粪色变浅、皮肤瘙痒、心率缓慢等梗阻性黄疸表现。肝大,质较软,有压痛和叩击痛。脾脏也可轻度大。肝功能检查ALT和胆红素升高,尿胆红素阳性。本期持续2～6周。

3)恢复期:黄疸消退,症状消失,肝脾回缩,肝功能逐渐恢复正常。本期持续2周至4个月,平均1个月。

(2)急性无黄疸型肝炎 较黄疸型多见,约占急性肝炎的90%以上。起病较缓慢,乏力及消化道症状较轻,少数患者有肝大,质较软,有轻压痛,脾大较少见。肝功能呈轻、中度异常。病程为2～3个月。

2.慢性肝炎 仅见于乙、丙、丁三型肝炎。

指肝炎病程超过半年,或发病日期不明,或虽无肝炎病史,但影像学或肝组织病理学检查符合慢性肝炎者。

我国2010年12月发布的《慢性乙型肝炎防治指南》根据HBeAg状态分为:①HBeAg阳性慢性乙型肝炎:血清HBsAg、HBV-DNA和HBeAg阳性,抗-HBe抗体阴性,ALT持续或反复异常，或肝组织学检查有炎症病变；②HBeAg 阴性慢性乙型肝炎：血清 HBsAg 和 HBV-DNA 阳性，HBeAg 阴性，抗-HBe 抗体阳性或阴性，ALT 持续或反复异常，或肝组织学检查有炎症病变。根据实验室检查结果，将这两型慢性乙型肝炎进一步分为轻度、中度和重度（表 3-1）。

表 3-1　不同程度慢性肝炎实验室检查参考指标

项　目	轻　度	中　度	重　度
ALT 和（或）ASL(IU/L)	≤正常 3 倍	＞正常 3 倍	＞正常 3 倍
胆红素(μmol/L)	≤正常 2 倍	＞正常 2～5 倍	＞正常 5 倍
γ-清蛋白(g/L)	≥35	＞32～＜35	≤32
A/G	≥1.4	＞1.0～＜1.4	≤1.0
球蛋白(％)	≤21	＞21～＜26	≥26
凝血酶原活动度(PTA)(％)	＞70	60～70	＞40～＜60
胆碱酯酶(CHE)(U/L)	＞5400	＞4500～≤5400	≤4500

凡清蛋白(ALB)≤32g/L，血清总胆红素(TBIL)＞正常上限 5 倍，凝血酶原活动度(PTA)40％～60％，胆碱酯酶(CHE)＜2500U/L，四项中有一项者，可诊断重度慢性肝炎。

(1)轻度慢性肝炎　反复出现疲乏、纳差、厌油、肝区不适、肝大伴轻压痛，也可有轻度脾大。部分患者无症状体征。肝功能 1 项或 2 项异常。病程迁延，只有少数发展为中度慢性肝炎。

(2)中度慢性肝炎　症状、体征和实验室检查介于轻度和重度之间。

(3)重度慢性肝炎　有明显或持续出现的肝炎症状、体征，包括疲乏、纳差、厌油、腹胀、腹泻、面色灰暗、蜘蛛痣、肝掌或肝脾大。肝功能持续异常。

3. 重型肝炎（肝衰竭）　是一种最严重的临床类型，占全部病例 0.2％～0.5％，病死率高达 50％～80％。随着治疗水平不断提高，病死率有所下降。各型肝炎均可引起肝衰竭，然而甲型、丙型较少见。

(1)临床表现　①黄疸迅速加深，血清胆红素高于 171μmol/L；②肝脏进行性缩小，出现肝臭；③出血倾向，凝血酶原活动度(PTA)低于 40％；④迅速出现腹水、中毒性鼓肠；⑤精神-神经系统症状（肝性脑病）：早期可出现计算能力下降、定向障碍、精神行为异常、烦躁不安、嗜睡和扑翼样震颤等，晚期可发生昏迷，深反射消失；⑥肝肾综合征：出现少尿甚至无尿，电解质、酸碱平衡紊乱以及血尿素氮升高等。

(2)肝衰竭分型　可分为 4 种类型。

1)急性肝衰竭：起病较急，早期即出现上述肝衰竭的临床表现。尤其是病后 2 周内出现Ⅱ度以上肝性脑病、肝脏明显缩小、肝臭等。

2)亚急性肝衰竭：急性黄疸型肝炎起病 15d 至 26 周内出现上述肝衰竭临床表现。肝性脑病多出现在疾病的后期，腹水往往较明显。此型病程可长达数月，易发展成为坏死后肝硬化。

3)慢加急性肝衰竭：在慢性肝病基础上出现的急性肝功能失代偿。

4)慢性肝衰竭:在慢性肝炎或肝炎后肝硬化基础上发生的肝衰竭。此型主要以同时具有慢性肝病的症状、体征和实验室检查的改变及肝衰竭的临床表现为特点。

(3)肝衰竭发生的诱因　①病后未适当休息;②并发各种感染,常见胆系感染、原发性腹膜炎等;③长期大量嗜酒或在病后嗜酒;④服用对肝脏有损害的药物,如异烟肼、利福平等;⑤合并妊娠。

4. 淤胆型肝炎　以肝内胆汁淤积为主要表现的一种特殊临床类型,又称毛细胆管炎型肝炎。其病程较长,可达2～4个月或更长时间。临床表现类似急性黄疸型肝炎,但自觉症状较轻,黄疸较深且具有以下特点:①"三分离"特征:黄疸深,但消化道症状轻,ALT升高不明显,PTA下降不明显。②"梗阻性"特征:在黄疸加深的同时,伴全身皮肤瘙痒,粪便颜色变浅或灰白色;血清碱性磷酸酶(ALP)、谷氨酰转移酶(γ-GT)和胆固醇显著升高,尿胆红素增加,尿胆原明显减少或消失。

5. 肝炎后肝硬化　凡慢性肝炎患者,具有肯定的门静脉高压证据(如腹水、食管及腹壁静脉曲张等),影像学检查发现肝缩小、脾大、门静脉及脾静脉明显增宽等,并可除外其他原因者,均可诊断为肝炎肝硬化。

(三)实验室及其他检查

1. 血常规　急性肝炎初期白细胞总数正常或略高,黄疸期白细胞总数正常或稍低,淋巴细胞相对增多。重型肝炎时白细胞可升高,红细胞下降。

2. 尿常规　尿胆红素和尿胆原的检测是早期发现肝炎的简易有效方法,同时有助于黄疸的鉴别诊断。

3. 肝功能检查

(1)血清酶的检测　以血清丙氨酸转氨酶(ALT,又称谷丙转氨酶GPT)最为常用,是目前临床判断肝细胞损害最敏感、最常用的指标。急性肝炎在黄疸出现前3周即开始升高,黄疸消退后开始下降;慢性肝炎和肝硬化可持续或反复升高,天门冬氨酸转氨酶(AST,又称谷草转氨酶GOT)/血清丙氨酸转氨酶(ALT)>1,比值越大,预后越差;重型肝炎患者ALT随黄疸迅速加深反而下降,呈现"胆—酶分离",提示肝细胞大量坏死。

(2)血清蛋白的检测　由于持续的肝功能损害,肝脏合成白蛋白减少,同时因较多的抗原物质进入血液刺激免疫系统,使血浆白蛋白(A)下降、球蛋白(G)升高、A/G比值下降或倒置,这对判断慢性肝炎后期和肝硬化有一定参考价值。

(3)血清和尿胆红素检测　黄疸型肝炎时血清总胆红素、直接和间接胆红素、尿胆原和尿胆红素均升高。尿胆红素和尿胆原的检测是早期发现黄疸型肝炎简易有效的方法,并有助于黄疸的鉴别诊断;而淤胆型肝炎则以血直接胆红素、尿胆红素增加为主,尿胆原减少或阴性。一般情况下,肝损程度与胆红素含量呈正相关。

(4)凝血酶原活动度(PTA)检测　对重型肝炎的临床诊断和预后判断有重要意义。PTA高低与肝损害程度成反比,重型肝炎时,如PTA<40%提示肝损害严重,PTA越低,预后越差。

4. 肝炎病毒标记物检测

(1)甲型肝炎　血清抗-HAV IgM阳性,提示近期有HAV感染,是早期诊断甲型肝炎可靠的血清学标志;血清抗-HAV IgG是保护性抗体,阳性提示对HAV已产生了免疫力,见于甲肝疫苗接种后或既往感染者。

(2)乙型肝炎

1)病毒标记物检测的临床意义(表 3-2)。

表 3-2 乙型肝炎病毒血清标志物的临床意义

血清标志物	临床意义
乙型肝炎表面抗原(HBsAg)	阳性表示体内存在 HBV,有无传染性必须结合其他指标而定;如无任何临床表现,肝功能正常而 HBsAg 持续 6 个月以上阳性者为慢性乙肝病毒携带者
乙型肝炎表面抗体(抗-HBs)	为保护性抗体,阳性表示对 HBV 有免疫力,见于乙型肝炎恢复期、乙肝疫苗接种后或既往感染者
乙型肝炎 e 抗原(HBeAg)	阳性提示 HBV 复制活跃,传染性强,持续阳性则易转为慢性
乙型肝炎 e 抗体(抗-HBe)	阳性表示 HBV 复制减少和传染性减低,但少数也可因 HBV 发生某种基因变异而不表达
乙型肝炎核心抗原(HBcAg)	一般方法不易检出,但阳性表示病毒呈复制状态,有传染性
乙型肝炎核心抗体(抗-HBc)	抗-HBc IgG 阳性提示过去感染或近期低水平感染;高滴度抗-HBc IgM 阳性则提示 HBV 有活动性复制

2)HBV 的分子生物学标记:HBV-DNA 和 HBV-DNA 聚合酶(HBV-DNAP)是 HBV 的分子生物学标记,阳性均是病毒复制和有传染性的直接标志。目前临床上最常用的是 HBV-DNA 定量检测,对病毒复制程度、传染性大小、抗病毒药物的疗效等方面评估都有重要意义。

(3)丙型肝炎 HCV-RNA 在血液中含量很少,可用 PCR 检出。抗-HCV 为非保护性抗体,其阳性是 HCV 感染的标志;抗-HCV IgM 阳性见于急性期和慢性 HCV 感染病毒活动复制期。高滴度抗-HCV IgG 也提示病毒复制活跃;低滴度则提示病毒处于静止状态。

(4)丁型肝炎 HDV Ag 和 HDV-RNA 存在于血清或肝组织中,HDV Ag 阳性是 HDV 感染的直接证据;抗-HDV IgG 阳性是现症感染的标志。当 HDV 处于复制状态时,可在肝细胞、血液及体液中检出 HDV-RNA。

(5)戊型肝炎 抗-HEV IgM 和抗-HEV IgG 阳性可作为近期 HEV 感染的指标。

(四)心理-社会状况

评估患者的心理状态,如患者的个性特点和患者的应对能力,患者对肝炎知识的了解程度,对住院隔离和疾病预后的认识,社会支持系统对肝炎的认识及对患者的关心程度等。

(五)处理原则

病毒性肝炎治疗原则以适当休息、合理营养和心理调节为主,辅以适当的药物。应防止过度劳累和精神刺激,避免饮酒和使用有可能损害肝脏的药物。

1. 急性肝炎 休息、营养为主,药物治疗为辅。急性期应进行隔离,要求卧床休息,恢复期逐渐增加活动。临床症状消失、肝功能恢复正常后仍应休息 1～3 个月,随访 1～3 年。给予适合患者口味的清淡易消化饮食,并保证摄入足够热量、维生素 B 和维生素 C,摄入适量蛋白质(每日 1.0～2.0g/kg)。厌食者可静脉补充葡萄糖和维生素 C。避免饮酒及对肝脏有损害的药物。

因急性丙型肝炎容易转为慢性，早期应行抗病毒治疗。如给予 IFN-α300 万单位，隔日一次皮下或肌内注射，疗程为 24 周，应同时服用利巴韦林，800～1000mg/d，可增强疗效。

2. 慢性肝炎

（1）一般治疗　活动期应静养休息，辅以适当药物；稳定期时可从事较轻工作，劳逸结合。慢性肝炎临床表现消失、肝功能恢复正常 3 个月以上者可恢复原工作，避免过劳及重体力劳动，随访 1～2 年。适当的高蛋白、高热量、高维生素的易消化食物有助于肝脏修复，不必过分强调高营养，以防诱发糖尿病和肝脂肪变性。

（2）药物治疗　合理用药，尽可能精简，避免对肝有损害的药物。

1）非特异性护肝药：①非特异性护肝药：如维生素类（B 族、C、E 等）、促进能量代谢药（三磷腺苷、辅酶 A、肌苷等）、还原性谷胱甘肽、葡醛内酯、氨基酸等；②非特异性降酶药：如联苯双酯类、甘草酸类、苦参碱类、垂盆草、齐墩果酸等，均具有降低 ALT 的作用，但部分患者在停药后有 ALT 反跳现象，注意显效后应逐渐减量至停药；③退黄药：如门冬氨酸钾镁、腺苷蛋氨酸、丹参、茵栀黄等。

2）免疫调节剂：如胸腺素、转移因子、特异性免疫核糖核酸、白细胞介素-2 等。LAK 细胞回输，左旋咪唑涂布剂、猪苓多糖、香菇多糖也有免疫调节功效，可以试用。

3）抗纤维化药：中药如丹参、冬虫夏草及细胞因子，如 IFN-γ 等，可能有一定的疗效。

4）抗病毒治疗：慢性乙型肝炎患者，可选用 α-干扰素（3～5）$\times 10^6$ U，每周 3 次肌内注射，一个疗程 4～6 个月。拉米夫定、阿德福韦酯、恩替卡韦等抗病毒药亦可选用。慢性丙型肝炎血清 HCV-RNA 阳性者可用聚乙二醇化干扰素 α 与利巴韦林联合应用疗效较好，也可用普通 IFN-α 与利巴韦林联合疗法。

3. 重型肝炎　原则是以支持和对症疗法为基础的综合性治疗，促进肝细胞再生，预防和治疗各种并发症。对难以用药物治疗恢复的病例，有条件时可积极采用人工肝支持系统，争取行肝移植。

（1）一般支持疗法

1）休息：绝对卧床休息、情绪稳定是治疗的重要环节。

2）饮食：给低蛋白质饮食，控制肠内氨的产生。进食不足者，可静脉滴注 10%～25% 葡萄糖液。补充适量的维生素 B、C 和维生素 K。静脉输入新鲜血浆和人血白蛋白，加强支持治疗。注意维持水、电解质平衡，保持机体内环境的稳定。禁用对肝肾有损害的药物。

3）促进肝细胞再生：①肝细胞生长因子 160～200mg/d 静脉滴注，疗程为 1 个月；②胰高血糖素-胰岛素（G-I）疗法：胰高血糖素 1mg 及普通胰岛素 10U，加入葡萄糖液内静脉滴注，1～2 次/d。

（2）并发症的防治

1）肝性脑病：①低蛋白饮食；口服乳果糖，每日 30～60ml，或用食醋 30ml 加水 100ml 灌肠，酸化肠内容物，保持大便通畅；口服新霉素、喹诺酮类抗生素抑制细菌繁殖等，以减少肠道氨的产生和吸收。②静脉用醋谷胺、谷氨酸钠、门冬氨酸钾镁有一定的降血氨作用。③维持支链/芳香氨基酸平衡，可用以支链氨基酸成分为主的氨基酸注射液，如肝安或支链氨基酸注射液等静脉滴注。④有脑水肿患者，采用甘露醇、山梨醇等脱水剂治疗。

2)上消化道出血:可使用适量止血剂及输入新鲜血浆,必要时输入血小板或凝血酶原复合物等。防止消化道出血可用奥美拉唑、雷尼替丁或法莫替丁等制酸药,用普萘洛尔等降低门静脉压力。有上消化道出血时,可以口服凝血酶、去甲肾上腺素等;消化道大出血时,可以奥曲肽、奥美拉唑、垂体后叶素、生长抑素等静脉注射或静脉滴注。可用三腔二囊管压迫止血,必要时在内镜下直接止血(血管套扎、电凝止血)。

3)防治肾功能不全:应及时排除导致肾功能不全的诱因,避免使用对肾脏有损害的药物,可试用多巴胺、前列腺素 E_2、呋塞米等。

4)继发感染:重型肝炎极易合并感染,应严格消毒隔离。感染多来自胆管、腹膜、呼吸系统、泌尿系统等。一旦出现,应及早根据细菌培养结果和临床经验选择抗生素,积极控制感染。

5)免疫调节治疗:减轻肝脏炎症,促进肝细胞再生可用甘草酸注射液、促肝细胞生长素注射液或胸腺素静脉滴注治疗,可有一定的疗效。

6)抗病毒治疗:拉米夫定、恩替卡韦等药物对乙型重症肝炎进行抗病毒治疗,有一定的疗效。

4.淤胆型肝炎 治疗同急性黄疸型肝炎。如黄疸持续不退,可加用泼尼松(30～60mg/d,分次口服)或地塞米松(10～20mg/d,静脉滴注),2 周后如血清胆红素显著下降,可逐步减量,并于 1～2 周后停药。

5.肝炎肝硬化 活动性肝炎肝硬化治疗可参照慢性肝炎和重型肝炎的治疗。

【常见护理诊断/问题】

1.活动无耐力 与肝脏功能受损、能量代谢障碍有关。

2.营养失调:低于机体需要量 与食欲减退、呕吐、腹泻、消化和吸收功能障碍有关。

3.有感染的危险 与免疫功能低下有关。

4.焦虑 与隔离治疗、病情反复、久治不愈、担心预后等有关。

5.有皮肤完整性受损的危险 与肝衰竭大量腹水形成、长期卧床有关。

6.潜在并发症 出血、肝性脑病、继发感染、肝肾综合征等。

【护理目标】

1.患者理解休息是肝炎治疗的重要措施之一,能复述急性肝炎的临床经过、治疗的有关知识,并能遵循休息和活动计划,活动耐力较前增强,生活能自理。

2.患者能描述营养不良的原因,能按饮食计划保证营养的摄入,食欲好转或恢复,体重增加并维持在正常范围内。

3.患者能够描述自己的焦虑,并采用有效的应对措施,情绪稳定,舒适感提高。

4.能叙述有关的危险因素及预防方法,解释皮肤瘙痒原因,并会正确进行皮肤的自我护理,无损伤、出血、继发感染等并发症的发生。

5.患者、家属能复述本病的传播途径,并能正确实施预防措施。

【护理措施】

(一)一般护理

1.休息与隔离 急性肝炎、重型肝炎、慢性肝炎活动期、ALT 升高者应卧床休息,休息可减少患者能量消耗，降低机体代谢率，减轻肝脏代谢的负担；增加肝脏血流量，促进肝细胞的修复和再生，有利于炎症的恢复；改善腹水和水肿；增加糖原和蛋白质的合成。在目前无特效治疗药物的情况下，休息是治疗病毒性肝炎的主要措施，根据疾病的不同时期而指导患者休息：①急性肝炎：早期患者在发病1个月内，除进食、洗漱、排便外，患者应安静卧床休息，因安静卧床可增加肝脏血流量，降低代谢率，有利于炎症病变的恢复。其他体力、脑力活动均应停止。当症状好转、黄疸减轻、肝功能改善后，可每日轻微活动1～2h，以患者不感觉疲劳为度。以后随病情进一步好转，可逐渐增加活动量，至肝功能正常1～3个月后可恢复日常活动及工作，但仍应避免过劳及重体力劳动。②慢性肝炎：宜根据病情和肝功能状况指导患者合理安排休息，活动期应静养，稳定期指导患者逐渐增加活动量，以不感疲劳为度。③重型肝炎患者应绝对卧床休息，保持安定情绪，做好口腔和皮肤的护理。

甲型、戊型肝炎自发病之日起进行消化道隔离3周；急性乙型肝炎进行血液（体液）隔离至HBsAg转阴；慢性乙型和丙型肝炎患者应分别按病毒携带者管理。

2. 饮食护理 合理的饮食可改善患者的营养状况，促进肝细胞再生和修复，有利于肝功能恢复。既保证饮食营养又遵守必要的饮食限制是改善肝功能、延缓病情进展的基本措施。饮食的治疗原则：高热量、高蛋白质、高维生素、易消化饮食，对各型肝炎患者均应戒烟和禁酒，因乙醇中的杂醇油和亚硝胺可使脂肪变性、解毒功能降低和致癌，即使少量饮酒亦可加重肝损害；烟草中因含有多种有害物质，能损害肝功能，抑制肝细胞生成和修复。

(1)急性期患者 早期患者有食欲不振、厌油、恶心、呕吐等，因此应宜进食清淡、易消化、含多量维生素的可口饮食，如米粥、菜汤、清肉汤、豆浆、蛋羹等，并多吃水果和新鲜蔬菜、豆类、猪肝、牛奶、胡萝卜等；但应保证足够热量，每日碳水化合物约需250～400g，如入量过少可喝糖水、果汁或静脉输入10%葡萄糖及维生素C。蛋白质每日1.0～1.5g/kg，并多吃水果、蔬菜等含维生素丰富的食物。病情好转、食欲改善后应少食多餐，避免暴饮暴食防止营养过剩。

(2)慢性肝炎患者 饮食宜适当的高蛋白、高热量、高维生素且易消化的食物，摄入蛋白质1.5～2.0g/(kg·d)，以优质蛋白为主，如牛奶、鸡蛋、瘦肉、鱼等。避免高糖、过高热量和饮酒，以防止发生糖尿病和脂肪肝。

(3)重症肝炎患者 给以低脂、低盐、高糖、高维生素、易消化流食或半流食，限制蛋白质摄入量，每日蛋白质应少于0.5g/(kg·d)，以减轻肝脏负担，避免诱发肝性脑病。重型肝炎患者往往有明显食欲不振，应鼓励患者进食，采取少量多餐；经常更换食物品种；注意食物色、香、味，可用加调味品等方法来增加患者食欲。进食不足者应输入10%～15%葡萄糖液，加适量胰岛素，总液量以1500ml/d为宜，不宜过多，以减少体内水、钠潴留。

3. 皮肤护理 黄疸型肝炎患者由于胆盐沉着刺激皮肤神经末梢，可以引起瘙痒。应指导患者进行皮肤自我护理，具体措施为：①应穿着布制柔软、宽松内衣裤。经常换洗，并保持床单清洁、干燥，使皮肤有舒适感，可减轻瘙痒。②每日用温水擦拭全身皮肤1次，不用有刺激性的肥皂与化妆品。③瘙痒重者可给以局部涂擦止痒剂，也可口服抗组胺药。④及时修剪指甲，避免搔抓，以防止皮肤破损，如已有破损应注意保持局部清洁、干燥，预防感染。⑤必要时可采用转移患者注意力的方法减轻皮肤瘙痒。

（二）病情观察

应密切观察：①生命体征：注意发热、有无心悸、呼吸困难等症状，神志状态，黄疸是否进行性加重；②出血表现：注意皮肤黏膜有无瘀点、瘀斑、牙龈出血、鼻出血、呕血、便血、注射部位出血等；③肝浊音界变化：是否有肝浊音界进行性缩小；④消化道症状有无改变，记录出入量；⑤测量腹围。一旦发现病情变化，及时报告医师，积极配合抢救。对重型肝炎和肝衰竭患者还应严格记录24h尿量，监测尿常规、尿比重、血尿素氮、血肌酐及血清钾、钠等情况。

（三）药物治疗的护理

因大部分药物都在肝脏代谢，为减轻肝脏负担，禁用损害肝脏的药物。按医嘱使用抗病毒药物时，应注意剂量和疗程，观察其疗效和不良反应。使用干扰素进行抗病毒治疗时，应该在用药前向患者说明干扰素治疗的目的、意义和可能出现的不良反应，以及反应持续的时间，使患者有心理准备，便于坚持治疗。

1. 使用干扰素后的观察 不良反应一般在注射干扰素的最初3～5次发生，以第1次注射后的2～3h发热最明显，可出现头痛、面色潮红、全身乏力、酸痛等“流感样综合征”，体温常随剂量增大而增高，反应随治疗次数增加逐渐减轻。应嘱患者多饮水，卧床休息，可在睡前注射，或在注射干扰素的同时服用解热镇痛药。用药过程中极少数患者发生肝功能损害，出现黄疸、ALT增高，大部分患者可出现恶心、呕吐、食欲减退、腹泻等症状，一般对症治疗，治疗终止后可逐渐好转，严重者应停药。应用大剂量皮下注射时，少数患者会出现局部触痛性红斑，有1/3～1/2的患者在疗程的中、后期出现脱发，但停药后可恢复。应定时检测肝功能、血常规、生化学指标（ALT、AST）、病毒学标志（HBsAg、HBeAg、抗-HBe和HBV-DNA）等，并将结果及时报告医生。

2. 使用拉米夫定后的观察 拉米夫定耐受性良好，仅少数病例有头痛、全身不适、疲乏、胃痛及腹泻，个别可能出现过敏反应。如果治疗一年无效、治疗期间发生严重不良反应者或患者依从性差，不能坚持服药者，应该停止治疗。正常停药后应随访观察6～12个月，每3～6个月复查肝功能（主要指标ALT、AST、血蛋白等）、HBV-DNA、HBeAg等。

（四）并发症的护理

1. 肝性脑病

（1）病情观察 密切注意肝性脑病的早期表现，如患者有无冷漠或欣快、理解力和近期记忆力减退、行为异常，以及扑翼样震颤。监测并记录患者血压、脉搏、呼吸、体温及瞳孔的变化。

（2）去除和避免诱发因素 协助医生迅速去除本次发病的诱发因素，并注意避免其他诱发因素。

（3）生活护理 尽量安排专人护理，患者以卧床休息为主，以利于肝细胞再生，减轻肝脏负担。加强巡视，及早发现异常情况。

2. 出血

（1）病情观察 注意观察患者出血的发生部位、表现形式、发展或消退情况；及时发现新的出血、重症出血及其先兆，并应结合患者的基础疾病及相关实验室或其他辅助检查结果，做出正确的临床判断，以利于及时护理与抢救配合。

（2）去除和避免诱发因素 如牙龈出血、鼻出血、皮肤瘀斑、呕血、便血及注射部位出血等，告知患者不要用手指挖鼻或用牙签剔牙、不用硬牙刷刷牙，刷牙后有出血者可用棉棒擦洗或用水漱口。注射后局部至少压迫10～15min，以避免出血。

(3)生活护理　减少活动,必要时应绝对卧床休息。保持皮肤清洁,穿棉质宽松衣物,避免皮肤受刺激引起出血。

3. 肝肾综合征

(1)病情观察　重症肝炎时,有效血容量下降等因素导致急性肾功能不全,因此,应严格记录24h尿量,监测尿常规,尿比重及尿钠,血尿素氮,肌酐及血清钾、钠等,发现异常应及时报告医生。应避免各种诱因,如使用肾毒性药物、大量利尿、大量及多次放腹水、消化道大出血等。

(2)护理　按照医嘱使用药物,如扩张血容量、扩张肾血管等药物,并注意用药效果的观察。

(五)心理护理

病毒性肝炎患者易产生许多心理问题,如对肝炎知识十分缺乏或错误,怕被歧视、担心传染、慢性化或预后不佳等。护士应以热情、友好、诚恳的态度回答患者提出的问题,合理解释治疗、护理隔离计划,消除顾虑,使患者主动配合治疗与护理。尽力为患者提供清洁、安静和病室空气新鲜的环境。提高护理质量,为患者提供良好的护理技术,及时解除患者的不适感。通过肝炎知识的宣教,使患者避免焦虑、愤怒等不良情绪,保持良好的心情,建立战胜疾病的信心。

(六)健康指导

1.向患者及家属宣讲病毒性肝炎的病因及传播知识,结合各型病毒性肝炎的流行病学特点,介绍病毒性肝炎的预防方法。

2.向患者及家属宣传病毒性肝炎的家庭护理和自我保健知识。慢性患者和无症状携带者应做到:①正确对待疾病:避免焦虑、愤怒等不良情绪;②生活规律,劳逸结合;③加强营养,适当增加蛋白质摄入,但要避免高热量、高脂肪饮食,戒烟酒;④不滥用药物,如吗啡、苯巴比妥类、磺胺类及氯丙嗪等药物,以免加重肝损害;⑤实施家庭隔离。如患者的食具和洗漱用品应专用,定时消毒;患者的排泄物、分泌物可用3%漂白粉消毒。患者应自觉注意卫生,养成良好卫生习惯,防止唾液、血液及其他排泄物污染环境。家中密切接触者,可行预防接种;⑥定期复查,一旦发病,应合理治疗,规律用药,切忌乱投医。

【护理评价】

1.患者是否能遵循休息和活动计划,活动耐力较前增强,生活能自理。

2.患者是否能按饮食计划保证营养的摄入,食欲好转或恢复,体重增加并维持在正常范围内。

3.患者是否能采用有效的焦虑应对措施,情绪稳定,舒适感提高。

4.患者是否能正确进行皮肤的自我护理,无损伤、出血、继发感染等并发症的发生。

5.患者的并发症是否发生或发生后是否被及时发现和处理。

【预防】

1. 管理传染源

(1)隔离传染源　急性患者应隔离治疗至病毒消失,慢性患者和携带者可根据病毒复制指标评估传染性大小。从事食品加工、饮食服务、饮用水供应、幼托保育等工作的肝炎患者和病毒携带者，应暂时调离原职工作。

(2)观察接触者　接触甲型、戊型、乙型、丙型肝炎者应医学观察45d。

(3)献血员管理　各型病毒性肝炎患者及病毒携带者严禁献血，有肝炎病史及肝功能异常者亦不能献血。健康人献血前应按规定进行健康检查。

2. 切断传播途径

(1)普及肝炎防治知识、搞好环境卫生和个人卫生，养成良好的卫生习惯。加强水源管理和粪便管理，做好饮水消毒和食品卫生工作。加强托幼单位和服务行业的卫生监督和管理工作，严格执行餐具、用具消毒制度。儿童实行"一人一巾一杯"制。理发、美容、洗浴用具应按规定进行消毒处理。

(2)防止医源性传播，医疗和预防用的注射器材，实行"一人一针一管"制。各种医疗器械和患者用具应实行"一人一用一消毒"制。对带脓、血、分泌物及其污染物品必须严格消毒处理。严防血液透析、介入性诊疗、脏器移植时感染肝炎病毒。

3. 保护易感人群

(1)主动免疫

1)对婴幼儿、儿童和血清抗-HAV IgG阴性的易感人群，可接种甲型肝炎减毒活疫苗。

2)凡HBsAg和抗-HBs阴性者可接种重组酵母乙型肝炎疫苗。①母亲HBsAg阴性的新生儿在出生后24h内接种，5μg/次，共3次(出生后、1月龄和6月龄)；②母亲为HBsAg阳性的新生儿，在出生后12h内(不要超过出生后24h)注射乙型肝炎免疫球蛋白(HBIG)，剂量≥100U，同时接种10μg乙型肝炎疫苗，保护率可达90%以上；③学龄前儿童接种5μg/次；④成人中各类高危人群接种20μg/次。全程接种均为3针，按照0、1、6个月程序。新生儿接种部位为大腿前部外侧肌肉内，儿童和成人为上臂三角肌内注射。接种乙型肝炎疫苗是控制和预防乙型肝炎流行最关键的措施，而且可有预防丁型肝炎病毒感染的作用。

目前对丙型、丁型及戊型肝炎还缺乏特异性免疫预防措施。

(2)被动免疫

1)密切接触甲型肝炎患者的易感儿童，应在接触后7～14d内肌内注射丙种球蛋白。

2)对由各种原因已暴露于HBV的易感者，应立即注射HBIG 200～400U，并在不同部位接种1针乙型肝炎疫苗(20μg)，于1和6个月后分别接种第2和第3针乙型肝炎疫苗(各20μg)。

ZHI ZHI LIAN JIE

知识链接

甲型肝炎病毒(HAV)的发现

HAV是1973年由Feinstone等应用免疫电镜方法在急性肝炎患者的大便中发现的，1987年获得HAV全长核苷酸序列。1993年将HAV归类于微小的RNA病毒科中的嗜肝RNA病毒属，该属仅有HAV一种。

乙型肝炎病毒(HBV)的发现

1965年Blumberg等报道澳大利亚抗原。1967年Krugman等发现澳大利亚抗原与肝炎有关，故称其为肝炎相关抗原(HAA)，1972年世界卫生组织将其定名为乙型肝炎表面抗原(HBsAg)。1970年Dane等在电镜下发现HBV完整颗粒，称为Dane颗粒。1979年

Galibert 测定了 HBV 全基因组序列。

【小结】

病毒性肝炎是由多种肝炎病毒引起的以肝脏损害为主的一组传染病。目前已证实甲、乙、丙、丁、戊五型肝炎病毒是病毒性肝炎的致病因子。一般认为病毒性肝炎的发病机制是肝炎病毒进入人体后的免疫应答过程。肝脏病变以弥漫性肝细胞变性、坏死、再生、炎症细胞浸润和间质增生为主。甲型和戊型经粪-口途径传播,乙型、丙型、丁型主要经血、日常生活密切接触传播及母婴传播。临床上分为急性肝炎、慢性肝炎、重型肝炎、淤胆型肝炎及肝炎肝硬化。各型病毒性肝炎临床表现相似,主要表现为疲乏、食欲减退、厌油、肝大、肝功能异常等,部分病例出现黄疸。肝炎治疗目前缺乏可靠的特效治疗,原则以休息、合理营养为主,辅以适当药物,避免饮酒、过度劳累及使用损害肝脏的药物。IFN-α 可用于慢性乙型肝炎和丙型肝炎的抗病毒治疗,核苷酸类似物用于慢性乙型肝炎的治疗。重型肝炎要加强对并发症的防治。甲型和乙型肝炎可通过疫苗预防。

二、艾滋病患者的护理

DAO RU QING JING

导入情景

情景描述:

患者,男,32 岁,外来务工人员,因"发热、乏力、消瘦、食欲不振 1 个月,伴有咳嗽、进行性呼吸困难",以"发热待查"收住入院。实验室检查:血液 WBC6×10^9/L,HIV-1 抗体阳性(经疾病控制中心确诊)。

如果你是该科护士,请问:

1. 艾滋病患者采取哪种隔离方式?
2. 如何进行艾滋病的职业防护?

艾滋病是获得性免疫缺陷综合征的简称,是由人类免疫缺陷病毒感染人体后所引起的一种慢性致命性传染病,病毒主要侵犯和破坏辅助性 T 淋巴细胞($CD4^+$ T 细胞),导致被感染者免疫功能的部分或完全丧失,最终死于严重的机会性感染或肿瘤。

【病原学】

HIV 是 RNA 病毒,属于反转录病毒科慢病毒属。呈球状,其基本结构由包膜与核心两部分组成。分为 HIV-1 型和 HIV-2 型,目前全球流行的主要是 HIV-1 型。HIV-2 型毒力较弱,传染性较低,临床上潜伏期较长,出现艾滋病临床症状时间较晚,其主要在西非呈地方性流行。HIV 的变异性很强,导致疫苗难以研制成功及 HIV 不易被机体清除。人体细胞内的 CD4 分子是 HIV 的受体,故含有 CD4 分子的 T 淋巴细胞、单核-吞噬细胞、树突状细胞、B 细胞和小神经胶质细胞、骨髓干细胞等均是 HIV 的靶细胞。

HIV 对外界抵抗力弱,离开人体不易生存,常温下,在体外的血液中只可生存数小时,在自然环境中很快死亡,但在血液、体液中可较长时间存活。对热及常用消毒剂敏感,耐低温。在 56℃条件下 30min 即失去活性,70%酒精、10%漂白粉、2%戊二醛、4%福尔马林或

0.5%来苏等均能灭活该病毒。病毒对0.1%甲醛、紫外线和γ射线则不敏感。

HIV侵入人体后能刺激机体产生抗体，但中和抗体很少，且作用极弱。在血清中抗体和病毒可同时存在，且具有传染性。

【流行病学】

艾滋病于1981年在美国的同性恋人群中被发现后，该疾病在全球迅速蔓延，迄今已遍及150多个国家。1985年我国报道了首例艾滋病病例，当前我国的AIDS形势日趋严峻。截至2013年9月30日，全国共报告现存活艾滋病病毒感染者和艾滋病患者约43.4万例。

（一）传染源

艾滋病患者和无症状的HIV感染者是本病的传染源，特别是后者作为传染源意义更大。HIV主要存在于患者或感染者的血液、精液、阴道分泌物中；其他体液，如乳汁、唾液、泪液中也含有少量的病毒，具有一定的传染性。

（二）传播途径

1.性接触传播　为本病最重要的传播途径。在欧美发达国家以男男性接触（MSM）传播，而非洲则以异性性接触传播为主。过去10年，我国艾滋病疫情的传播途径已经发生重大改变，从2003年以前的以血液传播为主，到现在的以性传播为绝对主要途径。2013年1～9月份新发现艾滋病病毒感染者（包括患者）约7.0万例，其中经性传播比例占89.9%。

2.经血液和血制品传播　包括输入HIV污染的血液或血液制品，如血友病患者输入被HIV污染的第Ⅷ因子等；静脉药瘾者共用注射器；医务人员被HIV感染的血液体液污染的针头刺伤或经破损皮肤污染也可能被传染，但感染率一般不超过0.3%；此外移植HIV感染者的组织器官也可造成感染。

3.母婴传播　携带HIV的孕妇在产前经胎盘、分娩过程中接触孕妇的血液与体液、产后哺乳均可将HIV传染给婴儿。

一般性的身体接触，如握手、拥抱、礼节性接吻、临床体格检查；同吃同饮、在同一办公室办公、使用公共交通工具及娱乐设施等；共用公共设施，如厕所、浴室，但应避免公用牙刷和剃须刀；蚊虫叮咬等，均不会造成HIV传播。

（三）易感人群

人群普遍易感，发病年龄主要为50岁以下的青壮年。HIV的感染与人类的行为密切相关，男男同性恋者、静脉吸毒者、多性伴侣（包括男男同性恋、异性恋或双性恋者）、经常接受输血或血液制品者（如血友病）、在不规范或非法采血点卖血者，以及HIV阳性孕妇所生的婴儿均为高危人群。

【发病机制与病理改变】

HIV进入人体后特异性的侵犯$CD4^+$ T细胞，导致$CD4^+$ T细胞功能受损、大量破坏、细胞免疫缺陷，从而并发各种严重机会性感染或肿瘤。单核-吞噬细胞、B细胞、NK细胞、小神经胶质细胞和骨髓干细胞等也有不同程度受损，出现相应临床表现。

主要病理变化表现在淋巴结和胸腺等免疫器官。淋巴结病变可表现为反应性病变和肿瘤性病变如卡波西肉瘤和其他淋巴瘤。胸腺可有萎缩性、退行性或炎性病变。中枢神经系统病变包括神经胶质细胞的灶性坏死、血管周围炎性浸润和脱髓鞘改变等。

【护理评估】

(一)护理病史

1. 健康史 应详细询问患者：发热的热程、程度、规律；饮食变化，有无恶心、呕吐，呕吐物的性质及量，体重减轻的程度；有无咳嗽、咳痰、胸闷、呼吸困难等症状，痰液的性质及量；有无疼痛，疼痛时的程度、部位、持续时间；神志及精神状态的改变；患者腹泻的次数、量、性状。

2. 流行病学资料 询问患者既往是否感染 HIV；是否与 HIV 感染人群密切接触；个人工作性质、居住环境、身体状况；是否有过不洁性行为；是否有过静脉药瘾史；既往有无有偿献血及个人输血史。

(二)身体状况

受 HIV 感染而尚未发病的人称为 HIV 感染者。当患者出现各种机会性感染和肿瘤时，进入艾滋病期，即 AIDS 患者。感染 HIV 后一般经 2～10 年左右可以发展至艾滋病期。我国将艾滋病的发病过程分为三个期：

1. 急性期(A 期) 急性感染通常发生在初次接触 HIV 后 2～6 周。以发热为主要症状，可伴有咽痛、关节痛、皮疹、淋巴结肿大等，大多症状较轻微而短暂，一般持续 3～14d 后自行缓解。因而此期易被忽略或误诊。从 HIV 侵入机体到 HIV 抗体阳转的时期称为窗口期(window phase)，一般持续 2 周至 3 个月，极少数延迟至 6 个月。窗口期检测血清 HIV 抗体通常为阴性，但患者已具有传染性，可检出 HIV、gp24 抗原和 HIV-RNA。在此期 $CD4^+$ T 细胞计数短暂下降后逐渐恢复，但未到正常水平。此后，临床上出现一个长短不等的、相对健康的、无症状的潜伏期。

2. 无症状期(B 期) 此期一般持续 2～10 年或更长，持续时间有明显的个体差异。但此期感染者的 HIV 抗原和抗体均为阳性，有传染性，血浆中病毒载量逐渐增加，$CD4^+$ T 细胞计数水平逐渐下降。无症状感染者是最重要的传染源。

3. 艾滋病期(C 期) 无症状感染期之后，人体出现明显的与艾滋病有关的症状和体征，人体发生多种机会性感染和恶性肿瘤，$CD4^+$ T 细胞数量明显下降，多低于 200 个/mm^3。

(1)艾滋病相关症状 包括不明原因的体重下降、持续不规则低热、慢性腹泻、精神神经症状(表现为记忆力减退、神情淡漠、性格改变、头痛、癫痫甚至痴呆)、其他原因无可解释的淋巴结肿大。淋巴结肿大表现为：①为除腹股沟淋巴结以外，全身其他部位两处或两处以上淋巴结肿大；②淋巴结肿大持续超过 3 个月以上；③淋巴结肿大直径在 1cm 以上，质地柔韧、无压痛、无粘连能自由活动，病理活检显示为反应性增生。在 WHO 的艾滋病分期标准中将此阶段称为Ⅲ期，即持续性全身淋巴结肿大期。

(2)各种机会性感染

1)呼吸系统：是最常见的感染部位。常见的病原体有：结核杆菌、肺孢子虫、军团菌、巨细胞病毒、鸟分枝杆菌(MAC)、念珠菌等。其中，呼吸道卡氏肺孢子虫肺炎(PCP)是艾滋病患者最重要的机会性感染之一，也是艾滋病患者重要的致死原因。表现为发热、干咳、进行性呼吸困难。

2)神经系统：常见有结核性脑膜炎、弓形虫脑病、隐球菌脑膜炎、巨细胞病毒脑炎等，主要表现为相应的神经、精神症状。

3)消化系统:可累及口腔至直肠的整个消化道以及肝、胆、脾等脏器。以口腔和食管的念珠菌病、疱疹病毒和巨细胞病毒感染最为常见,表现为口腔炎、食管炎或溃疡等,主要症状为吞咽疼痛和胸骨后烧灼感。患者胃肠道黏膜常受疱疹病毒、隐孢子虫、鸟分枝杆菌和卡波西肉瘤的侵犯,临床可表现为腹泻和体重减轻。同性恋患者肛周疱疹病毒感染和疱疹性直肠炎较为常见。艾滋病患者肝脏亦常受鸟分枝杆菌、隐孢子虫和巨细胞病毒感染而出现肝大和转氨酶升高。

4)皮肤黏膜:HIV 感染者的皮肤病变表现突出,有些皮损是诊断 HIV 感染的重要线索,也是反映其不同病期的标志。引起感染常见的病原体主要有病毒、细菌、真菌,如单纯疱疹病毒、带状疱疹病毒、人乳头瘤病毒、金黄色葡萄球菌、念珠菌、隐球菌等。在患者口腔黏膜、外阴及皮肤处可出现斑丘疹、疱疹、脓疱疹、溃疡等。

5)眼部:艾滋病患者眼部受累较为广泛,但常被忽略。常见的有巨细胞病毒性视网膜炎,弓形虫视网膜脉络膜炎,眼底棉絮状白斑。

(3)机会性肿瘤 常见卡波西肉瘤(KS)、恶性淋巴瘤。卡波西肉瘤(KS)是诊断 AIDS 的特征性肿瘤,与人疱疹病毒 8 型(human herpes virus 8,HHV8)感染有关。KS 常发生于下肢皮肤和口腔黏膜,表现为紫红色或深蓝色浸润斑或结节,可融合成大片状,压之不褪色,触之有橡皮感,表面出现溃疡并向四周扩散。肿瘤常迅速扩大,多分散存在。进展期出现疼痛,可侵犯到淋巴结和内脏多个组织器官。AIDS 患者中大约有 5%~10%的人可发生非霍奇金淋巴瘤,其中包括脑的原发性细胞淋巴瘤。非霍奇金淋巴瘤大部分为分化不良型的淋巴瘤,这些患者常出现淋巴结外病变,并常侵犯骨髓、中枢神经系统、胃肠道、皮肤和黏膜等部位,大多数患者表现淋巴结迅速肿大,淋巴结外肿块,或出现严重的发热、盗汗、体重减轻,有些患者常出现原发于中枢神经系统的淋巴瘤。

(三)实验室及其他检查

1. 血清学检查 测定 HIV-1 抗体,目前主要检测抗-gp120 及抗-p24,一般先用酶联免疫吸附试验 ELISA 法做初筛,对连续两次阳性者,再用固相放射免疫沉淀试验(SRIP)法或免疫印迹(WB)法确诊。该实验需由指定的实验室进行确认,感染后最早 2 周即可从患者体内检测到 HIV 抗体,最迟为 6 个月。

2. 免疫学检测 检测血液 T 淋巴细胞的数量和 β_2 微球蛋白等,T 淋巴细胞绝对计数下降,血液 $CD4^+$ T 淋巴细胞计数下降[正常为$(0.8\sim1.2)\times10^9/L$],$CD4^+$ T 淋巴细胞计数下降的程度与病情的严重程度成正比,CD4/CD8≤1.0(正常值为 1.75~2.1),β_2 微球蛋白升高。标本应室温保存立即送检,$CD4^+$ T 淋巴细胞计数有利于指导抗病毒治疗。

3. 病毒载量(VL)测定 病毒载量测定是对感染者和患者体内游离病毒 RNA 含量的定量测定,可以测定出每毫升血浆中 HIV-RNA 的含量。病毒载量测定的方法敏感性和特异性高,对于诊断急性期感染(包括窗口期感染)、判定临床进展情况、估计预后、监测抗病毒治疗效果具有重要意义,是制订和调整治疗方案的主要依据。HIV 感染者体内病毒载量与 $CD4^+$ T 淋巴细胞数的变化趋势相反。

4. 其他检查 包括血尿常规和其他针对机会性感染和恶性肿瘤的检查,如针对性地进行相关感染的病原体检查、血清学检查及病理组织活检,又如 CT、X 线检查等。

（四）心理-社会状况

评估患者对 HIV 一般知识的了解情况、对预后的认识，对所出现的各种症状的心理反应；评估患者是否担心被人歧视，有无孤独感和恐惧感；患病后对生活、工作、学习、家庭是否有影响，影响的严重程度；家人对患者的支持及关心程度。

（五）处理原则

艾滋病目前尚无特殊有效的治疗方法，治疗包括抗病毒治疗、免疫治疗、支持及对症治疗等。其中早期抗病毒治疗是关键，能缓解病情，减少机会性感染和肿瘤的发生，延长艾滋患者的寿命。一旦确诊 HIV 感染应早期进行抗病毒治疗。

1. 隔离 艾滋病为乙类传染病，但按照我国传染病防治法规定，应该按照甲类传染病进行预防与控制。对患者及病毒携带者施行血液、体液隔离及保护性隔离。合并严重的机会性感染、病情复杂、治疗不配合的患者尽量住单间。工作人员、探视人员有呼吸道或消化道感染时避免直接接触患者。

2. 消毒 对患者使用过的物品或医疗器械进行严格消毒，用 10%的次氯酸浸泡。地板和桌椅用 0.2%次氯酸消毒。一次性注射器、输液器、针头经消毒毁形后有专人按规定回收处理。对患者的血液、体液及其污染的物品进行严格消毒处理。艾滋病患者用过的利器必须放到指定的容器内，送检标本应放于有特殊标记的容器中，专送检测。

3. 抗病毒治疗 由于单药应用易诱发 HIV 的突变，并产生耐药性，因而艾滋病抗病毒治疗采用多种有效药物的联合应用，称为高效抗反转录病毒疗法（highly active antiretroviral therapy，HAART），俗称“鸡尾酒疗法”。对于抗病毒治疗的最佳时机，目前尚无定论。一般认为应结合感染者的病毒载量、$CD4^+$ T 细胞数和临床状况而定，不同国家有各自的指导方案。根据作用机制的不同，抗病毒药物主要分为四类：核苷类反转录酶抑制剂、非核苷类反转录酶抑制剂、蛋白酶抑制剂和膜融合抑制剂。目前国内的抗病毒药物共有三大类 12 种（表 3-3）。在服药过程中应注意药物不良反应（如骨髓抑制、恶心、呕吐、外周神经炎等），同时应定期监测血常规、血生化、$CD4^+$ T 细胞计数、病毒载量等，用于副作用监测、安全性评价及抗病毒治疗效果评估。

表 3-3 我国常用的抗 HIV 药物及常见不良反应

药物名称	药物种类	服药注意事项	常见不良反应
核苷类反转录酶抑制剂	齐多夫定或叠氮胸腺（ZDV/AZT）	服药与进食无关	疲乏、不适、头痛；胃肠道反应、恶心、呕吐、失眠；肝炎；骨髓抑制：贫血、中性粒细胞减少症、粒细胞减少症
	拉米夫定（3TC）	服药与进食无关	毒性小；头痛、不适；腹泻、失眠、恶心、呕吐、腹痛
	司坦夫定（d4T）		周围神经病变（与剂量有关，可逆性的）；贫血；头痛；转氨酶升高
非核苷类反转录酶抑制剂	奈韦拉平（NVP）	服药与进食无关	皮疹、发热；恶心、头痛；转氨酶升高
蛋白酶抑制剂	沙奎那韦	进餐时服或餐后 2h 内服	腹泻、腹痛、恶心；头疼；转氨酶升高

【常见护理诊断/问题】

1. 营养失调:低于机体需要量　与长期发热、腹泻、进食减少有关。

2. 活动无耐力　与营养不良、长期发热、进食减少、腹泻等导致体力下降有关。

3. 低效型呼吸形态　与各种肺炎、卡波西肉瘤有关。

4. 思维过程改变　与中枢神经系统受损有关。

5. 腹泻　与感染、卡波西肉瘤有关。

6. 恐惧　与艾滋病预后不良,加之疾病折磨、被人歧视有关。

7. 社交孤立　与艾滋病实施强制性管理,采取血液和体液隔离,被人歧视有关。

8. 有感染的危险　与免疫功能低下有关。

9. 有传播感染的危险　与艾滋病的传染性有关。

10. 知识缺乏　与缺乏艾滋病治疗及预防相关知识有关。

11. 有执行治疗方案无效的危险　与患者依从性差,治疗时间长、复杂,难以接受有关。

【护理目标】

1. 患者掌握正确的饮食原则。
2. 患者能保持良好的心态,积极地配合治疗。
3. 患者住院期间无感染现象的发生,患者及家人掌握正确的预防感染的知识。
4. 患者或家人了解抗病毒治疗相关知识,并有良好的用药依从性。
5. 患者掌握艾滋病的传播、预防、治疗疾病知识。

【护理措施】

(一)一般护理

1. 休息　首先为患者创造一个舒适安静、空气清新的环境,协助做好生活护理。急性期和艾滋病期应卧床休息,症状减轻后可下床活动。无症状感染者可从事正常工作与学习。

2. 饮食　给予高热量、高蛋白、高维生素、清淡、易消化的饮食,少量多餐。保证食物的清洁卫生,预防肠道感染的发生。患者伴有明显腹泻时,给予无渣、低纤维的流质或半流质饮食。呕吐严重者,可在进餐前30min时给予止吐药物。对于吞咽困难或不愿进食的患者可给予鼻饲,必要时给予静脉营养支持。

(二)病情观察

要加强病情观察,注意观察患者的体重,评估患者的营养状况;观察有无机会性感染,以及部位和其性质;观察有无继发性恶性肿瘤等。

(三)药物治疗的护理

抗艾滋病病毒药物的副作用较多,用药前详细告知药物常见副作用,患者用药期间严密观察有无不良反应的发生。提高患者用药依从性,严格执行治疗方案。用药前详细评估患者的工作性质、宗教信仰、文化程度及家庭支持系统,了解患者在治疗过程中存在的具体困难和可获得的帮助。详细讲解抗病毒治疗的方案、药物可能的不良反应以及用药依从性的重要意义。教育患者家人每日监督患者按时服用抗病毒药物,避免漏服、少服、错服等情况的发生,协助患者按要求执行药物治疗方案。

(四)对症护理

1. 口腔护理　加强口腔护理,注意观察口腔黏膜的颜色和完整性;每日刷牙或口腔护理

2 次，定时用漱口液含漱口腔；口腔黏膜过于干燥时，鼓励患者经常小口饮水；口腔黏膜破溃时，局部涂抹锡类散、蛋黄乳软膏等促进伤口愈合，并有止痛作用，给予流质或半流质温凉饮食。

2. 皮肤护理 保持皮肤清洁完整，病室内保持温度适宜，患者穿宽松柔软的棉质衣物；经常更换床单、被服，剪短指甲，防止搔抓皮肤；注意每日观察有无皮疹、皮肤脱屑、脓疱等异常症状出现；皮肤出现破溃时可局部涂抹抗生素软膏，创面有渗出时，盖凡士林纱布。对患者加强预防感染知识的宣教，预防消化道和呼吸道感染。

（五）心理护理

针对 HIV 感染者及艾滋病患者在疾病的不同时期所面临的心理问题，采取相应的策略、方法，使患者获得最需要的帮助。针对个体的特点和感染途径，进行个别化的心理辅导。主动向患者讲解艾滋病的治疗、预后、成功案例，树立战胜疾病的信心。了解患者的社会支持系统状况，鼓励亲属、朋友给患者提供生活和精神上的帮助。

（六）健康指导

根据患者的语言沟通能力、文化程度以及对艾滋病的治疗、预防知识的了解程度，选择合适的方式对患者进行疾病的宣教。告知抗病毒治疗的相关知识，严格按时按量规律服药及定时到医院监测的重要性。指导患者进行自我护理。指导患者预防感染，如避免到人多拥挤的地方、注意保暖等。鼓励患者和家属树立战胜疾病的信心。指导出院后病情观察，一旦发现以下症状和体征应及时报告：意识改变，头痛伴恶心、呕吐，视觉改变，呼吸困难，恶心、呕吐伴腹痛，腹泻、口腔黏膜损伤等导致脱水，站立时感头晕，皮肤变黄，便血，无尿在 6h 以上，乏力、懒言，发热、皮疹，忧郁、焦虑、幻想等。出现下列症状或体征时应在 24h 内赴医院就诊：包括头痛加重或不能用镇痛药缓解时，头痛伴发热、流涕、咳嗽，皮肤灼热、瘙痒，眼部分泌物，咳嗽多痰，一天呕吐 3 次以上，呕吐伴发热，水样便，尿痛、血尿、尿道分泌物增多，严重皮疹，口腔黏膜严重损伤而致进食困难，外阴瘙痒、阴道分泌物增多等。

【护理评价】

1. 患者是否掌握正确的饮食原则。
2. 患者能否保持良好的心态，积极地配合治疗。
3. 患者住院期间有无感染现象的发生，患者及家人是否掌握正确的预防感染的知识。
4. 患者或家人是否了解抗病毒治疗相关知识，并有良好的用药依从性。
5. 患者是否掌握艾滋病的传播、预防、治疗疾病知识。

【预防】

预防和控制 HIV 感染最有效的办法就是通过健康教育和提供咨询来规范人们的行为，针对三个主要的传播途径，阻断 HIV 对人群的威胁。在医疗卫生机构要严格遵守各项操作规程，防止医源性传播。

1. 管理传染源 艾滋病属乙类传染病，发现 HIV 感染者应向当地疾控中心报告，城市不超过 6h，农村不超过 12h。患者无须住院隔离，但需严密随访。加强对 HIV/AIDS 的配偶、性伴侣、共用注射器静脉吸毒者和他们的子女等高危人群的医学观察，提供咨询和检测服务。

2. 切断传播途径　①阻断经血传播：对所有献血员都要进行严格的 HIV 筛查，确保安全的血液供应，取缔有偿献血。②静脉吸毒者的行为干预：针具交换和美沙酮替代是控制静脉吸毒途径传播的根本措施。③提倡安全性行为，正确使用安全套。④对 HIV 阳性的育龄妇女做好咨询工作，对已经感染的孕妇，应在妊娠后使用 HAART 药物阻断 HIV 经胎盘传给胎儿，尽量采用择期剖宫产，分娩后的母亲应采用人工喂养。做好随访工作，密切监测新生儿的感染情况。⑤控制医源性传播。提高医务人员和实验室工作者安全操作的意识，严格执行消毒隔离和个人防护规范，正确处理污染物品、器械和标本。若发生针刺伤或其他意外暴露时，应采取紧急措施，并报上级有关部门进行危险评估。可采用抗反转录病毒药物加以预防，原则上越早使用服药越好，最好在 4h 内实施，最迟不得超过 24h。即使超过 24h，也应当预防性用药。医务人员即刻抽血检测抗-HIV，并于暴露后 4 周、12 周、6 个月定期追踪检测抗-HIV。

3. 保护易感人群　目前尚无有效的 HIV 疫苗用于预防 HIV 感染。因此只能通过对发生 HIV 感染/艾滋病危险行为的高危人群定期进行 HIV 的感染监测，指导行为干预，加强对一般人群 AIDS 相关知识宣教，提高个人保护能力。

ZHI ZHI LIAN JIE

知识链接

HIV 感染者自愿咨询与检测（VCT）

VCT 是建立在受检者知情同意的基础上，咨询员和受检者之间进行保密性谈话，共同讨论 HIV 检测问题，目的是帮助受检者应付所承受的压力，帮助其做出决定。咨询和检测应遵循保密原则，以保护受检者隐私，必须对受检者的 HIV 检测结果保密，对于检测结果是否告知他人或共享信息必须由受检者本人决定。

接触 AIDS 患者体液时的处理步骤

当医护人员遭到锐利器具戳伤或直接接触 AIDS 患者体液时处理步骤如下：

(1)紧急清洗，以大量清水冲洗。

(2)通报负责医疗团队安全卫生的单位人员。

(3)负责人员进行评估发生的状况，并提供适当咨询。

(4)尽快抽取医疗人员和患者的血液进行乙肝、丙肝、艾滋病和无毒检测。

【小结】

艾滋病是由 HIV 引起的慢性致命性传染病。主要通过性接触、血液和母婴三种途径传播。HIV 主要侵犯人体的 $CD4^+$ T 淋巴细胞。艾滋病在临床上分为急性感染期、无症状感染期和艾滋病期，在艾滋病期患者主要表现为各种机会性感染和恶性肿瘤，艾滋病最常见的机会性感染为呼吸道的卡氏肺孢子虫肺炎（PCP）。抗病毒治疗是艾滋病最主要的治疗方法，应尽早进行，可有效延长艾滋病患者的寿命。艾滋病患者的护理重点是优质的基础护理、用药护理、感染预防和心理干预等。到目前为止尚无艾滋病疫苗研制成功，因此应重点加强对 HIV/AIDS 人群的管理，切断传播途径及提高健康人群对艾滋病预防知识的宣教。

三、狂犬病患者的护理

DAO RU QING JING

导入情景

情景描述：

某农妇，临安人，今年56岁，于2011年11月的一天，在田里干活，山上突然蹿下来一只鼬獾，农妇躲避不及，左脚背上被猛咬一口，立即鲜血直流。农妇抡起锄头，打死了鼬獾，回家剥皮炖汤吃了。被鼬獾咬破的伤口，她只用水冲了冲，没有消毒，也没有打狂犬疫苗和免疫球蛋白。2012年6月2日，农妇因为尿频尿急去当地医院看门诊，很快又出现多汗、流口水、怕风、恐水、抽搐等与狂犬病相关的症状。被紧急送到浙医二院治疗，被确诊为狂犬病。发病4d后，农妇去世。

假如你为传染科护士，请问：

如何做好狂犬病预防知识的宣传？

狂犬病(rabies)又名恐水症，是由狂犬病毒引起的以侵犯中枢神经系统为主的急性人兽共患传染病，病死率几乎为100%。临床表现为特有的恐水、怕风、恐惧不安、兴奋、咽肌痉挛、流涎、进行性肌瘫痪，多因呼吸、循环衰竭而死亡。

【病原学】

狂犬病毒属于弹状病毒科，形似子弹，为RNA病毒。病毒易被紫外线、甲醛、50%～70%乙醇、碘酒、苯扎溴铵、高锰酸钾等灭活，其悬液经100℃加热2min可灭活，在冰冻干燥条件下可保存数年。狂犬病病毒对神经系统有强大的亲和力，病毒进入人体后，主要沿神经系统传播和扩散。病毒主要存在于患者或病兽的唾液和中枢神经系统中。

【流行病学】

狂犬病主要分布在亚洲、非洲和拉丁美洲，我国目前仍属发病数最多的国家之一，主要分布在农村和边远山区。

(一)传染源

带狂犬病毒的动物是本病的传染源。其中，病犬为主要的传染源，其次为猫、猪和牛、马。随着国家对狗的管理的重视，目前野生动物如狐狸、嗜血蝙蝠、臭鼬和浣熊等逐渐成为重要传染源。患病动物唾液中含有大量病毒，于发病前数日即具有传染性。

(二)传播途径

主要通过被患病动物咬伤、抓伤传播，也可由带病毒的唾液，经破损的皮肤、黏膜而感染。少数可在宰杀病犬、剥皮、切割等过程中被感染。蝙蝠群居洞穴中含病毒的气溶胶可经呼吸道进入人体导致人感染。

(三)易感人群

人群普遍易感，兽医、动物园里的饲养员是高危人群，农村儿童及青壮年发病较多见。发病与否与咬伤部位、创伤程度、被咬处衣着厚薄及是否及时处理伤口和接种疫苗有关。由于头、面、颈、手等部位神经比较丰富，病毒易于繁殖，再加上离中枢神经较近，故这些部位被咬伤后发病者较多，潜伏期也较短；伤势越严重，也越容易发病。

【发病机制与病理改变】

狂犬病毒对神经组织有强大的亲和力。病毒经咬伤处侵入机体，在局部复制后侵入神经系统，并由周围神经逆行性向中枢神经系统传播，一般不入血。发病过程经历三个阶段：神经外小量繁殖期、从周围神经侵入中枢神经期、从中枢神经向各器官扩散期。病毒侵入人体后先在伤口的骨骼肌和神经中繁殖，这称为局部少量繁殖期。此期可长可短，最短为72h，最长可达数周、数月甚至更长。病毒在局部少量繁殖后即侵入神经末梢，沿周围神经以每小时 3mm 的速度向中枢神经推进，到达脊髓后即大量繁殖，24h 后遍布整个神经系统。以后病毒又沿周围神经向末梢传播，最后到达许多组织器官，如唾液腺、味蕾、角膜、肌肉、皮肤等，病毒在中枢神经中主要侵犯迷走神经核、舌咽神经核和舌下神经核等。这些神经核主要支配吞咽肌和呼吸肌，受到狂犬病病毒侵犯后，就处于高度兴奋状态，当饮水时，听到流水声，受到音响、吹风和亮光等刺激时，即可使吞咽肌和呼吸肌发生痉挛，引起吞咽和呼吸困难。

病理损害以大脑的海马回、延髓、中脑、基底神经节为主。特异性病理变化为可在神经细胞浆内可见到内基小体(negribody)，可作为狂犬病病理诊断的依据。

【护理评估】

(一)护理病史

1. 健康史 了解患者有无发热、烦躁，以及对声、光、风等刺激敏感性增强，患者皮肤有无痒、痛及蚁走等异常感觉、用药史等。

2. 流行病学资料 询问患者曾经是否有犬、猫等动物咬伤史及当时伤口的处理情况，患者是否接种过狂犬病疫苗等。

(二)身体状况

潜伏期长短不一，一般数天至 3 个月，最长可达十年以上。潜伏期长短与年龄、伤口部位、伤口深浅、入侵病毒数量和毒力等因素相关。典型的狂躁型临床经过分为 3 期。

1. 前驱期 常有低热、头痛、乏力、恶心、全身不适，继而恐惧不安、烦躁失眠。对声、光、风等刺激开始敏感而有喉头紧缩感。80%的患者在愈合的伤口及其附近有痒、痛、麻及蚁走等异样感觉，具有早期诊断意义。本期持续 2～4d。

2. 兴奋期 患者表现为高度兴奋、极度恐怖、恐水、怕风。体温升高达 38～40℃。恐水为本病的特征表现，患者虽渴极而不敢饮，甚至见水、闻水声均引起咽喉肌严重痉挛。多种刺激如风、光、声亦可引起咽肌痉挛。严重发作时可出现全身肌肉阵发性抽搐，声带痉挛导致声音嘶哑、吐词不清；因呼吸肌痉挛可表现呼吸困难和发绀。常有流涎、多汗、心率快、血压增高等交感神经功能亢进表现。患者意识大多清晰，部分患者可出现精神失常、幻视、幻听等。本期大约 1～3d。

3. 麻痹期 患者肌肉痉挛减少或停止后进入全身迟缓性瘫痪，由安静进入昏迷状态，最后因呼吸麻痹和循环衰竭而死亡。该期持续一般为 6～18h。

本病全程一般不超过 6d，除上述狂躁型表现外，尚有以脊髓或延髓受损为主的麻痹型。该型患者无兴奋期和典型的恐水表现，常见高热、头痛、呕吐、腱反射消失、机体软弱无力，共济失调和大、小便失禁，呈横断性脊髓炎或上行性麻痹等症状，最终因呼吸肌麻痹或延髓麻痹而死亡。

（三）实验室及其他检查

1. 血、尿常规及脑脊液检查 外周血白细胞总数轻至中度增多，中性粒细胞增高，多在80%以上。尿常规可发现轻度蛋白尿，偶有透明管型。脑脊液压力稍增高，细胞数轻度增高。

2. 病原学检查 可取患者的脑脊液或唾液直接涂片检测抗原，阳性率可达98%；动物或死者的脑组织作切片染色，见内基小体可确诊，阳性率70%～80%。

（四）心理-社会状况

狂犬病发病后进展迅速、病情严重、预后差。评估患者及家属有无焦虑、紧张和恐惧感，对本病的认识程度和心理承受能力。

（五）处理原则

迄今尚无特效治疗，主要进行支持对症治疗。

1. 隔离与消毒 患者应安置在严密隔离的监护病房，避免一切不必要的刺激，如风、光、声等。房间应安静、温暖，并悬挂深色窗帘避光。患者的分泌物、排泄物及其污染的物品均需严格消毒。

2. 对症治疗 保持呼吸道通畅、给氧，必要时行气管切开或用人工呼吸机机械通气。必要时静脉输液，维持水、电解质平衡并供给能量。出现脑水肿表现者，给予脱水剂降低颅内压。有心动过速、心律失常、血压升高时可考虑用β-受体阻滞剂或强心剂。

3. 镇静 尽量保持患者安静，减少各种刺激，防止痉挛发作。给予安定、氯丙嗪等镇静剂。必要时可用盐酸氯胺酮行静脉注射麻醉。

【常见护理诊断/问题】

1. 皮肤完整性受损 与动物咬伤或抓伤有关。

2. 有受伤的危险 与患者高度兴奋、狂躁有关。

3. 有暴力行为的危险 与患者躁狂、意识不清有关。

4. 恐惧 与患者预感有生命危险、恐水、怕水有关。

5. 低效型呼吸形态 与病毒损害中枢神经系统导致呼吸肌麻痹有关。

6. 营养失调：低于机体需要量 与机体摄入不足有关。

7. 潜在并发症 惊厥。

【护理目标】

1. 患者能维持正常的呼吸型态，表现为呼吸平稳，频率正常，皮肤颜色正常。
2. 患者能维持水电解质平衡。
3. 患者无受伤及伤害他人的现象。

【护理措施】

（一）一般护理

评估患者吞咽困难的程度，选择容易吞咽的软食，供给足够的热量、蛋白质和维生素。必要时遵医嘱给予鼻饲或静脉补充营养。如插鼻饲管有困难，插管前可在患者咽部涂可卡因溶液。必要时静脉输液，维持水、电解质平衡。应卧床休息，应注意患者安全，必要时给予约束。

（二）病情观察

密切观察生命体征，恐水、怕风表现及变化，抽搐部位及发作次数。麻痹期注意心率、血压、呼吸等变化，注意电解质、酸碱平衡，记录出入量；注意有无并发症发生。

（三）对症护理

1.预防意外伤害的发生　有计划地集中进行各项操作，简化操作程序，动作轻快；减少不必要的刺激如光、风吹、音响、水声等；对狂躁的患者应加床栏保护或者适当约束，防止外伤或伤及他人；必要时遵医嘱使用镇静药物，并观察药物效果；液体用黑色塑料袋包裹，操作过程中不提及水字，并不使液体触及患者；患者安静时及时给予修剪指甲；使用静脉留置针，并做好固定，避免烦躁时针头脱落。

2.保持呼吸道通畅　持续监测患者的氧饱和度，及时清除口腔唾液及口鼻分泌物，遵医嘱给予氧气吸入，备好各种急救物品及器械，必要时配合医生行气管插管、气管切开或使用人工呼吸机机械通气，并做好相应的护理。

（四）心理护理

大多数患者神志清醒，内心恐惧，医护人员切忌在患者面前讨论其病情及预后，适当使用镇静药物，在患者安静清醒、集中进行治疗的时候给予人文关怀。争取家属的理解和配合，说服家属在适宜的时候给予患者心理支持，使其感受到未被亲人遗弃，平静地度过人生最后阶段。同时告知家属隔离防护知识，减少家属的恐惧感。

（五）健康指导

向患者家属讲解躁狂是狂犬病的典型表现之一，为确保患者以及身边人群的安全需对患者采取约束、镇静等预防措施；狂犬病发病后病程短、进展快，目前无有效的治疗方法，患者住院后病情仍然会进行性加重。患者大部时间内神志是清楚的，家人最好陪伴在身旁，给予精神上的鼓励，但避免谈论任何与病情有关的事情。

【护理评价】

1.患者缺氧的症状是否得到缓解。

2.是否保证患者每日基本能量的摄入。

3.患者有无明显心理变化。

4.患者和医护人员是否出现意外伤害。

【预防】

1.管理传染源　主要是针对犬的管理，对于病犬进行捕杀并焚烧，管理和免疫家犬。

2.切断传播途径　狂犬病的主要传播途径为咬伤，咬伤后及时有效地处理伤口是预防狂犬病的有效措施之一。伤口处理的步骤如下：①冲洗伤口：应用20%肥皂水或0.1%苯扎溴铵（新洁尔灭）彻底冲洗伤口至少半小时，力求去除狗涎，挤出污血，注意两者不能合用，没有条件的情况下可用流动的清水冲洗；②局部消毒：彻底冲洗后用2%碘酒或75%酒精涂擦伤口，伤口一般不予缝合或包扎，以便排血引流，预防厌氧菌的感染；③被动免疫：应用抗狂犬病免疫球蛋白或免疫血清，在伤口底部和周围行局部浸润注射；④注意预防破伤风及细菌感染。

3. 保护易感人群

(1)疫苗接种　我国主要采用地鼠肾细胞疫苗。①暴露前预防:对于高危人群即使未被咬伤也需进行疫苗接种,称为暴露前接种。于0、7、21日进行,接种3次,每次2ml,肌内注射,1～3年加强注射一次。②暴露后预防:凡被犬咬伤者,或被其他可疑动物咬伤、抓伤者,或医务人员的皮肤破损处被狂犬病患者唾液污染时均需作暴露后预防接种。接种5次,每次2ml,肌内注射,于0、3、7、14和30日进行,如严重咬伤,可全程注射10针,于当日至第6日每日一针,随后于第10、14、30、90日各注射一针。

(2)免疫球蛋白注射　常用的制品有人抗狂犬病免疫球蛋白和抗狂犬病马血清两种,以前者为佳,抗狂犬病马血清使用前应做皮肤过敏试验。

【小结】

狂犬病主要通过病犬咬伤而传给人,是人畜共患病。发病前咬伤处有麻木和蚁走感等,典型临床表现为恐水、怕风、怕光和怕声,以及喉痉挛、多汗、大量流涎,患者大多神志清醒。狂犬病目前尚无特效治疗,病死率几乎为100%,重在预防。预防最关键措施是咬伤后的伤口处理和疫苗接种。狂犬病护理工作重点是确保患者及工作人员的安全,给予对症护理和心理上的安慰。

四、肾综合征出血热患者的护理

DAO RU QING JING

导入情景

情景描述:

患者,男,45岁,农民。因发热3d,伴头痛、腰痛、视物模糊就诊,门诊查体:T39.2℃,P98次/min,R20次/min,BP95/60mmHg,面部、颈部及上胸部充血,球结膜水肿,腋下及背部有散在针尖大小出血点。查血白细胞总数13.5×10^9/L,尿中出现蛋白(+++)。拟"肾综合征出血热"收住入院。

作为该科护士,请问:

1. 肾综合征出血热的流行病学特征有哪些?临床表现包括哪些?
2. 应重点关注患者可能出现哪些并发症?

肾综合征出血热(hemorrhagic fever with renal syndrome,HFRS),是由流行性出血热病毒引起的一种自然疫源性疾病,过去又称流行性出血热。以鼠类为主要传染源,临床上以发热、出血倾向和肾损害为主要表现。

【病原学】

流行性出血热病毒(EHFV)属于布尼亚病毒科,为负性单链RNA病毒,至少有20个以上血清型。我国流行的主要是Ⅰ型汉滩病毒(野鼠型)和Ⅱ型汉城病毒(家鼠型)。不同型别病毒引起本病的临床症状轻重有所不同,Ⅰ型较重,Ⅱ型相对较轻。病毒对乙醚、氯仿、去氧胆酸盐敏感,对紫外线、乙醇和碘酒等一般消毒剂均敏感;不耐热、不耐酸,高于37℃及pH5.0以下易灭活,56℃ 30min或100℃ 1min灭活。

【流行病学】

(一)传染源

病毒有广泛的宿主,主要为小型啮齿类动物,我国已查出53种动物可自然携带本病毒,如黑线姬鼠、褐家鼠、林区姬鼠等。其中我国以黑线姬鼠和褐家鼠为主要传染源。

(二)传播途径

1. 呼吸道传播　含有病毒的鼠类的排泄物,如尿、粪、唾液等污染尘埃后形成气溶胶经呼吸道吸入而感染人体。

2. 消化道传播　进食被携带病毒的鼠类排泄物所污染的食物可经口腔或胃肠道黏膜感染。

3. 直接接触　被鼠咬伤或破损伤口接触携带病毒的鼠类排泄物或血液后亦可导致感染。

4. 母婴垂直传播　孕妇感染本病后病毒可以经胎盘感染胎儿。

5. 其他　螨虫也是该病毒的宿主,通过叮咬传播。

(三)易感人群

人普遍易感,以显性感染为主,病后可获持久免疫力,罕见二次感染发病。发病人群以男性青壮年为主,尤其是农民、矿工和野外作业者居多。

(四)流行特征

肾综合征出血热主要流行于亚欧国家,我国疫情最重。目前流行趋势由北向南、由农村向城市扩展。全年均可发病,黑线姬鼠传播者每年5～7月和10月至次年1月均为高峰季节,褐家鼠传播者3～5月为高峰,主要与鼠类活动一致。黑线姬鼠传播者一般相隔数年有一次较大流行。

【发病机制与病理改变】

本病的发病机制尚未完全明确,病毒进入人体后形成病毒血症,引起发热等全身中毒症状和多器官损害。目前认为病毒的直接作用与感染后诱发的免疫损伤共同作用导致本病。

本病的主要病理变化是全身小血管广泛性损害,全身小血管内皮肿胀、变性、坏死和管腔内微血栓形成,其中以肾脏病变最为显著。早期因血管通透性增加、血浆外渗、使血容量减少导致原发性休克,后期则因大出血等导致有效血容量不足而致继发性休克。灌注不足和肾实质损害是引起肾衰竭的主要原因。

【护理评估】

(一)护理病史

1. 健康史　询问患者发热的时间、最高温度、发热时有无畏寒;有无疼痛、疼痛的部位和程度;有无恶心、呕吐、食欲下降、腹痛等症状;有无呕血、黑便;询问患者家人,近期患者是否有嗜睡、兴奋不安、神志恍惚等精神症状的改变;患者有无急、慢性病及传染病史。

2. 流行病学资料　患者居住的环境中有无鼠类的存在、工作过程中有无与鼠类接触及接触的频次,饮食习惯,近几个月来有无被鼠类咬伤的经历,有无接种过肾综合征出血热疫苗及接种时间。

(二)身体状况

本病潜伏期为4～46d,一般为1～2周。典型病例有发热期、低血压休克期、少尿期、多尿期和恢复期五期经过，非典型和轻型病例可以越期，重症患者可出现发热期、休克期和少尿期重叠现象。

1. 发热期 主要表现为发热、全身中毒症状、毛细血管损伤和肾损害。

(1)发热 多起病急，畏寒、发热，体温常在39～40℃之间，以稽留热和弛张热多见。热程多为3～7d，一般体温越高，热程越长，则病情越重。

(2)全身中毒症状 表现为头痛、腰痛和眼眶痛（"三痛症"）以及全身酸痛，并有明显肾区叩击痛。伴有胃肠中毒症状，表现为食欲减退、恶心、呕吐或腹痛、腹泻。剧烈腹痛时有腹部压痛和反跳痛，易误诊为急腹症。重者有嗜睡或谵妄等。

(3)毛细血管损害征 主要表现为充血、出血和渗出。皮肤充血潮红主要见于颜面、颈、胸部等部位，重者呈酒醉貌，又称"三红征"。黏膜出血常见于软腭，呈针尖样出血点，眼结膜呈片状出血，少数患者有腔道出血。在病程第4～6天，腰、臀部或注射部位出现大片瘀斑和腔道大出血，可能为DIC所致，是重症表现。渗出水肿主要表现在球结膜水肿，俗称"鱼泡眼"。

(4)肾损害 主要为蛋白尿、血尿和管型，尿量减少等。早期的腰痛也为肾损害的表现之一。

2. 低血压休克期 多数患者在发热末期或热退同时出现血压下降。一般发生于病程第4～6d，主要为失血浆性低血容量休克表现。轻型患者可不发生低血压或休克。一般血压开始下降时四肢尚温暖，当血容量继续下降则出现脸色苍白、四肢厥冷、脉搏细弱或不能触及，尿量减少等。脑供血不足时可出现烦躁、谵妄、神志恍惚。少数顽固性休克患者，由于长期组织血流灌注不良，而出现发绀，并促使DIC、脑水肿、急性呼吸窘迫综合征（ARDS）和急性肾衰竭的发生。

3. 少尿期 为本病的极期。一般发生于病程第5～8d，持续时间一般为2～5d。持续时间与病情的严重程度成正比。本期主要表现为少尿或无尿、尿毒症、酸中毒和水、电解质紊乱。严重者可出现高血容量综合征和肺水肿，表现为脉搏充实有力、静脉怒张，有进行性高血压及血液稀释等。患者厌食、恶心、呕吐、腹胀和腹泻等，常有顽固性呃逆，可出现头晕、头痛、烦躁、嗜睡、谵妄，甚至昏迷和抽搐等症状。一些患者出血加重，表现为皮肤瘀斑增加及腔道出血。此期病死率高。

4. 多尿期 此期为新生的肾小管重吸收功能尚未完善，加上尿素氮等潴留物质引起高渗性利尿作用，使尿量明显增加。一般出现在病程第9～14d，多数患者从少尿期后进入，少数患者可由发热期或低血压期转入此期。持续时间1d至数月。根据尿量和氮质血症情况可分以下三期：①移行期：每日尿量由400ml增至2000ml，虽尿量增加，但血尿素氮和肌酐等反而升高，症状加重，此期可因并发症而死亡。②多尿早期：每日尿量超过2000ml，氮质血症未见改善，症状仍重。③多尿后期：尿量每日超过3000ml，并逐日增加，氮质血症逐步下降，精神食欲逐日好转。此期每日尿量可达4000～8000ml，少数可达15000ml以上。此期若水和电解质补充不足或继发感染，可发生继发性休克，亦可发生低血钠、低血钾等症状。

5. 恢复期 经多尿期后，尿量恢复为2000ml以下，精神食欲基本恢复，一般尚需1～3个月体力才能完全恢复。

（三）实验室及其他检查

1. 血常规 早期白细胞计数多正常或偏低，3～4d后明显升高，可达$(15\sim30)\times10^9/L$，中性粒细胞增多，重症患者可出现幼稚淋巴细胞呈类白血病反应。发病第 4～5d 后淋巴细胞增多，出现较多的异型淋巴细胞。发热后期开始至低血压休克期，由于血浆外渗，血液浓缩，血红蛋白和红细胞数均升高，血小板从第 2d 起开始减少。

2. 尿常规　显著蛋白尿为本病特征之一。病程第 2d 可出现尿蛋白，第 4～6d 尿蛋白明显增加。突然出现大量尿蛋白对诊断很有帮助。镜检可见红细胞、白细胞和管型，部分病例尿中出现膜状物（是大量蛋白和脱落上皮细胞的凝聚物）。

3. 血液生化检查　血尿素氮及肌酐在低血压休克期轻、中度增高，少尿期至多尿期达高峰，以后逐渐下降。发热期血气分析以呼吸性碱中毒多见，休克期和少尿期以代谢性酸中毒为主。血钾在少尿期多升高。

4. 凝血功能检查　发热期开始血小板减少，其黏附、凝聚和释放功能降低。若出现 DIC，血小板常在 $50\times10^9/L$ 以下，进入纤溶亢进期出现纤维蛋白降解物（FDP）升高。

5. 免疫学检查

（1）特异性抗体检测　检测血清特异性 IgM 抗体和 IgG 抗体。IgM 抗体 1∶20 为阳性；IgG 抗体 1∶40 为阳性，1 周后血清抗体滴度上升 4 倍或以上有诊断价值。

（2）特异性抗原检测　早期患者血清及周围血中性粒细胞、单核细胞、淋巴细胞和尿沉渣细胞均可检出汉坦病毒抗原。常用免疫荧光或 ELISA 法，胶体金法则更为敏感。

6. 其他检查　心电图可出现窦性心动过缓、传导阻滞，高血钾时出现 T 波高尖，低血钾时出现 U 波等；部分患者眼压增高，明显增高则为重症；胸部 X 线有助于肺水肿诊断，约 20％患者可出现胸腔积液和胸膜反应；CT 检查有助于脑水肿诊断。

（四）心理-社会状况

患者对疾病认知程度，心理接受程度，有无焦虑、恐惧等心理压力。

（五）处理原则

本病治疗以综合疗法为主，早期应用抗病毒治疗，中晚期则针对病理生理进行对症治疗。本病的治疗原则为“三早一就”，即早发现、早期休息、早期治疗和就近治疗。把好“四关”，即休克、肾衰竭、感染、出血关是治疗本病的关键。

1. 发热期

（1）抗病毒治疗　发热早期可应用利巴韦林持续 3～5d。近年来也有报道用干扰素联合利巴韦林进行治疗，但仍需进一步临床研究。

（2）减轻外渗　给予平衡盐液和葡萄糖水 1000ml 一天，给予芦丁、维生素 C 降低血管通透性，后期给予 20％甘露醇静脉滴注。

（3）改善中毒症状　中毒症状重者可给予地塞米松或氢化可的松静滴。

（4）预防 DIC　早期处于高凝状态时可给予小剂量肝素抗凝，有出血倾向时时可用酚磺乙胺（止血敏）、维生素 K 等止血。

2. 低血压休克期

（1）补充血容量　宜早期、快速和适量，争取 4h 内稳定血压。液体应晶体和胶体相结合，晶体液以平衡盐液为主，胶体液以血浆和白蛋白为主，也可用低分子右旋糖酐。由于本期存在血液浓缩，不宜用全血，补充血容量期间应密切观察血压变化，血压正常后输液仍需维持 24h 以上。

(2)纠正酸中毒　主要用5%碳酸氢钠溶液，每次60～100ml，可根据病情给予1～4次/d补充。

(3)改善微循环　经补液、纠正酸中毒后血压仍不稳定者可应用血管活性药物如多巴胺100～200mg/L静脉滴注。可酌情应用山莨菪碱，也可同时用地塞米松10～20mg静脉滴注。

3. 少尿期　治疗原则为“稳、促、导、透”，即稳定机体内环境、促进利尿、导泻和透析治疗。

(1)稳定内环境　每日补液量为前一日尿量和呕吐量再加500～700ml。根据CO_2CP检测结果，用5%碳酸氢钠溶液纠正酸中毒。

(2)促进利尿　少尿初期可应用20%甘露醇125ml静脉注射，以减轻肾间质水肿。常用利尿药物为呋塞米(速尿)，静脉注射，可从小量开始，逐步加大剂量。效果不明显时可适当加大剂量，5～6h重复一次。亦可应用血管扩张剂如酚妥拉明或山莨菪碱静脉滴注。

(3)导泻　必须是无消化道出血者，常用甘露醇25g口服，亦可用50%硫酸镁40ml或大黄10～30g煎水，一天2～3次。

(4)透析疗法　明显氮质血症，高血钾或高血容量综合征患者，可应用血液透析或腹膜透析。

4. 多尿期　移行期和早期与少尿期同。后期维持水电解质平衡和防治感染。忌用对肾有毒性的抗菌药物。防止继发感染。

5. 恢复期　补充营养，逐步恢复活动，出院后应休息1～2个月，定期复查肾功能，如有异常应及时治疗。

6. 并发症治疗

(1)消化道出血　应注意病因治疗，如为DIC消耗性低凝血期，宜补充凝血因子和血小板，如为DIC纤溶亢进期，可应用氨基已酸或对羧基苄胺静脉滴注。肝素类物质增高所致出血，则用鱼精蛋白或甲苯胺蓝静脉注射。

(2)中枢神经系统并发症　出现抽搐时应用地西泮或苯巴比妥钠静脉注射，脑水肿或颅内出血所致颅内高压应用甘露醇静脉注射。

(3)ARDS　应用大剂量肾上腺皮质激素，如地塞米松20～30mg，8h/次静脉注射，进行高频通气或用呼吸机辅助呼吸。

(4)心力衰竭、肺水肿　严格控制输液速度和输液量，给予强心药去乙酰毛花苷C注射液、镇静药地西泮、扩张血管和利尿药物，可进行导泻或透析治疗。

7. 隔离与消毒　由于主要传染源是小型啮齿动物，如鼠类，患者不是主要传染源，患者不需要隔离。重点做好防鼠灭鼠工作。

【常见护理诊断/问题】

1. 体温过高　与病毒血症有关。

2. 组织灌注量改变　与血管内皮损伤、DIC、出血等有关。

3. 体液过多　与肾脏功能受损有关。

4. 皮肤完整性受损　与血管壁损伤造成皮肤出血、水肿有关。

5. 潜在并发症　出血、肺水肿、脑水肿等。

6. 恐惧 与担心疾病预后、缺乏疾病相关知识有关。

【护理目标】

1. 患者顺利渡过“五期”,不出现并发症。
2. 出院时体温恢复正常、症状消失。
3. 能正确对待自己的病情,焦虑状况改善。
4. 患者和家属了解本病知识,学会防鼠、灭鼠相关知识。

【护理措施】

(一)一般护理

1. 休息 嘱患者卧床休息,病情加重时绝对卧床休息,床头抬高 15°～30°,避免随意搬动患者,以免血压波动过大。

2. 饮食 根据病程及时给予相应的饮食指导,并协助制订饮食计划,以配合治疗需要。发热、低血压休克期应进食高热量、高维生素、富含营养的少渣、流质或半流质饮食,如新鲜蔬菜、果汁、稀饭、面条等;多饮水,以补充机体消耗。少尿期应限制水的摄入,给予高热量、富含维生素、低盐饮食,烦渴明显者可漱口、用棉签湿润口腔或少量多次喂水。禁食含钾高的食物,如香蕉、橘子、榨菜、木耳等。多尿期给予高热量、清淡、易消化饮食,根据尿量及电解质情况补充含钾食物,一定注意逐渐加量、少食多餐,忌暴饮暴食。适当增加水分的摄入,糖、盐水、果汁交替饮用,但忌大量饮用白开水或饮水过量,以免引起电解质紊乱或医源性多尿。恢复期饮食逐渐过渡到普通饮食,注意加强营养,促进体力恢复。

(二)病情观察

密切观察生命体征和神志变化,及早发现休克征象;注意有无皮肤黏膜和腔道出血,有无烦躁、意识障碍,如患者出现头痛、喷射性呕吐、抽搐应考虑是否为颅内出血;及早发现肾功能损害表现,严格记录 24h 出入量,注意尿量及尿的颜色变化;注意有无腹胀、恶心、厌食等消化道症状;有无酸中毒和电解质的紊乱。

(三)对症护理

1. 高热护理 高热时以物理降温为主,但禁用酒精擦浴,以免加重皮肤充血、出血,注意观察冷敷处的皮肤情况,必要时可配合药物降温,忌用大剂量退热药,以防大量出汗诱发或加重低血压。加强口腔、眼睛、会阴、皮肤等的基础护理。

2. 体液不足的护理 注意患者有无体温骤降、烦躁不安、口唇发绀、四肢冰冷、尿量减少、脉搏增快、脉压差缩小、血压下降等,出现上述症状立即准备配合抢救。一旦进入低血压休克期,采取平卧位,注意保暖。使用留置针,至少保持两条静脉通道,以方便低血压抢救时用。输注大量液体时,使用液体加温器或热水等将液体加热至接近体温。严格无菌操作,以减少输液反应的发生。

3. 体液过多的护理 严格控制液体入量,根据患者血压及尿量随时调节液体滴速,避免单位时间内输液量过多而诱发心力衰竭、肺水肿等。少尿期限制饮水量,遵循量出为入的原则(入量＝前一天尿量＋500～700ml);遵医嘱正确使用利尿剂,观察并记录利尿效果;导泻者,观察记录大便次数、量、性状,做好肛周护理;准确记录 24h 出入量;行血液透析治疗者按透析常规护理。

4. 并发症的护理　①观察有无牙龈出血、鼻出血、皮肤瘀斑、呕血、便血等；并应密切监测生命体征，了解凝血功能等；注射后局部至少压迫 10～15min。②观察有无胸闷、气短、呼吸困难等肺水肿表现。一旦出现，尽量使患者安静，酌情使用镇静剂，取半卧位或端坐位，病情允许可将两腿下垂，以减少回心血量，立即吸氧并用 30％～50％酒精湿化；遵医嘱使用强心、利尿、扩血管等急救药物。③观察有无头痛、意识障碍、双侧瞳孔不等大等脑水肿表现。④观察有无发热、咳嗽、咳痰等感染表现。

（四）心理护理

由于本病起病急、病情进展快、临床表现复杂，加之患者对本病认识不足，或因误诊导致病情加重，住院时间延长等均使患者产生焦虑、急躁、紧张不安、恐惧心理。尤其是危重患者，这种不良的心理将进一步降低机体的抵抗力，故医护人员应设法稳定患者及家属情绪，耐心解释和精心护理，帮助患者认识本病，了解本病的临床表现、每项检查、治疗和护理，使其主动配合，帮助患者树立战胜疾病的信心。

（五）健康指导

向患者及家属讲解该病的传播途径，典型的临床表现、五期经过及预后等。对患者及家属进行休息和活动指导，应绝对卧床休息，并强调病期全程均应休息的重要性。尤其是发热期和低血压休克期，更要严禁搬动、保持安静，以减轻心脏负担，防止加重或诱发出血、休克。至恢复期可逐渐增加活动量，但不宜过早、过量活动，3～6 个月后方可完全恢复正常劳动。

【护理评价】

1. 患者体温是否按预期目标下降。
2. 能否及早发现组织灌注量的改变并给予正确处理。
3. 是否有效控制了患者出入平衡。
4. 患者是否发生护理并发症。
5. 患者及家属是否了解疾病相关知识及治疗护理的配合方法。
6. 患者是否情绪稳定，配合治疗护理。

【预防】

1. 管理传染源　防鼠、灭鼠、防螨、灭螨是预防本病的关键，可应用药物、机械等方法灭鼠。另外，还应做好疫情监测工作。

2. 切断传播途径　在野外作业或疫区工作时，加强个人防护，戴口罩，系好领口，扎紧裤腿、袖口，穿袜子；野外住宿场所应选择地势高、干燥的地方。从事研究的实验室、动物房要建立严格的规章制度、操作流程，动物实验时防止被鼠咬伤。防止鼠类排泄物污染食品，不用手接触鼠类及其排泄物。

3. 保护易感人群　目前我国研制的沙鼠肾细胞疫苗（Ⅰ型汉滩病毒）和地鼠肾细胞疫苗（Ⅱ型汉城病毒）已在流行区使用，有 88％～94％能产生中和抗体，但持续 3～6 个月后明显下降，1 年后需加强注射一针。有发热、严重疾病和过敏者忌用。

【小结】

肾综合征出血热是由汉坦病毒引起的以鼠类为主要传染源的一种自然疫源性疾病，人群普遍易感，多见于男性青壮年农民或工人。本病的主要病理变化是全身小血管广泛性损坏，临床上以发热、休克、充血出血和急性肾衰竭为主要表现，典型患者有发热期、低血压休克期、少尿期、多尿期和恢复期五期经过。治疗以稳定内环境、对症治疗和防治并发症为主要原则。患者临床症状严重，存在的护理问题多，如组织灌注量改变、高热的护理、预防并发症的护理，以及患者的隔离、饮食、活动等的护理，其中以组织灌注量改变的护理最为重要，也是患者救治成功与否的关键。

五、流行性乙型脑炎患者的护理

DAO RU QING JING

导入情景

情景描述：

患儿，男，8岁，以"发热、头痛、呕吐1d，伴抽搐、意识障碍1h"收住院。查体：T 40.5℃，P128次/min，R35次/min，BP100/60mmHg。患儿呈浅昏迷状态，腱反射消失，四肢肌张力增高，巴宾斯基征阳性，脑膜刺激征阳性。急查血常规：WBC15×10^9/L，N 0.87，尿常规未见异常。家属主诉患儿平素身体健康，2周前曾被蚊子叮咬。

作为该科护士，请问：

1. 患儿可能的诊断是什么？依据有哪些？
2. 如何预防和处理抽搐？
3. 如何对患儿家属进行健康宣教？

流行性乙型脑炎(epidemic encephalitis B)，简称乙脑，是由乙脑病毒引起的以脑实质炎症为主要病变的急性传染病。本病经蚊虫传播，常在夏秋季流行，临床上以高热、意识障碍、抽搐、脑膜刺激征及病理反射为特征。重症患者常出现中枢性呼吸衰竭，并有神经系统后遗症。

【病原学】

乙脑病毒属虫媒病毒B组，病毒呈球形，直径20～40nm，核心为单股正链RNA，外有脂蛋白的包膜。其抗原性稳定。人和动物感染病毒后，不论发病或隐性感染，血中均可产生中和抗体、补体结合抗体及血凝抑制抗体，有助于临床诊断和流行病学调查。

乙脑病毒的抵抗力弱，易为常用消毒剂杀灭，加热56℃ 30min即可灭活，但能耐低温和干燥。

【流行病学】

（一）传染源

乙脑是一种人畜共患的自然疫源性疾病，人或动物均可成为传染源。国内对家畜、家禽自然感染率的调查表明，在流行地区和流行季节，猪的自然感染率为100%，幼猪是本病的主要传染源，其次是马、牛、羊和家禽如鸡、鸭、鹅等。猪受感染也出现病毒血症，可长达7d，血中病毒数量大，通常在人类流行前2～4周，本病已在猪群中经猪—蚊—猪循环而广泛传播，随着蚊虫密度及其感染率显著增高，本病即在人群中流行。人感染乙脑病毒后，仅发生短期病毒血症，且血中病毒数量较少，故患者及隐性感染者作为传染源的意义不如动物重要。

（二）传播途径

本病主要通过蚊虫叮咬而传播。国内传播的蚊种为库蚊、伊蚊和按蚊，其中三带喙库蚊是主要传播媒介。蚊虫吸血后，病毒先在肠道内繁殖，然后移至唾液腺，经叮咬传播给人或动物，再由动物感染更多蚊虫。蚊虫感染乙脑病毒后，可带毒越冬或经卵传代，故蚊虫是乙脑病毒的长期储存宿主。

（三）人群易感性

人对乙脑病毒普遍易感，但感染后仅少数人发病，大多数为隐性感染，两者的比例为1∶1000～1∶3000。感染后可获持久免疫力，近年由于儿童和青少年广泛接种乙脑疫苗，故成人和老年人发病率相对增高。

（四）流行特征

我国除东北北部、青海、新疆、西藏外均有本病流行，且具有严格季节性，我国主要流行于夏秋季，约有90%的病例发生在7、8、9三个月内。乙脑患者大多数为10岁以下儿童，以2～6岁儿童发病率最高。

【发病机制与病理改变】

人被带病毒的蚊虫叮咬后，病毒即进入人体，在单核-吞噬细胞内繁殖，继而进入血循环引起病毒血症，如不侵入中枢神经系统则呈隐性感染或轻型感染。当机体防御功能降低，或病毒量多，毒力强时，病毒可通过血-脑屏障进入中枢神经系统，引起中枢神经系统广泛性损害。某些因素如注射百日咳菌苗、原有脑囊虫病或癫痫等，可降低血-脑屏障功能，促使乙脑发病。

【护理评估】

（一）护理病史

1. 健康史 详细询问患儿本次症状发生及变化情况，就诊、检查、诊断及用药情况，询问有无明显诱因出现发热，有无畏寒、寒战，有无咳嗽咳痰，有无皮疹，有无恶心、呕吐，有无抽搐及抽搐持续时间和部位。

2. 流行病学资料 询问其既往史、个人史、家族史、接触史和预防接种史。

（二）身体状况

乙脑发病后临床可分四期：

1. 初期 病程第1～3d，体温在1～2d内升高到39～40℃，伴头痛、恶心和呕吐。多有神情倦怠或嗜睡，可有颈部强直及抽搐。

2. 极期 病程第4～10d。主要表现有以下一些：

（1）高热 体温常高达40℃以上。一般持续7～10d，重者可达3周。发热越高，热程越长，病情越重。

（2）意识障碍 意识障碍主要包括嗜睡、谵妄、昏迷、定向力障碍等。神志不清最早可见于病程第1～2d，但多见于第3～8d，通常持续1周左右，重者可长达4周以上。昏迷的深浅、持续时间的长短与病情的严重性和预后呈正相关。

（3）惊厥或抽搐 因高热、脑缺氧、脑实质炎症及脑水肿所致，多于病程第2～5d，先见于面部、眼肌、口唇的小抽搐，随后呈肢体阵挛性抽搐。重者出现全身抽搐、强直性痉挛，历时数分钟至数十分钟不等，均伴有意识障碍。频繁抽搐可导致发绀，甚至呼吸暂停。

(4)呼吸衰竭　呼吸衰竭表现为呼吸节律不规则及幅度不均，如呼吸浅表、双吸气、叹息样呼吸、潮式呼吸、抽泣样呼吸等，最后呼吸停止，脑疝患者除上述呼吸异常外，早期尚有其他临床表现，包括：面色苍白、喷射性呕吐、反复或持续惊厥、抽搐、肌张力增高、脉搏转慢、过高热；昏迷加重或烦躁不安；瞳孔忽大忽小，对光反射迟钝；小儿可有前囟膨隆；视盘水肿。乙脑患者有时也可出现外周性呼吸衰竭，表现为呼吸先快后慢，胸式或腹式呼吸减弱，发绀，但呼吸节律整齐。

(5)神经系统症状和体征　神经系统表现多在病程 10d 内出现，第 2 周后就较少出现新的神经症状和体征。常有浅反射消失或减弱，深反射先亢进后消失，呈上运动神经元性瘫痪，可有肢体强直性瘫痪、偏瘫或全瘫、伴肌张力增高，病理性锥体束征阳性，常出现脑膜刺激征。

高热、惊厥或抽搐、呼吸衰竭是乙脑极期的严重症状，三者相互影响，呼吸衰竭常为致死的主要原因。

3. 恢复期　体温逐渐下降，精神神经症状逐日好转，一般于两周左右可完全恢复。重者可有并发症。

4. 后遗症期　患病 6 个月后如仍留有精神神经症状者称后遗症，以失语、瘫痪及精神失常最为常见。

(三)实验室检查

1. 血常规　白细胞计数常在$(10\sim20)\times10^9/L$，病初中性粒细胞在 80%以上，随后以淋巴细胞占优势，部分患者血常规始终正常。

2. 脑脊液　压力增高，外观无色透明或微混，白细胞计数多在$(50\sim500)\times10^6/L$。

3. 血清学检查　特异性 IgM 抗体检测。

(四)心理-社会状况

评估患者及家属对疾病的了解，对预后的认识，对后遗症的担忧，对所出现的各种症状的心理反应；评估患者住院的孤独感、恐惧感；患病后对生活、工作、学习、家庭是否有影响及影响的严重程度。

(五)处理原则

本病尚无特效抗病毒药物，应采用中西医结合等综合治疗措施，重点做好高热、抽搐、呼吸衰竭等危重症状的抢救。

1. 隔离　将患儿安置在有防蚊设备的病室内，环境安静、光线柔和，防止声音、强光刺激患者，隔离至体温正常。

2. 消毒　流行性乙型脑炎病毒抵抗力不强，对温度、乙醚和酸均敏感。加热 56℃ 30min 或 100℃ 2min 即可灭活。

3. 对症治疗

(1)高热　应采用综合降温措施，对于高热且抽搐频繁的患者，可采用亚冬眠疗法，连续治疗 3～5d。

(2)惊厥或抽搐　处理包括去除病因及镇静止痉，如脑水肿所致者以脱水为主，可用 20%甘露醇 250ml 静脉快速滴入；脑实质病变者可用抗惊厥药物；脑缺氧者，以吸痰、给氧为主；高热者，以降温为主。

(3)呼吸衰竭　吸痰，保持呼吸道通畅，必要时可用呼吸兴奋剂，中枢性呼吸衰竭者还需上人工呼吸机。

【常见护理诊断/问题】

1. 体温过高　与病毒血症及脑部炎症有关。

2. 意识障碍　与中枢神经系统、脑实质损害、抽搐、惊厥有关。

3. 营养失调：低于机体需要量　与高热、呕吐、吞咽困难或昏迷不能进食有关。

4. 有受伤的危险　与脑实质炎症、脑水肿，高热及脑缺氧等导致患者出现惊厥、意识障碍有关。

5. 有窒息的危险　与乙脑所致惊厥有关。

6. 潜在并发症　呼吸衰竭，与脑水肿、脑疝有关。

【护理目标】

1. 患者出院时症状消失、神志转清、无发热、无抽搐。

2. 患者无并发症，无后遗症。

3. 患者家属知道科学的饮食、休息、用药、预防知识及病情复查。

【护理措施】

(一)一般护理

1. 休息　患者应卧床休息，头部抬高 15°～30°。环境安静、光线柔和，防止声音、强光刺激患者。有计划地集中安排各种检查、治疗、护理操作，利于患者休息并避免操作刺激诱发惊厥或抽搐。

2. 饮食　昏迷者应以鼻饲或静脉补充足够水分和营养，早期以清淡流质为宜，恢复期患者注意增加营养，防止继发感染。

(二)病情观察

注意观察患者的意识状态、瞳孔大小、对光反射；血压改变；呼吸频率、节律、幅度的改变，以尽早发现脑疝的临床表现。观测惊厥发作先兆，如烦躁不安、口角抽动、指(趾)抽动、两眼凝视、肌张力增高等，以及发作次数、发作持续时间、抽搐的部位和方式，准确记录出入量。

(三)药物治疗的护理

应用血管扩张剂时，应注意剂量及药物副作用，常见的有口干、腹胀、尿潴留及心动过速等。应用呼吸兴奋剂时，应注意较大剂量可诱发惊厥。

(四)心理护理

对于刚清醒的患者，思维能力及接受外界刺激的能力均较差，感情脆弱、易哭、易激动，应设法使患者保持安静，避免不良刺激，帮助患者逐渐适应清醒后的环境。对于有语言障碍及躯体活动受限的患者，给以生活上的关心、照顾，鼓励患者积极进行功能锻炼。

(五)健康指导

进行有关本病的知识教育，在乙脑流行季节如发现有高热、头痛、意识障碍者，应立即送至医院检查、治疗。教会患者一些功能锻炼方法，以帮助瘫痪肢体恢复功能。

【护理评价】

1. 患者体温是否逐渐下降，恢复正常。

2. 患者意识障碍是否减轻或神志转清。

3. 患者意识障碍期间是否发生舌咬伤、坠床等不良事件。

4. 患者及家属是否能够保持稳定、乐观的情绪配合治疗、护理。

【预防】

1. 管理传染源　隔离患者，做好动物宿主的预防接种工作。流行季节前1～2个月给幼猪进行疫苗接种，减少猪群的病毒血症。

2. 切断传播途径　加强防蚊、灭蚊工作。喷洒消毒杀虫药水，消除蚊虫孳生地，降低蚊虫密度。

3. 保护易感人群　10岁以下儿童应尽快接种乙型脑炎疫苗，以迅速提高人群免疫力。

【小结】

乙脑是由乙脑病毒引起的中枢神经系统疾病。乙脑经蚊子传播，常见于夏秋季。临床上以高热、惊厥、呼吸衰竭、意识障碍为表现。本病无特效抗病毒治疗药物，临床上以对症治疗为主。本病护理重点是做好基础护理、用药护理、对症护理和心理干预。乙脑预防的关键是灭蚊、防蚊，接种疫苗和做好动物宿主管理。

六、麻疹患者的护理

DAO RU QING JING

导入情景

情景描述：

患儿，男，6个月，3d前无明显诱因下发热，体温最高达38.9℃，伴咳嗽、流涕、畏光，使用退热药症状无缓解。今晨耳后出现红色斑丘疹，收住入院。查体：T38.5℃，P128次/min，R36次/min，BP90/60mmHg，耳后发际及颜面部有红色斑丘疹，疹间皮肤正常，患儿精神差，眼结膜充血，口腔两侧颊黏膜处有黏膜疹，肺部听诊可闻及湿啰音。血常规：WBC2×10^9/L，N 0.75；胸部X片示：两肺纹理增粗，双下肺可见点片状阴影。

作为该科护士，请问：

1. 该患儿可能的诊断是什么？依据有哪些？

2. 该患儿可能出现了什么并发症？

3. 如何对患儿家属进行健康宣教？

麻疹(measles)是由麻疹病毒引起的急性呼吸道传染病。临床上以发热、咳嗽、流涕、眼结膜充血、口腔麻疹黏膜斑(又称柯氏斑，Koplik's spots)及皮肤斑丘疹为主要表现。麻疹主要发生于儿童，冬春季节好发。传染性极强，病后有持久免疫力。

【病原学】

麻疹病毒属副黏液病毒科。病毒颗粒呈球形，直径100～150nm，有包膜，核心为单股负链 RNA 和三种核衣壳蛋白组成的核壳体。麻疹病毒外界抵抗力极弱，对紫外线及一般消毒剂敏感，不耐热，56℃ 30min 即可灭活，但耐寒、耐干燥。麻疹病毒可在人胚肾、猴肾及人羊膜细胞中增殖，经组织培养连续传代后，失去致病性，但保持免疫性，故依此制备减毒活疫苗。

【流行病学】

（一）传染源

患者为唯一的传染源。潜伏期末至出疹后 5d 均有传染性。前驱期传染性最强，出疹后逐渐减低，疹消退时已无传染性。

（二）传播途径

麻疹病毒主要经呼吸道飞沫传播，也可以经密切接触如被病毒污染的手传播。

（三）易感人群

人群普遍易感，6 个月至 5 岁小儿发病率较高。病后有持久免疫力。6 个月内的婴儿可受到母体抗体的保护，很少患病。自麻疹疫苗接种以来，发病率已显著下降，发病年龄有增大趋势。

（四）流行特征

麻疹是一种传染性很强的传染病，发病季节以冬春季为多。但全年均可有病例发生。

【发病机制与病理改变】

麻疹病毒经飞沫到达易感者的呼吸道、口咽部和眼结合膜，在上皮细胞内复制繁殖，并从原发病灶侵入局部淋巴组织，繁殖后入血液（第一次病毒血症），随后进入全身单核-吞噬细胞系统中增殖。感染后第 5～7 天，大量复制后的病毒再次侵入血液，形成第二次病毒血症。病毒由白细胞携带传播至全身各组织器官，主要部位有呼吸道、眼结合膜、口咽部、皮肤、胃肠道等，此时出现一系列临床表现。约病程第 15 天以后，由于机体特异性免疫应答，病毒被清除，临床进入恢复期。

病理特点：病毒侵袭的组织出现单核细胞浸润及形成多核巨细胞。因病毒或免疫复合物在皮肤真皮表浅血管，使真皮充血水肿，血管内皮细胞肿胀、增生，单核细胞浸润并渗出而形成麻疹皮疹和黏膜疹。

【护理评估】

（一）护理病史

1. 健康史 详细询问本次发病的经过、起病时间、主要症状及皮疹出现的时间与顺序，皮疹形态，伴随症状，起病后经过何种处理、服用情况及效果。

2. 流行病学资料 询问患儿有无麻疹的接触史，有无接种过麻疹疫苗，平时体质如何。

（二）身体状况

潜伏期 6～12d，平均 10d，曾接受主动或被动免疫者，可长达 3～4 周，典型麻疹临床可分三期：

1. 前驱期 从发热到出疹一般 3～4d。起病急，主要表现为上呼吸道和眼结膜炎症，有发热、咳嗽、流涕、喷嚏、眼畏光、流泪、结膜充血、眼睑浮肿等症状。发热 2～3d，约 90% 的患者在口腔两侧近第一磨牙的颊黏膜处出现约 0.5～1mm 大小灰白色小点，周围绕以红晕，称麻疹黏膜斑，为麻疹前驱期的特征性体征，具有早期诊断价值，一般在 2～3d 内消失。

2. 出疹期　病程 3～4d 时发热、呼吸道症状明显加重，此时开始出现皮疹。皮疹首先出现于耳后、发际，渐及前额、面、颈、躯干与四肢，最后达手掌及足底，2～3d 遍及全身。皮疹初为淡红色斑丘疹，大小不等，高出皮肤，呈充血性皮疹，压之褪色，初发时稀疏，色较淡，以后部分融合成暗红色，少数病例可呈出血性皮疹，疹间皮肤正常。出疹高峰时全身毒血症状加重，体温高达 40℃，精神萎靡、嗜睡，重者可有谵妄、抽搐、频繁咳嗽。常有全身表浅淋巴结及肝、脾轻度肿大，肺部可闻及湿啰音，胸部 X 线检查可见轻重不等弥漫性肺部浸润性病变，病程约 3～5d。

3. 恢复期　皮疹到达高峰后，常于 1～2d 内迅速好转，体温下降，全身症状明显减轻，皮疹按出疹顺序依次消退，并留浅褐色色素斑，1～2 周后消失。皮疹消退时有糠麸样细小脱屑。

病重者可出现支气管肺炎、心肌炎、喉炎、脑炎等并发症。

（三）实验室及其他检查

1. 血常规　白细胞总数减少，淋巴细胞相对增高。如果白细胞数增加，尤其是中性粒细胞增加，提示继发细菌感染；若淋巴细胞严重减少，常提示预后不好。

2. 病原学检查　取发病初期患者的眼、鼻咽分泌物、血和尿接种原代人胚肾或羊膜细胞，分离麻疹病毒，但不作为常规检查；或通过间接免疫荧光法检测涂片中细胞内麻疹病毒抗原；或用 RT-PCR 检测病毒 RNA。

3. 血清抗体检测　用 ELISA 法检测血清中特异性 IgM 和 IgG 抗体，敏感性和特异性好，具早期诊断价值。IgM 抗体病后 5～20d 最高，故测定血清 IgM 抗体是诊断麻疹的标准方法。IgG 抗体恢复期较早期增高 4 倍以上即为阳性。

（四）心理-社会状况

评估患者及家属对麻疹一般知识的了解情况，对并发症的认识，对所出现的各种症状的心理反应，评估患者患病后对生活、工作、学习、家庭是否有影响及影响的严重程度。

（五）处理原则

主要是对症治疗，加强护理和防治并发症。

1. 隔离与消毒　对患者宜采取呼吸道隔离至出疹后 5d，有并发症者延至疹后 10d，易感的接触者检疫 3 周。流行期间，儿童机构应加强检查，及时发现患者。

2. 对症治疗　高热可用少量退热剂，应避免急剧退热致身体虚脱。咳嗽用祛痰止咳药。体弱病重者患儿可早期肌注丙种球蛋白。

3. 并发症治疗　以对症治疗为主。并发支气管肺炎时，根据药敏结果选用抗菌药物。并发心肌炎有心力衰竭者宜及早静注毒毛花苷 K 或毛花苷 C。重症者可同时用肾上腺皮质激素保护心肌。并发喉炎者应尽量使患儿安静，给予雾化吸入稀释痰液。重症者加用肾上腺皮质激素以缓解喉部水肿。

【常见护理诊断/问题】

1. 体温过高　与病毒血症有关。

2. 皮肤完整性受损　与麻疹病毒感染有关。

3. 营养失调：低于机体需要量　与食欲下降、高热消耗增加有关。

4. 有传染的可能 与呼吸道排出病毒有关。

5. 潜在并发症 与出现肺炎、喉炎、脑炎有关。

6. 知识缺乏 与家长缺乏麻疹隔离及护理知识有关。

【护理目标】

1. 患者体温降至正常水平，保持皮肤完整，不留瘢痕，无并发症出现。

2. 做好呼吸道隔离，没有将疾病传给他人。

3. 家长能了解本病隔离与护理知识、并发症表现及预后等，并积极配合治疗。

【护理措施】

(一)病情观察

注意体温、皮疹、呼吸道症状、脑部症状的观察。如透疹不畅、疹色暗紫、持续高热、咳嗽加剧、鼻翼喘憋、发绀、肺部啰音增多，为并发肺炎的表现，重症肺炎常伴有心力衰竭。

(二)加强营养支持

发热期间给予清淡易消化的流质饮食，如牛奶、豆浆、蒸蛋等。经常更换食物品种，少量多餐，以增加食欲利于消化。鼓励多饮水，以利于排毒、透疹、降温。恢复期应添加高蛋白、高维生素的食物。指导家长做好饮食护理，无须忌口。

(三)对症护理

1. 高热的护理 忌用酒精擦浴、冷敷，以免影响透疹，导致并发症。如体温不超过 39℃，可不予处理，嘱患者多饮水。有癫痫病史、高热惊厥史的患儿，体温升高时酌情使用退热药，以免惊厥发作。

2. 皮肤黏膜的护理

(1)皮肤的护理 每日用温水清洁皮肤，忌用肥皂、润肤霜等洗涤化妆品。皮肤瘙痒者应剪短指甲，婴幼儿包裹双手，以免抓伤皮肤，瘙痒不能耐受者可局部涂抹炉甘石洗剂。着宽松、柔软的棉质内衣裤，保持清洁干燥。

(2)眼部的护理 室内光线不宜过强，避免强光刺激。分泌物多时可用生理盐水或硼酸溶液清洁双眼，必要时可用抗生素眼膏。

(3)口、鼻的护理 及时清除口腔、鼻腔内的分泌物，保持呼吸道通畅，可用生理盐水含漱或擦洗，保持口腔清洁、舒适。

(四)心理护理

加强对麻疹病情及护理知识的健康教育，密切观察病情变化，及时处理，增强其对医护人员的信任感、安全感，减少家长对并发症产生的担忧。

(五)健康指导

介绍麻疹的流行特征、病程、隔离时间、并发症和预后，指导家长做好家庭护理。做好预防疾病的指导，流行期间，应少到公共场所，患者停留过的房间应开窗通风。做好疫苗接种的宣传。

【护理评价】

1. 患者体温是否按预期目标下降。

2. 患者有无继发皮肤感染。

3. 患者营养需求是否得到满足。

4. 患者或家长是否了解本病预防相关知识及自我护理。

5. 患者是否发生并发症，能否及时发现处理。

【预防】

1. 管理传染源　患者按呼吸道隔离至出疹后5天，有并发症者延长至10d。对密切接触者应医学观察21d。

2. 切断传播途径　流行期间，加强对易感儿童、幼托机构的管理，暂停接受。接触患者离开病房时，要洗手、更换外衣，并在空气流通处停留半小时后，才可接触易感者。

3. 保护易感人群

(1)自动免疫　麻疹减毒活疫苗的接种是预防本病的关键。对8个月以上的儿童及成人易感者接种疫苗。

(2)被动免疫　对年幼、体弱的易感儿童接触麻疹患者后，应于5d内注射丙种球蛋白，可防止发病或减轻症状。

ZHI ZHI LIAN JIE

知识链接

表 3-4　麻疹与其他出疹性疾病的鉴别

疾病名称	麻　疹	风　疹	幼儿急诊	猩红热	水　痘
病原体	麻疹病毒	风疹病毒	人疱疹病毒6型	乙型溶血性链球菌	水痘带状疱疹病毒
潜伏期	7～14d	14～21d	1～2周	2～5d	14～16d
出疹时间	发热3～4d	发热1～2d	发热3～5d	发热1～2d	发热1d
皮疹形态	浅红色斑丘疹	散在浅红色斑丘疹	玫瑰色斑丘疹	猩红色丘疹	斑疹、丘疹、疱疹、结痂
口腔黏膜	麻疹黏膜斑	红色小疹	红色小斑点	杨梅舌	黏膜疱疹
全身症状	体温高，呼吸道症状明显	低热，呼吸道症状轻	高热，呼吸道症状轻	高热、咽痛，呼吸道症状明显	低热，症状轻

【小结】

麻疹是由麻疹病毒引起的急性呼吸道传染病，主要经空气飞沫传播，好发于秋冬季，儿童多发，病后免疫力持久。临床上以发热、咳嗽、流涕、眼结膜充血、口腔黏膜斑及皮肤出现斑丘疹为特征。治疗关键是对症治疗和防止并发症。护理重点是做好皮疹护理，并发症护理和心理护理。预防麻疹的关键是接种麻疹减毒活疫苗。

七、水痘患者的护理

DAO RU QING JING

导入情景

情景描述：

患儿，女，6岁，因“发热，水疱样皮疹2日”就诊。患儿于2d前开始出现发热，体温38.5℃，伴头痛、食欲不振、轻微咳嗽、咽痛，按“上感”处理未见好转。今晨发现患儿躯干、颈部、面部有散在水疱样皮疹，伴有瘙痒，故前来就诊。

请问：1. 该患儿最可能的诊断是什么？诊断依据是什么？

2. 应如何对家长进行健康宣教？

水痘（varicella，chickenpox）是由水痘-带状疱疹病毒引起的小儿常见的急性呼吸道传染病。本病传染性强，临床表现为皮肤黏膜分批出现和同时并存的斑疹、丘疹、疱疹及结痂，而全身症状轻微。在儿童时期，感染后发生水痘，病后可获得持久免疫力。水痘-带状疱疹病毒可长期潜伏在感觉神经节细胞内，成年后当免疫力低下时，病毒可再次激活引起带状疱疹。

【病原学】

水痘-带状疱疹病毒为脱氧核糖核酸（DNA）病毒，属人疱疹病毒属。病毒呈球形，直径180～200nm，核心为双链DNA，由核衣壳包裹，外为脂蛋白囊膜，含有补体结合抗原。VZV-DNA相对稳定，仅有一个血清型，侵入机体后易引起终身潜伏感染。人是VZV唯一已知的自然宿主。

水痘病毒在外界抵抗力弱，不耐酸和热，室温下60min、pH＜6.2或＞7.8即灭活，对乙醚敏感。病毒在痂皮中不能存活，但在疱疹液中可长期存活。

【流行病学】

（一）传染源

患者为唯一传染源。出疹前1～2d至疱疹干燥结痂期间均有传染性。水痘传染性极强，易感儿发病率可达95%以上，学龄前儿童多见。成人出现的带状疱疹传染性较水痘小，易感者接触带状疱疹患者也可引起水痘，但不发生带状疱疹。

（二）传播途径

主要通过空气飞沫传播。亦可通过直接接触水痘疱疹液和污染的用具而感染。孕妇患病后可经胎盘传给胎儿，引起先天性感染，在出生后2周左右发病。

（三）易感人群

人群普遍易感，感染后可获得持久免疫，但体内特异性抗体不能清除潜伏的病毒或阻止病毒激活，故成年后可发生带状疱疹。

（四）流行特征

本病多见于儿童，一年四季均可发病，以冬、春季高发。

【发病机制与病理改变】

VZV经上呼吸道或眼结膜侵入人体，在局部黏膜细胞和淋巴结内繁殖，然后进入血液和淋巴液，在单核-吞噬细胞系统内再次大量增殖后释放入血液播散到全身，形成短期的二次病毒血症，引起皮肤及全身组织器官病变。由于病毒侵入血液往往是间歇性的，故临床表现为皮疹分批出现。水痘的皮肤病变仅限于表皮棘细胞层，故痂皮脱落后不留瘢痕。

VZV可潜伏在脊髓后根神经节或脑神经的感觉神经节内，由于特异性抗体存在，受染细胞表面靶抗原消失，逃避致敏T细胞免疫识别，当机体免疫力下降时，潜伏状态的病毒可激活而复制，病毒沿感觉神经向远端传播所支配的皮区增殖引起带状疱疹。

【护理评估】

（一）护理病史

1. 健康史　询问本次起病的经过；出疹前有无发热、头痛、咳嗽等伴随症状；询问出疹的时间、出疹的顺序及皮疹的性状，发热与皮疹的关系；近期是否服药物，是否在使用糖皮质激素和免疫抑制剂（如白血病、肾病综合征患者的治疗等）；既往和近期有无其他急慢性病、传染病史，如结核病、佝偻病、营养不良等。

2. 流行病学资料　询问患者近期有无水痘患者接触史，有无接种水痘疫苗。

（二）身体状况

1. 典型水痘　潜伏期10～21d，平均14d。

(1)前驱期　仅1d左右。可无症状或仅有轻度发热、头痛、乏力、咽痛、咳嗽、全身不适等症状，持续1～2d。

(2)出疹期　发病的第1天就可发疹。皮疹按斑疹、丘疹、疱疹、结痂的顺序演变。初始为红斑疹，数小时后变为红色丘疹，再经数小时发展为疱疹，形似露珠水滴，椭圆形，3～5mm大小，壁薄易破，周围有红晕，常伴有瘙痒感。疱疹初起疱液透明，数小时后渐变混浊并出现脐凹现象。1～2d后疱疹从中心开始干枯结痂，周围皮肤红晕消失，数日后痂皮脱落。水痘皮疹的特点为：连续分批出现，一般2～3批，每批历时1～6d，一般经斑疹、丘疹、疱疹、结痂四个阶段发展，最后一批皮疹可在斑丘疹期消退；皮疹数量从数个至数百个不等，数量愈多，全身症状愈重；在同一部位常可见斑、丘、疱疹和结痂同时存在，即所谓"四代同堂"；皮疹呈向心分布，首先出现于躯干，其次为头面部，四肢手掌、足底较少；部分患者鼻、咽、口腔、结膜和外阴等处黏膜亦可发疹，黏膜疹易破，形成溃疡，常有疼痛；由于病变表浅，愈后不留疤痕；若继发感染则形成脓疱，脱痂时间延长可留有疤痕。

2. 重症水痘　多发生在恶性疾病或免疫功能低下患儿，持续高热或全身中毒症状明显，皮疹多，且易融合成大疱或呈出血性，可继发感染或伴血小板减少而发生暴发型紫癜。

3. 先天性水痘　母亲在妊娠早期感染水痘可致胎儿畸形，致新生儿患先天性水痘综合征。若在分娩前数天感染水痘可致新生儿水痘，病死率达25%～30%，新生儿水痘的皮疹有时类似于带状疱疹的皮疹。

4. 并发症　最常见为皮肤继发性细菌感染如脓疱疮、丹毒、蜂窝织炎及败血症等，还可并发水痘脑炎、肺炎、心肌炎等。

（三）实验室及其他检查

1. 血常规　白细胞总数大多正常，继发细菌感染时可增高。

2. 病毒分离 将疱疹液直接接种人胚成纤维细胞，分离出病毒再作鉴定，仅用于非典型病例。

3. 血清抗体检测 补体结合抗体高滴度或双份血清抗体滴度升高4倍以上有助于诊断。

4. 分子生物学检测 PCR法检测患者呼吸道上皮细胞和外周血白细胞中水痘-带状疱疹病毒DNA，比病毒分离简便。

(四)心理-社会状况

应注意评估家长对疾病的了解程度和护理能力，家长有无焦虑情绪、不良的生活习惯和不正确的护理方法。

(五)处理原则

以对症治疗为主，可用抗病毒药，注意防治并发症。

1. 隔离与消毒 给予呼吸道隔离，隔离至疱疹全部结痂或出疹后7d止。保持室内空气新鲜，每日病室空气及物体表面消毒。限制人员探视，避免易感儿、孕妇与水痘患儿接触。医务人员做好个人防护及手卫生。对高危人群的接触者可采用丙种球蛋白肌注。被水痘疱疹液污染的衣服、被褥、毛巾、敷料、玩具、餐具应及时给予消毒。

2. 对症治疗 水痘急性期应卧床休息，补充水分和营养，保持清洁，避免抓伤继发细菌感染，加强支持治疗。皮疹瘙痒时可局部应用炉甘石洗剂或口服抗组胺药。发热时给予退热剂。皮质激素对水痘有不利影响，可导致病毒播散，若因其他疾病因素治疗应用激素，因根据情况停用或减量使用，同时加用免疫球蛋白，以增强机体抵抗力。

3. 抗病毒治疗 首选阿昔洛韦，口服剂量为80mg/kg·d，每日4次，共用5d。应尽早使用，一般在皮疹出现的48h内开始。新生儿水痘、播散性水痘、有免疫缺陷或应用免疫抑制剂等严重患者应及早(24h内)抗病毒治疗。重症、有并发症或免疫受损的病例应静脉给药。

4. 并发症治疗 皮肤继发感染时加用抗菌药物。有脑水肿时应脱水治疗。皮质激素可导致病毒播散，一般不宜使用，如并发重症肺炎或脑炎、中毒症状重、病情危重者可酌情使用。

【常见护理诊断/问题】

1. 体温过高 与病毒血症、继发感染有关。

2. 皮肤完整性受损 与水痘病毒对皮肤损害有关。

3. 潜在并发症 继发皮肤细菌感染、脑炎、肺炎。

【护理目标】

1. 患者体温恢复正常。

2. 患者皮疹全部结痂。

3. 患者皮肤无继发感染。

【护理措施】

(一)病情观察

密切观察患者精神、体温、食欲及皮疹的变化，有无继发细菌感染。水痘临床过程一般顺利，偶可发生播散性水痘、并发肺炎及脑炎，应注意观察并及早发现。如出现出疹后持续高热不退、咳喘，或呕吐、头痛、烦躁不安、嗜睡、惊厥等，应及时予以相应的治疗及护理。

（二）皮肤护理

保持皮肤清洁，勤换内衣，防止继发感染。衣服应柔软、宽松，衣被不宜过厚，减轻痒感。保持室内温度、湿度适宜，床单、被褥整洁。剪短指甲或给婴儿戴手套，避免抓破皮疹，引起继发感染。皮肤瘙痒吵闹时，设法分散注意力，局部可涂炉甘石洗剂或2%～5%碳酸氢钠溶液。继发感染者局部用抗生素软膏，或遵医嘱给抗生素口服控制感染。避免使用含激素类的软膏。保持口腔清洁，可用生理盐水或漱口液清洁口腔每日 2 次，宜给予清淡易消化的流质或半流质的饮食，避免高温、辛辣刺激性食物。黏膜破溃时可涂抹复方蛋黄乳软膏。

（三）用药护理

发热时忌用阿司匹林降温，以免诱发 Reye 综合征。避免使用肾上腺皮质激素类药物（包括激素类软膏）。应用激素治疗其他疾病的患儿一旦接触了水痘患者，应立即肌注较大剂量的丙种球蛋白 0.4～0.6ml/kg，以减轻症状。如已发生水痘，应争取在短期内递减激素，逐渐停药。

（四）心理护理

告诉家长水痘如无并发症，预后良好，不必过分焦虑和担心。

（五）健康指导

1.向患者及家属介绍水痘的隔离时间，居家隔离方法及注意事项，室内、物品消毒的方法。

2.指导家长进行家庭护理，保证患者足够的营养，饮食清淡，多饮水，勤剪指甲，防止抓破皮肤而引发感染。居室经常开窗通风，衣服宽松、柔软，保持皮肤清洁、干燥。

【护理评价】

1.患者皮疹是否全部结痂。

2.患者皮肤有无继发感染，是否能及时发现患者并发症并能积极处理。

3.患者体温是否恢复正常。

【预防】

1.管理传染源　无并发症的水痘患儿可居家隔离，隔离至皮疹全部结痂为止。易感儿接触后应隔离观察 3 周。密切接触者早期应用丙种球蛋白可减轻症状，但不能阻止发病。

2.切断传播途径　室内应加强通风换气，保持空气新鲜。对患者呼吸道分泌物和污染的用品及时进行消毒。流行期间水痘易感儿不要去公共场所，托幼机构做好晨检及园内空气消毒工作。

3.保护易感人群　用各种方式对社区人群进行疾病知识宣传，重点加强预防知识的教育，控制疾病的流行，如流行期间易感儿避免去公共场所。对易感儿可接种水痘减毒活疫苗。易感者接触水痘患者后应在 72h 内给予水痘带状疱疹免疫球蛋白（VZIG）125～625U/kg肌内注射。孕妇如患水痘，主张终止妊娠。

【小结】

水痘是由水痘-带状疱疹病毒引起的常见于小儿的急性出疹性呼吸道传染病，传染性极强。水痘患者是唯一的传染源，主要通过空气飞沫传播和直接接触传播，人群普遍易感。感染后可获得持久免疫，但体内特异性抗体不能清除潜伏的病毒或阻止病毒激活，故成年后可发生带状疱疹。水痘的临床特征是皮肤黏膜是连续分批出现，呈向心性分布，在同一部位可见不同性状的皮疹，病变表浅，预后不留瘢痕。水痘治疗主要以对症治疗为主，可用抗病毒药，首选阿昔洛韦，注意防治并发症。水痘为自限性疾病，一般预后良好。水痘护理的重点为皮肤的护理、用药的护理、并发症的护理及预防感染，做好健康宣教工作。

八、流行性腮腺炎患者的护理

DAO RU QING JING

导入情景

情景描述：

如果你是医院感染科的护士，接诊一名疑似流行性腮腺炎患者，有可能患的是流行性腮腺炎。

请问：你该如何做好预防措施，避免自身感染？

流行性腮腺炎是由腮腺炎病毒引起的急性呼吸道传染病，经空气飞沫传播。临床上以发热、腮腺非化脓性肿胀、疼痛为主要表现。儿童可并发脑膜脑炎，成人易并发睾丸炎或卵巢炎。

【病原学】

腮腺炎病毒为 RNA 病毒，呈球形，抵抗力不强，37℃下仅存活 24h。56℃ 20min、乙醇 2～5min、紫外线照射即可迅速灭活。

【流行病学】

(一)传染源

患者与隐性感染者均为传染源。病毒随唾液、鼻咽部分泌物排出。自潜伏期末至腮腺肿大消退前均有传染性。

(二)传播途径

主要经飞沫传播，也可通过接触病毒污染的物品而感染，病毒可经胎盘传至胚胎导致胎儿发育畸形。

(三)人群易感性

普遍易感。感染后获持久免疫力。

(四)流行特征

四季均可发病，以冬春季好发。患者主要为学龄儿童，无免疫力的成人亦可发病。一般呈散发。

【发病机制】

腮腺炎病毒经飞沫到达呼吸道，首先在局部黏膜上皮细胞内复制，然后进入血液，引起病毒血症，并先后侵犯各种腺体组织和脏器，因此临床上有不同脏器相继发生病变，但以腮腺首先肿大最常见。

主要病变为腮腺非化脓性炎症。腺体导管的上皮细胞肿胀，腺体周围充血水肿，腺体间质水肿及淋巴细胞浸润等病变可造成腺管阻塞扩张，淀粉酶排出受阻而经淋巴管进入血液，使血和尿中淀粉酶增高。其他如颌下腺、舌下腺、睾丸、卵巢、胰腺、乳腺、心肌、脑膜等也可受累。

【护理评估】

（一）护理病史

1. 健康史　应详细询问患者或家属发热的具体情况；腮腺肿大日期及进展情况，伴随症状，有无疼痛以及疼痛的部位及规律；有无头痛、有无睾丸异常征象等。

2. 流行病学资料　询问既往有否感染史；周围有无类似患者，有无接触史；既往接种史。

（二）身体状况

潜伏期 14～25d，平均 18d。

大多起病较急，部分病例有发热、头痛、咽痛、乏力、食欲不振等前驱症状。1～2d 后体温上升可达 39～40℃，腮腺开始肿大。通常先一侧肿大，2～4d 后再累及对侧，也有双侧同时肿大者。腮腺肿大以耳垂为中心，向前、后、下方发展，疼痛明显，边缘不清，局部皮肤紧致发亮，但不红，有弹性感及压痛。当咀嚼或食酸性食物时疼痛加剧。腮腺管口早期可有红肿，挤压腮腺无脓液从管口流出。腮腺肿大 2～3d 达高峰，持续 4～5d 后逐渐消退而恢复。少数患者颌下腺或舌下腺可同时受累，若舌下腺肿大，则可出现吞咽困难。整个病程约 10～14d。

不典型病例腮腺可始终无肿大，仅表现为单独颌下腺或舌下腺肿胀、睾丸炎、脑膜脑炎等。

（三）实验室及其他检查

1. 血常规　白细胞总数正常或稍增高，淋巴细胞增多。

2. 血清及尿淀粉酶检测　在早期均可轻度至中度增高，有助于诊断。

3. 血清学检查　对无腮腺肿大的脑膜脑炎或睾丸炎患者，可做酶联免疫吸附试验检测血清特异性 IgM 抗体，有早期诊断价值。

（四）心理-社会状况

评估患者对流行性腮腺炎一般知识的了解、对预后的认识；评估并发症对其的影响，尤其是对其今后生活、工作、家庭是否有影响。

（五）处理原则

流行性腮腺炎为自限性疾病，无特效治疗，主要为对症、支持治疗。

1. 隔离与消毒　按丙类传染病进行呼吸道隔离，隔离至肿大的腮腺消退。保持病室内空气新鲜，做好空气及物体表面消毒，限制探视和陪护人员。对患者呼吸道分泌物、痰液及其污染物要进行消毒处理。

2. 一般治疗　急性期卧床休息，多饮水。注意口腔卫生，清淡饮食，忌酸性及刺激性食物，餐后用生理盐水漱口。合并胰腺炎者应禁食，给予静脉营养。

3. 对症治疗　如体温超过 39℃，可采用物理降温或药物降温。肿痛的腮腺局部用青黛加醋调匀外敷，胀痛严重时可给予止痛药物。

4. 抗病毒治疗 发病早期可试用利巴韦林或板蓝根注射液治疗。利巴韦林 10～15mg/kg·d,静脉滴注,疗程 5～7d。

5. 并发症治疗 以对症治疗为主。睾丸炎时可用棉花垫和丁字带托起以减轻疼痛,成年男性早期口服己烯雌酚 2～5mg/次,每日 3 次,可促进炎症吸收,避免睾丸萎缩等后遗症;对重症或并发脑膜脑炎,可酌情短期应用肾上腺皮质激素;若出现剧烈头痛、呕吐疑为颅内高压的患者,可应用 20%甘露醇脱水治疗,降低颅内高压。

【常见护理诊断/问题】

1. 疼痛 与腮腺非化脓性炎症有关。

2. 体温过高 与病毒感染有关。

3. 营养失调:低于机体需要量 与高热及进食困难有关。

4. 潜在并发症 脑膜脑炎、睾丸炎、胰腺炎等。

5. 焦虑 与担心疾病预后有关。

【护理目标】

1. 患者疼痛缓解。

2. 患者腮腺肿大消退。

3. 患者无并发症发生。

【护理措施】

(一)病情观察

要加强病情观察,注意腮腺肿大的部位、程度、伴随症状,观察有无各种并发症发生的可能。

(二)一般护理

加强营养支持,给予易消化、富有营养的流质或半流质,避免吃酸性食物,尽量减少张口咀嚼,以免加重局部疼痛。

(三)用药护理

用药前详细告知药物不良反应,患者用药期间严密观察有无不良反应的发生,严格执行治疗方案。

(四)预防感染

加强口腔护理,每日定期漱口,鼓励患者多饮水,防止口周疾病及化脓性腮腺炎,如果发生感染情况,要及时用抗生素加以控制。

(五)心理护理

主动向患者讲解该病发症的预后、治疗方案及治疗效果,缓解其不必要的焦虑及紧张心理,积极配合治疗。

(六)健康指导

普及流行性腮腺炎防治知识,指导患者养成良好生活习惯,积极参加身体锻炼,合理营养,一旦发现并发症,应立即到医院诊治。腮腺肿大期间应保持口腔清洁卫生,餐后漱口,预防感染。

【护理评价】

1. 患者疼痛是否缓解。

2. 患者腮腺肿大是否消退。

3. 患者有无并发症发生。

【预防】

1. 管理传染源　按呼吸道传染病隔离至腮腺肿大消退。集体儿童机构的接触者医学观察3周。

2. 切断传播途径　病室要通风，污染的物品应煮沸或暴晒消毒。

3. 保护易感人群　应用腮腺炎减毒活疫苗进行接种。因可能有致畸作用，故孕妇禁用。

【小结】

流行性腮腺炎是由腮腺病毒引起的急性呼吸道传染病。主要经空气飞沫传播，一次感染，终生免疫。临床上以发热、腮腺肿大疼痛为特点，可并发脑膜脑炎、睾丸炎或卵巢炎，为自限性疾病。流行性腮腺炎患者一般无须住院，主要是做好家庭护理。

九、流行性感冒患者的护理

DAO RU QING JING

导入情景

情景描述：

男性，22岁，导游，出现不明原因发热2d，最高体温39.5℃，神志清，精神差，诉咽痛、头痛、乏力、全身肌肉酸痛，无鼻塞、流涕、咳嗽症状。查体：T39.3℃，P110次/min，R30次/min，BP120/80mmHg，意识清楚，对答切题，自诉5d前曾到某地区旅行，该地区当时有流感的流行。

请问：1. 该患者的可能诊断为哪种疾病？

2. 如何对该患者进行健康宣教？

流行性感冒(influenza)简称流感，是一种由流感病毒引起的急性呼吸道传染病，主要通过飞沫传播，具有高度的传染性，潜伏期短，传播速度快，可在人群中引起流行。临床上表现为突起畏寒、高热、乏力、头痛、全身肌肉酸痛等全身中毒症状，而呼吸道症状较轻。

【病原学】

流感病毒属正黏病毒科，为有包膜的单链RNA病毒。病毒颗粒呈球形或细长形，直径为80～120nm。根据流感病毒核蛋白抗原性的不同，可分为甲、乙、丙3型，其中只有甲型和乙型流感病毒对人类有流行病学意义。甲型流感常能引起较大范围的流行，可感染多种人和动物，危害较大。流感病毒的最大特点是易发生变异，尤其是甲型流感病毒。病毒变异后可形成新的流行株，人群对之无免疫力，可出现新的暴发流行。

流感病毒不耐热，对紫外线及甲醛、乙醇等常用消毒剂均很敏感。加热至56℃ 30min、65℃ 5min或者100℃ 1min即可灭活。但对寒冷和干燥有很强的耐受力，在4℃可存活1月余，在真空干燥的条件下或20℃以下可以长期保存。人和动物甲型流感病毒有部分共同抗原成分，但彼此不发生交叉感染，一般需经过中间动物宿主先共同感染后，经重组发生抗原交换，则可以感染人类，但2014年来已经证实禽流感病毒某些型可通过抗原变异后直接感染人类。

【流行病学】

（一）传染源

流感患者和隐性感染者是主要传染源，自潜伏期即有传染性，发病后3d内传染性最强，可从呼吸道分泌物排出大量病毒，传染期约1周。

（二）传播途径

主要通过飞沫传播和接触传播。患者或隐性感染者的呼吸道分泌物中的病毒，通过说话、咳嗽或喷嚏等方式播散至空气中，易感者吸入后即能感染，也可通过病毒污染的食物、餐具、玩具、毛巾等间接传播，而密切接触也是常见的传播途径。

（三）易感人群

人群对流感病毒普遍易感。感染后具有一定免疫力，但不同亚型病毒之间无交叉免疫力，病毒变异后，人群可重新易感而引起流行。

（四）流行特征

流感病毒有较强传染性，易引起流行和大流行，传播速度和广度与人口密度有关。散发流行一般多发生于冬、春季。其特点为突然发生、迅速蔓延，2～3周达高峰，流行期约6～8周，但能多次反复流行。流行后人群获得一定的免疫力。甲型流感常引起暴发流行，甚至是世界大流行，一般10～15年发生一次大流行。流行时往往沿交通线传播，从大城市向边远城市和农村扩散。乙型流感可引起局部流行，丙型流感多为散发。

【发病机制与病理改变】

病毒复制导致细胞病变是流感发病的主要机制。流感病毒颗粒经呼吸道吸入后，侵犯呼吸道纤毛上皮细胞并繁殖，引起上呼吸道症状。在上皮细胞变性坏死后排出大量的病毒，随呼吸道分泌物排出体外，引起传播流行。流感病毒亦可向下侵犯气管和支气管，直至肺泡，引起病毒性肺炎。肺泡有纤维蛋白渗出物，常有出血，镜下可见中性粒细胞及单核细胞，是流感病毒性肺炎的病理特点。

【护理评估】

（一）护理病史

1. 健康史　评估患者起病的时间，发热的程度、持续时间，有无畏寒、乏力、头痛、全身肌肉酸痛等中毒症状，有无上呼吸道卡他症状，了解患者的一般情况及平日健康状况，近期有无过劳、熬夜、受凉等，有无既往慢性病史及服药史等。

2. 流行病学资料　评估患病的季节，有无接触史，或患者所在地区有无本病的流行，当年是否接种过流感疫苗。

（二）身体状况

潜伏期一般为1～3d，最短数小时，最长4d。

1. 普通型　流感的症状通常较普通感冒重，表现为起病急、畏寒、高热，体温可高达39～40℃，急性面容，眼结膜、咽部轻度充血，持续2～3d，伴乏力、头痛、全身肌肉酸痛等全身中毒症状。流感的上呼吸道卡他症状一般较轻或不明显，少数有流涕、鼻塞、咳嗽、声嘶、纳差、腹泻、腹痛等症状，肺部可闻及呼吸音粗或散在干啰音。

2. 重型　又称肺炎型流感。流感发病严重程度与个体免疫状况有关，婴幼儿、老年人、孕妇、慢性心肺疾病患者及免疫功能低下的患者，感染流感后，病情重，并可持续发展，出现高热、剧烈咳嗽、呼吸急促、发绀、血性痰液、呼吸困难等表现，双肺呼吸音粗，布满湿啰音，但无实变体征。X线可显示双肺散在絮状阴影。继续发展可发生全身多脏器功能衰竭，导致死亡。痰液中可分离到流感病毒，痰及血培养阴性。对抗菌药物治疗无效。本型病死率高。

（三）实验室及其他检查

1. 血常规　单纯流感病毒感染白细胞总数正常或减少，淋巴细胞相对增加；若合并细菌性感染，白细胞总数和中性粒细胞增多。

2. 病毒分离　为确诊的主要依据。将起病3d内患者的含漱液或上呼吸道分泌物接种于鸡胚或组织培养进行病毒分离。

3. 血清学检查　可进行抗原或抗体检测。应用血凝抑制试验、补体结合试验及酶联免疫吸附试验检测急性期和恢复期血清中的抗体，如有4倍以上升高，则有诊断意义。

4. 核酸检测　将起病3d内患者的含漱液或上呼吸道分泌物用PCR法检测流感病毒核酸，阳性可确诊。

（四）心理-社会状况

评估患者及家属对疾病的心理反应及应对方式，患病对生活、学习、工作有无影响，有无经济上的压力等。

（五）处理原则

1. 隔离与消毒　患者宜安置在单间病房，采取呼吸道隔离至热退后2d，急性期卧床休息，取舒适体位，协助患者做好生活护理。保持病室空气清新，并做好空气及物体表面消毒。

2. 一般对症治疗　卧床休息，多饮水，加强营养。密切观察和监测并发症。高热期给予解热镇痛，必要时使用止咳祛痰药物，若无充分证据提示继发细菌感染无须使用抗生素。儿童忌服含有阿司匹林成分的药物，以免诱发Reye综合征。

3. 抗流感病毒药物治疗　应早期使用抗流感病毒药物。早期应用可有助于阻止病情发展，减轻症状，改善预后。奥司他韦（达菲）和扎那米韦为神经氨酸酶抑制剂，能有效缓解流感患者的症状、缩短病程、减少并发症、降低病死率，特别是在发病48h内早期使用。奥司他韦治疗量为成人75mg，每日2次，连用5d，预防量为75mg。扎那米韦的治疗量为成人10mg吸入，每日2次。1岁以内婴儿不推荐使用。

【常见护理诊断/问题】

1. 体温过高　与流感病毒感染有关。

2. 舒适的改变　与头痛及全身肌肉酸痛有关。

3. 气体交换受损　与病毒性肺炎或合并细菌性肺炎有关。

4. 活动无耐力　与流感病毒感染有关。

5. 潜在并发症　肺炎。

6. 有传播疾病的危险　与流感病毒传染性强有关。

【护理目标】

1. 患者体温恢复正常。

2. 患者出院时症状消失、身心舒适。

3. 无并发症发生。

【护理措施】

（一）病情观察

1. 监测体温 密切观察发热的程度及持续时间，发热可高达39～40℃，单纯型流感发热3～4d内退热，肺炎型流感可持续发热3～4周。

2. 及早发现并发症 观察上呼吸道症状及全身中毒症状。流感患者如原有慢性心肺疾病者，应密切观察发热的程度、持续时间，有无剧烈咳嗽、咳血性或脓性痰、呼吸困难、发绀、双肺干湿啰音等，警惕细菌性肺炎和急性支气管炎的发生。监测生命体征，及早发现中毒性休克；注意有无脸色苍白、心慌气短、乏力多汗等心肌炎的表现，及时通知医生处理。

（二）一般对症护理

1. 保持呼吸道通畅 协助患者取半卧位并给予吸氧，缓解气促或呼吸困难。指导患者进行有效咳嗽，痰液黏稠时给予祛痰药、雾化吸入等稀释痰液，及时清理呼吸道分泌物，协助患者翻身、叩背咳痰，必要时吸痰。必要时给予呼吸机辅助呼吸。

2. 舒适的护理 流感患者全身中毒症状重，有明显的全身肌肉酸痛。保持病室环境舒适安静，协助患者取舒适体位，护理及治疗集中进行，避免刺激。协助患者选择喜爱的书籍、音乐等方式分散注意力，但避免过劳。头痛时可予以按摩，必要时遵医嘱给予止痛药。

（三）心理护理

由于本病起病急、病情进展快、临床表现复杂，加之患者对本病认识不足，或因误诊导致病情加重、住院时间延长等均使患者产生焦虑、急躁、紧张不安、恐惧心理。尤其是危重患者，这种不良的心理将进一步降低机体的抵抗力，故医护人员应设法稳定患者及家属情绪，认真做好心理护理及健康教育，耐心解释和精心护理，帮助患者认识本病，了解本病的临床表现、每项检查、治疗和护理，使其主动配合，帮助患者树立战胜疾病的信心。

（四）健康宣教

向患者及家属讲解流感的相关知识，并指导做好消毒隔离措施，如室内每天应进行开窗通风或空气消毒，患者使用过的食具应煮沸消毒，衣服、手帕及床上用品等可用含氯消毒液消毒清洗后阳光下暴晒2h。患者在隔离期内尽量避免外出，如外出需戴口罩。要加强户外体育锻炼，提高抵抗力。

【护理评价】

1. 患者体温是否降至正常或可耐受范围。

2. 患者舒适度是否改善。

3. 患者有无气促、发绀，呼吸道是否通畅。

4. 患者活动耐力是否提高。

5. 患者有无并发症的发生或出现症状后能否得到积极处理。

6. 患者有无院内感染的发生。

【预防】

1. 管理传染源 在流感流行时，医疗机构应开设发热门诊或发热预检门诊，做到早发现、早诊断、早隔离，减少传播，尽可能隔离患者。将患者安置在单人病房，采取呼吸道隔离至热退 48h。轻者可进行居家隔离，重者需及时就医，并进行隔离观察治疗。

2. 切断传播途径 流行期间公共场所应加强通风及空气消毒。尽量减少公众集会及集体娱乐活动。避免接触流感患者，必要时戴口罩，保持说话间距，勤洗手。

3. 保护易感人群

(1)主动免疫 预防流感最有效的措施是接种流感疫苗。一般在流感流行前的秋季进行接种。老年、儿童、免疫抑制的患者及易出现并发症的人是流感疫苗最适合的接种对象。也可用药物预防。

(2)养成良好的卫生习惯 易感人群在流感流行时，应避免去拥挤的公共场合，尤其是室内活动，以防止交叉感染。流感季节要注意增减衣物，避免受凉或过度劳累，勤洗手、勤消毒，注意锻炼身体，提高机体抵抗力。

【小结】

流行性感冒是由流感病毒引起的急性呼吸道传染病，传染源主要是流感患者和隐性感染者，主要通过飞沫传播和接触传播，人群对流感病毒普遍易感。该病传染性强，传播迅速，流行广泛。流行性感冒临床表现为急起高热、寒战、乏力、头痛、全身肌肉酸痛等全身中毒症状明显，症状通常较普通感冒重，呼吸道症状相对较轻。流行性感冒治疗主要是一般对症治疗和抗病毒治疗。在流感流行期间，应尽可能隔离患者，加强环境消毒，减少公众集会和集体娱乐活动，以防疫情的进一步扩散。预防流感的基本措施是接种疫苗。流行性感冒的护理要点主要为增强患者的舒适感，保持呼吸道通畅及加强病情观察和健康教育。

附一：甲型 H1N1 流感

甲型 H1N1 流感(influenza A，H1N1)是由变异后的新型甲型流感病毒 H1N1 亚型所引起的急性呼吸道传染病。主要通过空气飞沫、气溶胶直接或间接接触传播。临床上以发热、流涕、咳嗽、头痛、全身肌肉酸痛等流感样症状为主要表现。少数病例病情严重，进展迅速，可出现病毒性肺炎，严重者可引起呼吸衰竭、多器官功能衰竭等并发症导致死亡。甲型 H1N1 流感可能是对人类存在潜在威胁最大的疾病之一。

【病原学】

甲型 H1N1 流感病毒属于正黏病毒科，甲型流感病毒属是含有猪流感、禽流感和人流感三种流感病毒基因片段的一种新型流感病毒亚型，可以人-人传播。甲型 H1N1 流感病毒对乙醇、碘附、碘酊等常用消毒剂敏感，氧化剂、卤素化合物、漂白粉等易将其灭活；对热敏感，56℃ 30min 可灭活，对紫外线亦敏感。

【流行病学】

(一)传染源

甲型 H1N1 流感患者和无症状感染者为该病的主要传染源。虽然猪体内已发现甲型 H1N1 流感病毒，但目前尚无动物传染人的证据。

(二)传播途径

主要通过飞沫或气溶胶经呼吸道传播，也可通过口腔、鼻腔、眼睛等处黏膜直接或间接接触传播，接触患者的呼吸道分泌物、体液和被病毒污染的物品亦可能引起感染。

（三）易感人群

人群普遍易感。多数年龄在25～45岁间，以青壮年为主。其中，重症病例的高危人群有：①妊娠期妇女；②伴有以下疾病或状况者，慢性呼吸系统疾病、心血管系统疾病、免疫功能低下者、19岁以下长期服用阿司匹林者等；③肥胖者（体重指数≥30可能是高危因素）；④年龄＜5岁的儿童和年龄≥65岁的老年人。

（四）流行特征

本病有明显的季节性，秋末、早春及寒冷的冬季易发生。本病曾引起过世界大流行。

【发病机制与病理改变】

主要是甲型H1N1病毒依靠血凝素与呼吸道表面纤毛柱状上皮细胞的特殊受体结合而进入细胞，在细胞内复制，并在神经氨酸酶的协助下感染其他细胞，被感染的细胞发生变性、坏死、溶解、脱落，产生炎症反应，引起上呼吸道症状，重者可引起心、肺、脑的损伤，甚至是多器官功能的衰竭。

【护理评估】

（一）护理病史

1. 健康史 询问发热的程度及持续的时间，有无咽痛、流涕、鼻塞、咳嗽、咳痰、头痛、乏力、全身肌肉酸痛等流感样症状，了解其既往身体状况，有无感染病史及其他急、慢性疾病史。

2. 流行病学资料 询问患者在发病前7日内是否与甲型H1N1疑似或确诊病例有过密切接触或曾到过甲型H1N1流感流行的国家或地区，是否接种了甲型H1N1流感疫苗。

（二）身体状况

潜伏期一般为1～7d，多为1～3d。通常表现为流感样症状，如发热、咽痛、流涕、鼻塞、咳嗽、咳痰、头痛、乏力、全身肌肉酸痛等。部分病例出现呕吐、腹泻；少数病例仅有轻微的上呼吸道症状，无发热，咽部充血和扁桃体肿大。重症患者病情可迅速发展，来势凶猛，突然高热，体温超过39℃，继发严重肺炎、急性呼吸窘迫综合征、肺出血、胸腔积液、肾衰竭、败血症、休克及Reye综合征、呼吸衰竭及多器官功能衰竭。原有的基础疾病亦可加重，病情严重者可导致死亡。

（三）实验室及其他检查

1. 血常规 白细胞总数一般不高或降低。重症患者有白细胞总数及淋巴细胞减少，并有血小板降低。如合并细菌感染白细胞或中性粒细胞可升高。

2. 病原学检查

（1）病毒核酸检测 以RT-PCR法检测呼吸道标本（咽拭子、鼻拭子、鼻咽或气管抽取物、痰）中的甲型H1N1流感病毒核酸，结果可呈阳性。

（2）病毒分离 呼吸道标本中可分离出甲型H1N1流感病毒。

（3）血清抗体检查 动态检测双份血清甲型H1N1流感病毒特异性抗体，水平呈4倍或4倍以上升高。

3. 血生化检查 部分病例出现低钾血症，少数病例肌酸激酶、天门冬氨酸氨基转移酶、丙氨酸氨基转移酶、乳酸脱氢酶升高。

4. 胸部X线检查 合并肺炎时肺内可见片状阴影。

(四)心理-社会状况

甲型H1N1流感传染性很强,少数病例病情重,进展迅速,严重者可导致死亡。患者常可出现焦虑、恐惧的心理。了解患者是否有焦虑、恐惧、孤独等心理反应,评估患者及家属对疾病的认知程度,以及患病后对工作、学习、生活和家庭的影响。

(五)处理原则

1. 隔离与消毒 对疑似或确诊患者应进行隔离治疗,强调早期治疗,防止病情恶化和疾病扩散。疑似、确诊患者均应做好防护措施,按呼吸道隔离和接触隔离处理。

2. 一般对症治疗 卧床休息,多饮水,加强营养。密切观察和监测并发症。高热者给予解热镇痛,若出现低氧血症或呼吸衰竭,应及时给予氧疗或机械通气等,如合并休克给予抗休克治疗;出现其他器官功能损害时,给予相应支持治疗;合并细菌或真菌感染时,给予抗菌或抗真菌治疗。

3. 抗病毒治疗 研究显示,此种甲型H1N1流感病毒目前对神经氨酸酶抑制剂奥司他韦(达菲)、扎那米韦敏感,对金刚烷胺和金刚乙胺耐药。对于临床症状较轻且无并发症、病情趋于自限的甲型H1N1流感病例,无须积极应用神经氨酸酶抑制剂。对于发病时即病情严重、发病后病情呈动态恶化的病例,感染甲型H1N1流感的高危人群应及时给予神经氨酸酶抑制剂进行抗病毒治疗。开始给药时间应尽可能在发病48h以内(以36h内为最佳)。对于较易成为重症病例的高危人群,一旦出现流感样症状,不一定等待病毒核酸检测结果,即可开始抗病毒治疗。孕妇在出现流感样症状之后,宜尽早给予神经氨酸酶抑制剂治疗。

【常见护理诊断/问题】

1. 体温过高 与流感病毒感染有关。

2. 有传播感染的可能 与疾病传染性极强有关。

3. 气体交换受损 与肺部炎症有关。

4. 恐惧 与隔离治疗,担心预后有关。

【护理目标】

1. 患者体温降至正常,未发生感染的扩散。

2. 患者气促、发绀消失,呼吸平稳。

3. 患者能保持稳定的情绪,积极配合治疗。

【护理措施】

(一)病情观察

密切观察体温、脉搏、呼吸、血压、神志等生命体征的变化,如发现患者有胸闷、咳嗽、气促、血痰、发绀等症状,及时报告医生,并积极采取对症处理。

(二)对症护理

1. 发热的护理 详见第三章第一节。

2. 保持呼吸道通畅 协助患者取半卧位并给予吸氧,缓解气促或呼吸困难。指导患者进行有效咳嗽,痰液黏稠时给予祛痰药、雾化吸入等稀释痰液,及时清理呼吸道分泌物,协助患者翻身、叩背咳痰，必要时吸痰。必要时给予呼吸机辅助呼吸。

（三）心理护理

应关心体贴患者，多与患者沟通，及时发现患者的心理变化，积极疏导。耐心讲解甲型H1N1流感相关知识，以增强患者战胜疾病的信心与勇气，鼓励患者保持乐观稳定的情绪和心态，积极配合治疗。

（四）健康指导

指导患者在流行期间避免去人多拥挤的地方，养成良好的个人卫生习惯，勤洗手，保持充足睡眠，勤于锻炼，保证足够营养。咳嗽或打喷嚏时用纸巾遮住口鼻，然后将纸巾丢进垃圾桶。

【护理评价】

1. 患者体温是否降至正常。

2. 是否发生感染的扩散。

3. 患者气促、发绀是否消失，呼吸是否平稳。

4. 患者能否保持稳定的情绪，积极配合治疗。

【预防】

1. 管理传染源 对疑似病例应在通风良好的单间进行隔离，确诊病例可同室。被诊断为甲型H1N1流感轻症患者可根据病情可进行居家（住所）隔离治疗。治疗者在实施居家隔离治疗期间应积极配合做好防控甲型H1N1流感的相关工作。

2. 切断传播途径 患者使用过的物品要妥善处理。定期消毒家居日常用品、家具等物体表面。接触患者后必须用肥皂在流动水下洗手。

3. 保护易感人群

（1）主动免疫：我国率先成功研制甲型H1N1流感疫苗，接种该疫苗可有效预防和降低甲型H1N1流感流行。

（2）养成良好的卫生习惯：注意个人卫生习惯，勤洗手，咳嗽或打喷嚏时用纸巾遮住口鼻，室内多通风，少去人多、不通风的场所，避免接触出现流感样症状的患者，出现流感样症状（如发热、咳嗽、流涕等），应尽早就医。

【小结】

甲型H1N1流感是由变异后的新型甲型流感病毒H1N1亚型所引起的急性呼吸道传染病，主要通过空气飞沫、气溶胶直接或间接接触传播。患者和隐性感染者为该病的主要传染源，人群普遍易感。临床上主要表现为发热、流涕、鼻塞、咽痛、咳嗽、乏力、头痛、肌痛、呕吐或腹泻等流感样症状，少数病例病情严重，进展迅速，出现严重并发症。甲型H1N1流感诊断主要依靠流行病学史、临床表现和病原学检查相结合，早发现、早诊断是防治的关键。治疗主要是隔离、对症、抗病毒治疗。预防应重点做好监测，控制好传染源、切断传播途径、有效进行疫苗接种，提倡健康生活方式，养成个人卫生习惯。甲型H1N1流感患者的护理要点是注意消毒隔离、保持呼吸道通畅及病情观察。做好患者的健康教育及心理护理。

附二：人感染高致病性禽流感

人感染高致病性禽流感（avian-human influenza）简称人禽流感，是由甲型禽流感病毒引起的一种人、禽、畜共患的急性呼吸道传染病。临床表现以呼吸系统症状为主，类似流行性感冒，严重者可引起败血症、休克、多脏器功能衰竭、Reye综合征及肺出血等并发症而致人死亡。本病具有潜伏期短、传染性强、传播迅速等特点。

【病原学】

禽流感病毒属甲型流感病毒H5、N1亚型，即A(H5、N1)，对禽类有高度致病性，对低等哺乳动物和人类也可致病。

禽流感病毒存在于病禽的组织、体液、分泌物和排泄物中。对热敏感，65℃加热30min或煮沸2min以上可灭活；对干燥、紫外线及常用消毒剂都较敏感，但在粪便中可存活1周，低温下可长期保存。

【流行病学】

(一)传染源

主要是病禽或带病毒的禽类，尤其是鸡、鸭、鹅等禽类及迁徙的候鸟。流行病学调查资料显示，人的禽流感病毒感染与鸡的禽流感流行地区一致。迄今尚无人际传播的直接证据。

(二)传播途径

人禽流感主要经呼吸道、消化道传播，也可通过密切接触感染的病禽分泌物和排泄物，受病毒污染的水、物品等感染。

(三)易感人群

人群普遍易感，以12岁以下儿童发病率较高。在流行期间，从事家禽业或发病前1周内去过家禽饲养场，与可疑禽流感家禽或不明原因死禽的密切接触者为本病的高危人群。

(四)流行特征

通常呈散发性，以冬春季多见。本病曾引起世界大流行。

【发病机制与病理改变】

本病发病机制尚未完全明了。人感染禽流感病毒后，病毒在上呼吸道黏膜定殖复制，引起上呼吸道症状及上呼吸道黏膜损伤，导致局部和全身炎症反应。重者可引起多系统损伤，可表现为弥漫性肺损伤及心、肝、肾等器官组织损伤。病毒在肺泡上皮细胞中复制，肺出现广泛的炎症及渗出，病毒扩散到肺外多个脏器造成损伤。病毒感染上皮细胞后，还可引起腹泻等胃肠道症状。病毒在神经元中复制，可引起神经系统症状。

【护理评估】

(一)护理病史

1.健康史　询问患者及家属起病的经过，发热的程度，持续的时间，病后的神志情况，有无鼻塞、流涕、咽痛、咳嗽、咳痰、全身不适等症状；询问是否有恶心、腹痛、腹泻等消化道症状。

2.流行病学资料　了解患者的职业，近期的活动情况，如询问发病前1周内是否到过疫区，有无病死禽接触史(如饲养、贩卖、屠宰、加工病死禽人员，未按规定捕杀处理病、死禽人员)，有无与被感染的禽或其分泌物、排泄物等有密切接触，或是否为实验室从事有关禽流感病毒研究人员等。

(二)身体状况

潜伏期为1～3d,一般在7d以内。起病急,早期症状类似普通流感,主要表现为发热,常在39℃以上,持续2～3d,可伴有流涕、咳嗽、咽痛、全身酸痛等症状。部分患者可有腹痛、腹泻等消化道症状。约半数患者出现肺部实变体征。本病临床表现差异较大,多数轻症患者预后良好。但少数患者病情发展迅速,出现肺部炎症进行性加重,可伴肺间质纤维化的广泛肺泡损伤、肺出血、胸腔积液等。严重者可因并发呼吸窘迫综合征、全身多脏器功能衰竭、败血性休克而死亡。

(三)实验室及其他检查

1. 血常规 白细胞计数一般不高或降低,重症患者多有白细胞总数及淋巴细胞减少,并有血小板降低,发生弥漫性血管内凝血(DIC)时血小板可重度下降。

2. 病原学检查

(1)病毒基因检测 取患者呼吸道标本采用免疫荧光法(或酶联免疫法)检测甲型流感病毒核蛋白抗原(NP)、M1蛋白抗原及禽流感病毒H亚型抗原。还可用RT-PCR法检测禽流感病毒亚型特异性H抗原基因。

(2)病毒分离 从患者呼吸道标本中(如鼻咽分泌物、口腔含漱液、气管吸出物或呼吸道上皮细胞)分离禽流感病毒,是人禽流感经典的诊断方法。咽拭子比鼻拭子病毒载量大,更易培养出病毒。为提高检测的阳性率,应注意标本采集和保存方法。上呼吸道标本最好在发病3d内留取,下呼吸道标本可随时留取。

(3)血清抗体检查 采集发病初期和恢复期双份血清,病毒抗体滴度增高4倍或单次检测抗体滴度＞1∶80具有诊断意义。

3. 胸部X线检查 重症患者胸部可显示单侧或双侧肺炎,病变进展迅速,可呈大片状毛玻璃样影像及肺实变影像,病变后期为双肺弥漫性实变影,少数可伴胸腔积液等。

(四)心理-社会状况

评估患者及家属对禽流感的认识及了解程度;患者对住院隔离的认识及适应情况,对发热等症状的心理反应、应对措施及效果。

(五)处理原则

1. 隔离与防护 对疑似和已确诊患者应进行隔离治疗。实施严密隔离措施,住单间病房。保持室内清洁、安静,空气清新,温度、湿度适宜,对患者分泌物、排泄物进行严格消毒。有条件时收住负压病房。医务人员要加强个人防护,穿戴隔离衣(防护服)、手套、N95口罩、眼罩、面罩等。

2. 一般对症治疗 目前没有特异治疗方案。对症治疗主要包括卧床休息、解热、止咳、祛痰、吸氧等。维持水电解质代谢平衡,加强营养支持。儿童忌用阿司匹林等水杨酸类药物退热,以免引起Reye综合征。

3. 抗病毒治疗 奥司他韦是目前世界卫生组织确认和推荐的抗人禽流感病毒药物,用于预防和治疗,成人每天150mg,儿童每天3mg/kg,分2次口服。

4. 抗生素的应用 若高度怀疑或明确有细菌感染者可使用抗生素。

5. 免疫调节治疗 重症患者可予以肾上腺皮质激素治疗。

【常见护理诊断/问题】

1. 体温过高　与流感病毒感染有关。

2. 有传播感染的可能　与疾病传染性极强有关。

3. 气体交换受损　与肺部广泛炎症有关。

4. 恐惧　与知识缺乏、隔离治疗、担心预后有关。

5. 潜在并发症　继发细菌感染、心肌炎、脑炎等。

【护理目标】

1. 患者出院时体温正常，症状消失。

2. 患者能正确对待自己的病情，焦虑、恐惧状况改善。

3. 患者能保持稳定的情绪，积极配合治疗。

4. 患者知道科学的饮食、休息、用药和预防知识。

【护理措施】

（一）病情观察

密切观察病情变化，监测患者体温、呼吸频率、呼吸道有无阻塞、SpO_2 或血气分析、血常规、胸片以及心、肝、肾功能等。

（二）一般护理

急性期严格卧床休息，治疗和护理集中进行，确保患者充分休息。给予易消化、营养丰富、高热量、高蛋白、富含维生素的流质半流质饮食，病情危重不能进食者，采用胃管肠内营养和部分静脉营养的方式保证营养摄入。

（三）保持呼吸道通畅

鼓励患者多饮水，指导其进行有效咳嗽，痰液黏稠时给予祛痰药或用雾化吸入、叩背等方法及时排出呼吸道分泌物，必要时吸痰。气促明显、缺氧者，协助患者取半卧位或坐位，给予氧气吸入，对于呼吸困难、缺氧、发绀经常规氧疗不能纠正者，应及时给予机械通气。

（四）心理护理

由于本病的突然袭击和部分患者病情凶险，故患者及其家属易产生焦虑、恐惧的情绪反应。在治疗护理过程中，及时、正确的信息沟通和交流非常重要，包括与家属的沟通，尤其是医护人员要注意了解患者的想法，进行有效的疏导，满足患者的生活所需，并及时向家属解释患者的病情，以取得他们的理解和配合。

（五）健康指导

向患者及家属介绍本病的相关知识，如本病的传染源、传播途径、易感染人群及流行季节等。患者应注意休息，避免过劳，均衡饮食。家属应注意隔离及防护，勤洗手，并严格实行消毒，以防传播。

【护理评价】

1. 患者呼吸是否平稳，有无气促、发绀等缺氧症状。

2. 患者体温是否恢复正常或可耐受范围。

3. 患者有无并发症的发生，是否能得到及时处理。

4. 患者能否保持稳定的情绪，积极配合治疗。

【预防】

1. 管理传染源 加强禽流感的监测，一旦发现疫情，必须按照动物检疫法有关规定处理，受感染动物立即就地销毁，对疫源地进行封锁并彻底消毒。对患者或疑似患者进行隔离治疗。及时采集患者的鼻咽泌物和血清送检，尽快明确诊断，采取相应的防治措施。有条件者 48h 内口服抗病毒药物。

2. 切断传播途径 接触人禽流感患者应做好个人防护，如戴口罩、穿隔离衣或防护服、戴手套、戴防护镜、穿鞋套。接触患者及患者分泌物后应立即洗手，处理患者血液或分泌物时应戴手套，被患者血液或分泌物污染的医疗器械应消毒。

3. 保护易感人群 目前尚无有效疫苗。广泛宣传人禽流感的预防知识，指导高危人群采取有效防护措施。流行期间易感者避免去人群聚集的公共场所，注意个人卫生，勤洗手，养成良好的个人卫生习惯。注意饮食卫生，不吃未熟的肉类食品，加强体育锻炼，避免过度劳累。易感人群尽可能减少与禽类不必要的接触，尤其是病死禽的接触。因职业因素必须接触者，应做好个人防护。对密切接触的人群可口服抗病毒药物进行预防。加强标本检查和实验室禽流感病毒毒株的管理，严格执行操作规范，防止医院感染和实验室的感染及传播。

【小结】

人感染高致病性禽流感是由禽甲型流感病毒感染人引起的急性呼吸道传染病。主要的传染源为患禽流感或携带禽流感病毒的禽类，通过呼吸道、消化道或密切接触而感染人，人对禽流感病毒并不易感，但普遍缺乏免疫力。家禽养殖业者，饲养、销售及宰杀禽类的人员，接触禽流感病毒实验室的工作人员为高危人群。人禽流感起病急，在病初的 2～3d 传染性最强。早期表现类似普通流感，主要表现为发热、鼻塞、流涕、咽痛、咳嗽、咳痰、呼吸困难、头痛、肌肉酸痛和全身不适等症状。重症患者病情发展迅速，可出现肺炎等并发症。治疗上主要是隔离防护、对症支持治疗和抗病毒治疗。一旦发现疫情，立即上报，并对疫源地进行彻底消毒。接触人禽流感患者做好个人防护，保护易感人群，注意个人卫生，勤洗手。人禽流感主要的护理要点为做好消毒隔离及防护措施，保持呼吸道通畅，做好心理护理及健康教育。

十、手足口病患者的护理

DAO RU QING JING

导入情景

情景描述：

患儿，女，3 岁，以“发热 1d 伴手、足、口腔疱疹”就诊，患儿母亲诉患儿 1 天前有低热，偶有咳嗽，纳差，今日发现手、足有红色皮疹，无呕吐腹泻，故来就诊。

查体：T38.5℃，P102 次/min，R25 次/min，患儿神志清，无结膜充血，咽部充血，口腔黏膜有数个小疱疹，周围有红晕。手心、足底、臀部散在红色丘疹，心肺正常，腹软无压痛反跳痛。肠鸣音每分钟 5 次。Kernig 征和布鲁金斯征均阴性。

实验室检查：WBC 3.0×10^9/L，L0.76，咽拭子分离出 EV71 病毒。

请问：1. 该患儿最有可能的诊断是什么？依据是什么？

2. 应如何进行病情观察？

3. 该患儿目前主要的护理诊断是什么？

4. 针对该患儿应采取哪些护理措施？

手足口病(hand-foot-mouth disease，HFMD)是由多种肠道病毒感染引起的肠道传染病。临床上主要以发热和手、足、口腔等部位的皮疹为主要特征。大多数患儿症状轻微，少数患儿可引起心肌炎、脑炎、呼吸道感染等并发症。重症患儿病情进展快，病死率高。夏秋季高发，常见于学龄前儿童，婴幼儿多见，可在幼儿园和学校暴发流行。

【病原学】

引发手足口病的肠道病毒有 20 多种(型)，其中以柯萨奇病毒 A16 型(Cox A16)和肠道病毒 71 型(EV71)最为常见。主要为小 RNA 病毒科，肠道病毒属。重症病例多由 EV71 感染引起。EV71 是最晚发现的新型肠道病毒，是一种耐热、耐酸的小 RNA 病毒。人体感染后主要存在于咽部和粪便中。

肠道病毒对一般理化因素抵抗力强，适合在湿、热的环境下生存，75%的酒精和 5%甲酚皂溶液(来苏)不能将其灭活。耐低温，在 4℃可存活 1 年，在－20℃可长期保存。对紫外线和干燥敏感，甲醛、碘酒和氧化剂(如漂白粉、高锰酸钾等)均能将其灭活。

【流行病学】

(一)传染源

人是肠道病毒 EV71 唯一的宿主，患儿及隐性感染者为本病的传染源，其中轻症患儿和隐性感染者为本病的主要传染源，更具有流行病学意义。患儿通常在发病后 1 周内传染性最强。

(二)传播途径

主要经粪-口和(或)呼吸道飞沫传播，亦可经接触患儿皮肤、黏膜疱疹液而感染。患儿的粪便、疱疹液和呼吸道分泌物及其被污染的手、毛巾等用具及医疗器具均可传播本病。

(三)易感人群

人群对肠道病毒普遍易感。感染后可获得免疫力，但持续时间尚不明确，各年龄组均可发病，以 3 岁以下幼儿最常见。

(四)流行特征

该病四季均可发生，以夏秋季节多见，世界各地均有流行，在幼儿园呈现聚集发病。

【发病机制与病理改变】

发病机制尚未完全明确。目前认为发病经历了两次病毒血症：病毒从咽部或肠道侵入，在局部黏膜或淋巴组织中繁殖，由此进入血液循环导致第一次病毒血症；病毒经血液循环侵入网状内皮组织、深层淋巴结、肝、脾、骨髓等处大量繁殖并再次释放入血液循环，引起第二次病毒血症。自此，病毒随血液进入全身各器官，如中枢神经系统、皮肤黏膜、心脏等处，进一步繁殖并引起病变。

EV71 具有嗜神经性，人体感染后病理改变主要表现为出现血管变态反应和组织炎症病变。当病毒累及中枢神经系统时，组织炎症较神经毒性作用更加强烈，中枢神经系统小血管内皮最易受到损害。细胞融合、血管炎性变、血栓形成可导致缺血和梗死。在脊髓索、脑干、间脑、大脑和小脑的局部组织中，除嗜神经性作用外，还存在广泛的血管周围和实质细胞炎症。

【护理评估】

（一）护理病史

1. 健康史 询问本次起病的经过即发热开始的时间、程度及持续时间；有无伴随流涕、咳嗽、头痛、呕吐等症状，咳嗽的性质及痰液的颜色、性质及量。询问出疹的时间，发热与皮疹的关系；近期是否服用药物，有无药物过敏。了解既往身体状况。

2. 流行病学资料 询问患儿近期有无与手足口患者接触史，周围儿童、幼儿园或学校有无类似病例，当地是否有手足口病的流行，既往和近期有无其他急慢性病、传染病史等。

（二）身体状况

潜伏期 3～7d。

1. 普通型 主要表现为发热，手、足、口、臀等部位出现皮疹（斑丘疹、丘疹、疱疹）。周围有炎性红晕，皮疹无瘙痒，无疼痛感，2～3d 自行吸收，不留痂。可伴有流涕、咳嗽、食欲下降、口痛、呕吐、腹泻、全身不适等上呼吸道感染症状，部分病例可无发热。口腔黏膜出现小疱疹，分布于舌、颊黏膜、硬腭，也可在扁桃体、牙龈及咽部等，疱疹破溃后形成溃疡，患儿常因口腔溃疡疼痛而流涎、拒食。手、足、臀部、臂部、腿部出现斑丘疹，后转为疱疹，疱疹周围可有炎性红晕，疱内液体较少。手足部较多，掌背面均有。皮疹数少则几个多则几十个。消退后不留痕迹，无色素沉着。部分病例仅表现为皮疹或疱疹性咽峡炎。多在一周内痊愈，预后良好。部分病例皮疹表现不典型，如单一部位或仅表现为斑丘疹。

2. 重型 少数病例（尤其是小于 3 岁者）病情进展迅速，在发病 1～5d 左右出现脑膜炎、脑炎（以脑干脑炎最为凶险）、脑脊髓炎、肺水肿、循环障碍等，极少数病例病情危重，可致死亡，存活病例可留有后遗症。及时发现并正确治疗，是降低病死率的关键。

（1）神经系统表现 少数患儿可出现中枢神经系统损害，表现为精神差、嗜睡、头痛、呕吐、易激惹、肢体抽搐、无力或急性迟缓性麻痹，查体可见脑膜刺激征、腱反射减弱或消失、巴宾斯基征阳性等，危重者可表现为频繁抽搐、昏迷、脑水肿、脑疝。

（2）呼吸系统表现 呼吸浅促，呼吸节律改变，口唇发绀，呼吸困难，咳白色、粉红色或血性泡沫痰，肺部可闻及痰鸣音或湿啰音。

（3）循环系统表现 心率增快或减慢，脉搏浅速、减弱甚至消失，面色苍白，四肢发凉，指（趾）发绀，血压升高或下降。

（三）实验室及其他检查

1. 血常规 白细胞计数正常或降低，淋巴细胞和单核细胞增多；重症病例白细胞计数明显升高。

2. 血液生化检查 部分病例可有轻度 ALT、AST、肌酸激酶同工酶（CK-MB）升高，重症病例有血糖升高。

3. 血清学检查 是目前诊断的常用方法。取急性期与恢复期双份血清检测，血清特异性抗体 4 倍及以上增长，具有诊断意义，亦可检测其特异性 IgM 抗体。

4. 病原学检测　从患儿咽部、粪便、脑脊液或疱疹液中，检测特异性 EV71 核酸阳性或分离到 EV71 病毒。

5. X 线胸片　可表现为双肺纹理增多，网状、点片状、大片状阴影，部分病例以单侧为著，快速进展为双侧大片阴影。

6. 核磁共振　以脑干、脊髓灰质损害为主。

7. 脑电图　部分病例可表现为弥漫性慢波，少数可出现棘慢波。

8. 心电图　无特异性改变。可见窦性心动过速或过缓，ST-T 改变。

（四）心理-社会状况

了解患儿家属对疾病的认知程度，家庭经济情况，对患儿的关注程度，患病对小孩家庭工作、生活带来的影响。

（五）处理原则

本病目前尚缺乏特异、高效的抗病毒药物，对症和支持治疗是主要措施。如无并发症，预后一般良好，多在一周内痊愈。

1. 隔离与消毒　隔离患儿，接触者应注意消毒隔离，避免交叉感染。患儿用过的物品要彻底消毒，可用含氯消毒液浸泡，不宜浸泡的物品可放在日光下暴晒。

2. 一般对症治疗　适当休息，清淡饮食，做好口腔和皮肤护理。

3. 并发症治疗

(1)密切监测病情变化，尤其是脑、肺、心等重要脏器功能；危重病特别注意监测血压、血气分析、血糖及胸片。

(2)注意维持水、电解质、酸碱平衡及对重要脏器的保护。

(3)有颅内压增高者可给予甘露醇等脱水治疗，重症病例可酌情给予甲基泼尼松龙、静脉用丙种球蛋白等药物。

(4)出现低氧血症、呼吸困难等呼吸衰竭征象者，宜及早进行机械通气治疗。

(5)维持血压稳定，必要时适当给予血管活性药物。其他重症如出现 DIC、肺水肿、心力衰竭等，应给予相应处理。

【常见护理诊断/问题】

1. 皮肤完整性受损　与病毒引起的皮损有关。

2. 舒适的改变　与病毒致口腔黏膜溃疡有关。

3. 营养失调：低于机体需要量　与口腔溃疡疼痛引起拒食有关。

4. 体温过高　与病毒感染有关。

5. 潜在并发症　脑膜炎、肺水肿、呼吸衰竭、心力衰竭。

【护理目标】

1. 皮疹消退，皮肤无继发感染。
2. 患儿舒适度增加。
3. 患儿每日营养需求得以满足。
4. 患儿体温降至正常范围或可耐受程度。
5. 及时发现病情变化，积极配合抢救及处理。

【护理措施】

(一)病情观察

对休克型患者每 10～15min 测量生命体征，如发现面色苍白、四肢湿冷、血压下降、脉搏细速、尿少和烦躁、呼吸异常、肺水肿体征等休克征象，及时通知医生并配合抢救，加强护理。密切观察神志的变化，如有异常说明可能累及中枢神经系统，注意观察生命体征，并做好记录。

(二)一般护理

1. 休息 急性期应卧床休息，避免哭闹，减少消耗，多饮温开水；居室应定期开窗通风，温、湿度适宜，保持空气新鲜、流通。

2. 饮食 宜给予清淡、易消化、营养丰富、刺激性小的流质或半流质饮食，禁食冰冷、辛辣、咸、硬等刺激性食物，少量多餐。严重吐泻时应暂停进食，逐渐好转可少量多次给予饮水，病情控制后饮食逐渐过渡到高热量、低脂、流质饮食，尽量避免饮用牛奶、豆浆等不易消化而又能加重肠胀气的食物。疼痛剧烈而拒食的患儿可给予静脉补液，补充所需营养。

(三)皮肤黏膜的护理

1. 口腔护理 保持口腔清洁，饭前饭后用温水或生理盐水漱口，或用棉棒蘸生理盐水轻轻地清洁口腔，预防细菌继发感染；患儿口腔黏膜皮疹易破溃，引起剧烈疼痛而拒食、流涎、哭闹不眠等，可用维生素 B_2 粉剂加鱼肝油、复方蛋黄乳软膏或含有利多卡因的溃疡糊剂涂抹于口腔糜烂部位，以减轻疼痛，促使溃疡处早日愈合。

2. 皮肤护理 注意保持皮肤清洁，防止感染，可温水洗浴，禁用肥皂、沐浴液等化学用品；衣服、被褥要清洁，衣着要舒适、柔软，经常更换；剪短患儿的指甲，必要时包裹双手，防止抓破皮疹；手足部皮疹初期可涂炉甘石洗剂，待有疱疹形成或疱疹破溃时可涂 0.5%碘附；臀部有皮疹的患儿，应随时清理大小便，保持臀部清洁干燥。

(四)心理护理

介绍手足口病的相关知识，使患儿及家属了解隔离的重要性和暂时性，能积极配合治疗。

(五)健康指导

指导患者及家属做好手足口病的消毒隔离措施。保持环境卫生，房间要经常通风，勤晒衣被；本病流行期间不带婴幼儿到人群聚集、空气流通差的公共场所；勤洗手，饭前便后、外出归来要用肥皂或洗手液在流动水下认真洗手；看护者接触儿童前，替幼童更换尿布、处理粪便后均要洗手，并妥善处理污物；婴幼儿使用的奶瓶、奶嘴使用前后应充分清洗；对可能被患儿分泌物污染的物品如门把手、水龙头、毛巾等可用消毒剂消毒；生活用具分开使用，定期消毒。

【护理评价】

1. 皮疹是否消退，有无发生皮肤继发感染。
2. 患儿舒适度是否增加。
3. 患儿每日营养需求能否得以满足。
4. 患儿体温是否降至正常范围或可耐受程度。

5.能否及时发现病情变化，积极配合抢救及处理。

【预防】

1.管理传染源　患者(尤其是婴幼儿)应及时就诊，轻者在家休息，重者住院治疗。

2.切断传播途径　加强室内空气流通，养成良好的个人卫生习惯，勤洗手。流行期间，家长应尽量少带孩子到拥挤的公共场所，减少感染机会。幼托机构应做好晨检工作，及时发现，及时隔离，教室和宿舍等场所要保持良好通风，每日对玩具、个人卫生用具、餐具等物品进行清洗消毒，用0.1%的含氯消毒液擦拭桌椅、门把手、楼梯扶手、玩具等公共物品。

3.保护易感人群　目前尚无有效疫苗。密切接触患儿的易感儿可肌内注射丙种球蛋白。

【小结】

手足口病是由多种肠道病毒感染引起的肠道传染病。人是肠道病毒EV71唯一宿主，轻型和隐性感染者是本病主要的传染源，主要经呼吸道飞沫、粪-口、直接接触传播。人对肠道病毒普遍易感，一年四季均可发病，以夏秋季多见。婴幼儿多见，流行期间可在幼儿园聚集发病。临床表现为急性起病，发热，手、足、口、臀等部位出现皮疹，周围有炎性红晕，皮疹呈离心性分布。少数患儿可出现脑炎、脑脊髓炎、脑膜炎、肺水肿、循环衰竭等并发症。本病目前尚缺乏特异、高效的抗病毒药物，对症和支持治疗是主要治疗措施。如无并发症，预后一般良好。手足口病的护理重点为皮疹的护理，尤其是口腔护理、饮食护理，及密切观察病情变化，并做好本病健康宣教工作。

（陈燕　王洋　金祥宁　陶宝根　周明琴）

第四节　细菌性传染病患者的护理

一、伤寒患者的护理

DAO RU QING JING

导入情景

情景描述：

李先生，28岁，持续发热2周，伴乏力、食欲减退、腹胀，前一天起突解黑色大便，伴有头晕，来医院就诊收治入院。

若你是当班护士，请问：

1.患者可能发生了什么情况？

2.你将如何护理？

伤寒(typhoid fever)是由伤寒沙门菌引起的急性肠道传染病。临床上以持续发热、相对缓脉、全身中毒症状及消化道症状、玫瑰疹、肝脾大、白细胞减少等为特征，可出现肠出血、肠穿孔等严重并发症。

【病原学】

伤寒沙门菌属于沙门菌属中的D群，革兰染色阴性，呈短杆状，无芽孢及荚膜，有鞭毛，能运动。在普通培养基能生长，但含胆汁的培养基中更有利于其生长。本菌具有菌体O抗原，鞭毛H抗原和表面Vi抗原，可刺激机体产生相应的抗体。伤寒沙门菌不产生外毒素，其菌体裂解时释放的内毒素，在本病的发病过程中起重要作用。

伤寒沙门菌在自然界中生命力强。耐低温，在水中可存活2～3周，粪便中维持1～2月，在冰冻环境可维持数月。但对热、干燥抵抗力弱，60℃ 15min或煮沸即可杀灭，对一般化学消毒剂敏感。消毒饮水余氯达0.2～0.4mg/L时可迅速死亡。

【流行病学】

(一)传染源

患者或带菌者均为传染源。伤寒患者在疾病全过程中都可排菌，因此，从潜伏期末至全病程均有传染性。以起病后2～4周排菌量最多，传染性最大。慢性带菌者是引起伤寒不断传播或流行的主要传染源，有重要的流行病学意义。

(二)传播途径

伤寒沙门菌通过粪-口途径感染人体。水源污染是本病最重要的传播途径，常引起暴发流行。食物被污染也是传播伤寒的主要途径之一，有时可引起食物型的暴发流行；散发病例则一般以日常生活接触传播为主。

(三)易感人群

人对伤寒普遍易感，病后可获得持久的免疫力，由于免疫性强，再次发病者极少，但伤寒与副伤寒不产生交叉免疫，故可重复感染副伤寒。

【发病机制与病理改变】

(一)发病机制

伤寒沙门菌进入人体后，是否发病与感染的细菌数量、菌株的毒力及机体免疫状况等有密切关系。少量伤寒沙门菌可被胃酸杀灭而不发病。当入侵菌量较大、菌株毒力较强、机体免疫功能低下时，未被胃酸杀灭的部分伤寒沙门菌到达小肠侵入肠黏膜，被巨噬细胞吞噬，并在其胞质内繁殖形成初发病灶，进一步侵犯肠系膜淋巴经胸导管进入血液循环，形成第一次菌血症。此阶段临床上处于潜伏期。伤寒沙门菌被单核-吞噬细胞系统吞噬、繁殖后再次进入血液循环，形成第二次菌血症。伤寒沙门菌向肝、脾、胆囊、骨髓、肾和皮肤等组织器官内播散，肠壁淋巴结出现髓样肿胀、增生、坏死，临床上处于初期和极期(相当于病程1～3周)。在胆道系统内大量繁殖的伤寒沙门菌随胆汁排出到肠道，一部分随粪便排出体外，一部分经肠道黏膜再次侵入肠壁淋巴结，使原致敏的淋巴组织产生更严重的炎症反应，可引起溃疡形成。此阶段临床上处于缓解期(相当于病程的3～4周)。在极期和缓解期，当坏死和溃疡的病变累及血管时，可引起肠出血；当溃疡侵犯小肠的肌层和浆膜层时，可引起肠穿孔。随着机体免疫能力的增强，血与各脏器中的伤寒沙门菌逐渐被清除，肠壁溃疡愈合，临床上处于恢复期。少数患者痊愈后，由于胆囊长期保留病菌而成为慢性带菌者。

(二)病理改变

伤寒的病理特点是全身单核-吞噬细胞系统的增生性反应。以回肠下段集合淋巴结与孤立淋巴滤泡的病变最显著。第1周淋巴组织增生肿胀；第2周肿大的淋巴结发生坏死；第3周坏死组织脱落，形成溃疡，若病变波及病灶血管可引起肠出血，若溃疡深达浆膜层可导致肠穿孔；第4周后溃疡逐渐愈合，不留瘢痕。肠外脏器中，脾脏与肝脏的病变最显著。脾脏肿大，包膜紧张，显微镜下可见红髓明显充血，亦可见灶性坏死，并可见伤寒结节。肝脏亦肿大，显微镜下可见肝细胞混浊肿胀、变性和灶性坏死。

【护理评估】

(一)护理病史

1.健康史　应详细询问患者：发热的程度、热期以及伴随症状；重点评估患者有无持续性高热1～2周以上，并了解有无表情淡漠、玫瑰疹等；有无食欲不振或腹胀、便秘；有无头晕、烦躁，心悸、暗红色血便以及突然剧烈的腹痛、冷汗等；有无等肠出血、肠穿孔等并发症。

2.流行病学资料　详细询问当地是否有伤寒流行；是否有伤寒患者接触史；有无不洁饮食史、饮水史；既往是否患过伤寒。

(二)身体状况

潜伏期的长短与细菌数量及机体免疫状态有关，波动范围为3～60d，一般为7～14d。

1.典型伤寒　典型伤寒的临床经过分为四期。

(1)初期(病程第1周)　起病大多缓慢，畏寒发热为最早出现症状，并常伴有全身不适、乏力、食欲减退、咽痛、咳嗽、恶心、呕吐和轻度腹泻或便秘等症状。体温多呈梯形上升，于5～7d内可高达39～40℃。部分患者常可触及肿大的脾脏与肝脏。

(2)极期(病程第2～3周)　出现伤寒的典型表现。主要表现：①发热：多呈稽留热，少数为弛张热或不规则热，如果没有有效的抗菌治疗，发热可持续10～14d。②消化道症状：食欲不振明显，腹部不适、腹胀，多有便秘，少数出现腹泻，右下腹可有轻压痛。③神经系统症状：由于内毒素的致热和毒性作用，患者表现为精神恍惚、表情淡漠、反应迟钝、呆滞(称为伤寒面容)，部分患者听力减退，重者可出现谵妄、昏迷等中毒性脑病表现。④循环系统症状：常有相对缓脉。儿童及有心肌损害者，则相对缓脉不明显。⑤肝、脾大：病程第1周末可有脾大、质软伴有压痛。肝亦可大，并发中毒性肝炎时，可见黄疸或肝功能异常。⑥皮疹：病程7～14d，部分患者皮肤出现淡红色斑丘疹(玫瑰疹)，直径2～4mm，压之褪色。一般在10个以下，多见于胸、腹部，偶可见于背部与四肢，分批出现，2～4d内消退。

(3)缓解期(病程第4周)　体温逐步下降，食欲好转，神经、消化系统症状减轻。但是本期小肠病理改变仍处于溃疡期，还有可能出现肠出血、肠穿孔等并发症。

(4)恢复期(病程第5周)　体温恢复正常，临床症状消失，通常1个月左右可完全康复。体弱、原有慢性疾患，或出现并发症者，病程往往较长。

以上为典型伤寒的自然发展过程，由于推行预防接种及早期应用有效抗菌药物治疗，目前具有典型表现患者已不多见。

2.非典型伤寒　根据不同的发病年龄、机体免疫状态、是否存在基础疾病、所感染伤寒沙门菌的数量和毒力以及使用有效抗生素的早晚等因素，除典型伤寒外，还有轻型、迁延型、逍遥型、暴发型等多种临床类型。

(1)轻型　多见于儿童或者起病初期使用有效抗菌药物以及曾接种过伤寒菌苗预防的患者。全身毒血症状轻，病程短，1～2周即可恢复。

(2)迁延型　起病初期表现与典型伤寒相似，但发热可持续5周以上，甚至数月之久，弛张热或间歇热，肝脾大显著，常见于原先有慢性乙型肝炎、胆管结石或慢性血吸虫病等消化系统基础性疾病的患者。

(3)逍遥型　毒血症状轻，患者照常生活、工作不易觉察，可因肠出血、肠穿孔而首诊。

(4)暴发型　起病急、毒血症状严重，高热或体温不升，可出现中毒性休克、中毒性脑病、中毒性心肌炎、中毒性肝炎等。如能及时诊断，进行有效的病原及对症治疗，仍有治愈的可能。

3. 特殊临床背景下以及病程发展阶段中伤寒的特点

(1)小儿伤寒　年龄越小越不典型。起病较急，多为弛张热型，胃肠道症状明显，肝脾大较常见，易并发支气管肺炎。外周血象白细胞数一般不减少，甚至可增高。年长儿童病情较轻、病程较短，并发肠出血、肠穿孔的机会较少。

(2)老年伤寒　临床表现也不典型，通常发热不高，但易出现虚脱，常可并发支气管肺炎和心力衰竭，胃肠功能持续性紊乱，记忆力减退。病程迁延，恢复较慢，病死率较高。

(3)再燃　部分患者于缓解期，体温开始下降，但尚未恢复正常时，又重新升高，持续5～7d后退热，称为再燃。此时血培养可再次出现阳性。可能与抗菌治疗不当，与菌血症未得到完全控制有关。

(4)复发　少数患者于退热后1～3周，临床症状再度出现，称为复发。此时血培养可再获阳性结果，原因与病灶内的细菌未完全清除重新进入血液有关。个别患者可有多次复发，复发一般较初发症状轻，病程短，并发症较少。

4. 并发症

(1)肠出血　为最常见的并发症，多见于病程2～3周，发生率在2%～15%。临床表现轻重不一，少量出血者仅大便潜血阳性可无症状或仅有头晕、脉速，大量出血可引起烦躁、脉搏细速、血压下降等失血性休克表现。过早活动、饮食不当、腹泻、排便用力过度等常为诱因。

(2)肠穿孔　为最严重并发症，发生率在1%～4%，常发生于病程2～3周，好发回肠末段。穿孔前常有腹胀、腹痛、腹泻或肠出血等先兆，穿孔时患者突感右下腹剧痛，伴恶心、呕吐、脉细速、出冷汗、体温和血压下降等休克表现。经1～2h后腹痛和休克症状暂时缓解，但是，不久体温迅速回升，腹痛持续并加剧，出现腹胀、腹壁紧张、全腹压痛、反跳痛、腹肌紧张等腹膜炎征象。腹部X线检查可见膈下有游离气体。

(3)中毒性肝炎　为多见的并发症，常见于病程1～3周，发病率约10%～50%，肝大，压痛，血清ALT升高，少数患者血清胆红素轻中度升高。

(4)中毒性心肌炎　见于病程第2～3周，有严重毒血症的患者。患者心率加快、第一心音低钝、期前收缩、血压下降等，心电图可有P-R间期延长、ST段下降或平坦、T波改变等异常。

(5)其他并发症　包括支气管炎或支气管肺炎、胆囊炎、溶血性尿毒综合征等并发症。孕妇可发生流产或早产。

(三)实验室及其他检查

1. 血常规　白细胞计数一般在$(3\sim5)\times10^9/L$，中性粒细胞减少，嗜酸性粒细胞减少或消失。嗜酸性粒细胞计数随病情好转而恢复正常，复发时再度减少或消失，对伤寒的诊断与病情评估有一定参考价值。

2. 细菌学检查

(1)血培养　是最常用的确诊伤寒的依据。病程第1～2周阳性率最高(80%～90%)，第3周约为50%，第4周以后不易检出。再燃和复发时血培养再度阳性。已应用抗生素治疗者可做血块培养，去除血清中所含抗菌药物，增加阳性机会。

(2)骨髓培养　由于骨髓中巨噬细胞含量丰富，含菌多，伤寒沙门菌存在时间亦较长，所以骨髓培养阳性率高于血培养。对血培养阴性或使用过抗菌药物诊断有困难的疑似患者，骨髓培养更有助于诊断。

(3)粪便培养　病程第2周起阳性率逐渐增加，第3～4周阳性率最高，对早期诊断意义不大，常用于判断带菌情况。

(4)尿培养　早期常为阴性，病程第3～4周的阳性率为25%左右。

3. 血清学检查　肥达试验：假阳性和假阴性较多，对伤寒副伤寒的诊断价值并不大。应用伤寒沙门菌O与H抗原，副伤寒甲、乙、丙的鞭毛抗原(A、B、C)等5种抗原，通过凝集反应检测患者血清中相应抗体的凝集效价。通常在病后1周左右出现抗体，第3～4周效价最高，并可维持数月。少数患者抗体阳性较迟才出现，或者抗体效价水平较低，有10%～30%的患者肥达试验始终为阴性。

在流行区的正常人群中，部分个体血清中可能有低效价凝集抗体存在，故通常O抗体效价在1∶80以上，H抗体效价在1∶160以上，或者O抗体效价4倍以上的升高，才有辅助诊断意义。伤寒沙门菌，副伤寒甲、乙杆菌有共同的O抗原，能刺激机体产生相同的抗体，所以O抗体升高只能支持沙门菌感染，不能区分伤寒或副伤寒；但三者的H抗原不同，产生不同的抗体。在没有接种过伤寒、副伤寒菌苗或未患过伤寒、副伤寒的情况下，当某一种H抗体增高超过阳性效价时，提示是伤寒或副伤寒中某一种感染可能。

评价肥达试验结果，应注意“同时高”(O抗体或H抗体同时升高)、“步步高”(5～7d复检，抗体效价4倍升高)，方有诊断价值。

Vi抗体的检测可用于慢性带菌者的调查，效价在1∶40以上有意义。如Vi抗体效价平稳下降，提示带菌状态消除。

(四)心理-社会状况

评估患者对伤寒疾病的了解情况，对限制饮食、消毒隔离的认知及配合程度；对疾病引起的各种不适的心理反应，是否有急躁和恐惧心理；对住院隔离的感受，家属的关心支持程度。

(五)处理原则

使用有效抗生素，以便及早控制炎症，减少内毒素释放。有严重毒血症状者，可在适量、有效抗生素治疗的同时，加用肾上腺皮质激素。同时积极地对症治疗，防止并发症的发生。

1. 隔离与消毒　患者入院应按照肠道传染病常规进行消毒隔离，至体温正常后15d或每隔5～7d大便培养1次，连续2次阴性，方可解除隔离。

2. 对症治疗　高热者可用冰敷、酒精擦浴等物理方法，不宜大量用退热药，以免虚脱。烦躁不安者可用地西泮镇静剂。有谵妄、昏迷等毒血症症状严重的患者，在足量、有效的抗感染治疗的同时，可加用肾上腺皮质激素减轻毒血症状。地塞米松静脉滴注，2～4mg，1 次/d，疗程 1～3d。

3. 病原治疗

(1)喹诺酮类　为首选药物。氧氟沙星、左旋氧氟沙星、环丙沙星等，抗菌谱广，杀菌作用强，对伤寒沙门菌(包括耐氯霉素株)有强大的抗菌作用。副作用轻，可有胃肠不适、失眠等。用法：氧氟沙星，成人每次 0.2g，3 次/d，口服或静滴；左旋氧氟沙星，成人每次 0.2g，2 次/d，口服或静滴；环丙沙星，成人每次 0.5g，3 次/d，口服。疗程均为 14d 左右，但孕妇与儿童不宜应用。

(2)第三代头孢菌素　在体外对伤寒沙门菌有强大抗菌活性，不良反应低，孕妇、儿童及哺乳期妇女亦可选用。头孢哌酮、头孢曲松、头孢他啶等第三代头孢菌素，每日剂量 2.0～4.0g，儿童 100mg/kg，分 2 次静脉注射，疗程 10～14d。

4. 并发症治疗

(1)肠出血　绝对卧床休息，补充血容量，维持水、电解质和酸碱平衡。应用止血药，维生素 K_1 每次 10mg，2 次/d；卡巴克络(安络血)每次 10mg，肌内注射，2 次/d。必要时输血。

(2)肠穿孔　禁食，胃肠减压，加强控制腹膜炎症，警惕感染性休克的发生。肠穿孔并发腹膜炎患者，应及时进行手术治疗，同时加用足量有效的抗菌药物控制腹膜炎。

【常见护理诊断/问题】

1. 体温过高　与伤寒沙门菌感染，大量内源性致热源释放有关。

2. 营养失调：低于机体需要量　与高热、纳差、腹胀、腹泻有关。

3. 潜在并发症　肠出血、肠穿孔等。

4. 潜在并发生　中毒性心肌炎、支气管肺炎、中毒性肝炎等。

5. 排便异常：便秘、腹泻　与内毒素释放致肠道功能紊乱、低钾血症、长期卧床有关。

6. 有传播感染的危险　与粪便大量排菌有关。

7. 焦虑　与隔离治疗、感到疾病威胁有关。

【护理目标】

1. 患者能说出本病发热特点，配合治疗，体温降至正常范围。

2. 患者能说出营养失调发生的原因和饮食管理对本病的重要性，切实执行各项饮食措施，营养状况逐步改善。

3. 患者能列举常见并发症并能识别主要早期征象，主动避免诱因，配合治疗、护理，住院期间无肠出血、肠穿孔发生。

【护理措施】

(一)一般护理

1. 休息　发热期患者必须卧床休息，做好口腔、皮肤等生活护理，热退后 1 周可适度增加活动量。

2. 饮食　发热期间应给予营养丰富、清淡的流质饮食，如牛奶、蛋汤、青菜汤、鲜果汁等，少量多餐，避免过饱。应向患者及家属说明饮食控制的重要性，使患者及家属主动配合，严格控制饮食。鼓励患者多饮水，入量不足者给予静脉补液，有肠出血时禁食 24h，静脉补充营养。缓解期患者食欲好转，但肠道病变未愈，尤其应预防肠出血或肠穿孔，故应给予易消化的高热量、少渣、少纤维素、不易产生肠胀气的流质或半流饮食，如软面条、米粥等，观察进食后的反应。恢复期患者可逐渐过渡至正常饮食，但此时仍可能发生并发症，切忌暴饮暴食或进食生冷、粗糙、不易消化的食物。腹胀者禁食易产气食物，如牛奶、糖类及高脂食物，注意补充钾盐。

（二）病情观察

注意观察发热程度及热型、体温升降的特点；观察大便颜色、性状以及有无便秘、腹泻和腹胀的发生；注意观察玫瑰疹出现的部位和数量等情况；密切监测生命体征；及早识别肠道并发症的征象，观察是否有头晕、口渴、烦躁不安等症状，是否有面色苍白、手足冰冷、呼吸急促、脉搏增快、血压下降等休克体征；是否有剧烈腹部压痛、腹胀、腹肌紧张等。

（三）对症护理

1. 高热护理 观察发热的程度及热型，体温的升降特点；采取有效的降温措施，尽量避免应用发汗退热药，以防体温骤降，大汗虚脱；保证液体的入量，鼓励患者少量多次饮水；加强口腔、皮肤的护理。

2. 便秘、腹泻和腹胀的护理 便秘患者排便切忌过分用力，必要时用开塞露或生理盐水低压灌肠，忌用泻药；腹泻患者腹部血液充盈，可予腹部冷敷，以减轻充血，但避免腹部施压；腹胀患者除调节饮食外，可用松节油腹部热敷或肛管排气和生理盐水低压灌肠。

3. 肠出血的护理 暂时禁食，绝对卧床休息，保持安静，必要时给予镇静剂；应用止血药；密切观察患者的面色、脉搏、血压变化及每次大便的量和颜色。出血量多者酌情输新鲜血液，注意水、电解质和酸碱平衡。大量出血经积极的内科治疗无效时考虑手术治疗。

4. 肠穿孔的护理 应禁食、胃肠减压；密切监测生命体征；静脉输液维持水、电解质平衡及热量供应；及时应用抗菌药物控制腹腔感染；并发腹膜炎的患者，应及时手术治疗。

（四）用药护理

遵医嘱用药，注意观察喹诺酮类药物的胃肠道反应、失眠、头痛、头晕、皮疹、可逆性白细胞减少等副作用。第三代头孢菌素的副作用相对少见，但也要注意过敏反应及肾毒性。一旦出现上述副作用应及时向医师汇报。

（五）心理护理

及时评估患者对伤寒疾病的认知程度，帮助患者及家属理解熟悉本病的有关知识，以消除患者的不良心理反应。加强有效沟通，鼓励患者，给患者以安慰和支持。

（六）健康指导

向患者及家属介绍伤寒的致病原因、预防知识及消毒隔离措施；指导患者和家属养成良好的卫生与饮食习惯，把住“病从口入”关；向患者及家属说明饮食治疗的重要性、饮食与并发症的关系，切实遵循饮食治疗原则；指导患者定期复查，如有发热等不适表现，应及时随诊，以防止复发。

【护理评价】

1. 患者体温是否降至正常或可耐受范围。

2. 患者能量是否得到满足，体重是否增加。

3. 监测患者是否发生肠出血、肠穿孔，是否得到及时处理。

4. 患者及其家属是否知晓消毒隔离知识。

5. 患者是否能保持乐观情绪，积极配合治疗。

【预防】

1. 控制传染源 患者应按肠道传染病要求隔离。体温正常后的第15天才解除隔离。如果有条件，症状消失后5d和10d各做尿、粪便培养，连续2次阴性，才能解除隔离。慢性携带者应调离饮食业，并给予治疗。接触者医学观察15d。

2. 切断传播途径 应做好水源管理、饮食管理、粪便管理和消灭苍蝇等卫生工作。要避免饮用生水，避免进食未煮熟的肉类食品，进食水果前应洗净或削皮。

3. 保护易感人群 与带菌者一起生活或进入伤寒流行区之前，可接受伤寒和副伤寒甲乙三联菌苗预防接种，皮下注射3次，间隔7～10d，免疫期为1年。每年可加强1次，皮下注射。伤寒减毒活疫苗Ty21a，第1、3、5和7d各口服1个胶囊。以上疫苗仅有部分免疫保护作用，因此，已经进行免疫预防的个体，仍然需要注意饮食卫生。

ZHI ZHI LIAN JIE

知识链接

"伤寒玛丽"的故事

玛丽·梅伦，1869年生于爱尔兰，15岁时移民美国，在纽约从事家庭厨师工作。奇怪的是，她到哪家给人做饭，哪家就会有人被查出得了伤寒。纽约市卫生专家们几经周折终于查出了是这位"健康的厨娘"传播的伤寒，就以危害公共健康罪将玛丽监禁，隔离在一个小岛上长达20多年，直到她65岁时因中风死去。"伤寒玛丽"事件使公众首次发现，健康人也能传播致命的疾病。

【小结】

伤寒是由伤寒沙门菌引起的急性肠道传染病。主要通过污染的水和食物传播。基本的病理特征是持续的菌血症和全身单核-吞噬细胞系统的增生反应，以回肠下段淋巴组织病变最明显。典型伤寒的临床表现为持续发热、表情淡漠、相对缓脉，玫瑰疹、肝脾大和白细胞减少等，有时可出现肠出血和肠穿孔等严重并发症。治疗伤寒的首选抗菌药为第三代喹诺酮类，也可选用第三代头孢菌素。伤寒患者要特别重视饮食护理，做好病情观察，做好便秘、腹胀的对症护理预防肠出血、肠穿孔并发症的发生。患者应及早隔离，体温正常后15d，或每隔5d粪便培养1次连续2次阴性，可解除隔离。预防的关键措施是切断传播途径，应做好卫生宣教，养成良好的个人和饮食习惯。

二、细菌性痢疾患者的护理

DAO RU QING JING

导入情景

情景描述：

患者，女，12岁，因腹痛、腹泻、里急后重伴发热1d来医院就诊，门诊拟"细菌性痢疾"收治入院。

若你是当班护士，请问：

1. 患者可能会发生什么情况？

2. 你将如何护理？

细菌性痢疾(bacillary dysentery)简称菌痢，是由志贺菌(也称痢疾杆菌)引起的肠道传染病。临床上以急起畏寒、高热、腹痛、腹泻、里急后重和黏液脓血便为主要症状。轻者仅表现为腹痛、腹泻，重者迅速出现感染性休克、昏迷、呼吸衰竭，预后凶险。

【病原学】

痢疾志贺菌属于肠杆菌科志贺菌属，该菌为革兰染色阴性杆菌，有菌毛，无鞭毛、荚膜及芽孢，无动力，兼性厌氧，但最适于需氧生长。按其抗原结构和生化反应不同，可将本菌分为4个血清群(痢疾志贺菌、福氏志贺菌、鲍氏志贺菌、宋内志贺菌)47个血清型或亚型。在污染物品及瓜果、蔬菜上可存活10～20d，但对理化因素抵抗力较弱，加热60℃ 10min可被杀死，对酸和一般消毒剂敏感。

所有菌株都能产生内毒素，内毒素是引起全身反应如发热、毒血症及休克的重要因素。A群痢疾志贺菌还产生外毒素(志贺毒素)，具有神经毒、细胞毒和肠毒性作用，有严重的临床表现。

【流行病学】

(一)传染源

本病传染源包括急、慢性患者和带菌者。非典型患者、慢性菌痢患者及无症状带菌者由于症状轻或无症状易被忽略，故流行病学中具有重大意义。

(二)传播途径

本病主要经消化道传播(粪-口途径传播)。志贺菌随患者粪便排出后，通过污染水、食物、生活用品或手，经口感染。苍蝇有食粪习性，易造成食物污染而传播。在流行季节，污染饮用水源或食物可引起暴发流行。

(三)易感人群

人群普遍易感，病后可获得一定免疫力，但短暂而不稳定，而且各群型之间无交叉免疫，故易发生重复感染。

(四)流行特征

本病终年散发，但以夏、秋季节多见，与气候、进食生冷瓜果机会多及苍蝇密度等因素有关。发病年龄主要分布在学龄前儿童，其次为青壮年，可能与接触病原菌机会多有关。

【发病机制与病理改变】

(一)发病机制

志贺菌进入人体后是否发病，取决于细菌数量、致病力和人体抵抗力。志贺菌进入消化道后，大部分可被胃酸杀灭，少数进入肠道的志贺菌也可因正常菌群的拮抗作用及肠黏膜表面分泌型IgA可阻止对黏膜上皮细胞的吸附而不能致病。只有在免疫力低下或细菌数量多时，细菌可借菌毛黏附于肠黏膜上皮层并进行繁殖，然后经基底膜进入固有层繁殖，释放毒素，引起肠黏膜充血、水肿等炎症反应和固有层小血管痉挛使肠黏膜出现缺血、坏死，并形成多处浅表溃疡，致临床出现腹痛、腹泻和脓血便。

志贺菌释放的内毒素入血后，可引起发热和毒血症，并可释放各种血管活性物质，引起急性微循环障碍，进而引起感染性休克、DIC及重要脏器功能衰竭，临床表现为中毒性休克。

（二）病理改变

菌痢的病理变化主要在大肠，以乙状结肠和直肠病变最显著，严重者可累及整个结肠及回肠末端。肠黏膜的基本病变，急性期为黏膜出现弥漫性纤维蛋白渗出性炎症，肠黏膜表面有大量黏液脓血性渗出物覆盖，与坏死的肠黏膜上皮细胞融合形成灰白色的伪膜，脱落后可见黏膜溃疡，多为不规则浅表溃疡，仅限于固有层，故很少引起肠穿孔及大量肠出血。慢性期可有肠黏膜水肿及肠壁增厚，溃疡可不断形成及修复，并有息肉样的增生及瘢痕形成，可导致肠腔狭窄。中毒型痢疾肠道病变不显著，仅有充血水肿，很少有溃疡，但全身病变较重，可见多数脏器的微血管痉挛及通透性增加；大脑及脑干水肿，神经细胞变性及点状出血；部分病例肾小管上皮细胞变性坏死，肾上腺皮质可见出血和萎缩。

【护理评估】

（一）护理病史

1.健康史 应详细询问患者：起病情况、发热程度及热期；大便性状、次数、颜色、量的变化；有无脓血便及里急后重；有无食欲减退、恶心、呕吐、腹痛等；病后神志、尿量有无改变，有无贫血、消瘦、乏力等表现。

2.流行病学资料 详细询问当地是否有菌痢的流行，了解患者平时的饮食卫生习惯，有无不洁饮食、饮水史，有无与菌痢患者的接触史，既往是否患过菌痢。

（二）身体状况

潜伏期一般1～4d，短者数小时，长者可达7d。

1.急性菌痢

（1）普通型（典型） 起病急，有畏寒、发热，体温可达39℃以上，伴头痛、乏力、食欲减退，并出现腹痛、腹泻、里急后重。腹泻先为稀水样便，1～2d后转为黏液脓血便。每天排便10余次至数十次，常伴肠鸣音亢进和左下腹压痛。自然病程为1～2周，多数可自行恢复，少数转为慢性。

（2）轻型（非典型） 全身毒血症状和肠道症状均较轻，不发热或低热，腹泻次数少，每天排便10次以内，稀便有黏液但无脓血，腹痛轻，无明显里急后重。病程短，3～7d可自愈，亦可转为慢性。

（3）中毒型 多见于2～7岁儿童。起病急骤，病势凶险，突起畏寒、高热，体温可达40℃以上，伴有严重的毒血症状，精神萎靡、嗜睡、昏迷及抽搐，可迅速发生循环衰竭或呼吸衰竭。临床以严重毒血症状、休克和（或）中毒性脑病为主要表现，而胃肠道症状较轻，可无腹痛、腹泻和脓血便。根据其临床表现可分为3型。①休克型（周围循环衰竭型）：较常见，以全身毒血症状和感染性休克为主要临床表现。表现面色苍白、四肢厥冷、皮肤出现花斑、发绀、心率加快、脉细速甚至不能触及，血压下降或测不出，并可出现心、肾功能不全及意识障碍等症状。②脑型（呼吸衰竭型）：以中枢神经系统症状为主要临床表现。由于脑血管痉挛引起脑组织缺血、缺氧，导致脑水肿及颅内压增高甚至脑疝。患者可出现剧烈头痛、频繁呕吐、烦躁、惊厥、昏迷、瞳孔大小不等，对光反射迟钝或消失等，亦可出现呼吸节律不整，深浅不均，呈双吸气或叹息样呼吸等中枢性呼吸衰竭表现。此型较严重，病死率高。③混合型：可同时具有上述两型的表现，最为凶险，病死率很高(90%以上)。

2. 慢性菌痢 菌痢反复发作或迁延不愈达 2 个月以上者，即为慢性菌痢。根据临床表现可分 3 型。

(1)慢性迁延型 急性菌痢迁延不愈，时轻时重，长期腹泻可导致营养不良、贫血、乏力等症状。

(2)急性发作型 有慢性菌痢病史，因进食生冷食物、劳累或受凉等诱因引起急性发作，出现腹痛、腹泻及脓血便，但发热等全身毒血症状不明显。

(3)慢性隐匿型 1 年内有急性菌痢病史，临床无明显腹痛、腹泻症状，大便培养可检出痢疾志贺菌，结肠镜检查肠黏膜有炎症甚至溃疡等病变。

(三)实验室及其他检查

1. 血常规 急性菌痢白细胞总数可轻至中度增多，可达$(10\sim20)\times10^9/L$，以中性粒细胞增高为主。慢性患者可有轻度贫血。

2. 粪便检查

(1)粪便常规检查 粪便外观为黏液脓血便，镜检可见大量白细胞(≥15 个/高倍视野)、脓细胞和少量红细胞，如发现巨噬细胞更有助于诊断。

(2)粪便培养 粪便培养检出志贺菌，为确诊依据。为提高阳性率，应在使用抗菌药物前采新鲜粪便的脓血部分及时送检和多次送检均有助于提高培养阳性率。

(3)免疫学检查 免疫学检查具有早期快速的优点，对菌痢的早期诊断有一定的帮助，但由于粪便中抗原成分复杂，易出现假阳性。

(4)特异性核酸检测 采用分子杂交或 PCR 方法可直接检查粪便中的志贺菌核酸，具有灵敏度高、特异性强、快速简便、对标本要求低等优点，但临床较少使用。

(四)心理-社会状况

评估患者对菌痢疾病的认知及了解程度；对发热、腹泻等症状的心理反应、应对措施及效果；对住院隔离的认识及适应情况；家属对疾病的认知和关心支持程度。

(五)处理原则

1. 隔离与消毒 消化道隔离直至临床症状消失，隔日粪便培养 1 次，连续 2 次阴性。对排泄物与污染物必须严格消毒处理。

2. 急性菌痢

(1)抗菌治疗 轻型菌痢患者可不用抗菌药物，严重病例则需应用抗生素。近年来志贺菌对抗生素耐药性逐年增长，因此，应根据当地流行菌株药敏试验或粪便培养的结果进行选择，抗生素治疗的疗程一般为 3～5d。

常用药物包括以下几种：①喹诺酮类：该类药物有强杀菌作用，口服吸收完全，耐药菌株相对较少，可作为首选的药物。首选环丙沙星：成人每次 0.5g，小儿每次 10mg/kg，2 次/d，疗程 5～7d。喹诺酮类药物虽然不良反应发生率低，但动物实验显示可影响骨骺发育，故孕妇、哺乳妇女及儿童不宜首选使用。②其他世界卫生组织推荐的二线用药：匹美西林(pivmecillinam)和头孢曲松(ceftriaxone)可应用于任何年龄组，同时对多重耐药菌株有效。二线用药，只有在志贺菌菌株对环丙沙星耐药时才考虑应用。③小檗碱(黄连素)：因其有减少肠道分泌的作用,故在使用抗生素时可同时使用,每次0.1～0.3g,3次/d,7d为一疗程。

(2)对症治疗　高热时以物理降温为主,必要时适当使用退热药;毒血症状严重者,可使用小剂量肾上腺皮质激素;剧烈腹痛者可用解痉药,如颠茄片或阿托品。

3. 中毒性菌痢　病势凶险,应及时针对病情采取综合抢救措施。

(1)抗菌治疗　采用有效的抗生素静脉滴注如环丙沙星、左氧氟沙星、头孢菌素类等控制感染。病情好转后改为口服。剂量和疗程同急性菌痢。

(2)对症治疗

1)降温镇静:高热给予退热药及物理降温。对高热伴躁动不安及反复惊厥者,可用亚冬眠疗法,争取短时间内降至36～37℃。反复惊厥者可给予镇静剂如地西泮和水合氯醛等。

2)休克型,积极抗休克治疗:①扩充血容量、纠正酸中毒和维持水、电解质平衡,快速静脉滴注低分子右旋糖酐、葡萄糖盐水及5%碳酸氢钠等液体,补液量及成分视脱水情况而定。②在扩充血容量的基础上,应用山莨菪碱或阿托品解除微血管痉挛;如血压仍不回升,则可加用升压药,以增加心肌收缩力,降低周围血管阻力及改善重要脏器的血液灌注。③保护重要脏器功能,有心力衰竭者用毛花苷C。④短期应用肾上腺皮质激素。

3)脑型:①应用20%甘露醇快速静脉滴注减轻脑水肿;应用血管活性药物以改善脑部微循环,同时给予肾上腺皮质激素有助于改善病情。②防治呼吸衰竭:保持呼吸道通畅、吸氧,如出现呼吸衰竭可用洛贝林等药物,必要时可应用呼吸机。

【常见护理诊断/问题】

1. 体温过高　与志贺菌内毒素激活细胞释放内源性致热原有关。

2. 腹泻　与志贺菌引起肠道炎症导致肠蠕动增强、吸收减少、肠痉挛有关。

3. 疼痛:腹痛　与志贺菌引起肠道病变导致肠蠕动增强、肠痉挛有关。

4. 体液不足　与高热、腹泻、摄入减少有关。

5. 组织灌注无效　与中毒性菌痢导致微循环障碍有关。

6. 营养失调:低于机体需要量　与腹泻、肠道吸收减少,摄入不足,消耗增多有关。

7. 潜在并发症:中枢性呼吸衰竭　与严重脑水肿、脑疝有关。

【护理措施】

(一)一般护理

1. 休息与饮食　毒血症状严重者必须卧床休息,安置患者平卧位或休克体位,注意保暖。给予易消化、高蛋白、高维生素、清淡流质或半流质饮食,忌生冷、多渣、油腻、刺激性食物,少量多餐。严重腹泻伴呕吐者可暂禁食,静脉补充所需营养,使肠道得到充分休息。

(二)病情观察

密切观察排便次数、量、性状及伴随症状;注意患者的饮食情况、脱水征象,记录24h出入量。中毒性痢疾患者应重点监测生命体征、神志、尿量、瞳孔、呼吸等,如发现面色苍白、四肢厥冷、血压下降、脉细速、烦躁等休克征象,立即报告医师,配合抢救。

(三)对症护理

1. 发热的护理　严密监测体温变化;采取有效的降温措施;对高热患者可给予物理降温或遵医嘱使用退热剂,中毒性菌痢患者可用冷(温)盐水灌肠;加强基础护理,鼓励患者多饮水，保证液体的入量。

2. 腹痛、腹泻护理　密切观察排便次数、量、性状及伴随症状；采集含有脓血、黏液部分的新鲜粪便标本及时送检，观察治疗效果；加强肛周皮肤护理，每次便后清洗肛周，保持清洁，并涂以润滑剂，预防刺激；有里急后重者，嘱患者排便时不要过度用力，以免脱肛，若发生脱肛，可戴橡胶手套协助回纳；每天用 1∶5000 高锰酸钾溶液坐浴，防止感染；剧烈腹痛者可用热水袋热敷或遵医嘱使用阿托品或颠茄制剂等药物解痉止痛。

3. 组织灌注无效的护理　应严密监测生命体征、神志、尿量；患者平卧或置于休克体位（头部和下肢均抬高 30°）；保持呼吸道通畅，及时给氧；迅速建立静脉输液通道，必要时开放 2 条通路，按医嘱予以扩容、纠正酸中毒等治疗；在快速补液过程中应密切观察脉搏和呼吸次数，注意有无呼吸困难、咳泡沫痰及肺部湿啰音等急性肺水肿及左心衰竭的表现。一旦发生，应立即减慢输液速度，并遵医嘱使用强心药，如患者面色转红、肢端变暖、发绀消失、收缩压稳定在 80mmHg 以上、脉压差＞30mmHg，说明血容量已补足，休克已纠正；循环衰竭患者肢端循环不好，应注意保暖。

（四）用药护理

遵医嘱使用有效抗菌药物，注意观察药物疗效及有无胃肠道反应、肾毒性、过敏、粒细胞减少等不良反应。

（五）心理-社会状况

及时评估患者对菌痢的认知程度，帮助患者及家属了解本病的有关知识以避免焦虑、紧张等不良情绪，加强有效沟通，鼓励患者，给患者以安慰和支持。

（六）健康指导

向患者及家属介绍菌痢致病原因、预防知识及居家消毒隔离措施；指导患者养成良好的个人卫生与饮食习惯，把住“病从口入”关；有出院带药者，指导患者遵医嘱、按时、按剂量、按疗程服用，以防转变成慢性痢疾；告知患者出院后仍应避免过劳、受凉、暴饮暴食及生冷刺激性食物，防止复发及再感染。

【预防】

1. 管理传染源　急、慢性菌痢患者及带菌者应隔离或定期随访，并给予彻底治疗，直至粪便培养阴性。

2. 切断传播途径　严格做好饮水、食品、粪便的卫生管理，改善环境卫生条件，养成良好的个人卫生习惯。

3. 保护易感人群　我国主要采用口服痢疾 F2a 型依链（streptomycin-dependent）株活菌苗，对同型志贺菌保护率可达 80％左右。而对其他型别菌痢的流行可能无保护作用。

ZHI ZHI LIAN JIE

知识链接

细菌性痢疾感染状况

世界范围内每年有 100 万人死于细菌性痢疾感染或各种并发症，以发展中国家发病率最高。据统计美国每年有 700 个儿童死于菌痢，这主要取决于水源、粪便、垃圾和餐饮卫生设施的管理，人体抵抗力也起一定作用。新中国成立前我国常有菌痢的暴发流行，目前已基本控制菌痢的暴发，以散发病例为主。

【小结】

菌痢是由志贺菌引起的肠道传染病，主要通过消化道传播。终年散发，夏、秋季节可引起流行，主要的病理变化为直肠、乙状结肠的炎症与溃疡。普通型菌痢的临床表现为腹痛、腹泻、黏液脓血便和里急后重等，可伴有发热及全身毒血症状，严重者可出现感染性休克和中毒性脑病。治疗菌痢的首选抗菌药为第三代喹诺酮类，也可选用第三代头孢菌素。菌痢患者的护理重点是做好高热、腹痛、腹泻等对症护理，做好病情观察、用药护理以及健康宣教。患者应消化道隔离直至临床症状消失，隔日粪便培养 1 次，连续 2 次阴性为止。预防的关键措施是切断传播途径，做好卫生宣教，养成良好的个人和饮食习惯。

三、霍乱患者的护理

DAO RU QING JING

导入情景

情景描述：

患者，男，21 岁，因海南旅游，吃海鲜大餐 1d 后，出现剧烈腹泻伴呕吐 3h 来医院就诊，门诊拟“霍乱”收治入院。

若你是当班护士，请问：

1. 患者可能发生了什么情况？

2. 你将如何护理？

霍乱是由霍乱弧菌引起的烈性肠道传染病，发病急、传播快，是亚洲、非洲、拉丁美洲等地区发生腹泻的重要原因，属国际检疫传染病。在我国，霍乱属于甲类传染病。典型的临床表现为：急性起病，剧烈的腹泻、呕吐，米泔水样大便以及由此引起的脱水、电解质及酸碱失衡、肌肉痉挛和循环衰竭。

【病原学】

霍乱弧菌为革兰染色阴性，是弧形或逗点状的杆菌，菌体尾端有一鞭毛，借此能活泼运动。在悬滴镜检时呈穿梭状运动，粪便直接涂片并染色，可见霍乱弧菌呈“鱼群”样排列。该病原菌属兼性厌氧菌，在普通培养基上生长良好，在碱性环境中生长繁殖更快，一般增菌培养常用 pH8.4～8.6 的 1%碱性蛋白胨水。

霍乱弧菌对热、干燥、酸及一般消毒剂均甚敏感，干燥 2h 或加热 55℃ 10min，弧菌即可死亡，煮沸后立即被杀死。但霍乱弧菌在自然环境中存活时间较长，一般在河水、海水和井水中，埃尔托生物型可存活 1～3 周。当霍乱弧菌黏附于藻类或贝壳类动物时，其存活期还可延长，在合适的外环境中甚至可存活 1 年以上。

【流行病学】

（一）传染源

患者及带菌者是霍乱的主要传染源，尤其是中、重型患者排菌量大，每毫升粪便含有弧

菌 $10^7 \sim 10^9$ 个，是重要的传染源。轻型患者易被忽视，得不到及时隔离和治疗，健康带菌者不易被发现，所以两者也是重要的传染源。

（二）传播途径

患者及带菌者的粪便或排泄物污染水源和食物后引起暴发流行，霍乱弧菌能通过污染鱼、虾等水产品引起传播。日常生活接触和苍蝇也起传播作用。

（三）易感人群

人群普遍易感，病后可获得一定程度免疫，能产生抗菌抗体和抗毒素抗体两种，但持续时间短，可再次感染。

（四）流行特征

霍乱在热带地区全年可以发病。在我国仍以夏秋季为流行季节，最早发病在 4 月份，最迟可到 12 月份，高峰期在 7～9 月间。霍乱有沿江、沿海分布为主的特点。

【发病机制与病理改变】

（一）发病机制

霍乱弧菌侵入人体后是否发病，取决于机体的免疫力、病菌数量和致病力。正常胃酸可杀灭一定数量的霍乱弧菌。但若胃酸分泌减少，或大量饮水、进食使胃酸稀释，抑或侵入弧菌数量较多时，未被胃酸杀灭的弧菌进入小肠，黏附于小肠黏膜上皮细胞表面并迅速繁殖，产生外毒素性质的霍乱肠毒素，引起肠液的过度分泌。

霍乱肠毒素有 A、B 两个亚单位，当肠毒素与肠黏膜接触以后，B 亚单位识别肠黏膜上皮细胞的膜表面受体——神经节苷脂(GM)，并与之结合，接着 A 亚单位与整个毒素脱离进入细胞膜，作用于腺苷酸环化酶使之持续活化，从而使三磷腺苷(ATP)不断转变为环磷酸腺苷($_C$AMP)。当细胞内$_C$AMP 浓度升高时，刺激隐窝细胞分泌水、氯化物及碳酸氢盐，同时抑制绒毛细胞对钠的正常吸收，以致大量水分与电解质集聚在肠腔，形成本病特征性的剧烈水样腹泻。腹泻导致的失水使胆汁分泌减少，因此腹泻排出的大便可呈“米泔水”样。

霍乱患者由于剧烈的呕吐与腹泻，体内水和电解质大量丢失，导致脱水和电解质紊乱。严重脱水者可出现循环衰竭，若不及时纠正，进一步发展可引起急性肾衰竭。由于腹泻丢失大量的碳酸氢盐，加上失水导致的周围循环衰竭，组织因缺氧进行无氧代谢，因而乳酸产生过多，可加重代谢性酸中毒。急性肾衰竭，不能排泄代谢产生的酸性物质，也是引起酸中毒的原因。

（二）病理改变

本病的主要病理变化为严重脱水，脏器实质性损害不严重。可见皮肤苍白、干瘪无弹性，皮下组织和肌肉组织脱水，心、肝、脾等脏器因脱水而缩小。肾小球和肾间质毛细血管扩张，肾小管变性和坏死。小肠仅见苍白、水肿，黏膜面粗糙。

【护理评估】

（一）护理病史

1. 健康史　应详细询问患者：起病情况，有无剧烈呕吐、腹泻；腹泻的量及次数；有无“米泔水”样或洗肉水样便；有无发热、腹痛、肌肉痉挛尿量减少等表现。

2. 流行病学资料　询问当地是否有霍乱流行，是否有霍乱患者的接触史，了解发病季节、生活所在地理位置特点，饮食、饮水及个人卫生情况，是否去过疫区。

（二）身体状况

潜伏期一般为1～3d，短者数小时，长者可达7d。患者多突然发病，典型病例病程分为以下三期。

1. 泻吐期　本期持续数小时或1～2d。先泻后吐，一般无发热（O139型除外）。

(1)腹泻　是发病的第一个症状，其特点为无发热，无里急后重感，多数不伴腹痛。初期粪便含粪质，后为黄色水样便或“米泔水”样便，有肠道出血者排出洗肉水样便，无粪臭。粪便量多次频，每日可达数十次，甚至排便失禁。

(2)呕吐　一般发生在腹泻后，多为喷射状，少有恶心。呕吐物初为胃内容物，后为水样，严重者可呕吐“米泔水”样液体。

2. 脱水虚脱期　频繁的泻吐使患者迅速出现水、电解质紊乱和代谢性酸中毒，严重者出现循环衰竭、急性肾衰竭。此期一般持续数小时至2～3d。病程长短主要取决于治疗是否及时和正确与否。

(1)脱水　轻度脱水可见皮肤黏膜稍干燥，皮肤弹性略差，一般失水1000ml（儿童70～80mg/kg）。中度脱水可见皮肤弹性差、眼窝凹陷、声音轻度嘶哑、血压下降及尿量减少，一般约失水3000～3500ml（儿童70～80mg/kg）。重度脱水出现皮肤干皱、无弹性、声音嘶哑腹呈舟状，并可见眼眶下陷、两颊深凹，神志淡漠或不清的“霍乱面容”，患者极度无力，尿量明显减少。

(2)肌肉痉挛　由于泻吐使钠盐大量丢失，低钠可引起腓肠肌和腹直肌痉挛，表现为痉挛部位的疼痛，肌肉呈强直状态。

(3)低血钾　频繁的腹泻使钾盐大量丢失，低血钾可引起肌张力减低、腱反射消失、鼓肠甚至心律失常。

(4)代谢性酸中毒　临床表现为呼吸增快，严重者除出现库斯莫尔（Kussmaul）大呼吸外，还可有意识障碍。

(5)循环衰竭　严重失水所致的低血量性休克。出现四肢厥冷、脉搏细速甚至不能触及，血压下降或不能测出；继而由于脑部供血不足，脑缺氧出现意识障碍，开始烦躁不安，继而呆滞、嗜睡甚至昏迷。

3. 恢复及反应期　腹泻停止，脱水纠正后，症状逐渐消失，体温、脉搏、血压恢复正常。少数患者可有反应性低热。尿量增加，体温回升，血压恢复正常。少数患者可出现低热，可能是循环改善肠毒素吸收增加有关，一般持续1～3d可自行消退。

除了典型病例外，临床上有一种极为罕见的中毒型霍乱，又称“干性霍乱”，起病急骤，发展迅速，尚未出现明显的泻吐症状即进入中毒性休克而死亡。

（三）实验室及其他检查

1. 血常规及生化检查　失水引起血液浓缩，红细胞及血红蛋白增高。白细胞可增至$(10\sim30)\times10^9/L$，分类计数中性粒细胞和单核细胞增多。失水期间血清钠、钾、氯正常或降低，碳酸氢钠下降（＜15mmol/L）。

2. 尿常规　尿液检查可见少量蛋白，镜检有少许红细胞、白细胞和管型。

3. 粪便检查

(1)粪便常规检查 粪便呈水样,可见黏液和少许红、白细胞。

(2)粪便涂片染色 粪便涂片作革兰染色,显微镜下可见革兰阴性的弧菌呈鱼群样排列。

(3)动力试验和制动试验 将新鲜粪便做悬滴或暗视野显微镜检查,可见穿梭状运动的弧菌,即为动力试验阳性。随后加上一滴 O1 群抗血清,如细菌停止运动,提示本标本中有 O1 群霍乱弧菌;如细菌仍活动,再加一滴 O139 抗血清,细菌活动消失,则证明为 O139 霍乱弧菌。可作为霍乱流行期间的快速诊断方法。

(4)粪便培养 所有疑似霍乱患者的粪便,除作显微镜检外,均应进行增菌后分离培养以确定病菌型。

4.血清学检查 霍乱弧菌感染后,能产生抗菌抗体和抗肠毒素抗体。抗菌抗体中的抗凝集素抗体一般在发病第 5 天出现,病程 8～21d 达到高峰。血清免疫学检查主要用于流行病学的追溯诊断和粪便培养阴性的可疑患者的诊断。抗凝集素抗体双份血清滴度 4 倍以上升高有诊断意义。

(四)心理-社会状况

霍乱起病急、病情发展迅速,需严密隔离,注意评估患者有无焦虑、恐惧等心理反应,患者及家属对住院隔离的态度,应对措施等。

(五)处理原则

严密隔离,及时补液,辅以抗菌和对症治疗。

1.补液疗法 补充液体和电解质是治疗霍乱的关键。补液疗法分为口服补液和静脉补液。

(1)静脉补液 适合于重度、不能口服的中度脱水及极少数轻度脱水的患者。补液原则是早期、迅速、足量,先盐后糖,先快后慢,纠酸补钙,见尿补钾。对老人、婴幼儿及心功能不全的患者补液不可过快,边补边观察治疗反应。

补液种类:包括 541 液、2∶1 溶液(即 2 份生理盐水,1 份 1.4%碳酸氢钠溶液)及林格乳酸钠溶液。通常选择与患者丧失电解质浓度相似的 541 溶液(每升含氯化钠 5g、碳酸氢钠 4g、氯化钾 1g,另加 50%葡萄糖 20ml,以防低血糖),其配置可按以下比例组合:0.9%氯化钠 550ml,1.4%碳酸氢钠 300ml,10%氯化钾轻度 10ml 以及 10%葡萄糖 140ml。

输液量及速度:输液量根据失水程度决定。①轻度失水:以口服补液为主,如呕吐严重不能口服补液者,静脉输液 3000～4000ml/d。输液速度成人最初 1～2h 宜快速,一般每分钟 5～10ml。②中度失水:输液量 4000～8000ml/d。成人在最初 1～2h 内按每分钟 20～40ml 的速度输入 2000～3000ml,待血压、脉搏恢复正常后,速度减为每分钟 5～10ml。③重度失水:输液量 8000～12000ml/d,建立 2 条静脉通道,先按每分钟 40～80ml 的速度输液,半小时后按每分钟 20～30ml 的速度继续输入,直至休克纠正后,减慢速度。小儿补液量按年龄、体重计算,一般 24h 轻、中、重三度脱水分别按 120～150ml/kg、150～200ml/kg、200～250ml/kg 计算。在脱水纠正且有排尿时应注意补充氯化钾,剂量按 0.1～0.3g/kg 计算,浓度不超过 0.3%。

(2)口服补液 霍乱肠毒素虽能抑制肠黏膜对 Na^+ 和 Cl^+ 的吸收,但霍乱患者肠道对葡萄糖吸收无影响,而且葡萄糖的吸收能带动水的吸收,水的吸收又带动 Na^+、K^+ 等的吸收。

WHO 推荐的口服补液盐(ORS)配方为葡萄糖 20g,氯化钠 3.5g,碳酸氢钠 2.5g,氯化钾 1.5g,溶于 1000ml 可饮用水内。

口服补液盐不仅适用于轻、中度脱水患者,重度脱水患者在低血容量纠正后也可给予口服补液。ORS 用量在最初 6h,成人每小时 750ml,儿童每小时 250ml,以后的用量为腹泻量的 1.5 倍。呕吐不一定是口服补液的禁忌,出现呕吐之后口服速度要慢些,特别是儿童病例。

2. 抗菌治疗 是液体治疗的重要辅助措施。抗菌药物能控制病原菌、减少腹泻量和次数、缩短病程。常用药物有环丙沙星、诺氟沙星、多西环素等。

【常见护理诊断/问题】

1. 腹泻 与霍乱肠毒素作用于肠道有关。

2. 体液不足 与频繁剧烈腹泻、呕吐有关。

3. 组织灌注无效 与频繁剧烈泻吐导致严重脱水、循环衰竭有关。

4. 恐惧 与突然起病、病情发展迅速、严重脱水及实施严格隔离有关。

5. 活动无耐力 与频繁泻吐导致营养物质丢失、循环衰竭导致机体缺血缺氧有关。

6. 疼痛:腹痛、腓肠肌痛 与低钠血症导致肌肉痉挛有关。

7. 潜在并发症 急性肾衰竭、电解质紊乱、急性肺水肿。

【护理目标】

1. 患者出院时症状缓解,腹泻、呕吐停止。

2. 患者能正确对待自己的病情,恐惧心理缓解。

3. 患者知道科学的饮食、休息、用药、预防知识及病情复查常识。

【护理措施】

(一)一般护理

1. 休息与饮食 患者应绝对卧床休息,严重者最好卧有孔床,床下对孔放置便器,便于患者排便,减少搬动。泻吐剧烈者暂禁食,不剧烈者可给流质饮食,如果汁、米汤、淡盐水等,少食用牛奶、豆浆等加重肠胀气、不易消化食物,饮食宜少量多餐。

2. 隔离与消毒 就地按消化道传染病严密隔离,立即上报疫情。隔离至症状消失 6d 后,并隔日粪便培养 1 次,连续 3 次培养阴性,方可解除隔离。确诊患者和疑似病例应分别隔离,患者排泄物应彻底消毒。

(二)病情观察

密切观察病情,每 1～2h 测生命体征一次,以便及时发现休克;观察及记录呕吐物及排泄物的颜色、性状、量、次数;严格记录 24h 出入量;根据皮肤黏膜弹性、尿量、血压、神志等变化判断脱水程度;结合实验室检查如血清钠、钾、钙、氯、CO_2CP、尿素氮等,评估水、电解质和酸碱平衡情况,特别要注意有无低钾的表现,如发现肌张力减低、腹胀、心律失常等异常,及时报告医师。

(三)对症护理

1. 补液的护理 遵医嘱进行补液治疗,迅速建立至少 2 条静脉通道,有条件可做中心静脉穿刺。输液的同时监测中心静脉压的变化,为判断病情和疗效提供依据。根据脱水程度和病情轻重确定输液量和速度，制订周密的输液计划，可以用输液泵以保证及时准确地输入液体。加压输液或快速输液时应加温至37～38℃，以免因快速输入大量液体出现不良反应。密切观察患者是否出现烦躁、胸闷、咳嗽、心悸、肺部出现湿啰音等急性肺水肿先兆，及时作出相应处理。注意观察输液效果，如患者血压是否回升、皮肤弹性是否好转、尿量是否正常等。

2. 腹泻的护理 护理措施参见本节第二部分“细菌性痢疾”的护理。

3. 呕吐的护理 协助患者呕吐时头侧位，并避免造成窒息或吸入性肺炎，呕吐后及时清除呕吐物，更换污染物品，协助患者温水漱口。

4. 腹痛、腓肠肌痛的护理 按医嘱给予药物治疗，局部热敷、按摩等方法减除肌肉痉挛。

（四）用药护理

遵医嘱使用敏感抗菌药物，注意观察不良反应。

（五）心理干预

向患者及家属解释本病的发生、发展过程，说明隔离的重要性及隔离期限，隔离期间帮助患者尽快熟悉和适应陌生环境，缓解恐惧情绪；帮助患者树立治疗的信心，增强其安全感，与患者进行有效沟通，减除顾虑，使其积极配合治疗。

（六）健康指导

向患者及家属介绍霍乱的早期症状，有泻、吐症状者及时到医院肠道门诊就医。介绍本病的临床过程及治疗方法，使患者配合治疗，以尽快控制病情发展。指导患者养成良好的个人卫生与饮食习惯，把住“病从口入”关。

【护理评价】

1. 患者腹泻是否得到控制，病情好转。
2. 患者恐惧心理是否缓解。
3. 患者是否能叙述霍乱的预防要点。

【预防】

1. 控制传染源 建立、健全腹泻病门诊，对腹泻患者进行登记和采便培养是发现霍乱患者的重要方法。对患者隔离治疗，并做好疫源检索，对接触者应严密检疫5d，留粪培养并服药预防。

2. 切断传播途径 改善环境卫生，加强饮水消毒和食品管理。对患者或带菌者的粪便与排泄物进行彻底消毒。

3. 保护易感人群 霍乱流行时，有选择地为疫区人群接种霍乱疫苗，对减少急性病例、控制流行有一定的意义。国外应用基因工程技术研制口服菌苗和减毒活菌苗已取得重大进展，如B亚单位——全菌体菌苗和减毒口服活菌苗等。

ZHI ZHI LIAN JIE

知识链接

霍乱在人群中流行已达两个多世纪。自1817年以来，霍乱发生了7次世界性大流行。1883年第5次大流行时，koch从患者粪便中发现霍乱弧菌，明确了本病病原体。目前认为第6次大流行(或许包括第5次大流行)与古典生物型霍乱弧菌有关。1961年以来的第7次大流行，则以埃尔托生物型霍乱弧菌为主。1992 年在印度、孟加拉等地区发生霍乱暴发流行，已证实是由新血清群——O139 群霍乱弧菌所引起，波及巴基斯坦、泰国、斯里兰卡、尼泊尔、英格兰、美国、日本、德国和我国部分地区，有人认为有形成第 8 次大流行的趋势。

自从 1820 年霍乱传入我国后，每次世界性大流行均波及我国。新中国成立后，古典生物型霍乱在我国得到了控制，但由于对外交往频繁，20 世纪 60 年代埃尔托生物型霍乱传入我国沿海一带。我国于 1993 年 5 月首先在新疆发现 O139 群霍乱病例，至 2012 年我国共报告 1000 余例 O139 群霍乱病例。

【小结】

霍乱是由霍乱弧菌引起的烈性肠道传染病，经污染的水和食物传播，发病急，传播快，治疗不及时病死率极高。霍乱曾引起 7 次世界大流行，属于国际检疫的传染病，在我国被列为甲类传染病。主要的病理变化为严重脱水、电解质紊乱和酸碱失衡，脏器实质性损害不严重。典型的临床表现为：急性起病，剧烈的腹泻、呕吐，米泔水样大便以及由此引起的脱水、电解质及酸碱失衡、肌肉痉挛和循环衰竭。治疗的关键环节是及时补充液体和电解质。霍乱患者的护理重点是做好补液、对症和用药的护理，做好病情观察及健康宣教。患者应消化道隔离直至临床症状消失后 6d，并隔日粪便培养 1 次，连续 3 次培养阴性为止。确诊患者和疑似病例应分别隔离，患者排泄物应彻底消毒。预防的关键措施是切断传播途径，做好卫生宣教，养成良好的个人和饮食习惯。

四、流行性脑脊髓膜炎患者的护理

DAO RU QING JING

导入情景

情景描述：

患儿，男，6 岁，因不明原因发热、头痛 2d，伴频繁呕吐 1d 来院就诊，门诊拟“脑膜炎”收治。

若你是当班护士，请问：

1. 患者可能发生了什么情况？
2. 你将如何护理？

流行性脑脊髓膜炎（meningococcal meningitis）简称流脑，是由脑膜炎奈瑟菌经呼吸道传播而引起的一种急性化脓性脑膜炎。本病好发于冬春季节，多见于儿童和青少年。其主要临床表现是突发高热、剧烈头痛、频繁呕吐，皮肤黏膜瘀点、瘀斑及脑膜刺激征，严重可有败血症休克和脑实质损害，常可危及生命。部分患者暴发起病，可迅速致死。

【病原学】

脑膜炎奈瑟菌（又称脑膜炎球菌），呈肾形双球菌，直径为 0.6～0.8μm，细菌有菌毛，无鞭毛，有多糖荚膜，但不产生芽孢，革兰染色阴性。按其表面特异性荚膜多糖抗原的不同，可分为 13 个群，在我国流行菌群以 A 群为主。人是本菌唯一的天然宿主，对干燥、湿热、寒冷、阳光、紫外线及一般消毒剂均极敏感，在体外可产生自溶酶而溶解死亡。因此，采集标本时应注意保温并立即送检，防止标本干燥和被日光照射。

【流行病学】

（一）传染源

带菌者和流行性脑脊髓膜炎患者是本病的传染源。本病隐性感染率高，流行期间人群带菌率高达 50%，感染后细菌寄生于正常人鼻咽部，无症状不易被发现，而患者经治疗后细菌很快消失，因此，带菌者作为传染源的意义更重要。

（二）传播途径

病原菌主要经咳嗽、打喷嚏借飞沫由呼吸道直接传播。由于该菌在体外生活力极弱，且离开人体后很快产生自溶酶发生自溶，故间接传播的机会较少。

（三）人群易感性

人群普遍易感。以 15 岁以下儿童，尤其是 6 个月至 2 岁的婴幼儿发病率最高，病后可产生持久的免疫力。人群易感性与抗体水平密切相关，新生儿有来自母体的 IgG 抗体而很少患病，在 6 个月～2 岁时抗体降到最低水平，故发病率最高；以后随年龄增长在多次流行过程中经隐性感染逐渐获得免疫，因而发病率逐渐下降。

（四）流行特征

全年均可发病，但多见于冬春季节，从每年 11 月至次年的 5 月，流行高峰为 3～4 月份。我国曾先后发生多次全国大流行，流行菌株以 A 群为主，自 1985 年开展 A 群疫苗接种之后，发病率持续下降，未再出现全国大流行。近几年有上升趋势，尤其是 B 群和 C 群有增多趋势，在个别省份先后发生了 C 群引起的局部流行。

【发病机制与病理改变】

（一）发病机制

病原菌自鼻咽部侵入人体后，是否发病取决于细菌数量、毒力强弱和机体防御能力。如机体免疫力强，入侵的细菌迅速被消灭；若机体免疫力较弱，细菌可在鼻咽部繁殖，大多数成为无症状带菌者，部分表现为上呼吸道炎症而获得免疫力。少数情况下，若机体免疫力明显低下或细菌数量多、毒力较强时，细菌进入血液循环，形成短暂菌血症，可无症状或仅表现为皮肤出血点；仅少数患者发展为败血症，通过血-脑屏障侵犯脑脊髓膜，形成化脓性脑膜炎。

细菌释放的内毒素是重要的致病因素。细菌毒素激活吞噬细胞释放大量细胞因子等炎症介质，使全身小血管痉挛，导致微循环障碍，有效循环血容量减少，引起感染性休克和代谢性酸中毒。广泛的血管内皮损伤，胶原暴露及内外凝血系统激活，凝血因子大量消耗，引发弥散性血管内凝血（DIC）和纤溶亢进加重微循环障碍与出血，内脏器官广泛出血，最终发生多器官功能衰竭。

脑脊髓膜的炎症病变以软脑膜为主，早期显示充血、水肿、血管内皮细胞坏死出血，病情进展伴大量纤维蛋白、中性粒细胞及血浆外渗，脑脊液混浊呈化脓性改变。严重者脑实质炎症渗出和脑细胞水肿，引发颅内压增高而导致脑疝，患者昏迷加深，呼吸衰竭而死亡。

（二）病理改变

败血症期主要病变是血管内皮损害，血管壁炎症、坏死和血栓形成，血管周围出血。皮肤黏膜局灶性出血，肺、心、胃肠道及上腺皮质亦可有广泛出血。心肌炎和肺水肿也常见。

脑膜炎期主要病变部位在软脑膜和蛛网膜，表现为血管充血、出血、炎症和水肿；大量纤维蛋白、中性粒细胞及血浆外渗，引起脑脊液混浊。颅底部由于化脓性炎症的直接侵袭和炎症后粘连引起脑神经损害。暴发型脑膜脑炎病变主要在脑实质，引起脑组织坏死、充血、出血及水肿。

【护理评估】

(一)护理病史

1. 健康史 详细询问患者本次起病情况、发热的程度、热期及伴随症状，有无寒战、高热等毒血症状。评估患者有无剧烈头痛、频繁呕吐、狂躁以及脑膜刺激征，有无谵妄、神志障碍及抽搐，有无皮肤黏膜瘀点瘀斑。

2. 流行病学资料 注意发病季节，询问当地是否有流行性脑脊髓膜炎流行，是否有流行性脑脊髓膜炎患者接触史，既往是否患过流行性脑脊髓膜炎，是否接种过疫苗。

(二)身体状况

潜伏期数小时至 7d，多数为 2～3d。按病情可分为以下几型：

1. 普通型 最常见，占全部病例的 90%以上，典型经过可分为以下四期：

(1)上呼吸道感染期 主要表现为上呼吸道感染症状，如低热、咽痛、咳嗽、流涕等，持续 1～2d。但因发病急，进展快，此期常被忽视。

(2)败血症期 多数起病后迅速出现此期表现，高热、寒战，体温迅速升高达 40℃以上，伴明显的全身中毒症状，头痛及全身痛，精神极度萎靡。幼儿常表现哭闹、拒食、烦躁不安和惊厥。70%以上的患者皮肤、黏膜出现瘀点、瘀斑，初呈鲜红色，迅速增多、扩大，常见于四肢、软腭、眼结膜和臀部等部位。本期持续 1～2d 后进入脑膜炎期。

(3)脑膜炎期 除败血症期的毒血症状外，同时伴有剧烈头痛、喷射性呕吐、烦躁不安、嗜睡以及颈项强直、kernig 征和布鲁金斯征阳性等脑膜刺激征，重者谵妄、抽搐及意识障碍。婴幼儿脑膜刺激征缺如，前囟未闭者可隆起。本期持续约 2～5d。

(4)恢复期 经治疗体温逐渐下降至正常，意识及精神状态改善，皮肤瘀点、瘀斑吸收或结痂愈合。神经系统检查恢复正常。患者一般在 1～3 周内痊愈。

2. 暴发型 以儿童多见，起病急，病情凶险，如不及时治疗可于 24h 内危及生命，病死率高。根据临床表现可分为以下三型：

(1)休克型 严重中毒症状，突起寒战、高热，严重者体温不升，伴头痛、呕吐，短时间内出现瘀点、瘀斑，迅速增多融合成片。随后出现面色苍白、口唇发绀、皮肤花斑、四肢厥冷、脉搏细速、呼吸急促。若抢救不及时，病情可急速恶化，周围循环衰竭加重，血压显著下降，尿量减少，昏迷。

(2)脑膜脑炎型 主要表现为脑膜及脑实质损伤，常于 1～2d 内出现严重的神经系统症状，患者高热、头痛、呕吐、意识障碍，可迅速出现昏迷。颅内压增高，脑膜刺激征阳性，可有惊厥，锥体束征阳性，严重者可发生脑疝。

(3)混合型 可先后或同时出现休克型和脑膜脑炎型的症状。

3. 轻型 多见于流行性脑脊髓膜炎流行后期，病变轻微。临床表现为低热、轻微头痛及咽痛等上呼吸道症状，皮肤黏膜可见少数出血点，脑膜刺激征不明显。脑脊液多无明显变化，咽拭子培养可有脑膜炎奈瑟菌生长。

4. 慢性型　少见，病程可迁延数周甚至数月。常表现为间歇性发热、寒战或皮疹，多发性关节疼痛，少数患者有脾大。血培养可为阳性。

（三）实验室及其他检查

1. 血常规　白细胞计数明显增高，一般在$(10\sim20)\times10^9/L$以上，中性粒细胞升高在80%～90%以上，并发DIC者血小板减少。

2. 脑脊液检查　是明确诊断的重要方法。可见脑脊液压力升高，外观呈混浊如米汤样甚或脓样；白细胞数明显增高至$1000\times10^6/L$以上、以多核细胞为主，蛋白质含量增高，糖和氯化物明显减少。

3. 细菌学检查　是确诊的重要手段，应注意标本及时送检、保暖、及时检查。

(1)涂片　皮肤瘀点处的组织液或离心沉淀后的脑脊液做涂片染色，阳性率约60%～80%。瘀点涂片简便易行，应用抗生素早期亦可获得阳性结果，是早期诊断的重要方法。

(2)细菌培养　取瘀斑组织液、血或脑脊液进行培养。此项检查受抗生素治疗的影响，最好在应用抗生素治疗之前，采集血液或脑脊液标本及时送检。如有脑膜炎奈瑟菌生长，应做药物敏感试验。

4. 血清免疫学检测　常用对流免疫电泳法、乳胶凝集试验、反向间接血凝试验、酶联免疫吸附试验等进行脑膜炎奈瑟菌抗原检测，主要用于早期诊断，阳性率在90%以上。

（四）心理-社会状况

评估患者及家属对流行性脑脊髓膜炎的认知及了解程度，对内毒血症引起的各种症状以及预后的心理反应及应对措施，对住院隔离的认识及适应情况，家属对疾病的认知和关心支持程度。

（五）处理原则

1. 普通型

(1)病原治疗　一旦高度怀疑流行性脑脊髓膜炎，应在30min内给予抗菌治疗。尽早、足量应用细菌敏感并能透过血-脑屏障的药物。①青霉素：目前青霉素对脑膜炎奈瑟菌仍为一种高度敏感的杀菌药物。虽然青霉素不易透过血-脑屏障，即使在脑膜炎时也仅为血中的10%～30%，但加大剂量能在脑脊液中达到治疗有效浓度。成人剂量为800万单位，每8小时1次。儿童剂量为20万～40万单位/kg加入5%葡萄糖液内静脉滴注，每8小时1次，疗程5～7d。②头孢菌素：第三代头孢菌素类对脑膜炎球菌抗菌活性强，易透过血-脑屏障，且毒性低。头孢噻肟钠，成人剂量2g，儿童50mg/kg，每6h静脉滴注1次；头孢曲松，成人剂量2g，儿童50～100mg/kg，每12h静脉滴注1次，疗程7d。③氯霉素：对脑膜炎奈瑟菌有良好的抗菌作用，易透过血-脑屏障，但需警惕其对骨髓造血功能的抑制，故用于不能使用青霉素的患者。剂量为成人2～3g，儿童50mg/kg，分次加入葡萄糖溶液内静脉滴注，疗程5～7d。

(2)对症治疗　强调早期诊断，就地住院隔离治疗，密切监护，是本病治疗的基础。高热时用物理或化学降温，颅内高压时予20%甘露醇1～2g/kg，快速静脉滴注，根据病情4～6h一次，应用过程中注意对肾脏的损害。

2. 暴发型

(1)休克型　尽早应用敏感抗菌药，可联合用药，用法同前；迅速扩容改善微循环，以恢复器官和组织灌注，防止多器官功能衰竭；纠正酸中毒，按血气分析或 CO_2CP 测定结果使用碱性药物；在扩容和纠正酸中毒后休克仍未纠正，可应用血管活性药；用肾上腺皮质激素减轻毒血症状，减轻炎症免疫损伤及组织粘连，以利于纠正休克和防止 DIC 的发生，可尽早使用。

(2)脑膜脑炎型　可快速静脉滴注 20%甘露醇 1～2g/kg，每 4～6h 一次，注意补充电解质。可使用糖皮质激素减轻脑水肿和降低颅内压。

【常见护理诊断/问题】

1. 体温过高　与脑膜炎奈瑟菌感染导致败血症有关。

2. 疼痛:头痛　与脑膜炎症、脑水肿颅内高压有关。

3. 组织灌注量无效　与内毒素导致微循环障碍有关。

4. 皮肤完整性受损　与内毒素损害微小血管有关。

5. 潜在并发症　惊厥、脑疝、呼吸衰竭。

【护理措施】

(一)一般护理

1. 休息与饮食　安静卧床休息。保持病房安静、舒适、整洁，保持空气流通。有计划地集中安排各种检查、治疗、护理操作，避免过多搬动患者，以保证患者良好的休息和睡眠。昏迷患者头偏向一侧；有脑水肿时头部抬高 35°～55°。腰椎穿刺后，协助患者去枕平卧 6h。应给予富含营养、易消化的流质或半流质，鼓励患者少量多次饮水。

2. 隔离与消毒　呼吸道隔离，隔离至症状消失后 3d，一般不少于病后 7d。密切接触者医学观察 7d。室内保持适宜温、湿度，空气紫外线消毒每天 2 次。

(二)病情观察

流行性脑脊髓膜炎发病急骤、病情发展变化快，应密切监测生命体征以早期发现呼吸、循环衰竭；观察意识障碍是否逐渐加重，皮疹是否继续增加、融合，还应注意面色、瞳孔的变化，出入量，有无抽搐、惊厥先兆表现，如发现异常，立即报告医师并迅速配合抢救。

(三)对症护理

1. 体温过高的护理　观察发热的程度及热型；采取有效的降温措施，尽量避免应用发汗退热药，以防体温骤降，大汗虚脱；保证液体的摄入量，鼓励患者少量、多次饮水；加强口腔、皮肤的护理。

2. 颅内高压、脑疝的护理　绝对卧床，床头应抬高 15°～30°；有计划集中安排各种检查、治疗、护理操作，禁止过多搬动患者，以防诱发脑疝；遵医嘱使用脱水剂；观察呼吸、心率、血压、瞳孔的变化，颅内高压、脑膜刺激征表现有无改善；及时清除呼吸道分泌物，保持呼吸道通畅；给予吸氧，备好各种抢救物品和药品；若患者呼吸停止，应配合医生行气管切开、气管插管，行机械通气；嘱患者不可用力咳嗽、排便，防止脑疝；对烦躁不安者加床栏或四肢加以约束，防止患者坠床，必要时遵医嘱使用镇静剂。

3. 意识障碍的护理　患者取平卧位，一侧背部稍垫高，头偏向一侧，以便让分泌物排出；定期翻身，轻拍背促痰排出，减少坠积性肺炎；密切观察瞳孔及呼吸，防止因移动体位致脑疝形成和呼吸骤停；保持呼吸道通畅、给氧，如有痰液堵塞，立即吸痰，必要时作气管切开或使用人工呼吸机；对昏迷或吞咽困难的患者，应尽早给予鼻饲，保证能量供应；做好口腔护理；任何躁动不安均能加重脑缺氧，可使用镇静剂，保持镇静。

4. 组织灌注不足的护理　①患者取平卧或置于休克体位（头与下肢均抬高 30°）。②迅速建立静脉输液通道，必要时开放多条输液通道，按医嘱予以扩容、纠正酸中毒等治疗。在补液过程中应密切观察病情变化，如患者面色转红、肢端变暖、发绀消失、收缩压稳定在 80mmHg 以上，脉压差＞30mmHg，说明血容量已补足，休克已纠正。如在快速输液阶段患者出现呼吸困难、心率加快、吐泡沫痰、肺底部闻及湿啰音等急性心力衰竭、肺水肿表现，一旦发生，应立即减慢输液速度，并遵医嘱使用强心药。③吸氧：患者均有不同程度缺氧，应及时供氧。一般采用鼻导管给氧，流量为 2～4L/min。同时应注意保持呼吸道通畅。④保暖：患者因末梢循环不良，常有肢端、皮温较低现象，故应注意保暖。

5. 皮肤完整性受损的护理　保证皮肤清洁，有大片瘀斑者，翻身时避免拖、拉等摩擦，以防破损；瘀斑部位皮肤可用海绵垫、气垫保护，预防发生溃疡；如皮肤出现破溃，应及时涂用抗生素软膏，并用消毒纱布外敷预防继发感染；有继发感染者定时换药。

（四）用药护理

遵医嘱使用抗生素，若用青霉素治疗，应加强巡视患者，注意观察有无青霉素过敏反应；若应用氯霉素治疗应注意有胃肠道反应骨髓抑制现象；若用磺胺类药，鼓励患者多饮水，遵医嘱使用碱性药液以碱化尿液，避免出现肾损害；应用甘露醇等脱水剂时，注意观察颅内高压是否改善；应用肝素抗凝治疗时，应注意用药剂量、用法、间隔时间，观察有无过敏反应及自发性出血情况。

（五）心理护理

及时评估患者及家属对流行性脑脊髓膜炎的认知程度，耐心给患者及家属讲解流行性脑脊髓膜炎的有关知识，以提高应对能力，缓解紧张、恐惧心理；以认真的态度和精湛的护理技术，取得患者及家属的信任；加强有效沟通，鼓励患者，使其产生信任感与安全感，增强治疗信心。

（六）健康指导

讲解流行性脑脊髓膜炎的临床过程及预后，指导患者及时就诊，做好隔离，以防疫情扩散。由于流行性脑脊髓膜炎可引起脑神经损害、肢体功能障碍、失语、癫痫等后遗症，应指导患者和家属坚持切实可行的功能锻炼、按摩等，提高患者自我管理能力，以提高患者的生活质量。开展多种形式的卫生宣传教育，保持良好的环境和个人卫生，注意室内通风换气，勤晒衣被和儿童玩具；尽量避免携带儿童去人多、拥挤的公共场所；体质虚弱者做好自我保护，如外出时戴口罩等。

【预防】

1. 管理传染源　早期发现患者就地隔离治疗，隔离至症状消失后 3d，一般不少于病后 7d。密切观察接触者，应医学观察 7d。

2. 切断传播途径　搞好环境卫生，保持室内通风。流行期间加强卫生宣教，应避免大型集会或集体活动，不携带婴儿到公共场所，外出应戴口罩。

3. 保护易感人群　流行季节前对流行区 6 个月至 15 岁的易感人群接种脑膜炎球菌 A 群夹膜多糖菌苗，以降低人群易感性。流行前皮下注射 1 次，剂量为 0.5ml，接种后 5～7d 出现抗体,2 周后达到高峰,宣传与流行性脑脊髓膜炎相关的医学知识,如传播途径、流行季节、好发年龄、主要临床表现等,提高国民对流行性脑脊髓膜炎的认识。

【小结】

流行性脑脊髓膜炎是由脑膜炎奈瑟菌经呼吸道传播而引起的一种的急性化脓性脑膜炎。本病好发于冬春季节,多见于儿童和青少年。主要的病理变化为内毒素作用下脑膜和蛛网膜充血、水肿、出血、坏死、通透性增加,血管周围纤维蛋白、中性粒细胞及血浆外渗,引起脑脊液化脓性炎症及颅内压升高。

典型临床表现为:突发高热、剧烈头痛、频繁呕吐,皮肤黏膜瘀点、瘀斑及脑膜刺激征,严重可有败血症休克和脑实质损害,常可危及生命。治疗的关键环节是尽早、足量应用细菌敏感并能透过血-脑屏障的抗菌药物,积极脱水治疗,预防脑疝,有休克者迅速纠正休克。

流行性脑脊髓膜炎患者的护理重点是做好对症和用药的护理,做好病情观察及健康宣教。

在流行季节前对 6 个月至 15 岁的易感人群进行预防接种,以降低人群的易感性。

五、猩红热患者的护理

DAO RU QING JING

导入情景

情景描述:

患儿,男,3 岁,因“发热 2d 伴皮疹 1d”入院。患儿于 3d 前无明显诱因出现发热,当地诊所给予降温对症治疗,体温下降。昨日家属发现患儿全身皮肤充血潮红,颜面、颈部、躯干出现皮疹,逐渐弥漫至四肢。今日来院门诊以“猩红热”收入院。

若你是当班护士,请问:

如何对患儿高热及皮疹进行护理?

猩红热(scarlet fever)为 A 组 β 型溶血性链球菌引起的急性呼吸道传染病。其临床表现为发热、咽峡炎、全身弥漫性鲜红色充血性皮疹和皮疹消退后明显脱屑。少数患者于恢复期出现变态反应性疾病,如风湿病、肾小球肾炎,心脏、关节损害等。

【病原学】

引起猩红热的病原菌是 A 组 β 型溶血性链球菌,带有荚膜,无芽孢、鞭毛,革兰染色阳性。链球菌可产生红疹毒素和一些酶,红疹毒素可致发热和猩红样皮疹;产生 O 和 S 两种溶血素均具有抗原性,产生的链激酶可引起溶解血块或阻止血浆凝固,有利于细菌在组织内扩散。A 组 β 型溶血性链球菌在痰及脓液中可生存数周,但对热及干燥的抵抗力较弱,加热 56℃ 30min 或一般消毒剂均可将其杀灭。

【流行病学】

(一)传染源

主要为患者和带菌者。猩红热自发病前 24h 至疾病高峰期传染性最强。A 组 β 型溶血性链球菌引起的咽峡炎，排菌量大，传染性强，不易被隔离，是重要的传染源。人群中带菌率与地区、季节和是否流行有关。

（二）传播途径

主要由呼吸道飞沫直接传播，偶亦可经污染的用具、书籍、饮料等间接传播。有时细菌亦可侵入皮肤伤口或产道而引起“外科型”猩红热或“产科型”猩红热。

（三）人群易感性

人群普遍易感，感染后可产生抗菌免疫和抗毒免疫。产生对红疹毒素的免疫力较持久，但红疹毒素有5种血清型，其间无交叉免疫，早期应用抗生素使病后免疫不充分，故猩红热可反复感染。抗菌免疫因有亚型特异性，各亚型间无交叉免疫，再次感染可不发疹，但可引起咽峡炎。

（四）流行特征

全年均可发病，但冬春季多见。可发生于任何年龄，以1～15岁儿童最为多见。多见于温带地区，寒带和热带少见。

【发病机制与病理改变】

病原菌进入人体后，主要产生3种病变：

1. 感染性病变 A组β型溶血性链球菌自呼吸道侵入并黏附于咽峡部，引起炎症，使咽部和扁桃体红肿，产生浆液性纤维蛋白性渗出物，有时可有溃疡形成。

2. 中毒性病灶 链球菌产生的红疹毒素经咽部血管进入血液循环后，引起全身中毒症状，红疹毒素可使皮肤血管充血、水肿，上皮细胞增殖，白细胞浸润，以毛囊周围最为明显，形成典型的猩红热样皮疹。

3. 变态反应性病变 发生于个别病例，多见于病程第2～3周时。可能与A组链球菌与被感染者的某些组织有相似的抗原而产生免疫反应有关，主要引起心、肾及关节的变态反应性病变。

【护理评估】

（一）护理病史

1. 健康史 了解患儿的起病经过，发热开始的时间、程度、持续时间；皮疹开始的时间、部位及颜色，有无伴随恶心、呕吐、头痛咽痛等其他症状；近期患病史、药物过敏史。

2. 流行病学资料 了解患儿患病前有无与猩红热病例或咽峡炎病例接触史，有无预防接种史。

（二）身体状况

潜伏期为2～15d，多数为2～5d。主要表现为发热、咽痛、弥漫性红疹及恢复期脱皮。发热、咽峡炎、典型的皮疹为猩红热三大特征性表现。典型的经过可分为3期。

1. 前驱期 起病较急，有发热、畏寒，偶有寒战，体温多在39℃左右。可伴有头痛、头晕、恶心和呕吐。有典型的咽峡炎，表现为咽痛明显，吞咽时加重，咽部充血，扁桃体红肿，扁桃体腺窝处可见片状脓性分泌物，甚至可形成大片伪膜，但较易拭去。

2. 出疹期 皮疹在起病24～36h内出现，开始于颈部，很快扩散至胸、背、腹部及上肢。全身皮肤弥漫性潮红，其上散布粟粒样点状红疹，疹间无正常皮肤，压之褪色。皮肤皱褶处如腋窝、颈部、腹股沟等处，常因压迫摩擦而引起皮下出血，形成紫红色线条，称为帕氏线。面部充血潮红，口鼻周围相对苍白，称“口周苍白圈”。出疹的同时，舌乳头红肿，突出于白苔，称为“草莓舌”。2～3d 后舌苔剥脱，舌面光滑呈肉红色，舌乳头仍突起，称“杨梅舌”。

3. 脱皮期 7～8d 后开始脱皮，脱皮的程度与皮疹的轻重程度有关。皮疹少而轻者脱皮呈糠屑状，皮疹重者可呈大片状脱皮，手足可呈手套状或袜套状脱皮。

猩红热除上述典型临床表现外，尚有下列类型：

(1)轻型猩红热　近年多见。轻至中度发热或不发热，皮疹少且持续时间短。

(2)中毒型猩红热　本型败血症症状明显，高热者可占 40%以上，头痛和呕吐均严重，出现程度不等的意识障碍。皮疹多且重，出血性皮疹增多，很快出现低血压及中毒性休克。休克后皮疹褪色成隐约可见。目前此型已很少见。

(3)脓毒型猩红热　罕见。发热 40℃以上，头痛、咽痛、呕吐等症状均明显。咽部及扁桃体有明显充血和水肿，可有溃疡形成，大量脓性分泌物常可形成大片假膜。病原菌如侵犯附近组织则可引起化脓性中耳炎、乳突炎、鼻窦炎、颈淋巴结炎及颈部软组织炎的机会较多，如不及时治疗可发展为败血症，此时皮疹增多，并可出现带小脓头的粟粒疹。

(4)“外科型/产科型”猩红热　此型极为少见，由细菌经破损的皮肤或产道侵入所致，病情大多较轻。

4. 并发症

(1)化脓性炎症　可由链球菌直接侵犯附近组织引起的化脓性炎症。常见有化脓性中耳炎、乳突炎、鼻窦炎、淋巴结炎等。

(2)中毒性并发症　系由链球菌毒素引起的非化脓性病变，多见于感染中毒患者，表现为中毒性关节炎、胃肠炎、肝炎或心肌炎等，但持续时间较短。

(3)变态反应性并发症　常见有急性肾小球肾炎，表现为面部浮肿、尿少、血尿、蛋白尿及高血压；风湿热表现为游走性关节炎、心肌炎、心内膜炎及心包炎等。

(三)实验室及其他检查

1. 血常规 白细胞总数升高，可达(10～20)×10^9/L，中性粒细胞在 80%以上，严重者可出现中毒颗粒。出疹后嗜酸性粒细胞增多达白细胞总数的 5%～10%。

2. 尿常规 一般无明显异常。发生肾脏变态反应并发症时，则可出现尿蛋白、红细胞、白细胞及管型。

3. 血清学检查 可用免疫荧光法检测咽拭子涂片进行快速诊断。

4. 病原学检查 可用咽拭子或其他病灶的分泌物培养溶血性链球菌。

(四)心理-社会状况

了解患儿及家属紧张、焦虑和恐惧表现及程度，了解患者家属对本病的认识程度和心理承受能力，患儿对医院环境的适应情况。

(五)处理原则

1. 一般治疗 呼吸道隔离 7d，加强室内空气消毒。卧床休息，给予足够的水分和热量。

2. 病原治疗 早期进行病原治疗，可缩短病程、减少并发症。首选青霉素，成人每次 80 万单位，每日 2～4 次，儿童 2 万～4 万单位/kg，分为 2～4 次，肌内或静脉给药，疗程 5～7d。普通患者连用 5d 即可。重者可加大剂量，成人每日 200 万～400 万单位，儿童为每日 10

万～20万单位/kg，静脉滴入，至热退以后3d。对青霉素过敏者，可用红霉素，剂量每日20～40mg/kg，分3～4次口服。亦可选用氯霉素、林可霉素或头孢菌素等。

3. 对症治疗　若发生感染中毒性休克，应积极补充血容量，纠正酸中毒，给予血管活性药物等。

【常见护理诊断/问题】

1. 体温过高　与乙型溶血性链球菌感染有关。

2. 皮肤完整性受损　与细菌产生的红疹毒素引起的皮肤损害有关。

3. 疼痛　与咽及扁桃体炎症有关。

4. 潜在并发症　急性肾小球肾炎、心肌炎。

【护理目标】

1. 患者体温恢复到正常范围。
2. 患者皮疹消退，无继发感染。
3. 患者舒适度改善。
4. 患者未发生并发症或出现并发症能否及时处理。

【护理措施】

（一）一般护理

猩红热患者高热时应卧床休息。病室保持适宜的温、湿度，应注意通风，避免噪音。给予高热量、高蛋白、高维生素、易消化的流质或半流质饮食，补充足够的液体，必要时静脉输液以保证入量。

（二）病情观察

监测体温变化，观察咽部黏膜及分泌物的变化，观察皮疹的情况，局部皮疹有无瘙痒、疼痛、破溃、感染、出血等，应注意查看尿液变化，除要注意查看尿常规的结果，还应注意观察尿色、尿量及性质的改变，及时发现肾小球肾炎的发生。

（三）对症护理

1. 皮疹的护理　保持皮肤清洁，每日用温水轻擦皮肤，禁用肥皂水擦拭皮肤。保持床单位、衣物干燥、清洁，注意勤变换体位。皮疹脱皮时让其自行脱落，不要强行撕脱。应注意修剪指甲，幼儿自制能力差，可将手包起来。衣着应宽松，内衣裤应勤换洗。

2. 发热的护理　补充足够的液体，必要时静脉输液以保证入量。可采用物理降温，如温水擦浴、冰袋等，忌用冷水或乙醇擦浴，避免对皮肤的刺激。

3. 咽痛的护理　注意口腔卫生，咽痛明显者可用氯己定或硼酸液漱口，口含溶菌酶含片。

（四）用药护理

遵医嘱使用抗生素，若用青霉素治疗，应加强巡视患者，注意观察有无青霉素过敏反应。

（五）心理护理

及时评估患者及家属对猩红热的认知程度，耐心给患者及家属讲解有关知识，以提高应对能力，缓解紧张、恐惧心理；以认真的态度和精湛的护理技术，取得患者及家属的信任；加强有效沟通，鼓励患者，使其产生信任感与安全感，增强治疗信心。

（六）健康指导

应讲述猩红热的临床表现、治疗药物及疗程，对发热及皮疹的护理方法给予具体指导。进行本病预防知识的教育。病程2～3周易出现并发症，指导家属注意观察，定期检查尿常规，以便早期发现并及时治疗。

【护理评价】

1. 患者体温是否恢复正常范围。
2. 患者皮疹是否消退，有无继发感染。
3. 患者舒适度是否改善或可耐受。
4. 患者有无发生并发症或出现并发症能否及时处理。

【预防】

1. 管理传染源 对患者及接触者应进行隔离，咽培养3次阴性且无化脓性并发症者，即可解除隔离。接触者需医学观察7d，可预防性用青霉素2d。咽培养持续阳性者应延长隔离期。儿童机构出现猩红热患者时，对咽峡炎和扁桃体炎患者，都应给予隔离治疗。

2. 切断传播途径 本病流行时，儿童应避免到公共场所活动。接触者应戴口罩，患者的分泌物随时消毒。

3. 保护易感人群 流行期间避免到人群密集的公共场所，外出时应戴口罩。对接触者可用苄星青霉素120万单位肌内注射一次进行预防。

【小结】

猩红热是由A组β型溶血性链球菌引起的急性呼吸道传染病。其临床表现为发热、咽峡炎、全身弥漫性鲜红色充血性皮疹和皮疹消退后脱屑。主要通过飞沫传播，人群普遍易感。冬春季多发。

治疗首选青霉素，注意观察疗效及过敏反应。

进行预防本病的健康教育，应采取综合性预防措施。

六、细菌性食物中毒患者的护理

DAO RU QING JING

导入情景

情景描述：

患者，男性，45岁，因“发热、腹痛、腹泻、恶心、呕吐2h”急诊入院。患者大便为水样便，带有黏液，此后，在同一餐馆进餐的同事及家人有多人因同样症状入院就诊。

请问：

患者可能的临床诊断是什么？依据有哪些？还需进一步做哪些检查？

细菌性食物中毒（bacterial food poisoning）是指由于进食被细菌或细菌毒素所污染的食物而引起的急性感染中毒性疾病。根据临床表现的不同，分为胃肠型食物中毒和神经型食物中毒。

【病原学】

(一)胃肠型食物中毒

1. 沙门菌属 为最常见的病原菌,其中以鼠伤寒沙门菌、肠炎沙门菌、猪霍乱沙门菌、鸡、鸭沙门菌等较常见。沙门菌属广泛存在于家畜、家禽及鼠类的肠道、内脏和肌肉中。肉、蛋、乳类及其制品易受本菌污染。因进食未煮熟的受污染肉类、蛋类、乳类和内脏后感染而发病。对外界的抵抗力较强,在水和土壤中能存活数月,在粪便中存活1～2月,在冰冻土壤中能越冬,不耐热,55℃ 1h或60℃ 10～20min即死亡。

2. 副溶血性弧菌(嗜盐菌) 革兰染色阴性多形态菌,广泛存在于海鱼、海虾、海蟹、海蜇等海产品及含盐较高的咸菜、腌肉等腌制食品中。对酸敏感,食醋中3min即死亡。不耐热,56℃ 5min即可杀死,90℃ 1min灭活。

3. 金黄色葡萄球菌 引起食物中毒的只限于能产生肠毒素的菌株。本菌存在于人体的皮肤、鼻咽部、指甲或皮肤化脓性病灶中。可在被污染的淀粉类、鱼、肉、乳类及蛋类等食物中大量繁殖,在剩饭菜中易生长,产生耐热肠毒素。肠毒素为致病因素。此毒素对热的抵抗力很强,经加热煮沸30min仍能致病。

4. 其他致病性大肠杆菌、侵袭性大肠杆菌、肠出血性大肠杆菌、蜡样芽孢杆菌等。

(二)神经型食物中毒

引起神经型食物中毒病原体为肉毒杆菌,肉毒杆菌为革兰染色阳性厌氧菌,对热和化学消毒剂抵抗力强。本菌广泛存在于自然界,如土壤、家畜肠道,亦可附着在水果、蔬菜及谷物上。火腿、腊肠、罐装或瓶装食品被污染后,在缺氧条件下大量繁殖产生外毒素。进食含有肉毒外毒素的食物后即引起中毒。引起肉毒中毒的主要食品在我国多为发酵的豆、面制品、面酱等,国外多为罐头食品引起。

【流行病学】

(一)传染源

细菌性食物中毒传染源为被病原体感染的动物或患者。神经型食物中毒传染源为携带肉毒杆菌的动物,患者无传染性。

(二)传播途径

细菌性食物中毒通过进食被细菌或其毒素污染的食物、饮水而传播。神经型食物中毒主要通过被肉毒外毒素污染的食物而传播。偶可因伤口感染肉毒杆菌而发生肉毒中毒。

(三)易感人群

人群普遍易感。感染后产生的免疫力弱,故可重复感染多次发病。

(四)流行特征

该病多发生于细菌大量繁殖的夏、秋季。各年龄组均可发病,可散发亦可暴发流行。

【发病机制与病理改变】

(一)胃肠型食物中毒

进食被细菌或细菌毒素污染的食物后,由于细菌对肠壁的侵袭性损害,引起肠黏膜发生充血、水肿、上皮细胞变性、坏死,严重者可致出血及溃疡等病理变化;或因肠毒素作用肠黏膜上皮细胞,使肠道分泌增加及对钠和水的吸收抑制等功能的改变,导致患者出现腹痛、呕吐、腹泻等胃肠炎的症状。因发病后频繁呕吐、腹泻，细菌及其毒素大多能被迅速排出，故严重毒血症或败血症表现者较少见。病程亦较短暂。沙门菌等食物中毒患者，细菌在肠道繁殖，向外排菌，具有传染性，而且患者有感染的表现如发热等，属于感染性食物中毒。金黄色葡萄球菌食物中毒则主要是由肠毒素致病，属于毒素性食物中毒。两者有所不同。

（二）神经型食物中毒

肉毒杆菌产生的外毒素经口进入消化道后，胃酸及消化酶均不能将其破坏，经肠黏膜吸收入血。主要作用于颅神经核、肌肉、神经连接处和自主神经末梢，抑制神经传导介质乙酰胆碱的释放，使肌肉收缩运动障碍而致瘫痪。婴儿肉毒中毒的年龄一般小于 6 个月，发病机制与上述不同，可因食入肉毒杆菌芽孢或繁殖体，虽不含外毒素，但菌体可在肠道繁殖产生外毒素，经肠黏膜吸收后引起发病。病理变化以脑及脑膜显著充血及水肿，有广泛的出血点和小血栓形成为特征。

【护理评估】

（一）护理病史

1. 健康史 询问患者既往有无急、慢性病，传染病史；询问腹痛、腹泻的持续时间及伴随症状；询问患者大便的量、色泽及性状等。

2. 流行病学资料 询问有无食用不洁饮食、饮食的地点；居住地居民或共餐人员有无同时发病的现象。

（二）身体状况

潜伏期短，有进食可疑食物史，病情轻重与进食量有关。

1. 胃肠型食物中毒 潜伏期短，多于进食后数小时发病，短者 1h 长者达 3d，各种细菌所致食物中毒的临床表现大致相似，主要为腹泻、呕吐、腹痛等胃肠炎症状。

一般起病急，初为腹部不适，继之腹痛，以上腹、脐周较明显，呈持续性或阵发性绞痛，伴恶心、呕吐、腹泻等表现。先吐、后泻为本病的特点。呕吐物多为所进食物，金黄色葡萄球菌或蜡样芽孢杆菌食物中毒呕吐剧烈，呕吐物可为胆汁性，有时含血液或黏液。腹泻轻重不一，每天数次至数十次，多为黄色稀便、水样便或黏液样便。鼠伤寒沙门菌食物中毒的大便呈水样或糊状，具有腥臭味，亦可见脓血便。肠出血性大肠杆菌 O157：H7 感染可有无症状带菌者、非出血性腹泻、出血性结肠炎以及溶血性尿毒综合征等表现，病重者可死亡。嗜盐菌食物中毒可出现血性腹泻，患者多有上、中腹轻度压痛，肠鸣音亢进。吐泻严重者可出现口干、舌燥、眼眶下陷、皮肤弹性下降等脱水表现及血压下降、酸中毒甚至休克。感染性食物中毒可出现畏寒、发热、乏力等全身感染中毒症状。

病程短，大多 1～3d 内恢复。但肠出血性大肠杆菌 O157：H7 所致的出血性结肠炎多数在 7d 内恢复。鼠伤寒沙门菌食物中毒常呈暴发流行，亦可致医院内感染。

2. 神经型食物中毒 潜伏期一般 12～36h，严重者 2h，长者达 10d。潜伏期越短，症状越重。临床表现轻重不一，轻者仅轻微不适，无须治疗，重者可于 24h 内死亡。起病早期有恶心、呕吐等症状。继之出现乏力、软弱、头痛、头晕、视物模糊、复视、瞳孔散大、眼肌麻痹等神经系统症状。严重者出现吞咽、咀嚼、发音困难，甚至呼吸困难。患者体温一般正常，神志正常，知觉存在。胃肠道症状较轻，可有恶心、便秘或腹胀等。病程长短不一，通常 4～10d 后逐渐恢复，但全身乏力、眼肌麻痹可持续数月之久。危重者可在 3～6d 内死于呼吸衰竭、心力衰竭或继发感染。

(三)实验室及其他检查

1. 血常规　沙门菌感染者白细胞计数多在正常范围;副溶血弧菌及金黄色葡萄球菌感染者,白细胞数可增高达 $10\times10^9/L$ 以上,中性粒细胞比例增高。

2. 粪便常规　可见红细胞、白细胞,部分患者可见巨噬细胞。

3. 细菌培养　对可疑食物、呕吐物及粪便进行细菌学培养,可分离出相同病原菌。标本接种血琼脂做厌氧培养,可检出肉毒杆菌。

4. 血清凝集试验　胃肠型食物中毒患病初期血清凝集效价较高,此后大多很快转为阴性。如效价达到 1∶80 至 1∶160 可诊断为本病。

5. 毒素检查　疑神经型食物中毒时,可进行毒素试验,将食物渗出液做动物试验,观察有无外毒素所致的瘫痪现象。

(四)心理-社会状况

评估患者对细菌性食物中毒的了解,对预后的认识,及所出现的心理反应;家庭对患者的关心程度;患病后是否对工作、学习、家庭造成影响,家庭经济情况。

(五)处理原则

本病的病原菌或其毒素多于短期内迅速排出体外,故以对症治疗为主。症状较重者及时选用敏感的抗生素。

1. 隔离与消毒　细菌性食物中毒患者应床旁隔离。严格做好炊具、食物的清洁卫生,做好厨房餐具的卫生消毒。每日用紫外线照射厨房空气,餐具煮沸或用消毒液浸泡消毒。

2. 对症治疗　呕吐、腹痛严重时给解痉剂,如阿托品或山莨菪碱皮下注射。脱水严重甚至休克者应积极补液,并注意维持电解质和酸碱平衡。

3. 抗菌治疗　感染性食物中毒,可按不同的病原菌选用有效抗菌药物,如喹诺酮类或氨甙类。也可根据药敏试验选用抗菌药物。

【常见护理诊断/问题】

1. 腹泻　与细菌感染有关。

2. 疼痛:腹痛　与胃肠道痉挛有关。

3. 有体液不足的危险　与呕吐、腹泻引起大量体液丢失有关。

4. 潜在并发症　休克。

【护理措施】

(一)病情观察

观察呕吐、腹泻的次数、量及性状;定时测量生命体征、记录 24h 出入量;观察患者神志、面色、皮肤弹性的变化,结合生化检查结果,一旦发现有脱水、酸中毒、休克等现象应立即通知医生并积极协助医生处理。

(二)一般护理

急性期卧床休息,可减少体力消耗,严重者应严格卧床。鼓励患者多饮淡盐水,以补充液体,促进毒素的排泄。呕吐停止后可给予易消化的流质或半流质饮食。剧吐不能进食或腹泻频繁者,可静脉滴注葡萄糖生理盐水。恢复期过后逐渐过渡到正常饮食。

（三）对症护理

1. 呕吐、腹泻的护理 呕吐有助于清除胃肠道残留的毒素，一般不予止吐，呕吐频繁者可遵医嘱给氯丙嗪肌内注射，以减少呕吐次数，并有利于患者休息。

2. 腹痛的护理 可腹部热敷，一般早期不用止泻药，严重者遵医嘱给予解痉剂以缓解痉挛或减轻腹痛。严重腹泻、呕吐伴高热的患者，遵医嘱应用敏感抗菌药物的同时注意观察疗效和不良反应。

（四）心理干预

由于发病后吐泻症状显著，患者容易产生焦虑、不安心理，护士应及时向患者解释有关细菌性食物中毒的临床特点，以缓解焦虑心理。

（五）健康宣教

加强卫生宣传，提高人们的卫生素质，不吃不洁、变质或未经煮熟的肉类食品。消灭苍蝇、蟑螂、鼠类等传播媒介。

【预防】

1. 管理传染源 发生可疑食物中毒后，应立即报告当地卫生防疫部门，及时进行调查、分析、制定防疫措施，及早控制疫情。

2. 切断传播途径 加强饮食卫生监督及管理，禁止出售变质腐败的食物，对饮食和炊事行业人员要定期做好健康体检。尤其应注意罐头食品、火腿、腌腊食品、发酵豆的卫生检查。

3. 保护易感人群 目前尚无有效疫苗。密切接触患儿的易感儿可肌内注射丙种球蛋白。若进食的食物已证明有肉毒杆菌或其外毒素存在，或同进食者已发生肉毒中毒时，未发病者应立即注射多价抗毒血清以防止发病。

【小结】

细菌性食物中毒是指由于进食被细菌或细菌毒素污染的食物而引起的急性感染中毒性疾病。根据临床表现的不同，分为胃肠型食物中毒和神经型食物中毒。细菌性食物中毒是由多种细菌和肉毒杆菌引起，主要通过食用不洁饮食及腐败变质的食物而发病，好发于夏秋季节，多以暴发和集体发病的形式出现。胃肠型多以恶心、呕吐、腹痛、腹泻等急性胃肠炎表现为特征。神经型主要表现为恶心、呕吐及中枢神经系统症状，如眼肌及咽肌瘫痪，若抢救不及时，病死率较高。做好饮食卫生，加强食品卫生管理是预防本病的关键措施。做好预防细菌性食物中毒的卫生知识宣传，尤其在夏秋季，不能暴饮暴食，勿食用不洁和腐败变质的食物。消灭蟑螂、苍蝇、老鼠等传播媒介。

（邱惠萍　陈燕）

第五节　恙虫病患者的护理

DAO RU QING JING

导入情景

情景描述：

患者，男，58岁，因“解黑便、呕吐咖啡样物1d”入院，入院前不规则发热12d，体温最高39.2℃，无咳嗽、咳痰。既往无慢性病史，无药物过敏史。发病前2周曾外出钓鱼。

查体：患者精神萎靡，神志清，右侧腋窝可触及数个黄豆大淋巴结，质中，活动可，右侧腋窝旁可见一焦痂，大小约0.5cm×0.5cm。余无殊。

实验室检查：大便隐血试验(+++)。外斐反应阳性，OXK凝集效价1∶160，肥达反应(－)。

请问：1.该患者可能的临床诊断是什么？

2.如果你是该科的护士，应如何向患者及其家属进行相关疾病的消毒隔离及预防的健康教育？

恙虫病(又名丛林斑疹伤寒，是由恙虫病立克次体(又称东方立克次体)引起的急性的自然疫源性传染病。临床表现以发热、皮疹、焦痂或溃疡形成、淋巴结肿大等为特征。

【病原学】

恙虫病的病原体是一种细小的专性细胞内寄生的微生物，大小为(0.3～0.6)μm×(0.5～1.5)μm。恙虫立克次体对外界环境的抵抗力较弱，不耐热，56℃10min即可灭活，能耐寒，对一般消毒剂敏感。

【流行病学】

(一)传染源

恙虫病的主要传染源为野生啮齿动物，特别是各种鼠类。

(二)传播途径

恙螨为恙虫病的传播媒介，人经受染的恙螨幼虫叮咬而感染。

(三)易感人群

人群普遍易感，青壮年多见。农民、从事野外工作等职业者，发病率高。病后可获得对同株病原体的持久免疫。对异株的免疫力仅维持数月，故可再感染。

(四)流行特征

本病分布广，以东南亚国家及日本太平洋岛屿较常见。我国主要发生于长江以南地区，以海南多见。南方多发生于夏秋季，以6～8月为高峰；北方多发于为秋冬季，发病流行高峰在10月。

【发病机制与病理改变】

恙螨幼虫叮咬人体后，病原体先在局部组织细胞内繁殖，引起局部皮肤损伤，然后直接或间接经淋巴系统进入血液，形成恙虫病东方体血症，病原体在小血管内皮细胞及其他单核-吞噬细胞系统内生长繁殖，不断释放立克次体及毒素，引起立克次体血症和毒血症及多脏器病变。立克次体死亡后释放的毒素是致病的主要因素。本病的基本病变为全身小血管炎和小血管周围炎及单核-吞噬细胞增生。

【护理评估】

（一）护理病史

1. 健康史 了解患者热程、热型、发热时伴随的相关症状；药物过敏史、输血史、近期患病史等；发病以来体重、饮食、排便习惯有无改变；大、小便颜色、性状、次数有无改变等。

2. 流行病学资料 患者有无野外劳动及鼠接触史；当地有无本病流行；有无恙螨叮咬史。

（二）身体状况

潜伏期为4～20d，多为11～14d，大多数患者起病急。

1. 发热 先有畏寒或寒战，继而发热，体温迅速上升，1～2d内可达39～41℃，多呈弛张热型或不规则热型，伴有相对缓脉，伴毒血症状如头痛、乏力等。

2. 焦痂及溃疡 这是本病的特征性体征，对临床诊断最具意义。发病初期在被恙螨幼虫叮咬处，出现红色丘疹，一般不痛不痒，不久形成水疱，破裂后呈新鲜红色小溃疡，边缘突起，周围红晕，1～2d后中央坏死，成为褐色或黑色焦痂，呈圆形或椭圆形，大小不等，直径0.2～1.5cm，痂皮脱落后形成溃疡，多数患者只有1个焦痂或溃疡，少数2～3个或更多，常见于腋窝、腹股沟、外阴、腰背等处。

3. 皮疹 部分患者在病程4～6d出现暗红色斑丘疹，无痒感，直径为0.2～0.5cm，先出现于躯干，后蔓延至四肢，面部很少，手掌和足底缺如。轻症者可无皮疹，重症者皮疹密集、融合或出血。皮疹持续3～10d消退，无脱屑，可留有色素沉着。

4. 淋巴结肿大 患者常有全身表浅淋巴结肿大，以近焦痂的局部淋巴结肿大尤为显著。一般大小如蚕豆至鸽蛋大，可移动，有疼痛及压痛，无化脓倾向，消散较慢，在恢复期仍可扪及。

5. 肝、脾大 部分患者有肝、脾大。内脏普遍充血，各脏器均有不同的损伤，心脏呈局灶或弥漫性心肌炎，肺脏可有出血性肺炎或继发支气管肺炎，也可发生脑膜炎，肾脏可出现广泛急性坏死，胃肠道常广泛出血等。

（三）实验室及其他检查

1. 血常规 白细胞总数多减少，最低可达2×10^9/L，亦可正常或增高，分类常有中性粒细胞核左移、淋巴细胞相对增多。

2. 变形杆菌OXK凝集反应 又称外斐反应，患者变形杆菌OXK凝集效价在1∶160以上或双份血清效价呈4倍增长有诊断意义。

3. 病原体检查 取发热期患者血液0.5ml，接种小鼠腹腔，小鼠于1～3周死亡，取濒死小鼠的腹膜或脾脏作涂片，经姬姆萨染色或荧光抗体染色镜检，于单核细胞内可见立克次体，或取发热期的溃疡分泌物或淋巴结穿刺涂片染色查找立克次体。

（四）心理-社会状况

评估患者对恙虫病的了解情况、对预后的认识、对所出现的各种临床表现的心理反应及表现。

（五）处理原则

患者无须采取隔离措施。该病主要治疗目的是彻底清除病原微生物，抗生素要足量、足疗程。氯霉素剂量为成人每天 2g，儿童每天 25～40mg/kg，4 次分服，退热后剂量减半，再用 7～10d。四环素族中以多西环素较好，成人剂量为 0.2g，1 次顿服，连服 5～7d。罗红霉素亦有较好疗效。

【常见护理诊断/问题】

1. 体温过高　与恙虫病立克次体感染有关。

2. 皮肤完整性受损　与焦痂和溃疡有关。

3. 焦虑　与患者对疾病的预后未知有关。

4. 潜在并发症　肺炎、心肌炎。

【护理措施】

（一）对症护理

1. 高热护理　参照第二章第一节。

2. 皮肤护理　观察皮疹的性状、分布及消长。皮肤焦痂与溃疡多分布于腋窝、腹股沟、会阴、外生殖器、肛门等比较隐蔽处。要注意这些部位的皮肤清洁，内衣裤柔软干净。局部皮肤有破溃者用无菌敷料覆盖，防止衣服摩擦溃疡面导致继发感染。局部无自觉不适时，无须处理。焦痂及溃疡可用 75％的酒精涂擦溃疡周围皮肤，用过氧化氢、生理盐水涂擦溃疡面，然后用庆大霉素注射液洗敷创面，直至痊愈。

（二）并发症的观察与预防

1. 肺炎　密切观察病情，注意呼吸的频率、节律、深浅的改变，病情出现变化时要及时报告医生；在输液过程中控制输液速度，以免输液过快引起肺水肿、心力衰竭；加强营养，增强抵抗力；注意保暖，保持病室内卫生及空气新鲜，温、湿度适宜；保持患者呼吸道的通畅，及时清除呼吸道分泌物；协助患者更换体位、拍背，督促患者做有效的咳嗽。

2. 心肌炎　密切观察患者面色、心率及节律的变化，询问患者有无活动后明显心悸、胸闷表现，了解有无并发心肌炎，及时报告医生；患者卧床休息，避免情绪激动，减少活动量；输液滴速勿过快。

（三）用药护理

告知患者足量服药，不可随意减量或停药，以免影响疗效。注意观察药物的副作用，如使用氯霉素应注意观察血常规的变化，有无全血细胞减少或出血倾向等；服用四环素组抗生素（多西环素）应观察消化道症状，如恶心、呕吐、食欲不振等，还应注意有无过敏反应。四环素族药物易与牛奶、钙、镁、铁、铝、秘等生成不溶性的络合物，故不宜与上述食物或含有上述成分的药物同服。此外四环素药物还能影响婴幼儿骨骼生长、牙齿釉质发育不良、致畸，故孕妇及 7 岁以下儿童禁用。

（四）心理干预

讲解本病的发病原因、传播方式，耐心听取患者和家属的提问并给予解释，以减轻他们的疑惑，从而使其主动配合治疗和护理。

（五）健康宣教

预防恙虫病的重点是改善环境卫生、清除杂草、消灭恙螨和鼠类，以切断传播途径，消灭传染源。人群对恙虫病立克次体普遍易感，即使患病后也只获得对同株立克次体的持久免疫，故应告诫群众（包括出院患者），特别是从事野外作业、在流行季节和流行地区工作者，应加强个人防护，流行季节避免在草地上坐、卧、晾晒衣被。恙虫病如能早期诊断，及时采用有效的治疗，绝大多数患者可在短期内恢复，老年人、孕妇或有并发症者预后较差。故应尽早就诊就医，以缩短病程，早日康复。

【预防】

1. 管理传染源 消灭鼠类及媒介昆虫。

2. 切断传播途径 搞好室内外环境卫生，除杂草、灭鼠、消灭恙螨孳生地，喷洒杀虫剂消灭恙螨。

3. 保护易感人群 加强个人防护。目前尚无可供使用的有效疫苗，须在野外生产劳动或军事训练时束紧袖口、裤脚口、领口等，加强个人防护，以免恙螨叮咬。

【小结】

恙虫病是由恙虫立克次体引起的急性发热性斑疹伤寒样传染病；恙虫病急性起病，病程短。临床常表现为发热，伴有皮疹，其被恙螨幼虫叮咬的原发感染部位经常存在溃疡或焦痂及局部或全身淋巴结肿大。恙虫病治疗措施包括补液、抗感染、预防并发症治疗。护士应遵医嘱准确，及时使用抗生素，给药期间注意观察药物的疗效及副作用。恙虫病患者应注意发热及皮肤溃疡、焦痂的护理，预防恙虫病主要是消灭鼠类及媒介昆虫，加强个人防护，在流行地区应注意避免草地坐卧或宿营。

（陈　燕）

第六节　钩端螺旋体病患者的护理

DAO RU QING JING

导入情景

情景描述：

患者，男，42 岁，农民。因高热 6d 伴腰痛、咯血，转诊来院，患者三秋劳动后，突起畏寒、持续高热达 39℃，伴乏力、腰背痛，来院前一天出现呼吸困难、频咳、咯少量鲜血。当地卫生院予以对症处理后转来本院。门诊查体：T38.4℃，P110 次/min，R24 次/min，BP100/64mmHg，神志清，肺部听到少许湿啰音，双侧腹股沟淋巴结蚕豆大。查血白细胞总数和中性粒细胞数增多，尿中出现较多蛋白。X 线胸片见肺纹理增多，点、片状散在阴影。拟诊为钩端螺旋体病收住入院。

作为护士，请问：

如何对该患者实施整体护理，并做好对该病预防的健康宣教？

钩端螺旋体病(leptospirosis)简称钩体病。是由致病性钩端螺旋体引起的自然疫源性急性传染病。其临床特点为早期钩体败血症，中期各脏器损害和功能障碍及后期各种变态反应并发症。重者可并发肝肾衰竭或肺弥漫性血管内出血而危及生命。

【病原学】

钩体菌体纤细，革兰染色阴性，嗜银染色呈黑色或褐灰色，微嗜氧；有12～18个螺旋，长约6～20μm，两端常弯成钩状，能做活跃的旋转式运动，具有较强的穿透力；常用含兔血清的柯氏培养基培养，也可接种于幼龄豚鼠腹腔内分离。

耐湿，但不耐干燥，对化学消毒剂敏感。在水或湿土中可存活4周至3个月；在干燥环境及漂白粉、肥皂水等一般消毒剂作用下可很快被杀死。

根据钩体群和型特异性抗原不同分24个血清群、200个血清型，新菌型仍在不断发现中。国内有18群70型，重要的有黄疸出血群、波摩那群、犬群、爪哇群、流感伤寒群、澳洲群、秋季群和七日热群等。钩体不同型别，其分布及致病力不同，其中波摩那群分布最广，可引起洪水型流行。黄疸出血群(赖型)毒力最强，常引起稻田型流行。

【流行病学】

(一)传染源

多种动物可感染和携带钩体，但在本病流行中的意义不大，传染源主要为野鼠、猪等。黑线姬鼠是稻田型钩体病的主要传染源，猪是洪水型钩体病的主要传染源。因患者尿中排出钩体的数量很少，故患者作为传染源造成人传人的可能性不大。

(二)传播途径

主要通过皮肤黏膜直接接触传播。传染动物通过尿液排出钩体，污染稻田中的水(疫水)和土壤。易感者接触疫水时，钩体直接侵入皮肤黏膜而使之感染。其次，可通过接触患病动物的皮毛、排泄物等而被感染。

(三)易感人群

人群普遍易感。病后对同型钩体有较强的免疫力，对其他血清型钩体仍易感。

(四)流行特征

由于钩体在外界存活需适当温度及湿度，其感染的方式需在特定的条件和环境下发生，所以本病的流行具有明显的季节性、地方性、流行性和一定的职业性。本病遍布世界各地，以热带和亚热带为主要流行区。我国以西南方及南方各省多见。多于夏秋季(6～10月)发病，非流行期间常为散发，在秋收季节(稻田型)或洪水多雨季节(洪水型)，可有短期流行或大流行。农村人口的发病率高于城市。农民、牧民、屠宰工人及下水道工人等为易感人群。

【发病机制与病理改变】

致病性钩体为本病的病原。本病的临床表现复杂，病情轻重差别很大，主要与入侵钩体的菌型、菌量、毒力及机体免疫力有关。侵入钩体毒力强或初入疫区、未接受过预防接种、缺乏免疫力者可出现严重临床表现。钩体经过正常或受损的黏膜与皮肤进入血液，迅速在血中大量繁殖，形成钩体败血症，产生钩体毒素，引起全身性毛细血管感染中毒性损伤(早期)，导致临床上早期钩体败血症的中毒症状。此后(中期)，钩体侵入全身各组织器官引起相应内脏的病变。后期可出现免疫病理反应，引起眼及中枢神经系统等的后发症(图3-11)。

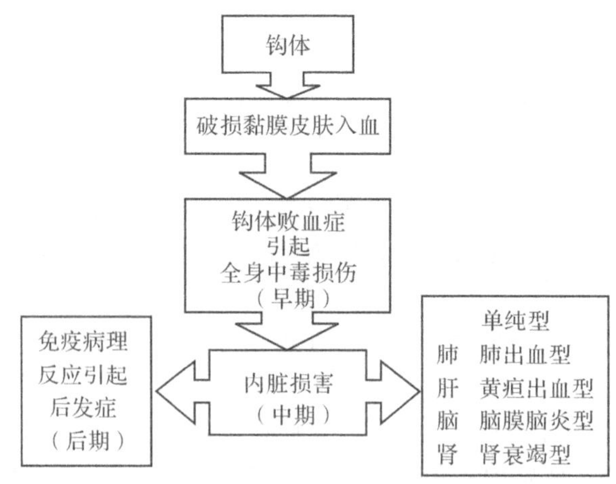

图 3-11　钩体病发病机制与临床示意图

【护理评估】

（一）护理病史

1.健康史　应注意询问本次起病经过，有无寒战、发热、肌肉酸痛、乏力、结膜充血、腿痛、淋巴结肿大等症状；发热的热型、热度及伴随症状；既往有无其他急慢性病、传染病史，有无吸烟饮酒史及输血史等。

2.流行病学资料　询问患者的职业，所在地是否有本病流行，是否有疫水或病畜接触史。

（二）身体状况

潜伏期 7～13d，平均 10d。整个病程可分为早期、中期及后期。临床表现可归纳为“寒热酸痛身乏、眼红腿痛淋结大”。

1.早期　起病后 3d 内为钩体病各型早期共有的钩体败血症阶段，主要为全身感染中毒表现。包括：

（1）发热　急起发热，多呈稽留热，部分患者为弛张热。1～2d 达高峰，体温在 39℃以上。热程 1 周左右，长者 10d。伴畏寒或寒战。

（2）肌肉疼痛　全身酸痛和肌痛明显，多见于四肢、腰背肌，以腓肠肌为甚。1～6d 最明显。外观无任何红肿迹象。

（3）乏力　全身酸软无力，热不高或热退后仍明显乏力。肢体酸软，甚至难以下床站立和行动。

（4）眼结合膜充血　发病第 1 天即可出现，随后迅速加重。整个结膜呈红色或粉红色。轻者内、外眦部、穹隆部球结膜血管扩张呈网状，或全结合膜充血，小血管交织成细网状。重者结膜下出血，但无疼痛、畏光感觉，也无分泌物。

（5）腓肠肌压痛　发病第 1 天即可出现，轻者感轻度胀痛，进而压之疼痛，犹如刀割。一般认为与横纹肌变性、坏死、间质出血、水肿及炎性浸润有关。

（6）表浅淋巴结肿大与压痛　于发病第 2 天即可出现。主要为双侧腹股沟淋巴结，其次为腋窝淋巴结。常如黄豆大小，个别大似鸽卵，疼痛与压痛，质较软。局部无红肿、不化脓。

少数患者可有咽痛、咽充血、扁桃体肿大、腭黏膜有小出血点、鼻出血；食欲不振、恶心、呕吐、腹痛腹泻、泻水样便或黏液便以及里急后重也可出现。肝脾可有轻度肿大，有压痛与叩击痛。以上表现持续时间长短不一，短者 3～5d，重者达 10d 左右，但预后多良好。

2. 中期　起病后 3～10d。为症状明显阶段。按临床表现的主要特点分为以下几型：

(1)单纯型(又称流感伤寒型、感染中毒型)　此型仅有早期钩体败血症表现，无内脏损害。病程 5～10d，发热减退而愈。

(2)肺出血型　为本病病情最重、病死率最高的一型。起病初期与流感伤寒型相似，但 3～4d后病情加重，可呈现下述类型：①轻度肺出血型：咳嗽或痰中带血，为鲜红色泡沫。肺部可闻及少量湿性啰音，X 线见肺纹理增粗或见散在点、片状阴影。②肺弥漫性出血型：又称“肺大出血型”。临床上先有钩体败血症早期表现，于发病 2～5d 突然发展成肺弥漫性出血。患者面色苍白、烦躁、恐惧不安、心慌、呼吸变频、心率加速。肺部啰音不断增多，咳嗽、咯血，进而口唇发绀、面色灰暗、咯出鲜红色血痰、双肺布满湿性啰音。X 线示双肺广泛点片状阴影或大片融合。如果病情继续恶化，则极度烦躁、神志模糊，甚至昏迷。喉部痰鸣、呼吸不规则或减慢、极度发绀，继而口鼻涌出不凝的血性泡沫液体，最终以窒息或血压下降，呼吸循环衰竭而亡。少数患者呈暴发型，开始不出现咯血，而在人工呼吸时血才从口鼻大量涌出。

(3)黄疸出血型　早期表现同流感伤寒型。于病程 3～5d 退热前后，出现黄疸、肝大、压痛。黄疸于病程 10d 左右达高峰。深度黄疸者可发展成急性或亚急性重型肝炎。出现凝血机制障碍、腔道出血、休克。尿中常见细胞、蛋白、管型，重者尿少、尿闭，甚至酸中毒、尿毒症、急性肾衰竭。此型也称为 Weil's 病，以往为致死的主要原因，占病死率的 60%～70%，近年国内此型已减少。

(4)脑膜脑炎型　起病后 2～3d 左右，出现剧烈头痛、频繁呕吐、嗜睡、谵妄或昏迷，部分患者有抽搐、出现瘫痪等，颈项强直，Kernig 征与布鲁金斯征均阳性。重者可发生脑水肿，脑疝导致呼吸衰竭。脑脊液外观呈毛玻璃状，细胞数为 5×10^{8}/L 以下，以淋巴细胞为主，蛋白含量增多，糖正常或稍低，氯化物正常。脑脊液可分离出钩体。单纯脑膜炎者预后较好。脑炎或脑膜炎者病情较重。

(5)肾衰竭型　各型钩体患者都有不同程度肾脏损害的表现，如尿中有蛋白、红细胞、白细胞与管型，多可恢复正常。仅少数患者因肾衰竭而发生氮质血症。此型常与黄疸出血型合并出现，单独肾衰竭者少见。

3. 后期　少数患者在发热消退进入恢复期后可再次出现症状和体征，称为后发症。一般将发生于病程早中期的症状称为败血症或并发症，而将中毒症状消退后又起的症状称为后发症。此乃系免疫反应所致，常见的有：

(1)后发热　部分钩体病经治疗或自愈后 3～4d，再度发热，重现早期症状，经 1～3d 自行缓解。此时无钩体血症，血内嗜酸细胞可增高，无须青霉素治疗。

(2)反应性脑膜炎　少数患者在后发热时可出现脑膜炎症状与体征，但脑脊液培养阴性。用青霉素治疗无效，预后良好。

(3)神经系统后发症　钩体病急性期热退后 2～5 月，个别可在 9 个月后，发生脑内动脉炎、蛛网膜下腔出血、脊髓炎、周围神经炎、精神异常等，其中以闭塞性脑动脉炎较严重。多由波摩那型引起，好发于儿童及青壮年，多系隐性感染，因而诊断困难。临床表现为偏瘫、失语，可短暂反复发作。脑脊液蛋白轻度增多，白细胞轻度或中度增加，脑脊液钩体补体结合试验阳性。血清钩体补体结合试验与镜凝试验阳性。脑血管造影显示脑基底部多发性动脉炎。除与迟发性变态反应有关外，亦有人认为系钩体直接损害脑血管所致。

(4)眼后发症　本病在我国北方流行区常见，南方较少，与波摩那群感染有关。常发生于热退后1周至1个月。表现为虹膜睫状体炎、脉络膜炎或葡萄膜炎、球后视神经炎、玻璃体浑浊等。其中葡萄膜炎病情较重，迁延持久。

(三)实验室及其他检查

1. 血常规　外周血白细胞总数和中性粒细胞轻度增高或正常。黄疸出血型常增高，白细胞总数常于$(10\sim20)\times10^9/L$。约70%的患者有轻度蛋白尿，可见红、白细胞及管型。通常血沉增快。

2. 病原体检查与分离　第一周取血液，有脑膜炎者取脑脊液，第二周取尿为检材。取血液、脑脊液、尿等检材离心后取沉淀涂片，以暗视野或镀银染色或甲苯胺染色后镜检，可查见典型钩体，但阳性率较低。做荧光抗体检查，特异性与敏感性均高。也可将上述检材接种于含兔血清培养基内，阳性率为30%～50%，或接种于幼龄豚鼠、金黄地鼠腹腔内，于1周内发病或2周内死亡。取心血及腹腔液培养，阳性率70%以上。

3. 血清学检查　取早、晚双份血清，分别查抗原、抗体。

(1)凝集溶解试验　以活标准型别钩体作抗原，与患者血清混合，如血清中有特异抗体，则发生凝集现象，称显凝试验。因血清中溶解素可使钩体溶解，此取决于血清稀释度，稀释度高时仅显凝集，稀释度低时则以溶菌占优势，故称凝集溶解试验。一次凝集效价达到或超过1∶400，或早、晚期双份血清效价递增4倍以上可确诊。病后1周出现凝集溶解，15～20d达高峰，可持续多年，故多用于流行病学调查。

(2)补体结合试验　测定属特异性抗体。效价1∶20有诊断价值。本法不能分型，但抗体在病后2～3d即可查出，可协助早期诊断。

(3)间接凝集试验　测定属特异性抗体。可用钩体抗原致敏绵羊红细胞、炭末、乳胶等载体进行凝集试验。近年用钩体抗体致敏乳胶进行反向乳凝试验，于病初3d内可查出钩体抗原，3～5min出结果，简便、快速、敏感，有早期诊断价值。

此外，有酶联免疫吸附试验、荧光抗体测定、反向血凝、红细胞凝集试验等。

4. X线胸片检查　双肺呈毛玻璃状或双肺有弥散性点、片状或融合性片状阴影。

(四)心理-社会状况

评估患者及家属心理状况，对疾病的认识程度、应对方式及护理能力，了解家庭及社区对疾病防治和认知的程度。

(五)处理原则

尽量做到“三早一就”，即早发现、早休息、早治疗，就地治疗，不宜长途转送。

1. 一般治疗与对症治疗　早期卧床休息，给予易消化饮食，保持体液与电解质平衡。体温过高者，可物理降温。密切观察病情，警惕青霉素治疗后的赫氏反应与肺弥漫性出血的征象。烦躁者可给镇静剂，如苯巴比妥钠0.1～0.2g或异丙嗪与氯丙嗪各25mg肌注。

2. 病原治疗　钩体对多种抗菌药物敏感，如青霉素、链霉素、庆大霉素、四环素、氯霉素、头孢噻吩等以及合成的盐酸甲唑醇(methimidol)和咪唑酸酯。国内首选青霉素G。常用40万单位肌注，每6～8h一次，至退热后3d即可，疗程一般5～7d。但其治疗首剂后发生赫氏反应者较多(23.1%～68.4%或更高)。赫氏反应为部分钩体病患者在青霉素治疗后发生的加重反应。一般在首剂青霉素注射后2～4h发生。突起发冷、寒战、高热，甚至超高热，持续0.5～2h，继后大汗，发热骤退，重者可发生低血压或休克。反应后病情恢复较快。但一部分患者在此反应之后，病情加重，促发肺弥漫性出血。赫氏反应的机制可能与抗生素使螺旋体大量裂解，释放毒素有关。庆大霉素每日16万～24万单位，分次肌内注射，5～7d一个疗程。链霉素0.5g，每日2次，疗程5d。

3. 肺弥漫性出血型的治疗 采取抗菌、解毒、镇静、止血、强心为主的综合措施。①抗生素：同上。②镇静药物：使患者完全安静，避免一些不必要的检查和搬动。同时选用多种镇静药物。如盐酸哌替啶100mg肌注，或加用适量苯巴比妥钠或异丙嗪肌注，亦可用10%水合氯醛20～30ml灌肠。③解毒：氢化可的松200～300mg加入5%葡萄糖中静滴，每日可用至400～600mg，或地塞米松10～20mg静推。危重患者可用琥珀酸钠氢化可的松，首剂500mg，每日可用至1000mg。用至热退后或主要症状明显减轻立即减量。④强心：根据心脏情况可将毒毛花苷K0.25mg加入10%葡萄糖10～20ml静推。必要时可重复应用0.125～0.25mg/次，24h内不超过1mg。⑤止血：酌情给云南白药、三七、维生素K等。无心血管疾患者可用垂体后叶素5～10单位溶于20ml葡萄糖中，缓慢静推。有弥漫性血管内凝血者可给肝素治疗，亦可输新鲜全血、血小板等。⑥给氧：保持呼吸通畅，及时吸出呼吸道分泌物和血凝块。如血管堵塞气管须气管插管或气管切开，清除血块，加压或高速给氧。病情严重者输液速度不易过快，一般每分钟20滴左右。如合并感染中毒休克，可在严密观察下适当加快输液速度。

4. 黄疸出血型的治疗 参见急性黄疸型肝炎的治疗内容。

5. 肾衰竭型的治疗 参见流行性出血热的治疗内容。

6. 脑膜脑炎型的治疗 参见流行性乙型脑炎的治疗内容。

7. 后发症的治疗 后发热和反应性脑膜炎明确诊断后，一般采取对症治疗，短期即可缓解。①眼后发症：虹膜睫状体炎应及早应用阿托品扩瞳、热敷、乙基吗啡眼药水滴眼，尽可能使瞳孔扩大至最大限度。将已形成的虹膜后粘连分开。必要时可使用氢化可的松结膜下注射。口服烟酸，维生素B_1、B_2，静滴妥拉唑啉、山莨菪碱等。②神经系统后发症：早期应用大剂量青霉素，并给予肾上腺皮质激素。如有瘫痪，可给针灸、推拿治疗，口服维生素B_1、维生素B_6、维生素B_{12}及血管扩张药，亦可选用中药治疗。

【常见护理诊断/问题】

1. 体温过高 与钩端螺旋体感染有关。

2. 疼痛：肌肉酸痛 与钩端螺旋体感染引起肌肉损伤有关。

3. 躯体移动障碍 与钩端螺旋体感染引起肌肉损伤导致肌肉软弱无力有关。

4. 气体交换受损 与肺毛细血管损伤有关。

5. 潜在并发症 出血、窒息、肾衰竭、呼吸衰竭、循环衰竭。

【护理措施】

（一）病情观察

首剂使用青霉素后，24h 内应注意观察有无突起寒战、高热、大汗；加强监测血压、尿量，有无面色苍白、肢端湿冷、发绀、呼吸困难等低血压或休克表现，或诱发肺弥漫性出血。观察腿痛的持续时间，疼痛的性质、程度，有无缓解，患者的表情变化；与疼痛相关的症状如乏力，是否影响休息、睡眠等。

（二）一般护理

1. 休息 应卧床休息，减少活动，病室环境安静、整洁，避免刺激因素影响患者的休息与生活；危重患者应专人看护，直至临床症状、体征完全消失后再下床活动，逐渐增加活动量和延长活动时间。

2. 饮食 急性期给予高热量、高维生素、低脂、适量蛋白、易消化饮食，以保证充足的营养；每日水分摄入量应保持 2500～3000ml，入量不足者可静脉输液；协助做好生活护理。

（三）对症护理

解释引起腿痛的原因，指导患者深呼吸或分散注意力；局部肌肉疼痛严重者，可予热敷，以松弛肌肉，促进血液循环，缓解疼痛；必要时可遵医嘱使用镇静剂，如水合氯醛、异丙嗪或哌替啶等。

（四）心理干预

患者病情危重，可能会出现焦虑恐惧心理，护士应多巡视、多宣教、多安慰，使其减轻紧张焦虑情绪。

（五）健康宣教

1. 宣传钩体病的预防知识 重点管理好猪、犬、牛、羊等家畜，消灭田鼠；加强疫水、粪便管理，防止食物被污染；从事污水作业的人员尤应加强防护，在疫区流行季节前 1 个月，可行钩体多价菌苗预防接种；对高度怀疑已受钩体感染者，可用青霉素 G 20 万～40 万单位肌内注射，每日 2～3 次，连用 2～3d。

2. 进行钩体病知识的教育 介绍钩体病的早期表现，指导群众及早就医。介绍本病重症表现，指导患者及家属配合观察治疗的方法。

3. 患者出院后注意事项 患者出院后仍需避免过劳，加强营养；如有视力障碍、发音不清、肢体运动障碍，可能是钩体病的“后发症”，患者应及时就诊；定期门诊复查。

【预防】

开展群众性综合性预防措施，灭鼠和预防接种是控制钩体病暴发流行、减少发病的关键。

1. 消灭和管理传染源 开展灭鼠保粮灭鼠防病群众运动。结合“两管（水、粪）、五改（水井、厕所、畜圈、炉灶、环境）”工作，尤应提倡圈猪积肥、尿粪管理，从而达到防止污染水源、稻田、池塘、河流的目的。对带菌者和病畜进行检查治疗。对患者的血液、脑脊液等严密消毒处理。

2. 切断传播途径 合工农业生产改造疫源地，防洪排涝。保护水源和食物，防止鼠和病畜尿污染。在流行地区和流行季节避免在疫水中游泳、嬉水、涉水。收割水稻前放干田水，或放农药处理；加强个人防护、皮肤涂布防护药。

3. 保护易感人群　疫区居民、部队及参加收割、防洪、排涝可能与疫水接触的人员，尽可能提前1个月接种与本地区流行菌型相同的钩体多价菌苗。每年2次，间隔7d。剂量成人第1次1ml，第2次2ml。全程注射后人体产生的免疫力可持续1年左右。以后每年仍需同样注射。有心、肾疾患，结核病及发热患者不予注射。

【小结】

钩体病的临床特点为早期钩体败血症，中期各脏器损害，后期各种变态反应后发症，时间分别为起病3d内、起病3～10d和病情缓解后的一段时间。本病的主要传染源是野鼠和猪，通过接触疫水传播最为常见。抗菌治疗上应密切注意赫氏反应的发生。重症患者的病情观察是护理上的重点。

（明　巍）

第七节　寄生虫病患者的护理

一、阿米巴病患者的护理

DAO RU QING JING

导入情景

情景描述：

30岁男性农民，腹痛、腹泻半月，大便每天4～8次，便量多，为暗红色，有腥臭味，肉眼可见血液及黏液，患者无发热，右下腹隐痛，粪便镜检：WBC10～15个/HP，RBC满视野。

如果你是传染科护士，请问：

1. 对此流行性传染病，你初步考虑可能是什么？

2. 其临床表现有哪些？

阿米巴病(amebiasis)，由溶组织内阿米巴(entamoeba histolytica)引起的全身性寄生虫病。阿米巴(ameba)一词来自希腊文 amoibē，意为变形，故曾译为变形虫，当其胞质伸出形成伪足以移动或摄取营养时即改变其外形。本病呈世界性分布，在热带及亚热带地区的发展中国家尤为多见，温带、寒带地区也可见到。中国的农村和卫生条件差的地方也有发生。通过被阿米巴包囊污染的水或食物传播。慢性患者和带囊者是主要传染源。蝇和蟑螂可携带包囊传播本病。阿米巴也可寄生于猪、狗、鼠及猴体内，但由这些动物传播给人的机会极少。按其病变部位及临床表现可分为：①肠阿米巴病(intestinal amebiasis)：病变在结肠，表现为痢疾样症状；②肠外阿米巴病：病变在肝、肺或脑，表现为各脏器的脓肿，尤以阿米巴肝脓肿最常见，后者称肝阿米巴病(hepatic amebiasis)。

肠阿米巴病

肠阿米巴病又称阿米巴原虫病、阿米巴痢疾(amebic dysentery),是由致病性溶组织阿米巴原虫侵入结肠壁后所致的以痢疾症状为主的消化道传染病。病变多在回盲部结肠,易复发变为慢性。

【病原学】

痢疾阿米巴(溶组织内阿米巴,entamoeba histolytica)为人体唯一致病性阿米巴,在人体组织及粪便中有大滋养体、小滋养体和包囊三种形态。滋养体在体外抵抗力薄弱,易死亡。包囊对外界抵抗力强。

1. 滋养体 小滋养体 6～20μm 大小,伪足少,以宿主肠液、细菌、真菌为食,不吞噬红细胞,亦称肠腔型滋养体。大滋养体 20～40μm 大小,依靠伪足做一定方向移动,见于急性期患者的粪便或肠壁组织中吞噬组织和红细胞,故又称组织型滋养体。当宿主健康状况下降,分泌溶组织酶加之自身运动,而侵入肠黏膜下层,变成大滋养体;当肠腔条件改变不利于其活动时变为包囊前期,再变成包囊。滋养体在传播上无重要意义。

2. 包囊 多见于隐性感染者及慢性患者粪便中,呈圆形,大小为 5～20μm,成熟包囊具有 4 个核,是溶组织阿米巴的感染型,具有传染性。包囊对外界抵抗力较强,于粪便中存活至少 2 周,水中 5 周,冰箱中 2 个月,对化学消毒剂抵抗力较强,能耐受 0.2%高锰酸钾数日,普通饮水消毒的氯浓度对其无杀灭作用,但对热(50℃)和干燥很敏感。溶组织阿米巴的培养需有细菌存在,呈共生现象。目前无共生培养已获成功,为纯抗原制备及深入研究溶组织阿米巴提供了条件。

【流行病学】

(一)传染源

凡是粪便中持续排出包囊的人群均为传染源,包括无症状包囊携带者、慢性和恢复期患者。急性阿米巴痢疾患者仅排出滋养体,很难发现溶组织内阿米巴包囊,故其作为传染源的意义不大。人是溶组织内阿米巴的主要宿主和贮存宿主。

(二)传播途径

主要经粪-口途径传播,通过进食被包囊污染的水和食物等造成传染。如水源被污染可导致暴发流行或高感染率。也可通过苍蝇、蟑螂等间接传播。

(三)易感人群

人群普遍易感,婴儿和儿童发病机会少,10 岁以下儿童很少出现有症状的阿米巴病。营养不良、免疫力低下的男同性恋者以及接受免疫抑制剂治疗者感染率较高。病后产生的抗体对机体无保护作用,故可反复感染。

(四)流行特征

本病见于全世界各地,其感染率的高低同各地环境卫生和居民营养状况等关系极大。溶组织内阿米巴病在热带、亚热带、温带地区发病较多,以秋季为多,夏季次之。发病率农村高于城市,男子多于女子,成年多于儿童,幼儿患者很少,可能与吞食含包囊食物机会的多少有关。

【发病机制与病理改变】

包囊被吞食后，包囊内的分裂继续进行。当包囊下行到小肠下段时被消化，释放小滋养体，随粪便下行到达盲肠、结肠等部位寄生，以肠腔内的细菌和浅表上皮细胞为食饵。在条件适宜的时候，小滋养体开始侵袭结肠的肠壁组织，转变为大滋养体。大滋养体黏附于结肠黏膜上皮细胞，借助于伪足及在各种水解酶的溶解破坏性作用下，损害肠黏膜，形成黏膜下小脓肿，脓肿破坏后形成大小不等的溃疡。

主要病理改变是滋养体在黏膜下层至肌层形成口小底大的烧瓶状溃疡，溃疡腔内充满黄色的坏死组织，溃疡间的组织大多完好，病灶周围炎症反应较少。病变以回盲部、升结肠、直肠最明显。有时溃疡底部的血管被病变破坏，造成严重出血。溃疡也可穿破肌层直至浆膜，使肠内容渗漏至腹腔，或穿破肠壁，形成弥漫性腹膜炎或腹腔脓肿。

慢性期病变特征为肠壁增厚，肠腔狭窄。滋养体也可进入门脉血液，在肝内形成脓肿，还可以以栓子的形式进入肺、脑等组织，形成迁徙性脓肿。

【护理评估】

（一）护理病史

1. 健康史　了解患者既往有无其他急、慢性病，传染病史；患者发病以来饮食习惯有无改变，有无体重减轻及精神状态改变；患者排便习惯有无改变，大、小便颜色、性状、次数，有无果酱样大便等。

2. 流行病学资料　患者与传染源接触史，当前是否是本病的高发期，患者卫生习惯如何。询问当地卫生环境状况，当地有无本病流行。

（二）身体状况

潜伏期1～2周，最短4d，长者达1年以上。可有以下临床类型：

1. 无症状型（原虫携带状态）　临床上无任何症状，但在粪检时多可发现阿米巴包囊。在以后适当条件下，可出现临床症状。

2. 普通型　发病缓慢，主要症状有腹痛、腹泻，每日大便10次左右，为黏液血便，呈暗红色或紫红色、糊状，有腥臭味，内含大量阿米巴滋养体。如病变累及直肠时可有里急后重，右下腹常有压痛。全身症状轻，常有低热或不发热，持续数天后可自行缓解或转为慢性。

3. 暴发型　多见于体弱及营养不良者。发病急骤，中毒症状显著，有高热和极度衰竭。每日大便次数可达十几次至几十次不等，为血样或水样便，有奇臭，伴呕吐、里急后重及腹部明显压痛；可有不同程度的脱水、酸中毒、电解质紊乱。可出现循环衰竭，易并发肠出血、肠穿孔，如不及时抢救可于1～2周内因毒血症或并发症死亡。

4. 慢性型　常因普通型未经彻底治疗迁延所致。腹泻反复发作与便秘交替，每日大便一般为3～5次，呈黄糊状，带少量的黏液和血，有腐臭味。常伴脐周及右下腹疼痛。症状可持续或间歇，间歇时间不等。常因疲劳、饮食不当、寒冷及情绪变化而复发。久病者可有贫血和营养不良，极易发生并发症。大便中有滋养体或包囊。肠内并发症包括肠出血、肠穿孔、结肠肉芽肿等；肠外并发症以阿米巴肝脓肿为最常见，其次在肺、脑等处也可发生阿米巴病。

（三）实验室及其他检查

1. 血常规　白细胞计数可轻度增高，有细菌继发感染者可有中度增高，慢性患者可有贫血。

2. 粪便检查 为确诊的重要依据。肉眼可见暗红色果酱样便，含血及黏液，有特殊的臭味，粪质较多。镜检可见大量红细胞、少量白细胞及夏-雷结晶。如找到活动的、吞噬红细胞的阿米巴滋养体有确诊价值。慢性患者可见包囊。送检应及时，并注意保暖。

3. 血清学检查 用阿米巴纯抗原检测其抗体，当体内有侵袭病变时才有抗体形成。肠阿米巴病阳性率可达60%～80%，对诊断有参考价值。

4. 乙状结肠镜或纤维结肠镜检查 可见大小不等的散在溃疡，表面覆有黄色脓液，边缘整齐，稍充血，溃疡间的黏膜大都正常。从溃疡表面刮取的标本镜检发现滋养体的机会较多。

5. 遗传物质检查 可用DNA探针杂交、PCR技术检测粪便、脓液和血清中病原体核酸，其特异性和灵敏度均较高。

（四）心理-社会状况

评估患者对阿米巴病的了解情况、对疾病预后的认识、对所出现的各种临床表现的心理反应。

（五）处理原则

1. 一般治疗与对症治疗 急性期症状明显时应卧床休息，流质饮食。重症者给予输液、输血等支持疗法。执行消化道传染病隔离措施。

2. 病原治疗

（1）甲硝唑（灭滴灵） 对各个部位、各型阿米巴原虫都有较强的杀灭作用，是治疗本病的首选药物，替硝唑也可使用。成人每日3次，每次400～800mg，口服，连用5～7d。

（2）双碘羟基喹啉 毒性低，肠道浓度高，适用于肠道阿米巴病，成人每次0.6g，每日3次，连服10d。

（3）喹碘方 又名药特灵、安痢生，主要作用于肠腔内阿米巴，适用于慢性肠阿米巴病及排包囊者。碘过敏和有甲状腺病的患者禁用。

（4）抗生素 主要通过抑制肠道共生菌而影响阿米巴的生长繁殖，可用巴龙霉素或四环素等。

（5）中药 可酌选鸦胆子、大蒜、白头翁等。

3. 并发症的治疗 有细菌混合感染时加用敏感的抗生素。肠出血时及时输血、止血；肠穿孔时及时手术治疗，并用甲硝唑和广谱抗生素。

【常见护理诊断/问题】

1. 腹泻 与肠阿米巴病有关。

2. 疼痛：腹痛 与肠道阿米巴感染，导致肠壁受损有关。

3. 营养失调：低于机体需要量 与进食减少、肠道吸收功能下降、腹泻有关。

4. 潜在并发症 肠出血、肠穿孔、肠梗阻。

【护理措施】

（一）隔离

消化道隔离。医务人员在工作过程中应当重视防护用具如口罩、手套等的使用。接触患者前后均应洗手，处理患者的分泌物、排泄物后均应进行手的消毒。防止以手为媒介，导致医院感染。

（二）病情观察

1. 观察大便的性状和次数。

2. 对暴发型患者还应密切观察生命体征及脱水表现。

3. 观察并发症如肠出血、肠穿孔、肝脓肿等表现，发现异常及时通知医生。

（三）对症护理

腹泻、腹痛的护理，参见"腹泻"的护理。

（四）药物治疗的护理

本病常用药物为甲硝唑，应告诉患者药物名称、用法、疗程及不良反应等。本药不良反应轻，以胃肠道反应为主，可有恶心、腹痛、腹泻、皮炎等，应注意观察。另外动物实验研究还发现本药有致畸性，因而妊娠3个月以内及哺乳妇女忌用。

（五）粪便标本采集的注意事项

1. 及时采集新鲜大便标本，挑选血液、黏液部分，立即送检。

2. 天冷时，让患者便于用温水冲洗过的便盆中，以防滋养体死亡。

3. 如遇有镜检阴性时，需反复多次送检。

（六）心理干预

肠穿孔起病急、腹痛剧烈，患者缺乏对本病的认识了解，易产生紧张、恐惧、焦虑情绪。护士要体贴、关心、安慰、鼓励患者，同时以熟练的技术操作，减轻痛苦，增加患者的安全感。

（七）健康宣教

1. 广泛宣传加强饮食管理和注意个人卫生对预防阿米巴病的重要意义。

2. 宣讲肠阿米巴病的疾病知识，如传播途径、主要症状、饮食、用药及留取粪便标本的注意事项。

3. 出院后每月复查大便1次，连续留检3次，以决定是否需要重复治疗。

【预防】

1. 管理传染源　彻底治疗患者及排包囊者，特别应注意检查和治疗从事饮食行业的慢性患者及排包囊者。实行消化道隔离至症状消失后大便连续3次找不到滋养体或包囊。

2. 切断传播途径　加强水源及粪便管理，饮水需煮沸，不吃生菜，防止饮食被污染。

3. 保护易感人群　向群众宣教阿米巴痢疾的感染过程和预防发病的相关知识。

【小结】

阿米巴痢疾是由阿米巴原虫引起的传染病。阿米巴痢疾临床常表现为腹痛、腹泻。阿米巴痢疾治疗措施有补液、抗感染治疗。给药期间注意观察用药疗效及不良反应。阿米巴痢疾患者应注意肛周皮肤护理及注意观察患者的大便颜色、性状、次数。采取严格消毒隔离措施，消化道隔离至症状消失后连续3次粪便检查未找到滋养体或包囊。注意加强个人卫生及饮食卫生，患者餐具和便具应单独使用，用后消毒。

肝阿米巴病

肝阿米巴病又称阿米巴肝脓肿，是肠外阿米巴病中最常见的感染。大多数来源于阿米巴肠病的并发症,部分也可无肠阿米巴病的临床表现而单独发生。临床表现主要有发热、肝区疼痛和肝大。

【病原学】

同肠阿米巴病。

【流行病学】

同肠阿米巴病。

【发病机制与病理改变】

肠腔内的阿米巴滋养体借助其侵袭力进入门静脉到肝脏,亦可通过肠壁直接侵入肝脏。或经淋巴系统到达肝脏,并在肝脏内进行繁殖形成微静脉栓塞,使肝脏组织缺血、坏死。阿米巴病的溶组织作用使组织液化,形成肝脓肿。自原虫侵入至脓肿形成,平均均需1个月以上。脓肿所在部位深浅不一,以大的单个的及位于肝右叶上部为多见。

肝脓肿中央有一大片坏死区,脓液为液化的肝组织,呈巧克力酱样,质黏稠或稀薄,有肝腥味,含有溶解和坏死的肝细胞、红细胞、白细胞、夏-雷晶体及残余组织等。有部分病例可找到滋养体。脓肿可因不断扩大而浅表化,并向邻近组织穿破。慢性脓肿可发生继发性细菌感染,使脓液失去其典型特征,临床上可出现毒血症表现。

【护理评估】

(一)护理病史

1. 健康史 评估患者一般情况,详细了解工作特点、居住及工作环境卫生状况、饮食习惯。询问患者热程、发热程度及体温变化规律。患者发热时伴随的相关症状,如食欲减退、恶心呕吐、腹胀腹泻等。患者肝区疼痛出现的时间、性质、是否有进行性加重及疼痛持续时间。患者排便习惯有无改变,大、小便颜色、性状、次数有无改变。

2. 流行病学资料 既往是否患过肠阿米巴病等。询问当地卫生环境状况,有无进食阿米巴原虫污染的水和食物。

(二)身体状况

临床表现复杂,与病程长短、脓肿大小、数量和部位、有无并发症等有关。起病大多缓慢,以发热为早期症状,多呈间歇型和弛张型,体温一般在39℃以下,可伴有畏寒、盗汗、食欲不振、恶心、呕吐、腹胀及体重减轻等。肝脏逐渐肿大,肝区呈持续性钝痛,伴叩击痛,深呼吸及改变体位可致疼痛加剧。当病变向肝上部发展时,可刺激右侧膈肌引起右肩背痛,也可引起反应性胸膜炎和右侧胸腔积液而出现气急、咳嗽、肺部啰音和右侧胸痛。位于肝后面的脓肿常无疼痛,直至穿破后腹膜向下蔓延至肾周围出现类似肾周围脓肿症状。左叶肝脓肿时,疼痛出现早,类似溃疡病穿孔样表现,易向腹腔或心包腔穿破。若病变位于肝前下缘,常有右上腹痛、肌紧张、压痛及反跳痛,类似胆囊炎。慢性病例发热多不明显,可有消瘦、贫血、浮肿等。少数病例可并发肝脓肿向邻近器官或组织穿破或继发感染。肝脏肿大,边缘多较钝,局限性压痛及叩击痛。

穿破并发症中向肺实质和胸腔穿破为多见,当大量咳出含阿米巴滋养体和坏死物质痰液时,提示存在肝—肺—支气管瘘。肝脓肿也可向腹腔穿破,表现为发热及腹肌紧张;向心包穿破是阿米巴肝脓肿的严重并发症,可发生心包压塞和休克。继发感染时细菌有大肠杆菌、葡萄球菌、变形杆菌、肠球菌、产气杆菌、产碱杆菌等。寒战、高热、严重毒血症，血常规白细胞总数及中性粒细胞均显著增多。脓液黄绿色，具臭味，虽镜检见大量脓细胞，但细菌培养阳性者不多。

（三）实验室及其他检查

1. 血常规　急性期白细胞计数及中性粒细胞增多，血沉增快。慢性期白细胞大多正常，血红蛋白浓度降低，贫血明显。

2. 粪便检查　阿米巴原虫检出阳性率低（30%），主要以包囊为主。

3. 血清学检查　血清学检查有助于诊断。血清中抗阿米巴滋养体的特异性 IgG 抗体阳性率可达 90%以上。若 IgG 抗体阴性，则基本上排除本病的可能。

4. 肝穿刺检查　典型脓液为棕褐色或巧克力色，找到阿米巴滋养体或其可溶性抗原具有明确诊断的意义。但普通镜检阳性率低，荧光显微镜检查可明显提高阳性率。

5. 影像学检查　B 超、CT、磁共振成像（MRI）均可发现肝内占位性病变。但 B 超检查价廉、创伤性小有较大诊断价值，不仅可体现脓肿大小、部位及数量，也可指导穿刺抽脓或手术方向和深度。

（四）心理-社会状况

评估患者对阿米巴病的了解情况、对疾病预后的认识、对所出现的各种临床表现的心理反应。

（五）处理原则

1. 一般治疗与对症治疗　卧床休息，给予高营养、高维生素、易消化的食物。

2. 病原治疗　甲硝唑为首选药物，成人每天 3 次，每次 400～800mg，连服 10d 为一个疗程。其衍生物替硝唑等疗效亦较佳，用药剂量同肠阿米巴病。若混合细菌感染应选择敏感抗生素。

3. 肝穿刺引流　在应用抗阿米巴病药物治疗的同时，对 3～5cm 以上的肝脓肿，应做穿刺引流，以加快脓肿的愈合。通常每隔 3～5d 抽脓 1 次，直至脓腔缩小为止。若有细菌混合感染，可在抽脓后腔内注入抗生素。

4. 外科治疗　对内科治疗无效、已穿破的阿米巴肝脓肿、并发细菌感染应用抗生素治疗无效者，应手术治疗。

【常见护理诊断/问题】

1. 体温过高　与肝脓肿形成，大量坏死物质等致热原释放入血有关。

2. 疼痛：肝区痛　与肝脏液化、坏死、脓肿形成有关。

3. 营养失调：低于机体需要量　与肝脓肿形成、长期发热有关。

【护理措施】

（一）隔离

见“肠阿米巴病”相关内容。

（二）病情观察

1. 注意观察体温、肝区疼痛等症状变化。

2. 观察营养状态，定时测量体重，注意血红蛋白的变化。

3. 观察有无脓肿向周围组织穿破征兆。

(三)一般护理

发热及其他症状明显时应卧床休息。应给予高碳水化合物、高蛋白、高维生素、易消化饮食,以补充营养需要。有贫血者给予含铁丰富的食物。

(四)对症护理

1. 高热 参见总论"发热"的护理。

2. 肝区痛 可采取左侧卧位或患者舒适体位以减轻疼痛,如疼痛剧烈时可按医嘱给予止痛剂以减轻疼痛。

(五)药物治疗的护理

参见"肠阿米巴病"相关内容。

(六)肝穿刺抽脓的护理

协助医生进行穿刺抽脓,术前应向患者说明手术目的、方法及术中配合的注意事项,取得患者的合作以减轻其紧张、焦虑。抽脓过程中应注意观察患者的反应,并记录脓液性质、颜色、气味及数量。抽取脓液标本后应立即送检。术后8h内应严密观察患者症状及血压、脉搏、呼吸等变化,发现异常及时通知医生。嘱患者术后卧床休息24h。

(七)心理干预

肠穿孔起病急、腹痛剧烈,患者缺乏对本病认识了解,易产生紧张、恐惧、焦虑情绪。护士要体贴、关心、安慰、鼓励患者,同时以熟练的技术操作,减轻痛苦,增加患者的安全感。

(八)健康宣教

1. 开展预防阿米巴病的宣传教育 保护水源,加强粪便管理;饮用水必须煮沸,不吃未洗净或未煮熟的蔬菜;饭前便后勤洗手;消灭苍蝇和蟑螂;饮食业工作者应定时体检,发现慢性患者和排包囊者,应接受治疗,经治疗确认痊愈后,方能恢复原饮食业工作。

2. 宣传阿米巴病的相关知识 介绍其感染过程、临床经过、治疗常用药物及其副作用、疗程等;患者应坚持用药,在症状消失后连续3次粪检,滋养体或包囊阴性,方可解除隔离。

3. 出院注意事项 向患者宣传禁酒,加强营养,防止暴饮暴食,避免受凉、劳累的重要性,以防止复发或肝阿米巴病等并发症出现。出院后3个月内应每月复查大便1次,以追踪有无复发。嘱患者坚持按医嘱服药,定期门诊复查。

【预防】

该病主要通过阿米巴原虫污染水、食物、蔬菜等进入人体肠道,继而侵犯肝脏引起脓肿,因此,预防本病的关键是注意饮食卫生,防止病从口入。慢性阿米巴肝脓肿病例容易被怀疑或误诊为"肝癌(晚期癌肿液化)",遇"肝癌"诊断依据不足的病例,先按阿米巴肝脓肿给予诊断性治疗。对持续发热伴有肝区肿痛者,如抗生素治疗无效,则应高度警惕"阿米巴性肝脓肿"。

【小结】

阿米巴肝脓肿是肠外阿米巴病中最常见的感染,为肠阿米巴病最多见的并发症,治疗多主张以内科治疗为主。阿米巴肝脓肿主要有发热、肝区疼痛或伴右肩疼痛等临床表现。治疗以病原治疗为主,选用组织内杀阿米巴药物为主,辅以肠内抗阿米巴药,达到根治。首选甲硝唑,替硝唑也可选用。阿米巴肝脓肿的预后与脓肿的大小、部位、患者的体质、治疗效果及有无并发症有关。阿米巴肝脓肿通过消化道传播,应予消化道隔离。患者出院后应注意休息,加强营养,提高自身免疫力。3 个月内应每月复查 1 次肝脏 B 超和粪便,以追踪有无复发。告知患者及家属患肠阿米巴病后进行彻底治疗,可预防肝阿米巴病。

二、疟疾患者的护理

DAO RU QING JING

导入情景

情景描述:

患者,26 岁,男。家住沈阳,于 12 月突然发病,表现为发冷、寒战、高热、大汗后缓解,隔日发作 1 次,已 10d。体检:脾肋下 1cm,余未见异常,末梢血化验:WBC 5.0×10^9/L,N 0.68,L 0.32,Hb 100g/L,血培养(—)。患者同年 8 月曾去海南旅游半个月。

如果你是传染科护士,请问:

1. 对此流行性传染病,你初步考虑是什么?

2. 通过此次案例,你认为其临床表现有哪些?

疟疾(malaria)又名打摆子,是由雌性按蚊(anopheles mosquito)叮咬人体时将其体内寄生的人类疟原虫传入人体引起的寄生虫病。临床特点为间歇性、发作性寒战、高热,继之大汗后缓解,可有脾大与贫血。

疟疾是一很古老的疾病,《黄帝内经 · 素问》中即有《疟论篇》和《刺论篇》等专篇论述疟疾的病因、症状和疗法,并从发作规律上分为"日作""间日作"与"三日作"。1880 年法国人 Laveran 在疟疾患者血清中发现疟原虫,1897 年英国人 Ross 发现蚊虫与传播疟疾的关系,其真正病因才弄清楚。

【病原学】

寄生于人体的疟原虫有四种,即间日疟原虫、恶性疟原虫、三日疟原虫(*P. malarial*)和卵形疟原虫。我国以前两种为常见,卵形疟仅发现几例。疟原虫的发育过程分为 2 个阶段,有 2 个宿主。蚊为终宿主,人为中间宿主。4 种疟原虫的生活史相似(图 3-12)。

(一)疟原虫在人体内的发育

1. 肝细胞内的发育　当蚊叮咬人时,子孢子随按蚊唾液注入人体,30min 后在肝细胞内进行裂体增殖而成为裂殖体,使被寄生的肝细胞肿胀破裂,释放出大量裂殖子,称红细胞外期。一部分裂殖子被吞噬细胞吞噬而消灭,另一部分进入血液并侵入红细胞内,形成红细胞内期。

2. 红细胞内的发育　①裂体增殖:裂殖子在红细胞内先后发育成小滋养体(环状体)、大滋养体、裂殖子,使被寄生的红细胞胀破而释放出裂殖子、疟色素和代谢产物。大部分裂殖子被吞噬细胞消灭,小部分侵入其他红细胞重复上述裂体增殖而引起临床上周期性发作症状。间日疟和卵形疟的周期为 48h,三日疟为 72h,恶性疟为 36～48h。②配子体形成:裂殖

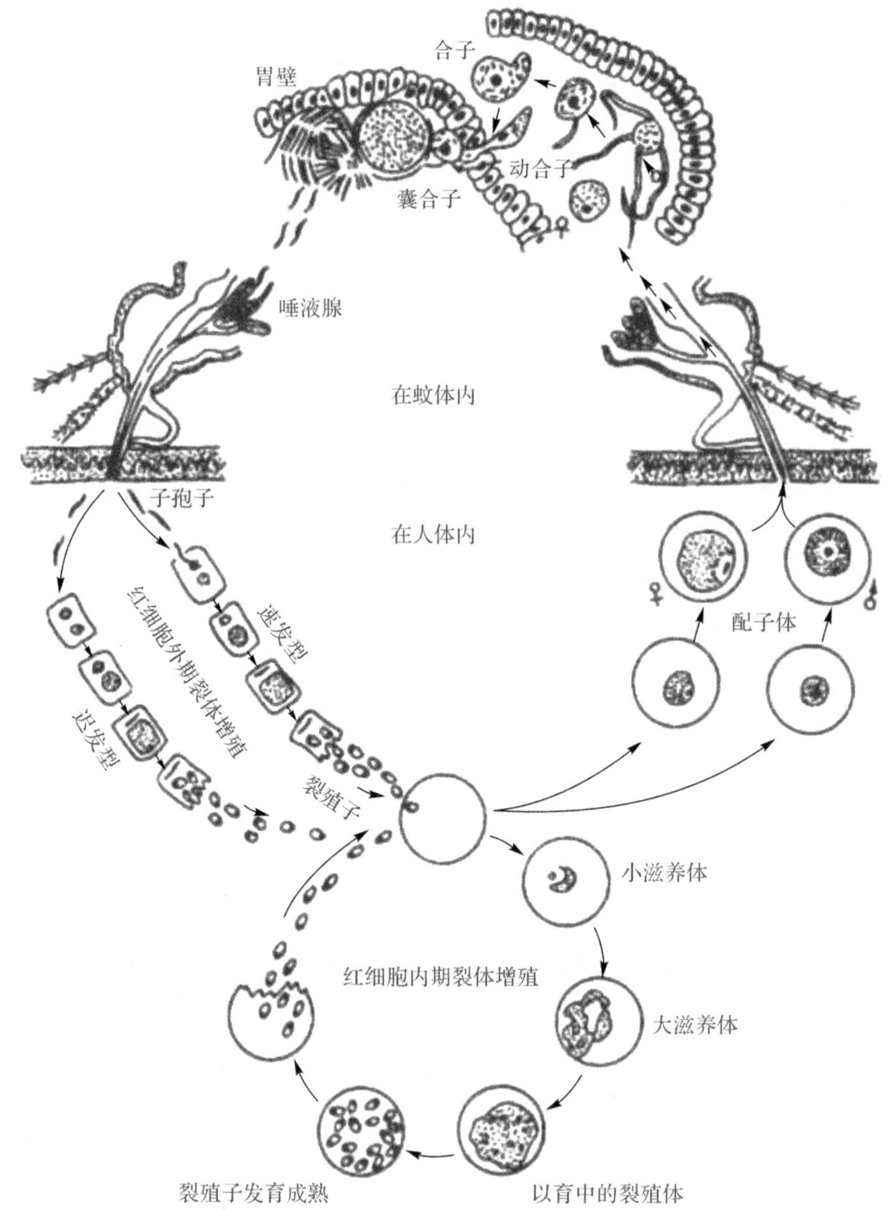

图 3-12　疟原虫生活史

体增殖 3～4 代后，部分裂殖子分别发育成雌、雄配子体。被雌性按蚊吸入胃内的配子体，则在蚊体内进行有性生殖，其余的配子体被吞噬细胞消灭或退变。

（二）疟原虫在蚊体内的发育

1. 有性生殖　雌、雄配子体被雌按蚊吸入胃内，进行交配后，发育成合子，继之成为动合子，动合子穿过蚊胃壁发育成囊合子。

2. 孢子增殖　囊合子发育成孢子囊，其中含成千上万个子孢子，子孢子进入蚊唾液腺内。当蚊叮咬人时，子孢子随唾液侵入人体。

【流行病学】

(一)传染源

现症患者及无症状带虫者是疟疾的传染源,且外周血中存在配子体时才具有流行病学意义。

(二)传播途径

雌性按蚊是疟疾传播的主要媒介,经含有子孢子的蚊虫叮咬是主要传播途径。极少数患者经输入带疟原虫的血液后发病。

(三)易感人群

普遍易感,可因种族、性别、年龄、职业而不同,感染程度也受工作性质、生活环境、免疫力和遗传因素的影响。机体感染后可产生一定的免疫力,但维持时间不长,有种和株的特异性,可反复感染。多次发作或感染后,再次感染症状较轻或无症状,故疟区儿童和外来人口发病率较高。

(四)流行特征

疟疾流行与传播媒介的生态环境因素关系密切,其中温度是影响疟疾流行的重要因素。孢子增殖的最适宜温度是 22～28℃,所以疟疾发病以夏秋季较多,热带及亚热带地区常年都可发病。流行地区以间日疟流行最广,恶性疟主要流行于热带,三日疟及卵形疟相对较少见。在我国主要以间日疟流行为主,海南和云南两省为间日疟和恶性疟混合流行。

【发病机制与病理改变】

疟原虫在肝细胞和红细胞内增殖时并不引起症状,当红细胞被裂殖体胀破后,大量裂殖子、疟色素和代谢产物进入血液,才引起寒战、高热。一部分裂殖子侵入其他红细胞再进行裂体增殖而引起间歇性疟疾发作。由于裂殖体成熟的时间不同,故各型疟疾发作时间也不同。反复多次的疟疾发作,使红细胞遭到大量破坏,可产生贫血。反复发作或重复感染使机体获得一定的免疫力,故血中虽仍有疟原虫增殖,但不出现间歇性疟疾发作而成为带疟原虫者。

疟疾的病理变化主要是单核-吞噬细胞系统增生。间日疟原虫和三日疟原虫的红细胞内期裂体增殖多在周围血中进行,其病变主要在单核-吞噬细胞系统,引起肝、脾大,以脾大为主,骨髓也有增生。恶性疟原虫的红细胞内期的裂体增殖多在内脏微血管内进行,易致内脏损害,肝、脾可大,脑组织有水肿、充血、微血管管腔内充满疟原虫与疟色素,含疟原虫的红细胞呈凝聚现象,阻塞微血管,引起灶性坏死和环状出血等。

【护理评估】

(一)护理病史

1. 健康史　询问患者有无疲倦、肌肉关节痛、寒战、高热、出汗症状;热程、热度及热型;患者发病以来饮食习惯有无改变,有无体重减轻及精神状态改变。既往有无急、慢性传染病史;药物过敏史。

2. 流行病学资料　了解发病前是否到过疟疾高发区,有无蚊虫叮咬史或近期输血史,当前是否是本病的高发期。

(二)身体状况

潜伏期间日疟和卵形疟为 13～15d,长者可达 6 个月以上,三日疟为 24～30d,恶性疟为

7～12d。

1. 典型发作 4种疟疾发作的症状基本相似，典型症状为突发性寒战、高热和大量出汗。可分为前驱期、寒战期、高热期和出汗期。

(1)前驱期 仅部分患者有前驱期症状，如疲倦、乏力、头痛、肌肉酸痛、食欲减退等。

(2)寒战期 多数患者突起发病，先有畏寒如四肢及背部发冷，逐渐波及全身，出现寒战、面色苍白、唇指发绀，伴头痛、恶心、呕吐等，持续10min～2h。

(3)高热期 体温迅速上升至40℃以上，面色潮红、结膜充血、脉搏有力，伴头痛、全身酸痛、乏力、恶心、口渴、烦躁不安，严重者出现谵妄，本期持续2～6h。

(4)出汗期 高热后期先是颜面和双手微汗，渐至全身大汗淋漓，体温骤降至正常，上述自觉症状明显缓解，但仍有口干、乏力。本期持续1～2h后进入无症状间歇期。初发时发热可不规则，几天后才呈典型的间歇发作。发作5～7次后可因产生一定的免疫力而自停，但红细胞内仍有疟原虫存在，成为带疟原虫者可在2～3个月后再次发作，称为近期复发，可见于各种疟原虫。

2. 凶险发作 常由恶性疟引起。起病急缓不一，热型多不规则，可有稽留热、弛张热、间歇热，每天或隔天发作，但常无明显的缓解间歇。恶性疟的凶险发作常见于以下4型：

(1)脑型 最常见且病死率高，90%为恶性疟原虫感染所致，与受感染红细胞脑微血管和低血糖有关。主要表现为急起高热或超高热，伴剧烈头痛、呕吐、烦躁不安或行为异常，2～5d后出现抽搐，可呈全身性、局部性或癫痫样大发作。还可出现不同程度的意识障碍，如谵妄、定向力障碍、嗜睡、昏睡、昏迷。查体可见贫血、脑膜刺激征及病理性神经反射；脑脊液检查压力稍高，白细胞数多正常或偏高，蛋白轻度增高，糖及氯化物正常。外周血中易找到恶性疟原虫，大多为小滋养体。

(2)超高热型 起病急，体温迅速上升至41℃以上并持续不退，患者皮肤灼热、呼吸急促、烦躁不安、谵妄，常发展为深度昏迷而导致死亡。

(3)厥冷型 患者的肛温在38～39℃以上，软弱无力、皮肤苍白或轻度发绀、体表湿冷，常有频繁呕吐或水样腹泻，继而血压下降、脉搏细弱，多死于循环衰竭。

(4)胃肠型 除疟疾典型症状外，患者常有腹泻，粪便先为黏液水便，每天数十次，后可有血便、柏油便，常下腹痛或全腹痛，无明显腹部压痛。重者死于休克和肾衰竭。

3. 特殊类型疟疾

(1)输血疟疾 常发生于输入含疟原虫血液后7～10d，临床表现同典型发作，但无肝内增殖阶段，不产生迟发型裂殖体，故治疗后无复发。

(2)婴幼儿疟疾 易发展为凶险型，胃肠道症状明显，发热不规则，可有弛张热或稽留热。脾大显著，贫血。血常规可见大量疟原虫，预后差。

4. 再燃和复发 再燃是由血液中残存的疟原虫引起。4种类型疟疾都有发生再燃的可能性。再燃一般于痊愈后1～4周出现，且可多次出现。间日疟、卵形疟可于初病痊愈半年后再次发作，称为复发，与肝细胞内的迟发型子孢子有关。

5. 常见并发症

(1)黑尿热 急性血管溶血引起，表现为急起寒战、高热与腰痛、恶心、呕吐、肝脾迅速增大、进行性贫血、黄疸、尿量骤减、排酱油色尿，可导致急性肾衰竭。发生原因可能为：①红细胞中的 G6PD 或其他红细胞酶缺乏；②抗疟药的使用，特别是奎宁与伯氨喹；③疟原虫释放的毒素；④过敏反应。

（2）急性肾衰竭　包括急性肾小球肾炎和肾病综合征，多见于成人恶性疟患者。恶性疟感染后，在短时间内大量被感染的红细胞被破坏，从而发生血红蛋白尿，导致肾损害。

（三）实验室及其他检查

1. 血常规　在疟疾多次发病后，红细胞和血红蛋白可下降。恶性疟因侵犯各期红细胞，贫血尤为明显。白细胞计数一般正常，但单核细胞相对增高。

2. 疟原虫检查　是确诊的依据。

（1）外周血涂片（薄片或厚片）　厚片可增加阳性率，薄片可鉴定疟原虫的种类。

（2）骨髓涂片　阳性率高于外周血涂片。

3. 血清学检查　抗疟抗体在感染后 3～4 周才出现，4～8 周达高峰，以后逐渐下降。主要用于流行病学调查。

（四）心理-社会状况

评估患者对疟疾的了解情况、对疟疾预后的认识、对所出现的各种临床表现的心理反应。

（五）处理原则

1. 抗疟原虫治疗

（1）控制临床发作的药物　①氯喹：是最常用和最有效的控制临床发作的首选药物，对红细胞内滋养体和裂殖体有迅速杀灭作用。服药后 24～48h 退热，48～72h 血中疟原虫消失。口服吸收快、排泄慢、作用持久。适用于间日疟、三日疟及无抗药性的恶性疟患者。剂量：每片 0.25g，首次 4 片，6h 后服 2 片，第 2、3 天各服 1 次，每次 2 片。副作用轻，可有食欲减退、恶心、呕吐、腹痛等。若过量可引起心动过缓、心律失常与血压下降。老年与心脏病者慎用。②青蒿素：从中药青蒿中提取，对抗氯喹的恶性疟和各型疟原虫的红细胞内期均有显著作用，其特点为速效与低毒。剂量：口服首次 1g，6～8h 后服 0.5g，第 2、3 天各服 0.5g。此外还有哌喹（常用磷酸哌喹）、奎宁、磺胺类加甲氧苄啶等也可用于抗疟治疗。

（2）防止复发、中断传播的药物　常用的为伯氨喹啉，作用为杀灭肝细胞内速发型和迟发型疟原虫，有病因预防和防止复发的作用。还能杀灭各种疟原虫的配子体，有防止传播的作用。剂量：每片 13.2mg，常用 4d 疗法，每天 4 片，共 4d；或 8d 疗法，每天 3 片，共 8d。

（3）主要用于预防的药物　乙胺嘧啶，能杀灭可种疟原虫红细胞外期，故有预防作用。剂量：每片 6.25mg，成人每次顿服 8 片，连服 2d。

2. 一般疟疾与凶险疟疾的治疗

（1）一般疟疾　常首选氯喹与伯氨喹合用（剂量同前）。

（2）凶险型疟疾　需快速、足量应用有效的抗疟药物，尽快经静脉滴注给予，如磷酸氯喹或二盐酸奎宁滴注。

3. 对症治疗

（1）一般疟疾　高热以物理降温为主；入量不足且不能进食者给静脉输液；贫血者应给铁剂治疗。

（2）凶险型疟疾　①体温过高者给予物理降温，将体温控制在 38℃以下，此外可用肾上腺皮质激素，如地塞米松等；②应用低分子右旋糖酐，可防止血管内红细胞凝聚，有利于 DIC 的治疗与预防；③抽搐者用镇静剂；④有脑水肿时，用 20% 甘露醇 250ml 快速静滴，每天 2～3 次。

【常见护理诊断/问题】

1. 体温过高 与疟原虫感染、大量致热源释放入血有关。

2. 活动无耐力 与红细胞大量破坏导致贫血有关。

3. 潜在并发症 惊厥、脑疝、黑尿热、肾炎、肾病综合征。

【护理措施】

（一）隔离与消毒

隔离至病愈后原虫检查阴性，加强消毒隔离措施，严格执行无菌操作，防止医源性感染。室内经常通风换气，病室内定期空气消毒。

（二）一般护理：休息与饮食

急性发作期应卧床休息，以减轻患者体力消耗；注意给予高营养饮食，发作期给予流质、半流质饮食，缓解期可进普食；贫血患者应给予高铁质、高维生素和高蛋白饮食。

（三）病情观察

1. 对典型发作的患者主要观察体温，随时记录体温的变化；观察面色，注意有无贫血表现。

2. 对恶性疟患者应注意观察体温、意识状态、头痛、呕吐、抽搐等表现。

（四）对症护理

1. 典型发作寒战期，应注意保温，如加盖棉被、放热水袋等。发热期给予物理降温，温度过高可给予阿司匹林类退热药。大汗期后给温水擦浴，及时更换衣物及床单，避免着凉，并应多饮水防止虚脱。缓解间歇期应保证患者安静休息以恢复体力。

2. 对凶险发作有惊厥、昏迷时，应注意保持呼吸道通畅，并按惊厥、昏迷常规护理。如发生脑水肿、呼吸衰竭，协助医生进行抢救并做好相应护理，防止患者突然死亡。

3. 黑尿热的护理：①应严格卧床到急性症状消失；②保证每日液体入量 3000～4000ml，不能饮用者需静脉输液，每日尿量不得少于 1500ml，发生少尿或无尿等急性肾衰竭者按急性肾衰竭护理；③贫血严重者给予配血、输血；④准确记录出入量。

（五）药物治疗的护理

1. 使用氯喹者，除应观察胃肠道反应外，应特别注意观察循环系统的变化，因氯喹过量可引起心动过缓、心律失常及血压下降。

2. 服用伯氨喹 3～4d 后发生发绀或溶血反应，应注意观察，出现上述反应时需及时通知医生并停药。

3. 凶险发作静脉点滴氯喹及奎宁时，应严格掌握药物浓度与滴速，严禁高浓度、快速静脉推入，以每分钟 40～50 滴为宜。抗疟药物加入液体后应轻轻摇匀。在滴注过程中应有专人守护在床边，如发生严重反应应立即停止滴注，因上述两种药物均可致心律失常，严重者可致死。

（六）健康宣教

1. 对患者的指导 对患者进行疾病知识教育，如传染过程、主要症状、治疗方法、药物不良反应、复发原因等，指导患者坚持服药，以求彻底治愈。治疗后定期随访，有反复发作时，应速到医院复查。对 1～2 年内有疟疾发作史及血中查到疟原虫者，在流行季节前 1 个月，给予康复发治疗，常用乙胺嘧啶与伯氨喹联合治疗，以根治带虫者。以后每 3 个月随访 1 次，直至 2 年内无复发为止。

2. 预防疾病指导 预防疟疾以防蚊、灭蚊为主。在疟区黄昏后应穿长袖衣服和长裤，在暴露的皮肤上涂驱蚊剂，可减少被疟蚊叮咬的机会；挂蚊帐睡觉，房间喷洒杀虫剂及用纱窗来阻隔蚊虫的叮咬。对疟疾高发区人群及流行区的外来人群，进行预防性服药以防止发生疟疾。疟疾病愈未满 3 年者，不可输血给其他人。

【预防】

1. 管理传染源 及时发现疟疾患者，并进行登记、管理和追踪观察。对现症者要尽快控制，并予根治；对带虫者进行休止期治疗或抗复发治疗。通常在春季或流行高峰前一个月进行。凡两年内有疟疾病史、血中查到疟原虫或脾大者均应进行治疗。在发病率较高的疫区，可考虑对 15 岁以下儿童或全体居民进行治疗。

2. 切断传播途径 在有蚊季节正确使用蚊帐，户外执勤时使用防蚊剂及防蚊设备。灭蚊措施除大面积应用灭蚊剂外，最重要的是消除积水，根除蚊子孳生场所。

3. 保护易感人群

(1)服药预防：进入疟区，特别是流行季节，在高疟区必须服药预防。一般自进入疟区前 2 周开始服药，持续到离开疟区 6～8 周。

(2)采取防蚊措施。

【小结】

疟疾是由雌性按蚊叮咬传播疟原虫引起的寄生虫病。感染人类的疟原虫有间日疟原虫、卵形疟原虫、三日疟原虫和恶性疟原虫。疟疾临床表现以间歇性寒战、高热，继之大汗后缓解为特点。间日疟及卵形疟常出现复发，恶性疟发热不规则，可引起脑型疟。正确选用抗疟药物，杀灭红细胞内的疟原虫，达到控制症状、防止复发和传播的目的。疟疾患者应注意寒战、高热护理，加强营养，密切观察病情及时早期发现并发症。预防疟疾主要措施是灭蚊，搞好环境卫生，防止蚊虫叮咬。

三、日本血吸虫病患者的护理

DAO RU QING JING

导入情景

情景描述：

金某某，男，18 岁，学生，浙江湖州人，持续高热伴腹泻 2 周。患者 2 周前无明显诱因出现发热，弛张热型，最高达 39.8℃，同时伴腹胀，黏液性大便每天 2～3 次，村医疗站予以输液抗感染治疗，疗效不满意转诊来院。查体 T39℃，肝肋下 2cm，脾肋下 1cm 质软，轻压痛。查白细胞总数 $13\times10^9/L$，嗜酸性粒细胞 30%。肝功能 ALT100U、AST80U。

如果你是该患者的责任护士，请问：

在采集病史时重点应询问什么内容？

日本血吸虫病是由日本血吸虫寄生于人体门静脉系统引起的寄生虫病。人体主要通过皮肤接触含尾蚴的疫水而感染。主要病变为虫卵沉积于肝和结肠引起肉芽肿。急性期主要表现为发热、肝大伴压痛、腹泻或排脓血便、血中嗜酸性粒细胞显著增多；慢性期以腹泻和肝脾大为主；晚期以门静脉周围纤维化病变为主，可发展为肝硬化，伴明显门静脉高压、巨脾与腹水。

【病原学】

寄生于人体的血吸虫主要有日本血吸虫、埃及血吸虫、曼氏血吸虫、间插血吸虫及湄公血吸虫。在我国流行的只有日本血吸虫。

日本血吸虫成虫雌雄异体，合抱寄生在门静脉系统。存活时间约2～5年，但长者可达10年或以上。雌虫在肠壁黏膜下层末梢静脉内产卵，1条雌虫每天可产卵1000个左右。从粪便中排出的虫卵入水后，在适宜温度(25～30℃)下孵出毛蚴。毛蚴在水面下做直线活动，侵入中间宿主钉螺，在螺体内发育为尾蚴，尾蚴不断从螺体逸出。当人、畜接触疫水时，尾蚴从皮肤或黏膜侵入，发育成童虫，童虫随血液到肝脏，1个月左右在肝内发育为成虫，雌雄合抱，逆血液移行至肠系膜下静脉的末梢静脉内产卵，完成其生活史。

日本血吸虫生活史中，人是终宿主，钉螺是唯一的中间宿主。除人外，日本血吸虫在自然界还有广泛的动物储存宿主，如家畜中的牛、猪、羊、狗、猫等，以及各种野生动物如鼠等，共40多种，均可成为它的终宿主。

【流行病学】

(一)传染源

为患者及动物贮存宿主。视不同流行区而异，在水网地区患者为主要传染源；在湖沼地区，除患者外，耕牛与猪亦为重要传染源；在山丘地区，野生动物如鼠类也可作为传染源。

(二)传播途径

通过接触传播，经皮肤或黏膜接触含尾蚴的疫水而感染，也可因饮用含尾蚴的生水，经口腔黏膜感染。血吸虫病的传播须具备三个条件：①血吸虫虫卵随粪便入水；②水中有钉螺存在；③人接触疫水。

(三)易感人群

人对本病普遍易感，患者主要为农民和渔民，与经常接触疫水有关。男多于女，感染后可获得部分免疫力，但不持久，故可重复多次感染。

(四)流行特征

呈地方性流行。流行区与钉螺的地理分布一致，多见于长江流域及其以南12个省、市、自治区。主要流行于夏、秋季，与气温高、尾蚴发育快及人体接触疫水机会增多有关。近几十年来，由于开展水利资源，扩大灌溉面积和居民迁移等因素，加剧了血吸虫病的流行，出现新的疫点。血吸虫病的防治工作又面临新的挑战。

【发病机制与病理改变】

日本血吸虫生活史中尾蚴、童虫、成虫、虫卵及其代谢产物均可引起一系列免疫反应，以虫卵尤其是成熟虫卵引起的肉芽肿最为重要。感染初期，尾蚴侵入皮肤引起局部皮炎，出现红色丘疹，称为尾蚴性皮炎；童虫移行于肺时，可引起肺点状出血和细胞浸润，引起发热、咳嗽、荨麻疹及嗜酸性粒细胞增多等临床表现，与虫体及代谢产物引起的变态反应有关；成虫及其代谢产物对机体不足以产生重大损害，仅产生轻微的静脉炎、轻度贫血及嗜酸性粒细胞增多；慢性日本血吸虫病的主要病变由虫卵引起，虫卵内的毛蚴释放的抗原物质称为虫卵可溶性抗原，该抗原可诱发肝组织肉芽肿形成。

日本血吸虫可侵犯很多组织、器官，其中病变以肝脏和结肠最为显著。

1. 结肠病变　主要在直肠、乙状结肠和降结肠。急性期出现肠黏膜充血、水肿，黏膜下层堆积黄褐色虫卵结节，破溃后形成浅表溃疡，排出脓血便；慢性期纤维组织增生、肠壁增厚，引起息肉样增生和肠腔狭窄，在息肉增生基础上有时可并发结肠癌。

2. 肝脏病变　早期肝脏肿大，肝表面可见虫卵结节；晚期由于门静脉分支周围及门脉区纤维化，肝脏缩小、变硬，形成血吸虫性肝硬化。同时因门静脉被阻塞，引起门静脉高压和脾大、脾功能亢进。为减轻门脉高压，门脉侧支循环开放，出现腹壁静脉扩张、食管下段及胃底静脉曲张，临床上可见因血管破裂导致的上消化道出血现象。

3. 异位损害　血吸虫卵沉积于肺、脑等门静脉系统以外的组织、器官，引起相应损害，称为异位损害，异位损害引起的疾病称异位血吸虫病。临床上少见。

【护理评估】

(一)护理病史

1. 健康史　评估患者入院前有无腹痛、腹泻、消瘦、贫血、乏力症状；有无畏寒、发热、热度及热型；既往有无急、慢性传染病史；输血史；药物过敏史，发病前 2 周至 3 个月皮肤上是否出现散在点状红斑。

2. 流行病学资料　询问患者籍贯、职业；有无疫水接触史，如在疫区种田、捕鱼虾、游泳、洗手、洗澡、儿童玩水等；有无饮用生水等。

(二)身体状况

血吸虫病的临床表现十分复杂，根据感染的轻重、病程长短、早期虫卵沉积的部位及机体免疫反应不同，可分为急性、慢性、晚期血吸虫病与异位血吸虫病。

1. 急性血吸虫病　夏秋季为高发时期，见于初次大量感染或再次严重感染血吸虫尾蚴者，以学龄儿童及男性青年多见。患者在接触疫水后数小时至 2d，局部皮肤出现跳蚤咬过样红色丘疹、疱疹，伴奇痒等尾蚴性皮炎症状，持续 2～3d 自行消失。潜伏期时间长短不一，多数为一个月。随即机体出现以下急性血吸虫病的典型表现：

(1)发热　患者均有不同程度的发热，为急性血吸虫病的主要症状。体温的高低、期限与感染程度成正比。热型以间歇热最常见，弛张热及不规则热次之。感染严重者可呈稽留热，并有表情淡漠、听力减退、相对缓脉等酷似伤寒样表现。发热可持续 2 周至 1 个月，乃虫卵毒素及组织坏死后的代谢产物作用于体温调节中枢所致。重型患者发热可持续数月，常伴消瘦、贫血、浮肿等表现。

(2)过敏反应　有荨麻疹、血管神经性水肿、全身浅表淋巴结肿大等体征。

(3)消化道症状　有腹痛、腹泻(大便每天 3～5 次)，部分患者可有脓血便。有时误诊为急性细菌性痢疾。病情严重者，腹部可有压痛及柔韧感，类似结核性腹膜炎。

(4)肝脾大　90%以上的患者有肝大、触痛,以左叶大显著,肝功能轻度损害。半数以上患者有轻度脾大。

(5)肺部症状　当童虫移行至肺部后,出现咳嗽、少痰,肺部闻及散在干、湿啰音等症状,1～2周后消失。

2. 慢性血吸虫病　在流行区占绝大多数。多由于少量尾蚴反复感染所致。其病程可长达10～20年。

(1)无症状患者　多数患者临床无明显症状,仅在粪检及其他疾病就诊时发现血吸虫卵而确诊。

(2)有症状患者　常表现为血吸虫肉芽肿肝病和结肠炎。患者以慢性腹痛、腹泻为常见症状,大便每天2～3次,有黏液脓血便,伴里急后重,类似慢性菌痢。常有不同程度的肝脾大,为慢性血吸虫病的重要体征。

3. 晚期血吸虫病　为慢性血吸虫病的继续和发展。主要表现为血吸虫病性肝硬化所致的门脉高压、巨脾、肝功能失代偿、营养代谢障碍等。根据临床症状,可分为巨脾型、腹水型、侏儒型。各种类型可单独存在或合并存在。

(1)巨脾型　占晚期血吸虫病的大多数。脾脏由于长期瘀血而明显肿大,可达脐下甚至盆腔。患者常有贫血、白细胞和血小板减少等脾功能亢进的表现。

(2)腹水型　腹水是晚期血吸虫患者肝功能失代偿的表现。腹水的形成主要与门静脉高压、低蛋白血症、肝淋巴液循环障碍及继发性醛固酮增多导致的水、钠潴留有关。患者感腹胀、乏力、头晕、消瘦、下肢浮肿、腹部逐渐膨隆,还常有脐疝和腹壁静脉曲张。少数患者亦可出现黄疸。此型患者易并发出血、感染、肝性脑病而死亡。

(3)侏儒型　儿童时期因反复大量感染血吸虫,致使肝脏产生生长激素减少,影响生长发育所致。患者表现为身材矮小、面容苍老、男性睾丸细小、女性无月经、缺乏第二性征,俗称"小老人"。但患者智力发育并不受影响。本型已少见。

4. 异位血吸虫病

(1)肺血吸虫病　多见于急性血吸虫病患者,虫卵沉积于肺间质所致。表现为咳嗽、咳血痰、胸部隐痛和哮喘,肺部听诊,有时可闻及干、湿啰音,痰中可检出嗜酸性粒细胞,胸片显示两肺中下部野粟粒样浸润阴影。

(2)脑血吸虫病　为虫卵沉积于脑组织所致。发病率占2%。可分急性型和慢性型两种,均以青壮年患者多见。病变多见于顶叶,也可见于枕叶。急性型见于急性血吸虫病患者,表现为病程中出现意识障碍、瘫痪、脑膜刺激征、锥体束征阳性等脑膜脑炎表现,但脑脊液变化不明显;慢性型多在感染3～6个月后发生,主要表现为癫痫发作,颅脑计算机断层扫描(CT)显示单侧多发性高密度结节阴影。

5. 常见并发症　多见于慢性与晚期患者。

(1)晚期肝硬化并发症　食道下段和胃底静脉曲张破裂引起上消化道大出血、休克、肝性脑病及肝肾综合征。有腹水者可出现自发性细菌性腹膜炎。

(2)肠道并发症　以阑尾炎多见,临床表现与单纯性阑尾炎相似,但长期受虫卵的刺激,易引发穿孔。其次为肠腔狭窄及不完全性肠梗阻,少数患者也可并发结肠癌。

(三)实验室及其他检查

1. 血常规　急性期以嗜酸性粒细胞显著增多为特点,一般占20%～40%,有时可高达

90%，白细胞总数亦增多，在(10～30)×10^9/L之间；慢性期嗜酸性粒细胞仍有轻度增高；晚期患者因脾功能亢进，白细胞与血小板减少，并有不同程度的贫血。

2. 粪便检查　可从粪便中查到虫卵或粪便沉淀后毛蚴孵化(沉孵法)，每天送检1次，连续3次。粪便沉淀孵出毛蚴是诊断血吸虫病最重要的依据。急性期患者粪检阳性率高。

3. 直肠黏膜活组织检查　采用直肠镜检查可见黏膜有充血、水肿、黄斑、息肉、溃疡与瘢痕等病变。自病变处取米粒大小的黏膜，在显微镜下检查，可发现血吸虫卵。

4. 肝功能检查　急性血吸虫病患者血清球蛋白增高，血清丙氨酸转氨酶(ALT)轻度增高；晚期患者血清白蛋白降低，白蛋白/球蛋白(A/G)比值下降或倒置。

5. 免疫学检查　包括皮内试验、环卵沉淀试验、间接血凝试验、酶联免疫吸附试验及血清中抗体的测定等。也可采用单克隆抗体酶联吸附试验测定血中循环抗原，阳性者可诊断为活动性感染。循环抗原检测还可用于判断治疗效果。

6. 影像学检查　肝脏B超、CT或MRI扫描，可判断肝纤维化及肝硬化程度。

(四)心理-社会状况

评估患者心理状况，对血吸虫病的认知，家庭成员支持程度，患病对工作、学习的影响。

(五)处理原则

1. 病原治疗　由于吡喹酮毒性小、疗效好、给药方便和适应证广，可用于各型各期血吸虫患者，是病原治疗首选药物。

(1)急性血吸虫病　成人总剂量为120mg/kg(超过60kg者按60kg计算)，儿童140mg/kg，6d分次口服，其中50%必须在2d内服完。每日剂量分2～3次给予。

(2)慢性血吸虫病　成人总剂量60mg/kg(超过60kg者按60kg计算)，儿童<30kg者，总剂量为70mg/kg，分2d服用，每日3次。

(3)晚期血吸虫病　肝功能代偿尚好者，可按慢性血吸虫病治疗剂量用药；若肝功能损害严重，可适当减少总剂量或延长疗程，将总剂量分3～4d服用，以免引起心律失常。

吡喹酮尽管毒性低，但少数患者可出现期前收缩、房颤等，神经肌肉表现为头昏、头痛、乏力，或心悸、黄疸等。吡喹酮正规治疗后，3～6月粪检虫卵阴转率达85%，虫卵孵化阴转率90%～100%。

2. 对症治疗　急性期全身症状明显者住院治疗；晚期按肝硬化治疗，宜采取内外科结合、病原治疗与对症治疗相结合以及中西医结合治疗的原则。

【常见护理诊断/问题】

1. 体温过高　与血吸虫感染后虫卵及虫体代谢产物作用有关。

2. 疼痛：腹痛　与胃肠道痉挛有关。

3. 腹泻　与虫卵引起的结肠、直肠病变有关。

4. 体液过多　与血吸虫性肝硬化有关。

5. 潜在并发症　上消化道出血、肝性脑病等，与肝硬化、门脉高压有关。

【护理措施】

1. 病情观察　注意观察体温变化和全身状况，观察大便次数、性状和颜色以及有无腹痛，并做好记录。定时测量体重和腹围，观察下肢水肿、肝脾大小、肝功能变化，注意有无呕血、黑便、意识障碍等上消化道出血、肝性脑病的表现，发现异常立即报告医师。

2. 一般护理

(1)休息　急性血吸虫病及晚期血吸虫病发生肝硬化等并发症时，均应卧床休息；慢性期患者应安排规律的生活，避免劳累。

(2)饮食　急性期患者，给予营养丰富、易消化食物，少量多餐，避免煎炸、油腻、产气食物，减少脂肪摄入。高热、中毒症状重者注意供给足够水分，保持水电解质平衡。慢性期患者避免进食粗、硬、过热、多纤维刺激性食物。晚期若有消瘦、贫血、腹水等肝硬化失代偿期的症状，给予低盐、低蛋白饮食。

3. 对症护理

(1)皮肤护理　保持皮肤清洁，有过敏反应、反复出现皮疹者，遵医嘱给予抗组胺药或局部涂止痒剂。

(2)发热护理　体温过高者遵医嘱给予物理或药物降温。

(3)腹泻护理　给予清淡、营养丰富的流质或半流质食物，以减轻消化道负担。留取新鲜大便及时送检，加强肛门周围皮肤的护理，保持清洁，以防感染，遵医嘱予以补液、解痉、抗感染治疗。

(4)体液过多者护理　严格限制钠的摄入，给予低盐、高蛋白饮食，监测血清电解质。记录患者 24h 出入量，遵医嘱给予利尿药物脱水，或输白蛋白，以提高血浆胶体渗透压，延缓腹水形成。

(5)并发上消化道出血的护理　采取侧卧位，以防发生窒息，严密监测患者生命体征尤其是血压、脉搏等能反映血容量变化的参数，迅速建立静脉通道，遵医嘱予以扩容、止血、升压药，视病情做好输血、三腔二囊管压迫止血、外科手术止血的各项准备工作，因呕血或便血患者可能产生恐惧情绪，可适当应用镇静剂缓解紧张情绪。

(6)并发肝性脑病的护理　见病毒性肝炎的护理。

4. 用药护理　应用吡喹酮进行治疗时，应指导患者按时按量坚持服药，并观察服药后的反应。副作用主要有头晕、头痛、乏力、恶心、腹痛，一般不需要处理，多数可在数小时内自行消失，如出现心律失常，应立即停药，及时报告医师。

5. 心理干预　应及时介绍疾病的有关知识，说明治疗方法，以增强患者的安全感和信任感，减轻或消除紧张情绪，使患者积极配合治疗。

6. 健康宣教　向患者介绍血吸虫病的相关知识，如血吸虫病的感染过程、临床表现、常见并发症及其表现等。急性期患者应尽早就医，争取急性期彻底治愈。慢性期患者应养成规律的生活习惯，保证充足的睡眠，增加饮食营养，防止并发感染，限制饮酒、吸烟，避免加重肝脏损害。指导患者定期复查，发生并发症，如血吸虫肉芽肿所致的肠梗阻、阑尾炎等，应及时就医。

【预防】

1. 管理传染源　发生可疑食物中毒后，应立即报告当地卫生防疫部门，及时进行调查、分析、制定防疫措施，及早控制疫情。在流行区对患者、病畜进行普查、普治，每年冬季对重点人群使用吡喹酮 40mg/kg 一剂疗法，每年春秋季对耕牛各治疗 1 次，剂量为 30mg/kg，一次灌服。

2. 切断传播途径　重点是消灭钉螺，防止人粪、畜粪污染水源，提倡使用自来水。灭螺，可用氯硝柳胺乙醇盐 50%可湿性粉剂。

3. 保护易感人群　加强个人防护，增强防病知识以及自我保护能力，如用防护剂涂抹入水肢体，或穿长筒靴、防护裤，戴手套，必要时可预防性服药。加强个人防护。

【小结】

日本血吸虫病是由日本血吸虫寄生在门静脉系统所引起的疾病。人主要是通过皮肤接触含尾蚴的疫水而感染。急性期有发热、肝大和压痛、腹泻或脓血便，血中嗜酸性粒细胞显著增多。慢性期以腹泻、肝脾大为主。晚期导致血吸虫性肝硬化，表现为门脉高压、巨脾与腹水。主要病变是由虫卵引起的肝与肠的肉芽肿。吡喹酮是治疗血吸虫病的首选药物。健康宣教的重点是疾病的预防及疾病相关知识的宣教，急性期争取彻底治愈。

（明巍　陈燕）

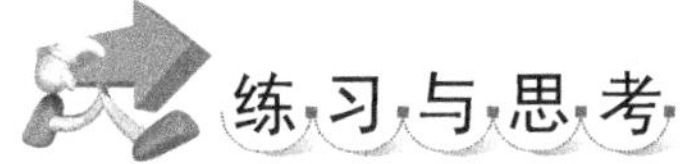

第一节　总论

（一）选择题

A1 型题

1. 以下属于传染病的是　（　　）
   A. 急性支气管炎　B. 化脓性胆囊炎
   C. 炭疽　D. 化脓性腮腺炎
   E. 大叶性肺炎
2. 在传染病感染过程中最常见的是　（　　）
   A. 隐性感染者　B. 潜伏期携带者
   C. 慢性携带者　D. 潜伏性感染者
   E. 显性感染者
3. 患儿，男性，10 岁，因流行性脑脊髓膜炎住院，对他应采取何种隔离措施　（　　）
   A. 严密隔离　B. 血液、体液隔离
   C. 肠道隔离　D. 呼吸道隔离
   E. 接触隔离
4. 关于体温过高的护理措施，以下哪项不妥　（　　）
   A. 监测体温变化　B. 及时用药物降温至体温正常
   C. 出汗后及时擦洗更衣　D. 卧床休息
   E. 多饮水
5. 在我国新修订的传染病防治法中，以下属于甲类传染病的是　（　　）
   A. 人感染高致病性禽流感　B. 艾滋病
   C. 传染性非典型肺炎　D. 狂犬病
   E. 鼠疫

6. 属于自然疫源性传染病的是 （　　）

A. 艾滋病　B. 疟疾　C. 伤寒　D. 恙虫病　E. 乙型肝炎

7. 某患者因急性肝炎收入传染病院，其信笺、钱币用下列何种消毒方法为宜 （　　）

A. 高压蒸气灭菌　B. 喷雾法　C. 熏蒸法　D. 擦拭法　E. 暴晒法

8. 主要经输血途径传播的传染病是 （　　）

A. 甲型肝炎　B. 流行性乙型脑炎

C. 戊型肝炎　D. 丙型肝炎

E. 登革热

9. 通过粪-口途径传播的传染病是 （　　）

A. 麻疹　B. 白喉

C. 百日咳　D. 伤寒

E. 乙型病毒性肝炎

10. 主要通过性传播的传染病是 （　　）

A. 乙型肝炎　B. 丙型肝炎　C. 艾滋病　D. 结核病　E. 疟疾

11. 在我国，属于乙类传染病的是 （　　）

A. 血吸虫病　B. 斑疹伤寒

C. 流行性感冒　D. 急性出血性结膜炎

E. 霍乱

12. 在我国，属于丙类传染病的是 （　　）

A. 麻疹　B. 流行性出血热

C. 流行性脑脊髓膜炎　D. 麻风病

E. 流行性乙型脑炎

13. 以对症治疗为主的传染病是 （　　）

A. 钩体病　B. 艾滋病　C. 伤寒　D. 恙虫病　E. 霍乱

14. 以病原治疗为主的传染病是 （　　）

A. 乙型脑炎　B. 流行性出血热

C. 霍乱　D. 恙虫病

E. 水痘

15. 患病后可获得持久免疫力的传染病是 （　　）

A. 丙型肝炎　B. 艾滋病　C. 伤寒　D. 阿米巴痢疾　E. 细菌性痢疾

16. 病后仅可获得部分较弱免疫力的传染病是 （　　）

A. 甲型肝炎　B. 乙型肝炎

C. 伤寒　D. 流行性脑脊髓膜炎

E. 血吸虫病

17. 熟悉各种传染病潜伏期最重要的意义在于 （　　）

A. 协助传染病的诊断与治疗　B. 估计病情的严重性

C. 预测疫情　D. 确定检疫期限

E. 预测疾病的预后

18. 确定一个传染病的检疫期限是根据该病的　　（　　）

A. 最短潜伏期　B. 平均潜伏期　C. 最长潜伏期　D. 传染期　E. 前驱期

19. 传染病房每间病室的患者数不应超过　　（　　）

A. 6 人　B. 5 人　C. 4 人　D. 3 人　E. 2 人

20. 标准预防针对体内物质的隔离预防不包括　　（　　）

A. 血液　B. 体液　C. 汗液　D. 排泄物　E. 分泌物

21. 严密隔离的标志是　　（　　）

A. 红色标志　B. 棕色标志　C. 黄色标志　D. 绿色标志　E. 灰色标志

22. 传染病流行过程的三个基本环节指　　（　　）

A. 传染源、传播途径、病原体　B. 传染源、传播途径、易感人群

C. 传染源、易感人群、病原体　D. 易感人群、病原体、传播途径

E. 以上都不是

23. 影响传染病流行过程的因素是　　（　　）

A. 社会制度、宗教信仰　B. 风俗习惯、生产生活条件

C. 医疗卫生条件、文化水平　D. 社会因素、自然因素

E. 地理环境、气候

24. 病原体由一个宿主排出体外，经一定的途径传给另一个宿主，为传染病的哪项特征　　（　　）

A. 特异病原体　B. 传染性　C. 免疫性　D. 流行性　E. 地方性

25. 确定传染病隔离期的主要依据是　　（　　）

A. 最短潜伏期　B. 最长潜伏期　C. 平均潜伏期　D. 症状明显期　E. 传染期

26. 保护易感人群最重要的免疫措施是　　（　　）

A. 接种疫苗、菌种、类毒素　B. 注射高效价免疫球蛋白

C. 口服中草药　D. 接种抗毒素

E. 注射丙种球蛋白

27. 对特殊感染的辅料最彻底的灭菌法是　　（　　）

A. 高压蒸气灭菌法　B. 间歇灭菌法

C. 焚烧法　D. 日光暴晒

E. 干烤法

28. 接触隔离患者后用消毒液浸泡双手的时间是　　（　　）

A. 20s　B. 30s　C. 4min　D. 2min　E. 50s

29. 以下哪项不是传染病的基本特征　　（　　）

A. 有病原体　B. 有传染性

C. 有流行病学特征　D. 有获得性免疫

E. 有终身免疫

30. 下列哪项传染病能获得终身免疫　　（　　）

A. 流行性感冒　B. 风疹　C. 麻疹　D. 细菌性痢疾　E. 梅毒

31. 下列哪项不是传染源　　（　　）

A. 患者　　B. 受感染的动物

C. 健康病原携带者　　D. 病原携带者

E. 以上都不是

A2 型题

32. 男，37 岁，农民，近 2d 来腹痛、腹泻、胃纳减退，每日大便 15～30 次，粪便呈浅黄色水样，每次量较多。曾呕吐 3 次，无里急后重。体格检查发现体温 37.5℃，明显脱水征，肠鸣音亢进，腹无压痛。血液白细胞总数为 9.7×10^9 L，分类计数 N 0.56，L 0.35，E 0.07，M 0.02；RBC 4.9×10^{12} L，Hb 140g/L，粪便镜检白细胞 1～5/HP。病前曾食生黄瓜，对明确本例诊断最有意义的实验室检查是　（　　）

A. 粪便常规检查　　B. 粪便培养霍乱弧菌

C. 粪便培养致病菌　　D. 粪便检查阿米巴滋养体

E. 血液培养细菌

33. 男，42 岁，广州市下水道工人，持续发热、头痛、全身酸痛，走路时小腿疼痛，胃纳减退，疲乏 4d。体温 40.2℃。眼结膜充血，左眼结膜下有一出血斑，右侧腹股沟淋巴结肿如鸽蛋大，局部皮肤潮红，压痛明显，肝于肋下 1.0cm 可触及。周围血液红细胞 4.82×10^{12} L，白细胞 12.4×10^9 L，分类 N 0.87，L 0.11，E 0.01，M 0.01，血小板 123×10^9 L，尿常规检查示蛋白＋＋＋，管型＋。发病前 3 天曾到郊外旅游，右腿受伤流血，现伤口已愈。本例的诊断应首先考虑　（　　）

A. 登革热　B. 伤寒　C. 恙虫病　D. 败血症　E. 钩端螺旋体病

（二）填空题

34. 对某一传染病缺乏特异性免疫力的人称为________。

35. 预防传染病的三个基本环节是________、________和________。

（三）名词解释

36. 潜伏期

37. 传染源

38. 复发

39. 再燃

40. 粪-口途径

（四）简答题

41. 试述传染病常见的传播途径。

42. 试述对传染病的预防措施。

43. 试述传染病的基本特征。

44. 试述传染病感染过程中可能出现的表现。

（五）病例分析

45. 某村有一家举行婚宴，100 余人参加，当晚有 40 余人发热、呕吐、腹泻。请问：

(1)可能出现了什么状况？

(2)应采取哪些应急措施？

46. 患者，女性，入院诊断为“产褥感染”，体温持续 39℃，激素治疗不下降，护士在工作中发现患者反应迟钝，表情淡漠，很像伤寒患者的那种“无欲状态”，从体温和脉搏的曲线看，有相对缓脉的现象，则有意与患者家属谈心，详细询问患者的发病经过，家属称“患者是在高热3d后流产的”。请问：

你作为一名护士应怎样对其进行护理评估及采取哪些护理措施？

第三节　病毒性传染病患者的护理

一、病毒性肝炎患者的护理

（一）选择题

A1 型题

1. 在乙肝病毒标记物中对人体有保护作用的是　（　　）
   A. 表面抗体（HBsAb）　B. 核心抗体（HBcAb）
   C. DNA 多聚酶 DNAP　D. Dane 颗粒
   E. e 抗体（HBeAb）
2. 预防乙型肝炎的最佳措施是　（　　）
   A. 隔离患者　B. 对接触者进行医学观察
   C. 接种乙肝疫苗　D. 注射乙肝免疫球蛋白
   E. 防止医源性传播
3. 慢性病毒性肝炎患者避免摄入过高热量的目的在于　（　　）
   A. 没有必要　B. 为减轻肝脏的负担
   C. 避免加重胃肠道负担　D. 防止脂肪肝、糖尿病的发生
   E. 以免诱发肝性脑病
4. 最常经母婴途径传播的病毒性肝炎是　（　　）
   A. 甲型肝炎　B. 乙型肝炎　C. 丙型肝炎　D. 丁型肝炎　E. 戊型肝炎
5. 人被乙型肝炎病毒感染后多表现为　（　　）
   A. 慢性重型肝炎　B. 急性无黄疸型肝炎
   C. 急性黄疸型肝炎　D. 隐性感染
   E. 慢性肝炎
6. 在肝炎患者中，最能反映病情严重程度的实验室血清学检查项目是　（　　）
   A. 谷丙转氨酶　B. 谷草转氨酶
   C. 凝血酶原活动度　D. 血清胆碱酯酶
   E. γ-谷酰转肽酶
7. 下面哪一项是正确的　（　　）
   A. 急性肝炎不需抗病毒治疗
   B. 甲、乙、丙型肝炎可通过疫苗接种进行预防
   C. 不同肝炎病毒引起的病理改变不同
   D. 血清肝纤维化的指标具有高特异性
   E. 凝血酶原活动度是诊断重型肝炎最重要的指标
8. 重型肝炎最重要的诊断依据是　（　　）

A. 频繁呕吐　　B. 黄疸进行性加深
C. 出现中毒性鼓肠，腹水　　D. 凝血酶原活动度小于40%
E. 发热

9. 下面哪一项是干扰素治疗的禁忌证　（　　）
A. HBV-DNA 105　　B. ALT 正常的2倍
C. 女性　　D. 失代偿性肝硬化
E. 肝活检见炎症程度3级的慢性肝炎

10. 干扰素治疗可以用于　（　　）
A. 急性乙型肝炎　　B. 慢性丙型肝炎
C. 慢性乙型肝炎和慢性丙型肝炎　　D. 慢性乙型肝炎
E. 急、慢性丙型肝炎和慢性乙型肝炎

11. 乙型肝炎感染后，最常见的临床类型是　（　　）
A. 慢性重型肝炎　　B. 急性无黄疸性肝炎
C. 急性黄疸性肝炎　　D. 隐性感染
E. 慢性肝炎

12. 对于丙型肝炎，下面哪一项是错误的　（　　）
A. 通过输血制品而传播　　B. 明显的临床表现
C. 引起慢性肝炎　　D. 目前仍无理想的疫苗可供使用
E. 可用干扰素进行抗病毒治疗

13. 急性病毒性肝炎，下面哪一项不是常见的表现　（　　）
A. 食欲减退，恶心　　B. 部分病例有黄疸
C. 乏力　　D. 消瘦
E. 肝大及肝功能损害

14. 下面哪一项不是重型肝炎的临床表现　（　　）
A. 严重黄疸　　B. 凝血酶原时间延长
C. 发热　　D. 中毒性鼓胀及腹水
E. 肝大

15. 下面哪一项不是诊断为慢性肝炎的依据　（　　）
A. 病程超过半年　　B. 面色晦暗，肝掌，蜘蛛痣
C. 脾大　　D. 乏力，纳差，恶心
E. A/G 比值异常

16. 下面哪一项不是戊型肝炎的特点　（　　）
A. 通常不引起慢性肝炎　　B. 发生在妊娠妇女中病死率高
C. 通过粪-口传播　　D. 我国并不多见
E. 多发生在成年人，黄疸较深

17. 早期肝病腹水的主要原因是　（　　）
A. 门脉高压　　B. 低蛋白血症
C. 肝淋巴液生成增多　　D. 钠潴留

E. 并发自发性腹膜炎

18. 下面哪一项不是重型肝炎常见的并发症 （　　）

A. 血小板减少性紫癜　　B. 肝性脑病

C. 消化道大出血　　D. 肝肾综合征

E. 肝胆管感染

19. 关于重型肝炎的治疗，下面哪一项是正确的 （　　）

A. 并发肝肾综合征者应尽早行血液透析治疗

B. 应给予高蛋白饮食

C. 肝移植后不会出现病毒性肝炎复发

D. 人工肝支持系统的疗效持久

E. 胆系感染首选头孢菌素类抗生素

20. 拉米呋啶治疗乙型肝炎，下面哪一项是错误的 （　　）

A. 较强的抑制 HBV 复制的作用　　B. 拉米呋啶耐受性良好，可以长期使用

C. 疗程至少一年　　D. 出现耐药或病毒变异者应尽早停用

E. 干扰素联合治疗疗效未确定

21. 甲型病毒性肝炎经下列哪项传播 （　　）

A. 飞沫传播　　B. 粪-口传播

C. 接触传播　　D. 虫媒传播

E. 土壤传播

22. 肝硬化时可出现 （　　）

A. 食欲不振　　B. 头昏

C. A/G 比值倒置　　D. 转氨酶增高

E. 出血

23. 肝性脑病前驱期的主要特征 （　　）

A. 性格及行为异常　　B. 意识模糊

C. 扑翼样震颤　　D. 脑电图异常

E. 昼睡夜醒

24. 可用于预防乙型病毒性肝炎的人工自动免疫制剂是 （　　）

A. 乙型肝炎疫苗　　B. 胎盘球蛋白

C. 丙种球蛋白　　D. 人血白蛋白

E. 乙肝免疫球蛋白

25. 重症肝炎患者，观察到下列哪种症状可提示进入早期肝昏迷 （　　）

A. 定时、定向障碍　　B. 计算能力下降

C. 烦躁不安　　D. 嗜睡

E. 扑翼样震颤

26. 有肝昏迷先兆者，应限制哪种营养成分的摄入 （　　）

A. 碳水化合物　B. 蛋白质　C. 脂肪　D. 纤维素　E. 维生素

27. 病毒性肝炎急性期患者最恰当的饮食是 （　　）

A. 高蛋白、高碳水化合物饮食　　B. 高热量、低脂肪饮食
C. 高蛋白饮食　　D. 高碳水化合物、高维生素饮食
E. 适合患者口味的清淡饮食

28. 病毒性肝炎最严重的并发症是　　（　　）
A. 呕血　　B. 便秘　　C. 肝性脑病　　D. 便血　　E. 肝硬化

29. 乙肝的传播方式不正确的是　　（　　）
A. 输血　　B. 针刺伤　　C. 分娩　　D. 共用汤勺　　E. 性接触

A2 型题

30. 男，15 岁，学生，近 6d 来发热、疲乏、胃纳减退，恶心、呕吐胃内容物 5d，尿黄、身体黄染 2d。体格检查发现体温 36.8℃，巩膜轻度黄染，颌下淋巴结轻度肿大。肝于肋下 1.5cm 可触及，质软，脾未及，周围血液白细胞总数为 5.7×10^{9}/L，N 0.74，L 0.21，红细胞为 4.82×10^{12}/L，实验室检查：ALT 1500U/L，AST 1300U/L，总胆红素(TB)70μmol/L，直接胆红素(DB)35μmol/L。本例最可能诊断是　　（　　）
A. 慢性病毒性肝炎　　B. 急性病毒性肝炎
C. 重型肝炎　　D. 肝炎肝硬化
E. 淤胆型肝炎

31. 男，30 岁，反复乏力、纳差、尿黄 2 年，再发并频繁呕吐、黄疸、腹胀 1 周。体查：神清，精神差，皮肤、巩膜深度黄染，肝掌征＋，腹部移动性浊音＋，肝，脾未扪及。实验室检查：ALT 350U/L，AST 230U/L，ALB 28g/L，TB 480μmol/L，DB 230μmol/L。最可能的临床诊断是　　（　　）
A. 急性黄疸型肝炎　　B. 亚急性重型肝炎
C. 失代偿期肝硬化　　D. 慢性重型肝炎
E. 慢性肝炎重度

32. 女，35 岁，体检发现肝功能异常 1 周于 2014 年 3 月入院。查体：神清，皮肤巩膜无黄染，胸前有一蜘蛛痣，肝掌征＋，肝，脾未扪及。实验室检查：ALT 250U/L、AST 130U/L、ALB 35g/L、GLB 38g/L、TB 17μmol/L。1999 年曾因易感冒注射丙种球蛋白。本例最可能的临床诊断是　　（　　）
A. 药物性肝炎　　B. 慢性丙型肝炎
C. 自身免疫性肝炎　　D. 肝吸虫病
E. 慢性乙型肝炎

33. 男，28 岁，农民，发热，腹部不适，疲乏，恶心，胃纳减退，尿色变黄 5d，体检发现巩膜轻度黄染，肝肋下 1cm 可扪及，质软，无明显触痛。周围血液 RBC 4.2×10^{12}/L，WBC 8.5×10^{9}/L，Hb 145g/L，血清谷丙转氨酶 860U/L，总胆红素 58μmol/L。本例的诊断最可能是　　（　　）
A. 急性食物中毒　　B. 钩体病
C. 急性血管内溶血　　D. 病毒性肝炎
E. 败血症

34. 男，7 岁，学生，近 4d 来发热，头痛，头晕，疲乏，胃纳减退，恶心，尿色黄如浓茶，尿量

一般。体格检查发现体温38.8℃，面色潮红，结膜稍充血，巩膜微黄，颌下淋巴结轻度肿大。腹软，无压痛，肝于肋下1.5cm可触及，质软，无触痛，周围血液白细胞总数为8.7×10^9/L，分类计数N0.74，L0.21，E0.03，M0.02。红细胞为4.82×10^{12}/L。对明确诊断有较大意义的实验室检查是 ( )

A. 肥达反应　　B. 外斐反应

C. 肝功能检查　　D. 肝炎病毒标记物检查

E. 肝B超检查

(二)填空题

35. 慢性肝炎可分为________、________和________。

36. 甲肝的主要传播途径是________；乙肝主要传播途径多是________。

37. 乙型肝炎病毒复制及传染性的最直接、特异和敏感的指标是________。

38. 大三阳是指________、________和________阳性。

39. 小三阳是指________、________和________阳性。

40. 乙肝三系中提示传染性强的标记是________。

41. 乙肝三系中唯一的保护性抗体是________。

(三)名词解释

42. 病毒性肝炎

43. 肝肾综合征

44. 肝性脑病

45. Dane 颗粒

(四)简答题

46. 简述各型肝炎的主要传播途径。

47. 简述病毒性肝炎患者的护理诊断及医护合作性问题。

48. 简述病毒性肝炎患者的饮食护理、病情观察及措施。

(五)病例分析

49. 患者，男性，28岁，工人，因右上腹不适，乏力，伴恶心，厌油感1周，近2日发现尿黄而就诊。查体：巩膜及皮肤黄染，心肺无异常，肝大肋下约2cm，质软，触痛+，脾未触及。肝功能检查：ALT 280U，血胆红素升高，尿中胆红素、尿胆原阳性。病原学检测 HBsAg、HBcAb及 HBeAg 均阳性，收住院治疗。请问：

(1)此患者患了哪种类型肝炎？

(2)此患者的护理诊断及医护合作性问题有哪些？

(3)根据上述病情制定出有关护理措施。

(4)如何做好此患者的预防和健康教育？

二、艾滋病患者的护理

(一)选择题

A1 型题

1. 艾滋病最常见的机会性感染是 ( )

A. 口腔念珠菌病　　B. 外阴部疱疹病毒感染

C. 卡氏肺孢子虫肺炎　　D. 巨细胞病毒性视网膜炎
E. 疱疹性直肠炎

2. 艾滋病最主要的预防措施是　（　）
A. 治疗和隔离患者　　B. 治疗和隔离无症状病毒携带者
C. 切断传播途径　　D. 对高危人群进行人工主动免疫
E. 对接触者采用人工被动免疫

3. 对艾滋病患者和艾滋病病毒感染者应采取的隔离措施是　（　）
A. 接触隔离　　B. 呼吸道隔离
C. 肠道隔离　　D. 血液、体液隔离
E. 虫媒隔离

4. 艾滋病属于哪种隔离　（　）
A. 肠道隔离　B. 虫媒隔离　C. 接触隔离　D. 血液隔离　E. 呼吸道隔离

5. 目前认为艾滋病的传播途径不包括　（　）
A. 性传播　　B. 静脉滥用毒品而传播
C. 输血及血制品　　D. 母婴垂直传播
E. 昆虫叮咬传播

6. 确诊艾滋病的依据是　（　）
A. 周围血象淋巴细胞减少　　B. 血清艾滋病毒抗体阳性，病毒分离阳性
C. 咽拭子涂片检查　　D. 血培养阳性
E. 作分泌物培养

7. HIV 是　（　）
A. 人体免疫缺陷病毒　　B. 狂犬病毒
C. 汉坦病毒　　D. 伤寒杆菌
E. 沙门氏菌

8. 艾滋病最重要的传播途径是　（　）
A. 器官移植　B. 人工授精　C. 性接触　D. 输液　E. 输血

9. 下列哪一项在护理艾滋病时要重点防治　（　）
A. 淋巴结肿大　B. 机会性感染　C. 吞咽困难　D. 肌肉关节痛　E. 皮疹

10. 预防艾滋病母婴传播的有效措施是　（　）
A. 禁止 HIV 感染者结婚　　B. 提倡自然分娩
C. 鼓励母乳喂养　　D. 替婴儿注射疫苗
E. 母亲在妊娠期及围生期、婴儿在出生后应用抗 HIV 药物

A2 型题

某男，40 岁，教师职业，低热伴乏力、纳差及消瘦月余。因血友病有多次血制品输注史。体查见唇周苍白，口腔黏膜布满白色膜状物，四肢大关节畸形。实验室检查白细胞 2.3×10^9/L，Hb 78g/L。

11. 本病患者最可能的诊断是　（　）
A. 结核病　B. 伤寒　C. 艾滋病　D. 钩体病　E. 疟疾

12. 本例患者首先应做何辅助检查建立病因诊断　（　）
A. X 线胸部检查　B. 血抗-HIV
C. 咽拭子涂片找真菌　D. 淋巴结活检
E. 血常规和尿常规检查

13. 患者口腔所见提示有　（　）
A. 口腔毛状白斑症　B. 鹅口疮
C. 牙周炎　D. 麻疹
E. 白喉

（二）填空题

14. HIV 特异性地侵犯、损害机体的________，最终引起一系列严重的________和________。

15. 目前抗 HIV 的药物可分为三大类：________、________和________。

（三）名词解释

16. 母婴传播
17. 肺孢子虫肺炎
18. 卡波西肉瘤

（四）简答题

19. 艾滋病是通过哪些方式传播的？
20. 艾滋病毒感染后其自然病程可分为哪几期？艾滋病常见的表现有哪些？
21. 简述艾滋病的流行病学特征。
22. 简述艾滋病的预防和健康教育要点。

三、狂犬病患者的护理

（一）选择题

A1 型题

1. 狂犬病的主要传染源是　（　）
A. 病猫　B. 病猪　C. 病犬　D. 健康犬　E. 病牛

2. 以下哪项是狂犬病的特征性表现　（　）
A. 吞咽困难　B. 瘫痪　C. 恐水怕风　D. 抽搐　E. 恐食、怕晒

3. 狂犬病的护理措施中错误的是　（　）
A. 进行接触性隔离　B. 安排单间病房
C. 挂深色窗帘使光暗些　D. 护理措施应集中进行，动作宜轻、快
E. 天气炎热时可用电风扇吹风降温

4. 狂犬病的流行病学特点下列哪项不正确　（　）
A. 主要传染源是病猫　B. 主要经动物咬伤传播
C. 也可由带病毒的唾液经损伤的皮肤入侵　D. 人群普遍易感
E. “健康犬”也可带病毒

5. 男，10 岁，被邻居家狗咬伤速来医院就诊，正确的处理是　（　）
A. 应用抗菌药物　B. 营养支持促进伤口愈合

C. 局部伤口缝合包扎　　D. 补充电解质，应用呼吸兴奋剂
E. 彻底进行伤口处理，注射狂犬病疫苗

(二)填空题

6. 狂犬病又称________病，临床表现以________、________为最大特征。

7. 若一旦疑为狂犬病毒感染，应立即进行________处理，并立即行________全程预防接种。

(三)简答题

8. 说出狂犬病的传染源和传播途径。

9. 简述狂犬病的主要护理措施。

四、肾综合征出血热患者的护理

(一)选择题

A1 型题

1. EHF 患者常死于　　(　　)
A. 发热期　　B. 低血压休克期
C. 少尿期　　D. 多尿期
E. 恢复期

2. 体液过多的护理最重要的是　　(　　)
A. 记录 24h 出入液量　　B. 观察尿量变化
C. 不用对肾有毒性的药物　　D. 量出而入，做好"三控"
E. 注意电解质紊乱

3. EHF 患者出现呼吸费力以哪一期多见　　(　　)
A. 发热期　　B. 低血压休克期
C. 少尿期　　D. 多尿期
E. 恢复期

4. 流行性出血热病理改变最明显的器官是　　(　　)
A. 心脏　　B. 肝脏　　C. 脑垂体　　D. 肾脏　　E. 肺脏

5. 流行性出血热的主要传染源是　　(　　)
A. 猫　　B. 家畜　　C. 蝙蝠　　D. 鼠　　E. 虱

6. 在我国流行的流行性出血热病毒主要是　　(　　)
A. Ⅰ型和Ⅱ型　　B. Ⅱ型和Ⅲ型　　C. Ⅲ型和Ⅳ型　　D. Ⅳ型和Ⅴ型　　E. Ⅴ型和Ⅵ型

7. 流行性出血热属于　　(　　)
A. 肾综合征出血热　　B. 蚊传性出血热
C. 传播途径不明性出血热　　D. 蜱传性出血热
E. 以上都不是

8. 严重流行性出血热患者可出现高血容量综合征，主要发生在　　(　　)
A. 发热期　　B. 低血压休克期　　C. 少尿期　　D. 多尿期　　E. 恢复期

9. 流行性出血热高热患者采用物理降温时，不宜用　　(　　)
A. 冰帽　　B. 冰枕

C. 大血管处置冰袋　　D. 乙醇擦浴
E. 温水擦浴

10. 关于流行性出血热患者的护理，错误的一项是　（　）
A. 发热期应积极采用退热药，尽快使体温降到正常范围
B. 低血压休克期应遵医嘱快速适量输入液体及血管活性药纠正休克
C. 少尿期应按“量出为入，宁少勿多”原则严格控制液体摄入量
D. 多尿期应按医嘱及时补充液体的电解质，补液以口服为主
E. 恢复期应告知患者症状消失后还应休息 1～3 个月

11. 流行性出血热继发感染易发生于　（　）
A. 发热期至低血压休克期　　B. 低血压休克期至少尿期
C. 少尿期至多尿期　　D. 多尿期至恢复期
E. 恢复期后

12. 流行性出血热少尿期最致命的水电解质、酸碱紊乱是　（　）
A. 低钙血症、酸中毒　　B. 低钾血症、碱中毒
C. 高镁血症、酸中毒　　D. 高钾、低血钠、酸中毒
E. 低钠血症、酸中毒

13. 流行性出血热的低血压休克期多发生于病程的　（　）
A. 1～2d　　B. 2～4d　　C. 4～6d　　D. 6～8d　　E. 8～12d

14. 流行性出血热早期休克属于　（　）
A. 心源性休克　　B. 过敏性休克
C. 神经源性休克　　D. 低血容量性休克
E. 感染性休克

15. 确诊流行性出血热的依据是　（　）
A. 鼠类接触史　　B. 异型淋巴细胞
C. 特异性 IgM1∶20 以上　　D. “三痛征”和“酒醉貌”
E. 尿中膜状物

16. 流行性出血热低血压休克期快速输液时应注意观察　（　）
A. 神志变化　　B. 肤色及肢端温度
C. 尿量　　D. 肺水肿、心力衰竭
E. 血压变化

17. 流行性出血热病程中各期发展过程为　（　）
A. 发热期，低血压期，多尿期，少尿期，恢复期
B. 发热期，多尿期，低血压期，少尿期，恢复期
C. 发热期，低血压期，少尿期，多尿期，恢复期
D. 发热期，出血期，少尿期，多尿期，恢复期
E. 发热期，中毒期，低血压期，少尿期，恢复期

A2 型题

（18—19 题共用题干）患者，男性，农民，因发热，全身酸痛 4d 入院。查：结膜充血，面、

颈、胸部潮红，腋下有搔抓样出血点，尿蛋白(++)，OB(+)。

18. 首选考虑的诊断是 ( )

A. 败血症　　B. 肾炎
C. 钩端螺旋体病　　D. 伤寒
E. EHF

19. 哪项检查最适合于确诊 ( )

A. EHF IgM 抗体　　B. 血培养
C. 血常规　　D. EHF IgG 抗体
E. PCR

(二)填空题

20. 流行性出血热主要病理变化为________和________的广泛性损害，临床上以________、________、________为特征。

21. 做好“三早一就”(即________、________、________和________)，把好三关(即________、________和________)，是患者越过危险期的关键。

22. 流行性出血热患者国内________是农村型主要传染源，________是城市型主要传染源。

23. 流行性出血热的病程可分为________、________、________、________及________。

(三)名词解释

24. 三痛症

25. 三红征

26. 高血容量综合征

(四)简答题

27. 简述流行性出血热患者体液过多的护理?

五、流行性乙型脑炎患者的护理

(一)选择题

A1 型题

1. 关于乙脑抽搐的治疗，下列何项是错误的 ( )

A. 脑水肿以甘露醇脱水治疗为主
B. 高热以物理降温为主
C. 脑实质病变引起的，首选巴比妥钠镇静剂
D. 呼吸道分泌物堵塞者，以吸痰、给氧为主
E. 中枢性呼吸衰竭者可用呼吸兴奋剂

2. 典型乙脑的临床表现中，下列何项是错误的 ( )

A. 起病急　　B. 发热越高，热程越长，病情越重
C. 神志不清可于病程第一天出现　　D. 呼吸衰竭多为中枢性的
E. 病程 2 周后仍可出现新的神经系统表现

3. 乙脑主要的死亡原因是 ( )

A. 持续抽搐　B. 呼吸衰竭　C. 循环衰竭　D. 脑水肿、脑疝　E. 意识障碍

4. 关于乙型脑炎的临床表现，哪一项是错误的 ( )

A. 意识障碍时间越长，病情则越重

B. 常有颅内压升高现象，检查有脑膜刺激征表现

C. 部分患者出现抽搐、意识障碍

D. 病程早期皮肤可见瘀点

E. 重者可有脑疝表现

5. 下列哪一项脑脊液检查结果不符合乙型脑炎 ( )

A. 压力增高　　B. 外观无色透明或微浑浊

C. 白细胞计数$(50\sim500)\times10^6$/L　　D. 氯化物正常

E. 糖明显降低

6. 下列哪一种表现符合中枢性呼吸衰竭 ( )

A. 明显呼吸困难　　B. 呼吸先快后慢，但呼吸节律整齐

C. 胸式呼吸或腹式呼吸减弱　　D. 呼吸节律不规则及幅度不均

E. 发绀

7. 婴幼儿患乙脑时出现前囟隆起表明 ( )

A. 颅内压增高　　B. 有脑膜刺激征

C. 锥体束征阳性　　D. 意识障碍严重

E. 是惊厥的先兆

8. 乙脑患者体温 40.5℃，四肢末端厥冷，在降温时宜采用 ( )

A. 冷敷　　B. 冰帽　　C. 酒精浴　　D. 亚冬眠疗法　　E. 温水擦浴

9. 乙脑患者惊厥时用缠有纱布的压舌板或开口器置于上下齿之间是为了 ( )

A. 保持呼吸道通畅　　B. 便于鼻饲

C. 防止舌咬伤　　D. 便于吸痰

E. 便于口腔护理

10. 流行性乙型脑炎传染过程中最常见的表现是 ( )

A. 病原体被消灭或排出体外　　B. 病原体携带状态

C. 隐性感染　　D. 潜在性感染

E. 显性感染

11. 流行性乙型脑炎脑内主要病变是 ( )

A. 软脑膜及蛛网膜炎症　　B. 脑内出血

C. 脑内脱髓鞘性改变　　D. 神经细胞变性、肿胀、坏死

E. 神经胶质细胞病变

12. 流行性乙型脑炎发病人数 80%以上的年龄组为 ( )

A. 2～6 岁　　B. 10～20 岁　　C. 21～30 岁　　D. 31～40 岁　　E. 41～50 岁

13. 乙脑的传播途径是 ( )

A. 空气传播　　B. 虫媒传播　　C. 接触传播　　D. 母婴传播　　E. 水和食物传播

14. 流行性乙型脑炎的临床发病多呈散发性，其原因主要是 ( )

A. 疫苗预防接种　　B. 灭蚊、防蚊工作

C. 人群易感性　　D. 隐性感染
E. 虫媒传播

15. 降低乙脑病死率的关键是把好下列哪三关 (　　)
A. 高热、昏迷、呼吸衰竭　　B. 高热、惊厥、循环衰竭
C. 高热、惊厥、呼吸衰竭　　D. 高热、昏迷、惊厥
E. 高热、呼吸衰竭、循环衰竭

16. 流行性乙型脑炎早期死亡的主要原因是 (　　)
A. 脱水　B. 脑疝　C. 休克　D. 出血　E. 肺部并发症

A2 型题

男性，12 岁，高热伴头痛 2d，神志不清半天于 7 月 11 日入院，体检：T40.5℃，P110 次/min，R28 次/min，昏迷状态，心肺未见异常，肝肋下仅及，脾未扪及，Kernig 征阴性，巴宾斯基征阳性，外周血象 WBC20×10^9/L，N0.92。

17. 本例临床诊断最可能是 (　　)
A. 败血症　　B. 结核性脑炎
C. 流行性脑脊髓膜炎　　D. 流行性乙型脑炎
E. 疟疾

男性，20 岁，外地学生。高热 3d，抽搐、意识障碍 1d 入院，体检 T40℃，R30 次/min，颈抵抗，Kernig 征阳性，巴宾斯基征阳性，四肢肌张力增高，外周血象 WBC20×10^9/L，N0.92。尿蛋白(+)。

18. 为明确诊断，下列哪项检查最为重要 (　　)
A. 血培养　　B. 乙脑特异性抗体检查
C. 脑脊液检查　　D. 病毒分离
E. 流行性出血热抗体检查

(二)填空题

19. 乙脑的主要临床表现是________，________，________。
20. 乙脑最常见的并发症和死亡的原因是________。
21. 乙脑的主要传染源是________，通过________而传播。主要传播媒介是________。
22. 乙型脑炎的预防以________为主的综合性预防措施。

(三)简答题

23. 试述典型流行性乙型脑炎的临床表现。
24. 简述乙脑患者高热、惊厥的护理措施。
25. 试述流行性乙型脑炎的治疗原则。

(四)病例分析

26. 患儿，男性，8 岁，2 周前曾被蚊子叮咬。近 3d 来乏力，全身不适，发热，头痛 1d，伴意识障碍 2h 收住院。查体：体温 40℃，R 34 次/min，P128 次/min，面部潮红，双侧瞳孔等大等圆，对光反射存在，颈部轻微抵抗，双肺呼吸音粗，心率 128 次/min，律齐，各瓣膜区未闻及杂音，腹部无异常体征，轻压框上神经有痛苦表情，巴宾斯基征(+)。请问：

(1)考虑患儿患了哪种疾病？依据是什么？

(2)写出此病的护理诊断及医护合作性问题。
(3)制订出有关护理措施。
(4)如何进行患者的预防及健康教育?

六、麻疹患者的护理

(一)选择题

A1 型题

1. 麻疹早期最具诊断意义的临床表现是　(　　)
   A. 发热　B. 上呼吸道炎症
   C. 眼结膜炎　D. 麻疹黏膜斑
   E. 前驱疹
2. 麻疹最常见的并发症是　(　　)
   A. 肺炎　B. 心血管功能不全
   C. 喉炎　D. 脑炎
   E. 亚急性硬化性全脑炎
3. 预防麻疹的最关键措施是　(　　)
   A. 及早隔离治疗患者　B. 室内空气消毒
   C. 广泛接种麻疹减毒活疫苗　D. 肌注丙种球蛋白
   E. 注意个人卫生
4. 新生儿不易得麻疹,其免疫力的获得是通过什么途径　(　　)
   A. 隐性感染　B. 显性感染
   C. 自然被动免疫　D. 人工主动免疫
   E. 遗传
5. 对麻疹体温过高的护理下列哪项是正确的　(　　)
   A. 出疹期要迅速退热　B. 冷敷
   C. 乙醇溶液擦浴　D. 体温超过 38℃可用退热药
   E. 出疹期一般不用退热
6. 下列哪项不是麻疹的流行病学特征　(　　)
   A. 主要经空气飞沫传播　B. 发病以夏秋季为多
   C. 小儿发病率高　D. 患者是唯一的传染源
   E. 病后可获持久免疫力
7. 麻疹患者的护理措施不包括　(　　)
   A. 进行呼吸道隔离至出疹后 5d,有并发症者延长至 10d
   B. 多喂温开水
   C. 发疹期应清洁皮肤
   D. 眼分泌物多时可用生理盐水清洗
   E. 高热时应迅速用药物退热

A2 型题

8. 2 岁患儿,因发热、咳嗽、流涕、两眼怕光流泪 4d,出疹 1d,于 2 月 10 日入院。入院前曾按“感冒”处理，服白色药片3次，每次半片，肌注“退热针”1次，效果不佳。入院后体检：体温39.5℃，结膜充血，眼分泌物较多，咽充血，口腔两侧颊黏膜隐约可见少许细小灰白色小点，周围绕有红晕，头面部、颈部及躯干皮肤可见针尖至粟米大小的红色斑丘疹，压之褪色，部分皮疹相互融合，疹间皮肤正常，心、肺听诊无异常发现。血象：白细胞 $6.2\times10^9/L$。中性0.56，淋巴0.44。应考虑为下列诊断中哪一个（　　）

A. 麻疹　B. 风疹　C. 幼儿急疹　D. 猩红热　E. 药物疹

9. 患儿，5岁。平素体质较差，8个月时曾接种麻疹疫苗，今在幼儿园中接触一麻疹患儿，该小儿应检疫观察多长时间（　　）

A. 5d　B. 7d　C. 10d　D. 14d　E. 21d

10. 3岁患儿，发热、咳嗽、畏光，第4天起从耳后开始出现红色斑丘疹，发疹5d热仍不退，咳嗽加重，伴喘，口周发绀，鼻翼扇动，肺部有中小水泡音，心率180次/min，肝肋下3.0cm，诊断为（　　）

A. 麻疹并发肺炎　B. 风疹并发肺炎
C. 麻疹并发肺炎，心力衰竭　D. 风疹并发肺炎，心力衰竭
E. 猩红热并发肺炎

A3/A4 型题

（11—13题共用题干）

患儿，女，15个月，发热6d，出疹3d，声音嘶哑，犬吠样咳嗽1d。体检：体温39℃，烦躁不安，耳后颈部、面部、躯干及手掌、足部均有深红的斑丘疹，有吸气性呼吸困难，三凹征，心率130次/min。

11. 目前该患者最突出的护理问题是（　　）

A. 体温过高　B. 潜在并发症：喉炎
C. 皮肤完整性受损　D. 知识缺乏
E. 有传播感染的可能

12. 关于麻疹的护理措施中，错误的是（　　）

A. 密切观察病情　B. 高热时宜用冰敷迅速降温
C. 绝对卧床至皮疹消退、体温正常　D. 经常翻身拍背，保持呼吸道通畅
E. 给予清淡、易消化、营养丰富的流质、半流质饮食

13. 该患者哪项治疗最为必须（　　）

A. 并用抗生素及氢化可的松　B. 马上考虑行气管切开
C. 大剂量丙种球蛋白　D. 祛痰止咳药
E. 雾化吸入

（二）填空题

14. 麻疹的唯一传染源是________，主要经________传播。

15. 麻疹患儿早期最具诊断意义的临床表现是________，皮疹多出现于发病后________日，皮疹出齐约需________日，最主要的死亡原因是并发________。

（三）名词解释

16. 柯氏斑

(四)简答题

17. 如何护理麻疹患儿?

七、水痘患者的护理

(一)选择题

A1 型题

1. 关于水痘,下面哪项是错误的　(　　)
   A. 冬春季节多见　B. 传染性很强
   C. 病后可有持久性免疫,不再发生水痘　D. 主要见于儿童
   E. 与带状疱疹接触不会引起水痘
2. 关于带状疱疹,下面哪项是正确的　(　　)
   A. 沿神经支配的皮肤呈带状排列　B. 诊断主要依据实验室检查
   C. 治疗以抗病毒治疗最为重要　D. 水痘疫苗仍在研制之中
   E. 皮疹多为双侧,对称性分布
3. 重症水痘可发生　(　　)
   A. 水痘肺炎　B. 水痘脑炎
   C. 水痘肝炎　D. 间质性心肌炎
   E. 以上均可
4. 关于水痘的治疗,下面哪项是错误的　(　　)
   A. 急性期应卧床休息　B. 重症水痘可早期使用肾上腺皮质激素
   C. 避免抓伤而继发细菌感染　D. 因脑炎出现脑水肿者应脱水治疗
   E. 有免疫缺陷者或应用免疫抑制者应早期使用抗病毒治疗
5. 关于水痘和带状疱疹,下面哪项是错误的　(　　)
   A. 水痘应隔离至出疹后 7d　B. 抗病毒治疗首选阿昔洛韦
   C. 带状疱疹无传染性,故患者不必隔离　D. 疫苗的预防效果可持续 10 年以上
   E. 水痘和带状疱疹免疫球蛋白可用于易感者接触后免疫
6. 水痘皮疹的演变顺序是下述哪一个　(　　)
   A. 红色斑疹→丘疹→疱疹→结痂　B. 红色斑疹→疱疹→脓疱疹→结痂
   C. 疱疹→脓疱疹→结痂　D. 丘疹→疱疹→脓疱疹→结痂
   E. 丘疹→疱疹→结痂
7. 下列哪一种患者禁用肾上腺皮质激素　(　　)
   A. 麻疹并发肺炎　B. 流感高热
   C. 水痘出疹期　D. 水痘后期并发脑炎
   E. 麻疹并发脑炎
8. 水痘患者最具诊断意义的临床表现是哪一项　(　　)
   A. 发病同时或 1～2d 出疹
   B. 皮质呈向心性分布,分批出现
   C. 疱疹呈椭圆形单房性、大小不等
   D. 出疹 2～3d 后在同一部位皮肤上可见演变中各阶段皮疹混杂存在

E. 全身症状轻，并发症少见

9. 水痘最主要的传播方式是 （ ）

A. 密切接触传播　　B. 消化道传播
C. 空气飞沫传播　　D. 虫媒传播
E. 输血传播

10. 水痘的传染源是 （ ）

A. 水痘患者　　B. 携带病毒的动物
C. 蚊子　　D. 空气
E. 血制品

A2 型题

11. 某 3 岁小儿，因患水痘入院，住院期间皮肤瘙痒严重，护士可采用的措施是 （ ）

A. 局部涂 0.25%冰片炉甘石洗剂　　B. 局部涂 0.5%碳酸氢钠溶液
C. 约束患儿四肢　　D. 热水淋浴
E. 局部涂 2%甲紫溶液

12. 患儿，男，3 岁。入院前曾与水痘患儿有接触，应采取的措施是 （ ）

A. 多饮水　　B. 进行检疫
C. 隔离　　D. 晒太阳
E. 静脉点滴抗生素

A3/A4 型题

（13—16 公用题干）

患儿，女，5 岁。2 天前高热，体温 39℃，近日全身出现红斑疹、丘疹，躯干部最多，四肢少，部分结痂。心肺正常。

13. 该患儿最可能出现 （ ）

A. 麻疹　B. 水痘　C. 幼儿急疹　D. 猩红热　E. 风疹

14. 该患儿首要的护理诊断是 （ ）

A. 皮肤完整性受损　　B. 潜在并发症
C. 营养失调　　D. 感染的危险
E. 体温过高

15. 该患儿需隔离至 （ ）

A. 体温下降后　　B. 出疹后 3d
C. 出疹后 5d　　D. 无并发症出现后
E. 皮疹全部结痂愈合后，无新的皮疹出现

16. 患者所在的幼儿园需检疫 （ ）

A. 1 周　B. 2 周　C. 3 周　D. 4 周　E. 5 周

（二）填空题

17. 水痘和带状疱疹是由同一病毒，即________病毒感染所引起的不同表现的两种急性传染病。________为原发感染，其临床特征是出现________。________是潜伏于感觉神经节的水痘—带状疱疹病毒再激活后发生的皮肤感染。

18. 水痘皮疹为多形性发疹，初为________，数小时后变为________，再数小时左右发展为________，1～2d 开始________。
19. 水痘的病原体是________，水痘患者应隔离至________。

（三）简答题

20. 描述水痘患者的皮疹特点。

八、流行性腮腺炎患者的护理

（一）选择题

A1 型题

1. 儿童患流行性腮腺炎最多见的并发症是 （ ）
   A. 肺炎　B. 脑膜脑炎
   C. 睾丸炎或卵巢炎　D. 胰腺炎
   E. 心肌炎
2. 有助于流行性腮腺炎诊断的依据是 （ ）
   A. 发病急，畏寒高热　B. 一侧或两侧腮腺肿痛
   C. 肿大腮腺以耳垂为中心，边缘不清　D. 血清及尿淀粉酶增高
   E. 以上都是
3. 下列关于流行性腮腺炎腮腺肿胀的特点，不相符的是 （ ）
   A. 肿大腮腺以耳垂为中心，向前、后、下发展，边缘不清
   B. 局部皮肤紧绷发亮但不红
   C. 触痛，局部有波动感
   D. 腮腺管口红肿呈脐形
   E. 一般先一侧肿大，1～4d 后累及对侧
4. 下述流行性腮腺炎治疗措施中不恰当的是 （ ）
   A. 卧床休息，避免酸性食物　B. 头痛、高热者给解热镇痛药
   C. 局部用青黛散醋调外敷　D. 给予常规剂量青霉素
   E. 口腔清洁护理
5. 流行性腮腺炎的主要治疗是 （ ）
   A. 抗生素治疗　B. 抗病毒治疗
   C. 输液治疗　D. 对症治疗
   E. 肾上腺皮质激素治疗
6. 流行性腮腺炎最主要的病理特征是 （ ）
   A. 腮腺呈囊性变　B. 非化脓性腮腺炎
   C. 腮腺管细胞坏死脱落　D. 腮腺及周围组织充血、水肿
   E. 腮腺导管化脓、水肿

A2 型题

7. 4 岁小儿，发热，两侧腮腺先后肿胀 6d，伴头痛、呕吐 1d 入院。体检：体温 39.5℃，脉搏 120 次/min，嗜睡；两侧腮腺肿大，局部皮肤发亮不红，有弹性感和明显触痛，腮腺管口红肿，未见脓性分泌物；颈部略有抵抗感，Kernig 征可疑；血白细胞 10.5×10^9/L，

中性 0.60，淋巴 0.40。最可能的诊断是 (　　)

A. 流行性腮腺炎　　B. 化脓性腮腺炎

C. 流行性腮腺炎并发脑膜脑炎　　D. 化脓性脑膜炎

E. 病毒性脑膜炎

8. 患儿，男，8 岁。春季。发热、头痛、咽痛、食欲不振，8h 后右耳周围肿痛，同学中有类似患者。查体：右耳为中心，皮肤发热，触之坚韧有弹性，有疼痛及触痛。最可能发生了 (　　)

A. 麻疹　　B. 化脓性腮腺炎

C. 急性淋巴结炎　　D. 流行性腮腺炎

E. 传染性单核细胞增多症

A3/A4 型题

(9—11 共用题干)

患者，女性，30 岁，因“发热、心悸伴双侧腮腺肿大 1d”入院。查体：体温 38.5℃，心率 120 次/min。追问病史，其女儿 2 周前患流行性腮腺炎，已好转。故考虑诊断为流行性腮腺炎合并病毒性心肌炎。

9. 流行性腮腺炎最常见的并发症是 (　　)

A. 病毒性心肌炎　B. 脑膜脑炎　C. 睾丸炎　D. 卵巢炎

E. 胰腺炎

10. 该患者最主要的治疗措施是 (　　)

A. 抗生素治疗　　B. 抗病毒治疗

C. 输液治疗　　D. 对症治疗

E. 肾上腺皮质激素治疗

11. 若要分离病毒，下列哪项不是标本的来源 (　　)

A. 血　B. 唾液　C. 大便　D. 尿液　E. 鼻腔分泌物

(二)填空题

12. 发现流行性腮腺炎患者，立即________隔离，在集体儿童机构中的接触者，应留验________周。

13. 流行性腮腺炎的临床特征表现为________及________，儿童易并发________，成人易并发________等。

14. 流行性腮腺炎的主要表现可分为 3 期，即________、________、________。

(三)简答题

15. 流行性腮腺炎患者并发睾丸炎时应如何护理？

16. 流行性腮腺炎患者腮腺肿胀疼痛时，应如何护理？

17. 简述流行性腮腺炎患者腮腺肿大的特点。

九、流行性感冒患者的护理

(一)选择题

A1 型题

1. 流感病毒中传染性最强的是 (　　)

A. 甲型和乙型 B. 甲型和丙型 C. 甲型 D. 乙型 E. 丙型

2. 流行性感冒的临床特点为 ( )

A. 上呼吸道症状较轻,发热和全身中毒症状较重

B. 上呼吸道症状较轻,发热和全身中毒症状也较轻

C. 上呼吸道症状以及发热和全身中毒症状均较重

D. 无上呼吸道症状,而发热和全身中毒症状较重

E. 上呼吸道症状较轻,无发热和全身中毒症状

3. 人禽流感病毒的传播途径为 ( )

A. 与鸡、鸭等有密切接触

B. 与鸡、鸭和人禽流感患者有密切接触

C. 与鸡、鸭等有密切接触,但还没有人际传播的直接证据

D. 与猫、狗有密切接触

E. 感染途径仍不清楚

4. 流感患者流涕、鼻塞明显,最有效的处理方法是 ( )

A. 热敷 B. 口服麻黄碱 C. 抗感染 D. 麻黄碱滴鼻 E. 咽部用西瓜霜

A2 型题

5. 能抑制甲型流感病毒的药物是 ( )

A. 万古霉素 B. 氟康唑 C. 氧氟沙星 D. 红霉素 E. 金刚烷胺

6. 患者,男,27 岁,农学院技术员,7d 前到越南养鸡场参观,2d 前高热,全身酸痛,咳嗽,X 线发现双肺实质炎症及左侧胸腔少量积液,临床诊断考虑 ( )

A. 传染性非典型肺炎 B. 流行性感冒

C. 钩端螺旋体病 D. 人禽流感

E. 恙虫病

(二)填空题

7. 流行性感冒的肺外并发症包括________、________、________、________。

8. 人禽流感的主要死亡原因为________、________、________。

(三)名词解释

9. Reye 综合征

十、手足口病患者的护理

(一)选择题

A1 型题

1. 手足口病好发于以下哪类人群 ( )

A. 3 岁以下幼儿 B. 成人

C. 学龄儿童 D. 人群普遍易感

E. 以上都不是

2. 关于手足口病皮疹的描述,下列哪项是错的 ( )

A. 以斑丘疹和疱疹为主 B. 皮疹一般不结痂,不留瘢痕

C. 出诊部位在手、足、口、臀 D. 与药疹类似

E. 口腔黏膜可伴有疱疹

3. 下列哪个不是手足口病的住院指证 ( )

A. 精神差、嗜睡、易惊、烦躁不安　B. 肢体抖动或无力、瘫痪

C. 面色苍白、心率增快、末梢循环不良　D. 休克

E. 手、足、口出现皮疹

(二)填空题

4. ________和________是手足口病的传染源。

5. 手足口病的传播途径主要为________、________和________。

6. 手足口病的"四不"特征是指________、________、________和________。

7. 单纯手足口病主要表现为________、________、________和________等部位出现斑丘疹和疱疹。

第四节　细菌性传染病患者的护理

一、伤寒患者护理

(一)选择题

A1 型题

1. 伤寒患者传染性最强的时期是 ( )

A. 发病后 2～4 周　B. 发病后 2～5 周

C. 发病后 3～5 周　D. 发病后 2～6 周

E. 发病后 2～3 周

2. 引起伤寒不断传播流行、有重要流行病学意义的传染源是 ( )

A. 潜伏期带菌者　B. 初期患者

C. 极期患者　D. 恢复期患者

E. 慢性带菌者

3. 伤寒的主要病理特点是 ( )

A. 全身网状内皮系统单核细胞的增生性反应

B. 肠系膜淋巴结的灶性坏死

C. 肾脏、心肌的营养不良性改变

D. 肾小球基底膜有免疫蛋白及补体沉着

E. 肝脾骨髓有巨噬细胞增生

4. 某患者怀疑伤寒,确诊最可靠的依据是 ( )

A. 大便培养伤寒杆菌阳性　B. 小便培养伤寒杆菌阳性

C. 血培养伤寒杆菌阳性　D. 血清肥达反应阳性

E. 胆汁培养伤寒杆菌阳性

5. 伤寒患者病原治疗首选的抗生素是 ( )

A. 头孢菌素类　B. 氯霉素　C. 磺胺类　D. 喹诺酮类　E. 氨苄西林

6. 对伤寒腹胀患者护理,不正确的是 ( )

A. 用松节油热敷腹部　B. 肛管排气

C. 生理盐水低压灌肠　　D. 可进食奶类食物
E. 可轻轻按摩腹部，协助轻轻翻身

7. 对伤寒高热患者护理，不正确的是　　(　　)
A. 监测生命体征　　B. 做好皮肤、口腔护理
C. 用大量退热剂及时降温　　D. 记录出入量，补充足够水分和营养
E. 物理降温

8. 一伤寒患者突发持续右下腹剧痛。查体：腹部压痛、反跳痛(+)，应考虑最大可能是　　(　　)
A. 阑尾炎　B. 肠出血　C. 肠穿孔　D. 肠炎　E. 便秘

A2 型题

9. 一伤寒患者，高热持续 3 周后体温开始下降，症状逐渐减轻，食欲好转。为缓解便秘，促进排便，患者开始下床活动。在一次排便后，患者出现头晕、面色苍白、烦躁、出冷汗、血压下降等表现，提示患者出现了　　(　　)
A. 肠出血　　B. 肠穿孔
C. 中毒性心肌炎　　D. 中毒性肺炎
E. 血栓性静脉炎

10. 患者，男性，持续发热 12d，食欲不振，有轻度腹痛、腹胀，稀便，一日 3～5 次，时有耳鸣。查体上胸部可见散在红色斑疹，临床诊断伤寒。患者腹胀的护理不妥的是　　(　　)
A. 停止食用牛奶、豆奶等容易产气的食物　　B. 注意钾盐的补充
C. 松节油热敷　　D. 新斯的明促进肠蠕动
E. 肛管排气

A3 型题

(11—13 题目共用题干)

李某，女，30 岁，高热 2 周，伴乏力、食欲减退、腹胀入院。体温 39.6℃，脉搏 96 次/min，面色苍白，精神恍惚，胸部可见淡红色斑疹，临床怀疑伤寒。

11. 为确定诊断，应采取最适宜的方法为　　(　　)
A. 血培养　B. 肥达反应　C. 粪便培养　D. 骨髓培养　E. 血常规

12. 该患者入院时最主要的护理诊断是　　(　　)
A. 体温过高　　B. 营养失调
C. 有传播感染的危险　　D. 皮肤完整性受损
E. 潜在并发症：肠穿孔

13. 该患者入院时宜采取的隔离措施为　　(　　)
A. 消化道隔离至症状消失，粪便培养阴性
B. 消化道隔离至体温正常后 10d
C. 消化道隔离至症状消失，粪便培养连续 2 次阴性
D. 消化道隔离至症状消失，粪便培养连续 3 次阴性
E. 消化道隔离至症状消失，每隔 5～7d 做粪便培养 1 次，连续 2 次阴性

（二）填空题

14. 引起伤寒暴发流行的主要传播方式是________。

15. 伤寒极期和缓解期易出现的并发症是________和________。

（三）名词解释

16. 玫瑰疹

17. 肥达反应

（四）简答题

18. 简述伤寒患者“潜在并发症：肠出血和肠穿孔”的护理措施。

（五）病案分析

19. 患者，男性，43 岁，发热，呕吐，腹泻 2d，意识模糊，烦躁不安 1d 入院，护理查体：T40.8℃，R 26 次/min，P 90 次/min，BP 110/62mmHg，神志恍惚，巩膜无黄染，前胸部可见数个散在分布的玫瑰疹，心肺未见异常，腹软，肝肋下未触及，脾肋下 4.5cm，实验室检查：Hb 92g/L，WBC 3.2×10^9/L，血糖 6.8mmol/L，尿糖（—），尿镜检（—），临床初步诊断为“伤寒”。

如果你是责任护士，如何去做好该患者的整体护理？

二、细菌性痢疾患者的护理

（一）选择题

A1 型题

1. 对细菌性痢疾来说下列哪项是正确的 （ ）
   A. 潜伏期 1～2d　　B. 近年来在临床上少见
   C. 粪便中可见大量单核细胞　　D. 通常为结肠及小肠炎症
   E. 治疗时首选氯霉素

2. 关于细菌性痢疾下列哪项是错误的 （ ）
   A. 我国主要流行 B 群福氏志贺菌　　B. 血培养可检出痢疾杆菌
   C. 菌痢病程超过 2 个月者为慢性菌痢　　D. 菌痢可重复发病
   E. 菌痢的肠道病变主要在结肠

3. 中毒性痢疾的临床特征，下列哪项是错误的 （ ）
   A. 突起高热、昏迷、休克　　B. 毒血症早于消化道症状
   C. 感染性休克可为主要表现　　D. 可出现反复惊厥
   E. 腹痛明显

4. 急性菌痢患者护理评估，不具有下列哪个特点 （ ）
   A. 黏液脓血便　　B. 腹痛以右下腹为著，且右下腹压痛阳性
   C. 肠鸣音亢进　　D. 里急后重
   E. 肠道病变以直肠、乙状结肠最为显著

5. 中毒性细菌性痢疾采用山莨菪碱治疗，其主要作用是 （ ）
   A. 镇静　　B. 兴奋呼吸中枢
   C. 解除肠道痉挛　　D. 抑制腹泻
   E. 解除微血管痉挛

6. 细菌性痢疾患者的护理哪项不正确　(　　)

A. 去除不良心理反应
B. 密切观察排便次数、量及性状
C. 协助病重患者床旁解大便
D. 严重腹泻伴呕吐者予以高营养食物
E. 做好肛周护理

7. 预防细菌性痢疾的综合措施应以哪项为重点　(　　)

A. 隔离治疗患者
B. 发现和处理带菌者
C. 依链株活菌苗口服
D. 切断传播途径
E. 流行季节预防用药

A2 型题

8. 患儿，女，7 岁。2d 前进食不洁水果，出现发热，体温 38.5℃，腹痛、腹泻伴里急后重，大便每天 7、8 次，量少，为黏液脓血便。此患者最可能的诊断是　(　　)

A. 肝炎　B. 伤寒　C. 结肠炎　D. 斑疹伤寒　E. 细菌性痢疾

9. 患儿，男，10 岁。突发寒战、高热、抽搐、昏迷，体温：T 40.5℃，P 140 次/min，BP 61/32mmHg，口唇发绀。实验室检查：血白细胞 15×10^9/L，中性粒细胞 0.82。肛拭子取便镜检：脓细胞(＋)。拟诊断为细菌性痢疾，正确的类型是　(　　)

A. 中毒性细菌性痢疾(脑型)
B. 慢性细胞性痢疾急性发作
C. 急性细菌性痢疾(普通型)
D. 中毒性细菌性痢疾(休克型)
E. 中毒性细菌性痢疾(混合型)

A3 型题

(10—14 题共用题干)

患儿，男，8 岁，8 月 15 日突然高热、反复抽搐。查体：体温 40℃，神志模糊，面色苍白，口唇发绀，脉细速，血压 70/50mmHg。血象：WBC25.0×10^9/L，N0.85，L0.15。

10. 患者最可能的诊断是　(　　)

A. 流行性乙型脑炎
B. 霍乱
C. 中毒型菌痢
D. 败血症
E. 脑型疟疾

11. 为迅速明确诊断，应立即进行的检查是　(　　)

A. 血液中找疟原虫
B. 血培养＋药敏试验
C. 脑脊液常规
D. 粪便常规检查
E. 血液生化检查

12. 此例患者应立即进行的处理是　(　　)

A. 积极物理降温
B. 镇静
C. 扩容＋抗菌药使用
D. 血管活性药物应用
E. 激素解毒

13. 该患者最主要的护理诊断是　(　　)

A. 体温过高
B. 组织灌注量不足
C. 腹泻
D. 疼痛：腹痛
E. 营养失调：低于机体需要量

14. 对该患儿的抢救不恰当的是 （　　）

A. 严密监测病情变化
B. 采用综合性抢救措施
C. 抗菌药物可以联合使用
D. 常规采用物理降温
E. 退热无效时可采用亚冬眠疗法

（二）填空题

15. 细菌性痢疾好发季节为________，主要经过________传播，该病的临床特点为________、________、________、________和________。

16. 中毒型菌痢分为________、________、________三型。

（三）名词解释

17. 慢性菌痢

（四）简答题

18. 简述菌痢患者腹泻的护理措施。

19. 如何对急性菌痢患者进行健康宣教？

三、霍乱患者的护理

（一）选择题

A1 型题

1. 关于霍乱下列哪项描述是错误的 （　　）

A. 属甲类传染病
B. 先泻后吐，一般无腹痛和里急后重
C. 主要病理特征为脱水
D. 及时补充液体和电解质是关键
E. 霍乱患者为唯一的传染源

2. 霍乱传染性最强的是 （　　）

A. 典型患者　B. 轻型患者　C. 带菌者　D. 隐性感染者　E. 慢性患者

3. 典型霍乱泻吐期的护理评估，下列哪项与临床不符 （　　）

A. 无痛性剧烈腹泻
B. 里急后重
C. 米泔水或洗肉水样便
D. 先泻后吐
E. 呕吐物也可为米泔水样

4. 霍乱患者吐、泻白色“米泔水”样物，是因为吐、泻物中 （　　）

A. 含有大量黏液
B. 含有大量脓细胞
C. 缺乏胃酸
D. 含有大量胃肠黏膜
E. 缺乏胆汁

5. 霍乱患者进行液体治疗时的护理要点不包括 （　　）

A. 迅速建立 2 条静脉通道
B. 制定周密输液计划
C. 输入液体应加热至 40℃
D. 观察输液效果和并发症
E. 应用输液泵，以准确输入

6. 霍乱在补液治疗过程中出现急性肺水肿时应 （　　）

A. 给强心药继续输液
B. 减慢输液速度
C. 立即停止输液
D. 观察下继续输液
E. 给予脱水剂

7. 关于霍乱流行病学特点，哪项是错误的　（　　）

A. 患者和带菌者是主要的传染源
B. 流行季节以夏秋季，7～10 月为多
C. 主要经水和食物传播
D. 病后可获终身免疫力
E. 第八次世界大流行可能会由 O139 霍乱弧菌引起

A2 型题

8. 患者，男，23 岁，同学聚会食大量海鲜后出现剧烈腹泻、呕吐，脱水貌明显，拟“霍乱”收治，该患者正确的隔离措施是　（　　）

A. 严密消化道隔离
B. 呼吸道隔离
C. 肠道隔离
D. 血液隔离
E. 虫媒隔离

9. 男，25 岁，泄吐水样物 1d 入院，次日出现小腿疼痛，查腓肠肌呈强直痉挛状态，可能是伴有　（　　）

A. 低钾血症
B. 低钠血症
C. 高钠血症
D. 高钾血症
E. 代谢性酸中毒

A3 型题

（10—12 题共用题干）

患者，男，42 岁，因泻吐米泔水样物 2d，神志不清 1h 入院。入院查体：T35.8℃，P108 次/min，R26 次/min，BP50/35mmHg，神志朦胧，重度脱水貌，皮肤弹性差，实验室检查：RBC6.1×10^{12}/L，WBC26×10^{9}/L，N0.86，L0.14，大便培养霍乱弧菌阳性。

10. 该患者目前最主要的护理诊断是　（　　）

A. 腹泻
B. 呕吐
C. 组织灌注无效
D. 恐惧
E. 活动无耐力

11. 最关键的治疗措施应该是　（　　）

A. 及时止泄
B. 止吐
C. 迅速补液
D. 积极抗菌治疗以缩短病程
E. 以上都对

12. 补液治疗首选哪种液体　（　　）

A. 541 液
B. 2∶1 液
C. 生理盐水
D. ORS 口服液
E. 儿童腹泻溶液

（13—15 题共用题干）

患者，男，50 岁。因腹泻、呕吐 6h 入院。排便 30 余次，每次量较多，先为水样便，后转为洗肉水样大便。呕吐水样物 10 来次，不伴恶心，无里急后重。体检：T36.8℃，P90 次/min，R12 次/min，BP65/50mmHg，轻度声音嘶哑，眼窝明显下陷，皮肤弹性差。

13. 确诊该做哪项检查　（　　）

A. 大便常规
B. 血常规

C. 血清学检查霍乱弧菌抗体　　D. 血生化检查
E. 大便霍乱弧菌培养

14. 该患者第 1 天的补液量应在　　(　　)
A. 2000～3000ml　　B. 3000～4000ml
C. 4000～8000ml　　D. 8000～12000ml
E. 12000ml 以上

15. 在治疗 1d 后，出现咳血痰，气促，不能平卧，肺部大量水泡音，此时可能发生了　　(　　)
A. 急性肺出血　　B. 病发细菌性肺炎
C. 急性左心衰竭　　D. 急性肺栓塞
E. 急性呼吸窘迫

(二)填空题

16. 霍乱传染源为________和________，最重要的传播途径是经________传播。

17. 典型霍乱临床经过 3 期，即________、________和________。

18. 对霍乱患者应隔离治疗，直至症状消失后________天，并隔日粪便培养一次，连续________次阴性方可解除隔离。

(三)名词解释

19. 霍乱面容

20. 干性霍乱

(四)简答题

21. 简述霍乱液体治疗的原则和方法。

22. 简述霍乱患者液体治疗的护理措施。

(五)病案分析

23. 患者，男，29 岁，因腹泻 12h 2014 年 8 月 5 日入院。患者在 12h 前开始出现腹泻，大便 10 余次，为黄色水样便，曾呕吐 2 次，为胃内容物。无发热、腹痛及里急后重感，起病后曾自服诺氟沙星 4 片，但效果欠佳。既往体健，无肝炎、结核等病史。病前一天曾进食过海鲜。体查：体温 36.8℃，脉搏 96 次/min，呼吸 22 次/min，血压 87/60mmHg，神志清，皮肤弹性差，口唇干燥，眼窝凹陷。心肺听诊未闻异常，腹平软，无压痛反跳痛。肝脾肋下未触及，肠鸣音活跃。膝、跟腱反射存在，病理反射未引出，脑膜刺激征(一)。实验室检查：WBC 9.8×10^9/L，N 0.79，Hb 165g/L。大便常规：白细胞 0～3 个/HP，红细胞 0～2/HP。

(1)试述本病例的诊断和诊断依据。

(2)试述本病例要进行的进一步检查项目，以明确诊断。

(3)试述本病例的具体治疗措施。

四、流行性脑脊髓膜炎患者的护理

(一)选择题

A1 型题

1. 下列哪项不属于流行性脑脊髓膜炎的流行病学特点　　(　　)
A. 带菌者是主要的传染源　　B. 经虫媒传播

C. 冬春季流行　　D. 6 个月到 2 岁的婴幼儿发病率最高
E. 可产生较持久的免疫力

2. 在流行性脑脊髓膜炎的流行中，感染形式最多见的是　（　）
A. 感染带菌状态　　B. 暂时性菌血症
C. 上呼吸道感染、鼻咽炎　　D. 败血症
E. 化脓性脑脊髓膜炎

3. 暴发休克型流行性脑脊髓膜炎的突出特征是　（　）
A. 突发高热、寒战　　B. 喷射性呕吐
C. 烦躁不安惊厥　　D. 循环衰竭
E. 脑膜刺激征阳性

4. 暴发脑膜脑炎型流行性脑脊髓膜炎的突出症状是　（　）
A. 突发寒战高热　　B. 严重全身毒血症状
C. 皮肤黏膜出血坏死　　D. 严重颅内高压
E. 血压下降

5. 以下不是流行性脑脊髓膜炎患者典型脑脊液特点的是　（　）
A. 压力增高　　B. 外观呈脓样
C. 白细胞＞1000×10^6/L　　D. 蛋白含量增高
E. 糖和氯化物正常

6. 为疑似流行性脑脊髓膜炎患者取标本做血培养检查时，下列各项注意事项中不正确的是　（　）
A. 标本应立即送检　　B. 最好床旁培养
C. 在使用抗生素之前　　D. 多次送检
E. 标本无法及时送检应放入冰箱中保存

A2 型题

7. 一流行性脑脊髓膜炎患者，高热，体温 39.3℃，血压 140/90mmHg，出现剧烈头痛，有喷射性呕吐，瞳孔一大一小，患者处于浅昏迷状态，提示患者有　（　）
A. 循环衰竭　　B. 颅内高压　　C. 脑疝　　D. 脑水肿
E. 中枢性呼吸衰竭

8. 患者，男，6 岁。因头痛、发热、皮肤瘀斑 2d，反复抽搐 5h 入院，体检发现四肢厥冷，血压下降，颈项强直(＋)，拟流行性脑脊髓膜炎收住。下列哪项不是该患儿的护理诊断　（　）
A. 体温过高　　B. 组织灌注量改变
C. 疼痛：头痛　　D. 意识障碍
E. 皮肤完整性受损

A3 型题

（9—10 共用题干）

患儿，男，8 岁，突起高热、头痛、呕吐 3d，烦躁不安 1d 入院。查体：体温 39.6℃，血压 90/70mmHg，精神萎靡，瞳孔等大等圆，对光反应好，颈有抵抗感，胸腹可见散在出血点，

Kernig 征(+),布鲁金斯征(-),巴宾斯基征(-)。血象:WBC13.2 × 10^9/L,N0.90,L0.10。

9. 该患者最可能的诊断是 ( )

A. 中毒性菌痢　　B. 革兰阴性杆菌败血症

C. 结核性脑膜炎　　D. 脑型疟疾

E. 流行性脑脊髓膜炎

10. 最适宜的抗生素是 ( )

A. 庆大霉素　　B. 大剂量青霉素

C. 氯霉素　　D. 红霉素

E. 头孢菌素

11. 此时最应注意的护理问题是 ( )

A. 有皮肤完整性受损的危险　　B. 体温过高

C. 潜在并发症脑疝　　D. 有受伤的危险

E. 疼痛:头痛

(12—13 题共用题干)

李某,男性,12 岁,主诉寒战、高热、剧烈头痛 1d,曾呕吐 3 次。体检:神清,T39.8℃,颈抵抗(+),皮肤有瘀点,咽部略充血,腰穿脑脊液呈混浊米汤样,细胞数 2000 × 10^6/L,糖 1.12mmol/L,诊断为"流行性脑脊髓膜炎"。分析以上病史,回答以下问题。

12. 该患者目前所处的临床类型是 ( )

A. 轻型　　B. 普通型

C. 暴发脑膜脑炎型　　D. 混合型

E. 暴发休克型

13. 病程中患者瘀点、瘀斑迅速增多,出现皮肤发花、面色苍白、脉搏细速、呼吸急促,对该患者的处理措施中,不恰当的是 ( )

A. 立即给患者吸氧　　B. 立即建立静脉通道

C. 给患者保暖　　D. 立即使用肝素抗凝,防止出现 DIC

E. 可用激素缓解毒血症状

(二)填空题

14. 普通型流行性脑脊髓膜炎典型临床经过四期,即________、________、________、________。

15. 暴发脑膜脑炎型病变主要在________,故此型患者临床特点以________为主。

(三)简答题

16. 流行性脑脊髓膜炎患者颅内高压如何进行护理?

17. 如何对流行性脑脊髓膜炎患者进行病情观察?

(四)病案分析

18. 患儿,10 岁,女孩,突起高热,寒战,伴精神萎靡,面色苍白,口唇发绀,四肢冰冷,血压 30/0mmhg,脉搏细弱,全身皮肤散在性瘀斑,医生诊断为"暴发性流行性脑脊髓膜炎"。

请问:应采取哪些护理措施?

五、猩红热患者的护理

(一)选择题

A1 型题

1. 引起猩红热的病原体是　(　　)
   A. 金黄色葡萄球菌　B. 表皮葡萄球菌
   C. A 组 α 溶血性链球菌　D. A 组 β 溶血性链球菌
   E. B 组溶血性链球菌
2. 猩红热的主要传播途径是　(　　)
   A. 消化道传播　B. 呼吸道传播　C. 产道　D. 皮肤伤口　E. 血液
3. 猩红热的特征性表现是指　(　　)
   A. 发热、中毒症状、第二日出现皮疹　B. 发热、咽峡炎、第二日出现猩红皮疹
   C. 发热、第二日出现猩红皮疹、杨梅舌　D. 发热、咽峡炎、口周苍白圈
   E. 发热、第二日出现猩红皮疹、口周苍白圈
4. 确诊猩红热的检查是　(　　)
   A. 咽拭子或脓液中分离出 B 组溶血性链球菌
   B. 咽拭子或脓液中分离出 A 组溶血性链球菌
   C. 咽拭子或脓液中分离出金黄色葡萄球菌
   D. 咽拭子或脓液中分离出表皮葡萄球菌
   E. 锡克试验阳性
5. 猩红热病原治疗首选　(　　)
   A. 红霉素　B. 四环素　C. 青霉素　D. 头孢菌素　E. 氯霉素
6. 关于猩红热的皮疹以下错误的是　(　　)
   A. 发热后第二日出疹　B. 皮肤弥漫性充血基础上针尖大小丘疹
   C. 于耳后、颈及上胸开始出疹　D. 皮疹于 48h 达高峰
   E. 脱痟少见
7. 有关猩红热临床表现的描述不恰当的是　(　　)
   A. 发热多为持续性
   B. 发热程度及热程与皮疹多少及消长无关
   C. 咽峡炎明显
   D. 腭部黏膜疹或出血疹可先于皮疹出现
   E. 可见“草莓舌”或“杨梅舌”
8. 猩红热的临床表现中,应排除　(　　)
   A. 急性肾小球肾炎　B. 发热
   C. 化脓性咽峡炎　D. 退疹后脱皮
   E. 全身弥漫性猩红热皮疹
9. 对猩红热密切接触者应医学观察　(　　)
   A. 2 周　B. 3 周　C. 1 周　D. 4 周　E. 5 周
10. 猩红热帕氏线(pastia 线)多见于　(　　)

A. 腋下、肘窝　B. 耳后、颈部　C. 胸、背部　D. 腹部　E. 四肢

11. 猩红热患者高热时，应采取下述护理措施，但除外　(　　)

A. 头部冷敷　B. 温水擦浴　C. 冷盐水灌肠　D. 乙醇擦浴　E. 口服退热剂

12. 猩红热患者急性期需绝对卧床休息 2～3 周，其目的是　(　　)

A. 减少并发症发生　B. 减轻中毒症状

C. 防止疹退脱皮　D. 缩短病程

E. 防止发生心力衰竭

13. 猩红热并发急性肾小球肾炎多见于病程的　(　　)

A. 4～5 周　B. 2 周　C. 3 周　D. 6～8 周　E. 2～3 周

(二)填空题

14. 链球菌感染所致变态反应常引起________、________、________并发症。

15. 对猩红热患者应实行________隔离，接触者医学观察________天，发现________者立即隔离、治疗。

16. 猩红热的主要临床表现可分为________、________、________ 3 期。

(三)名词解释

17. 帕氏线

(四)简答题

18. 猩红热患者护理体检时可发现哪些异常情况？

19. 如何对流行性脑脊髓膜炎患者进行病情观察？

六、细菌性食物中毒患者的护理

(一)选择题

A1 型题

1. 胃肠型食物中毒的主要治疗措施为　(　　)

A. 及早使用抗感染药物　B. 洗胃、灌肠

C. 及早应用多价抗毒血清　D. 及时按消化道隔离患者

E. 根据患者情况及时补充液体

2. 下列能引起血性腹泻的细菌为　(　　)

A. 侵袭性大肠杆菌、变形杆菌　B. 肠出血性大肠杆菌、金黄色葡萄球菌

C. 肠出血性大肠杆菌、副溶血性弧菌　D. 沙门氏菌、金黄色葡萄球菌

E. 产毒性大肠杆菌、副溶血性弧菌

3. 引起胃肠型食物中毒的最常见细菌为　(　　)

A. 变形杆菌　B. 大肠杆菌

C. 金黄色葡萄球菌　D. 沙门氏菌

E. 副溶血弧菌

4. 能引起过敏症状的病原菌是　(　　)

A. 沙门氏菌　B. 变形杆菌

C. 副溶血弧菌　D. 大肠杆菌

E. 金黄色葡萄球菌

5. 关于侵袭性细菌性食物中毒，下列哪项是错的　(　　)
A. 潜伏期较毒素引起者长
B. 可有发热
C. 腹部绞痛
D. 黏液脓血便
E. 致病菌常为金黄色葡萄球菌、蜡样芽孢杆菌
6. 下列哪项不是胃肠型食物中毒的流行病学特点　(　　)
A. 患者均有传染性
B. 潜伏期短，起病急
C. 常集体发病
D. 有共同进食可疑食物史
E. 夏秋季多发
7. 神经型食物中毒治疗措施中最重要的是　(　　)
A. 洗胃
B. 清洁灌肠
C. 吸氧
D. 应用多价抗毒血清
E. 使用大剂量青霉素
8. 关于神经型食物中毒的临床表现，下列哪项是错误的　(　　)
A. 中毒剂量越大，潜伏期越短，病情越重
B. 患者神志不清，感觉正常，无发热
C. 突然起病，以神经系统症状为主
D. 有眼肌、咽肌瘫痪，重者可出现呼吸困难
E. 婴儿患者首发症状常为便秘
9. 关于肉毒毒素，下列哪项不正确　(　　)
A. 是一种由肉毒杆菌产生的外毒素
B. 为嗜神经毒素
C. 主要由上消化道吸收，胃酸及消化酶可将其破坏
D. 主要作用于颅神经核、外周神经等
E. 可导致肌肉收缩运动障碍，发生软瘫

A2 型题

10. 广东某制衣厂部分工人傍晚后相继出现发热、腹部阵发性绞痛、腹泻，大便为黄色水样便，部分患者大便中有黏液脓血。该厂工人中午均在厂食堂就餐。最可能的诊断为　(　　)
A. 细菌性食物中毒
B. 细菌性痢疾
C. 霍乱
D. 非细菌性食物中毒
E. 肉毒中毒

(二)填空题

11. 常引起胃肠型食物中毒的细菌有________、________、________、________、________。
12. 胃肠型食物中毒的致病因素有：________、________、________、________。
13. 神经型食物中毒是因进食含有________的食物而引起的中毒性疾病，临床上以神经系统症状如________为主要表现。

(三)病案分析

14. 患者，女，42 岁，因腹痛、腹泻 1d 入院。患者在 1 天前开始出现腹泻，大便 8 次，为黄

色稀便，伴腹胀，无里急后重，无呕吐、无发热。曾自服小檗碱 3 片，但效果欠佳。既往体健，无肝炎、结核、痢疾等病史。病前一天曾一家三口在餐馆吃晚饭，进食过凉拌菜及肉食等，其丈夫也出现腹痛、腹泻情况，但症状较轻。查体：体温 37.5℃，脉搏 98 次/min，呼吸 20 次/min，血压 112/80mmHg，神志清，皮肤弹性好，无脱水征。心肺听诊未闻异常，腹平软，无压痛反跳痛。肝脾肋下未触及，肠鸣音活跃。实验室检查：RBC8.6×10^9/L，N0.7，Hb 123g/L。大便常规：白细胞＋/HP，红细胞 2～6/HP。请问：

(1)试述本病例的诊断和诊断依据。

(2)试述本病例要进行的进一步检查项目，以明确诊断。

第六节　钩端螺旋体病患者的护理

(一)选择题

A1 型题

1. 钩体病的主要传染源是　(　　)
   A. 家鼠和猪　B. 按蚊和伊蚊
   C. 野鼠和猪　D. 患者和携带者
   E. 以上都不是
2. 钩体病的传播方式为　(　　)
   A. 呼吸道飞沫传播　B. 消化道传播
   C. 直接接触传播　D. 节肢动物间接传播
   E. 血液传播
3. 下列哪项不是钩体病的流行特征　(　　)
   A. 无明显的季节性　B. 地区性
   C. 流行性　D. 职业性
   E. 流行类型可发生变化
4. 钩体病黄疸出血型的常见死亡原因为　(　　)
   A. 败血症休克　B. 上消化道出血
   C. 肺出血　D. 脑膜脑炎
   E. 急性肾衰竭
5. 不属于钩体病后发症的是　(　　)
   A. 后发热　B. 心肌炎
   C. 闭塞性脑动脉炎　D. 反应性脑膜炎
   E. 虹膜捷状体炎
6. 钩体病治疗首剂使用大剂量青霉素可出现　(　　)
   A. 急性血管内溶血　B. 二重感染
   C. 弥漫性血管内凝血　D. 赫克斯海默尔反应
   E. 中毒性休克
7. 对钩体病诊断意义较大的常用实验室检查内容是　(　　)
   A. 血常规和血沉　B. 尿常规

C. 钩体显微镜下凝集试验　　　　　　D. 血培养

E. PCR 检测钩体 DNA

8. 钩体病弥漫肺出血型的治疗下列哪项是错误的　　（　　）

A. 短程大剂量肾上腺皮质激素　　　　B. 维生素 K 注射止血

C. 哌替啶镇静　　　　　　　　　　　D. 酌情使用毛花苷 C

E. 血压偏低时及时使用升压药

9. 钩体对下列何种抗生素最敏感　　（　　）

A. 多西环素　　B. 庆大霉素　　C. 青霉素　　C. 吉他霉素　　E. 四环素

10. 钩体病使用抗生素治疗错误的是　　（　　）

A. 首次应大剂量以快速杀灭钩体

B. 早期使用抗生素

C. 青霉素过敏者可选用庆大霉素或多西环素

D. 大剂量抗生素使用可诱发或加重肺弥漫出血

E. 首剂抗生素使用后应监测有无赫克斯海默尔反应

11. 钩体病后发症的治疗　　（　　）

A. 使用长疗程抗生素治疗　　　　　　B. 酌情使用肾上腺皮质激素

C. 血液透析　　　　　　　　　　　　D. 护肝治疗

E. 康复治疗

12. 钩体病治疗的重要原则是　　（　　）

A. 抗菌治疗、对症治疗及后发症的治疗　　B. 早发现、早诊断、早治疗及就地治疗

C. 抗生素治疗首选青霉素　　　　　　D. 抗生素首剂应小剂量

E. 使用肾上腺皮质激素

A2 型题

13. 患者男性，31 岁，环卫工人，于 7 月 26 日入院。6d 前突起高热、头痛、乏力、四肢肌肉疼痛不能行走，曾服用感冒药效果不佳。2d 前出现尿量减少，约 300ml/d。体检发现全身皮肤和巩膜重度黄染，双侧腹股沟淋巴结肿大、压痛，结膜明显充血，肝肋下 1cm，脾肋下 1.5cm，WBC $12\times10^9/L$，PLT $120\times10^9/L$，血沉 33mm/h，胆红素 420μmol/L，BUN 21 mmol/L，肌酐 275 μmol/L。该例最可能的诊断是　　（　　）

A. 流行性出血热　　　　　　　　　　B. 恙虫病

C. 钩体病黄疸出血型　　　　　　　　D. 登革热

E. 重型肝炎

14. 患者男性，42 岁，农民。7 月 5 日由当地镇医院转入省城大医院。5d 前开始畏寒、发热，全身肌肉疼痛，以小腿痛明显。途中出现胸闷、心悸、咳少量鲜血。体检：体温 39.4℃，脉搏 132 次/min，呼吸 30 次/min，血压 80/40mmHg。皮肤巩膜轻度黄疸，结膜充血，双肺满布湿性啰音，肝脾肋下未触及，移动性浊音阴性，双侧腓肠肌压痛，腹股沟淋巴结肿大压痛。该例诊断最有可能是　　（　　）

A. 血行播散性肺结核　　　　　　　　B. 大叶性肺炎

C. 重型肝炎并肺部感染　　　　　　　D. 败血症并 DIC

E. 钩体病肺出血型

(二)填空题

15. 钩体病的主要传染源是________和________。

16. 钩体病临床表现类型和严重程度与感染钩体的________、________和________有较大关系。

17. 钩体病病原治疗首选抗生素是________。

(三)名词解释

18. 赫克斯海默尔反应(Herxheimer reaction)

(四)简答题

19. 钩体病肺弥漫出血型的常见诱因有哪些？此型的治疗要点是什么？

20. 试述钩体病的诊断依据。

(五)病案分析

21. 患者男性，36 岁，农民，因发热 6d、身目黄染 3d 于 7 月 16 日入院。病后感全身乏力、食欲下降，肌肉酸痛，以腿痛明显，不能行走，尿黄。体检：体温 39.2℃，脉搏 108 次/min。神志清，皮肤和巩膜中度黄染，结膜充血，双侧腋窝及腹股沟淋巴结肿大，轻度触痛，双肺未闻及干湿啰音，心率 108 次/min，律整。全腹轻度压痛，肝肋下 1.5cm，脾肋下 2cm，移动性浊音阴性。全身肌肉压痛，以小腿肌肉压痛最明显。血常规示：WBC 11.8×10^9/L，N 0.81，PLT 89×10^9/L。尿蛋白(＋＋)，红细胞 12/HP。血沉 54mm/h，谷丙转氨酶 94 U/L，总胆红素 346μmol/L，BUN 12mmol/L，肌酐 223μmol/L。大便华支睾吸虫卵阳性。X 线胸片示右上肺约 0.6cm 大小钙化灶。请分析：

(1)该例主要临床诊断最大可能是什么？

(2)如何进一步明确诊断？

(3)本例应如何治疗？

第七节　寄生虫病患者的护理

三、日本血吸虫病患者的护理

(一)选择题

A1 型题

1. 我国血吸虫病流行是由下列哪种血吸虫引起　(　　)

A. 曼氏血吸虫　B. 埃及血吸虫　C. 日本血吸虫　D. 间插血吸虫　E. 湄公血吸虫

2. 血吸虫病的确诊可通过从大便中孵育出什么而获得　(　　)

A. 尾蚴　B. 毛蚴　C. 虫卵　D. 成虫　E. 幼虫

3. 护理评估急性血吸虫病患者应注意的身体状况有　(　　)

A. 发热，过敏反应及消化道症状　B. 巨脾，伴脾功能亢进
C. 腹水，腹壁静脉怒张，下肢水肿　D. 消瘦，营养不良
E. 呕血、便血

4. 患者，男性，20 岁，持续发热半个月，体温 37～40℃，晚上较重，早晨正常，稍畏寒，无寒战，间有腹痛，大便稀，2～3 次/d，无脓血，精神，食欲可，患者有血吸虫疫水接触

史，该患者存在的护理诊断主要为（　）

A. 体温过高　B. 营养失调

C. 潜在并发症：上消化道出血　D. 潜在并发症：肝性脑病

E. 腹痛

（二）填空题

5. 人是日本血吸虫的________宿主，而钉螺是唯一的________宿主。

6. 日本血吸虫生活史过程中，感染人体的是________。

7. 血吸虫生活史过程中，________是引起人体病变的主要致病因素。

8. 晚期血吸虫包括________，________，________，________等临床类型。

9. 血吸虫的病理改变以________、________等器官最为明显。

（三）名词解释

10. 傅博里现象

11. 异位血吸虫病

（四）简答题

12. 评估血吸虫病患者，应采集哪些流行病学资料？

13. 列出晚期血吸虫病患者的护理要点。

14. 怎样在血吸虫病流行区开展健康教育？

（五）病案分析

15. 患者男性，18 岁，湖南长沙人，因发热 3 周，于 2013 年 9 月 30 日收入院。患者于 9 月 7 日开始出现发热，体温以下午及晚上明显，高时达 39.8℃，病程早期还出现过荨麻疹及咳嗽。今年 7 月到过洞庭湖区并有游泳史。查体：T 38℃，P 89 次/min，R 20 次/min，BP120/76mmHg，未见皮疹及浅表淋巴结肿大，腹平软，无压痛，肝肋下 2cm，轻触痛，脾肋下 1.5cm。实验室检查：WBC 12×10^9/L，嗜酸性粒细胞占 0.28；肝功能：ALT 120 U/L。请问：

（1）本患者最可能的诊断是什么，并列出诊断依据。

（2）写出本病的护理诊断和护理措施。

第四章 实践指导

实践项目一 微生物的分布测定

【实践目的】

1. 熟悉人体和周围环境中微生物的分布情况。

2. 树立消毒灭菌及无菌操作的观念。

【实践试剂与器材】

1. 待测水样(自来水或河水)、衣物、钱币等物品。

2. 普通琼脂平板和血琼脂平板。

3. 培养箱、酒精灯、接种环、滴管等。

【实践内容与步骤】

(一)空气中微生物检查

取普通琼脂平板一个,于平皿底部标上组名、地点,将盖打开,暴露于室内或室外的空气中 10～20min,加盖。置 37℃温箱培养 18～24h,观察细菌的生长情况。

(二)水中微生物检查

取普通琼脂平板一个,于平皿底部标上组名。用无菌操作方法采集自来水或河水。用无菌滴管吸取水样,加一滴于普通琼脂平板上,或用无菌接种环挑取二环于普通琼脂平板上。再用接种环以连续划线法将水样涂划开。置 37℃温箱培养 18～24h,观察细菌的生长情况。

(三)物品上微生物检查

取普通琼脂平板一个,在底面划上“十”字,分成四等份,然后以无菌操作法,用衣袖角、钱币、头发、指甲内污物在平板培养基表面相应部位轻轻涂抹。做好标记,置 37℃温箱培养 18～24h,观察细菌的生长情况。

(四)咽喉部微生物检查

咳碟法:取血平板一个,将盖打开,置于距口腔 10cm 处,用力咳嗽数次,然后盖好平皿盖,置 37℃温箱培养 18～24h,观察细菌的生长情况。

(五)手指微生物检查

让受试学生以某一手指在培养基某一区表面按一指印,置 37℃温箱培养 18～24h,观察细菌的生长情况。

【注意事项】

1. 操作过程要注意无菌操作。

2. 咽喉部微生物检查操作时要将培养基表面对准口腔，然后再咳嗽。

3. 各种物品或手指在培养基表面涂抹时动作要轻，以防将培养基压碎。

【实践报告】

1. 记录待测水样、空气、物品、咽喉部及手指细菌培养结果，分析微生物的分布范围。

2. 人体微生态环境的正常菌群有何生理意义？

实践项目二　细菌的形态与结构检查

【实践目的】

1. 学会显微镜油镜的使用和保护。

2. 认识细菌的基本形态和特殊结构。

3. 学会细菌制片和革兰染色技术，并能在显微镜油镜下区别 G^+ 菌和 G^- 菌。

【实践试剂与器材】

1. 培养 18～24h 的金黄色葡萄球菌、大肠埃希菌菌落（教师可根据实际情况选用其他标本）；各种细菌基本形态示教片；各种细菌特殊形态示教片。

2. 备好生理盐水、结晶紫染液、卢戈碘液、95%乙醇、稀释复红染液、香柏油。

3. 备好接种环、酒精灯、载玻片、普通光学显微镜、培养箱等。

【实践内容与步骤】

（一）油镜的使用

光学显微镜的物镜有低倍镜（4×、10×）、高倍镜（40×）和油镜（100×）三种。由于细菌个体微小，必须借助显微镜的油镜，将其放大 1000 倍左右，才能看清。

1. 原理　当光线通过标本经空气进入镜头时，由于介质密度不同而发生折射，使光线不能全部进入物镜中。在使用低、高倍物镜时，镜头孔径较大，影响不明显。而油镜头孔径小，光线进入少，物像不清晰。当在玻片上加入折光率与玻片（$n=1.52$）相近的香柏油（$n=1.515$）或液状石蜡时，就可避免光线的分散，获得清晰的物像。

2. 使用方法

（1）油镜头的识别　物镜上标有 100×；镜头下方标有白色圆圈；镜头上刻有“HI”或“oil”。

（2）使用　①将已制备好的标本片平放于载物台上，用标本夹固定，通过移动推进器将欲检查的涂片部分移至物镜正下方。先通过低倍镜找到涂片的位置，并移至视野正中，然后提高镜筒，旋转物镜回旋器，将油镜镜头对准涂片，同时升高聚光器，放大光圈。②在涂片部分滴加 1 滴香柏油，眼睛从侧面观察油镜，并旋动粗调节器使油镜慢慢下降，直至油镜镜头刚好浸至香柏油中，但又不与载玻片相接触。③双眼注视目镜，一边观察视野，一边慢慢转动粗调节器，使镜头缓慢下降（或载物台慢慢上升），调节至视野中看到模糊物像时，再换用细调节器调至物像清晰。若调节过程中直至油镜镜头脱离香柏油仍未看到物像，则可重复上述操作。在观察标本片时，双眼应同时睁开。

（3）保护　油镜用毕，立即用擦镜纸擦去油。若油已干，可在擦镜纸上滴少许二甲苯擦拭，并随即用干的擦镜纸擦去二甲苯，以免损坏镜头（若用液状石蜡代香柏油，则不需要用二甲苯）。

最后，将物镜转成“八”字形，即物镜不与载物台垂直，并下降聚光器，以免物镜与聚光器碰撞。移动显微镜时，应一手稳托镜座，一手紧握镜臂，轻放入镜箱或镜柜。

（二）细菌基本形态和特殊结构的示教片观察

1. 基本形态

（1）球菌　葡萄球菌、链球菌、脑膜炎奈瑟菌。

（2）杆菌　伤寒沙门菌、破伤风梭菌、分枝杆菌及白喉棒状杆菌。

（3）弧菌　霍乱弧菌。

2. 特殊结构

（1）荚膜　肺炎链球菌的荚膜。

（2）鞭毛　伤寒沙门菌的鞭毛。

（3）芽孢　破伤风梭菌的芽孢，注意芽孢的大小，位置及形态。

（三）革兰染色法

1. 制片

（1）涂片　取一张干净载玻片，在其两端各加一滴生理盐水。用灭菌的接种环分别挑取葡萄球菌和大肠埃希菌菌落少许，均匀涂布于两端的生理盐水中，成直径约 1～1.5cm 的菌膜（如系液体培养物，则不需加生理盐水，直接用灭菌的接种环取菌液 1～2 环涂抹于载玻片两端制成菌膜）。

（2）干燥　将涂片置室温自然干燥，也可将载玻片有菌膜面向上，在酒精灯火焰上微微加温助干燥，但切勿将标本在火焰上烤焦。

（3）固定　将干燥的载玻片有菌膜面向上在酒精灯上快速地来回通过三次，杀死细菌并使菌体较牢固地黏附于载玻片上。

2. 染色

（1）初染　在涂片上滴加结晶紫染色液染 1min，水洗。

（2）媒染　滴加卢戈碘液染 1min，水洗。

（3）脱色　滴加 95％乙醇脱色，轻摇玻片至无紫色脱下为止，历时 30～60s，水洗。

（4）复染　滴加沙黄或稀释复红染液染 30s，水洗，用吸水纸吸干水分，油镜检查。

3. 镜检　待标本干燥后，于油镜下观察染色结果。

【注意事项】

革兰染色时，染液以覆盖标本为宜，不宜过多。各环节要严格掌握好时间，尤其是脱色环节，若涂片较厚，脱色不够或干燥固定时温度过高，则革兰阴性菌可染成革兰阳性菌；若脱色过度则革兰阳性菌可染成阴性菌。

【实践报告】

1.记录革兰染色法的染色步骤。

2.记录被检标本在镜下的形态和革兰染色性。

3.观察细菌的特殊结构并绘图。

实践项目三　细菌的生长繁殖与代谢产物检查

【实践目的】

1.了解常用培养基的种类和细菌的分离方法，学会无菌操作技术。

2.说出细菌生长繁殖的条件以及辨认细菌在不同培养基中的生长现象。

【实践试剂与器材】

1.金黄色葡萄球菌、大肠埃希菌、伤寒沙门菌。

2.肉汤培养基、半固体培养基、普通琼脂斜面、普通琼脂平板、乳糖发酵管、葡糖糖发酵管、蛋白胨水培养基等。

3.接种针、接种环、酒精灯、培养箱等。

【实践内容与步骤】

(一)培养基的制备

1.制备原则

(1)对各种营养成分的调配称量。

(2)矫正至细菌适宜的酸碱度。

(3)分装、灭菌后备用。

2.制备程序　调配(称量)→溶化→矫正 pH 值→分装→灭菌→保存备用。

(二)细菌的接种与培养

1.平板接种法(示教)　分装于平皿中的培养基俗称平板培养基，主要用于细菌的分离培养。常用的接种方法是分段(区)划线法：

(1)右手以持笔式握接种环，在火焰上烧灼灭菌，稍冷后取葡萄球菌或大肠埃希菌菌液一环(或沾蘸取菌落少许)。

(2)左手斜持培养皿、开盖。将接种环上菌液涂划于培养基上方的内侧缘(接种环与培养基表面的夹角约 45°为宜，画线要细、直、密，第一区划线范围不超过平板的 1/4)。

(3)划毕，将平板旋转适当角度，接种环退出、烧灼、冷却，再进入平皿内划第二区(需与第一区的线条有交叉)。如此划第三、第四区。第三区与第二区要有线条交叉，第四区与第三区有交叉。

(4)画线接种完毕后，接种环经火焰烧灼灭菌，放回原处。平皿底部做好标记，倒放(平皿底在上，平皿盖在下)于 37℃温箱培养 18～24h，观察结果。

2.斜面培养基接种法(示教)　主要用于纯培养、保存菌种及细菌的生化反应试验。

(1)右手持接种环(针)，烧灼灭菌，取材与平板划线法相似。

(2)以左手握持斜面培养基下端，以右手掌和小指拨出棉塞(或胶塞)，试管口经火焰烧灼灭菌。

(3)接种环(针)伸进培养基管，从斜面底部开始，向上轻画一条线，然后再从斜面底部向上轻轻来回作连续画线，试管口经火焰烧灼灭菌后，塞好棉塞(或胶塞)，接种环(针)烧灼灭菌，放回原处。

(4)做好标记，置 37℃温箱培养，24h 后观察结果。

3. 液体培养基接种法

(1)右手持接种环，烧灼灭菌，取材同上法。

(2)左手持液体培养管，以右手掌和小指拔出棉塞(或胶塞)，将接种环伸进试管内，在接近液面上方的管壁上轻轻研磨，并蘸取少许液体调和，使细菌混入液体培养基中。

(3)按无菌要求处理接种环和试管口，做好标记，置 37℃温箱培养 24h 后观察结果。

4. 半固体培养基接种法(示教) 主要用于检查细菌的动力和保存菌种。

(1)右手持接种针，灭菌，取材同上法。

(2)左手持半固体培养基。拔出棉塞(或胶塞)后，将接种针垂直制入半固体培养基的中央至接近管底处，再沿原穿刺线退出。

(3)按无菌要求处理接种针和试管口，做好标记，置 37℃温箱培养，24h 后观察结果。

(三)细菌生长现象观察

1. 固体培养基　形成菌落和/或菌苔。需观察菌落的大小、形状、透明度、颜色、表面和边缘情况及菌落周围有无溶血环等。

2. 液体培养基　可呈现均匀混浊(如葡萄球菌)、形成菌膜(如需氧芽孢杆菌)以及沉淀生长(如溶血性链球菌)。

3. 半固体培养基　凡是无鞭毛的细菌，只能沿穿刺线生长，呈线状混浊，称为动力试验阴性。而有鞭毛的细菌则沿穿刺线扩散生长，呈带状混浊，称为动力试验阳性。

(四)细菌代谢产物的观察

1. 糖代谢产物观察 将大肠埃希菌和伤寒沙门菌分别接种在葡萄糖、乳糖发酵培养基中，置 37℃温箱培养 24h 后，观察结果。大肠埃希菌分解葡萄糖、乳糖，产酸产气(产酸则使指示剂溴甲酚紫由紫变黄)；而伤寒沙门菌分解葡萄糖产酸不产气，不分解乳糖。

2. 蛋白质代谢产物观察

(1)靛基质试验　某些细菌能分解培养基中的色氨酸，产生靛基质。在培养 24h 的蛋白胨水中加入靛基质试剂数滴，振摇后在两液面交界处出现红色环者为靛基质试验阳性(如大肠埃希菌)，无红色环者为阴性(如伤寒沙门菌)。

(2)硫化氢试验　某些细菌(如变形杆菌)具有分解含硫氨基酸的酶，当它们在含硫酸亚铁或醋酸铅的培养基中生长后，分解含硫氨基酸，产生 H_2S，而 H_2S 可与硫酸亚铁或醋酸铅形成黑色的硫化亚铁或硫化铅沉淀，此为硫化氢试验阳性。无黑色沉淀的为硫化氢试验阴性(如大肠埃希菌)。

【注意事项】

1. 细菌接种时必须严格执行无菌操作。

2. 接种时，刚通过火焰灭菌的接种环(针)，不能直接挑取菌种，须冷却后方可挑取细菌，以免烫死细菌;使用后的接种环(针)须经火焰灭菌后,再放回原处。

3.斜面培养基和固体培养基接种画线时,力度要适中,不能用力过大,切忌划破培养基,影响实验结果。

【实践报告】

1.观察并记录细菌在液体、半固体、固体培养基中的生长现象。

2.记录糖发酵试验、靛基质试验、硫化氢试验结果。

3.分析接种细菌时如何防止环境和人体中微生物的污染。

实践项目四 外界因素对细菌生长繁殖的影响

【实践目的】

1.学会分析消毒剂、紫外线和煮沸对细菌生长的影响。

2.能判读药物敏感试验结果,了解药物敏感试验的方法和临床意义。

3.学会高压蒸气灭菌器、干烤箱的使用方法。

【实践试剂与器材】

1.枯草杆菌、大肠埃希菌 18~24h 培养物、待检菌液(葡萄球菌、大肠埃希菌 18~24h 肉汤培养液)。

2.普通琼脂平板,肉汤培养基、M-H 培养基。

3.无菌棉拭子、生理盐水、2%碘酒、75%酒精、药敏纸片、水浴箱、超净台、培养箱等。

【实践内容与步骤】

(一)紫外线对细菌的作用

取普通琼脂平板一个,密集画线接种大肠埃希菌,使细菌均匀密集涂布于平板的表面,然后将此培养皿的盖打开一半,置于紫外线灯下(距离 20~40cm 处)照射 20min。关掉紫外灯后取出平皿,盖好平皿盖,再置于 37℃温箱内培养 18~24h,观察结果。

(二)热力对细菌的作用

取肉汤培养基 4 支,分别做好标记 1、2、3、4。在第 1、2 管肉汤中接种大肠埃希菌,第 3 管接种枯草杆菌,第 4 管不接种细菌。然后取第 1、3 管置于 100℃水浴箱中煮沸 5min,取出后,连同第 2、4 管一起置 37℃培养 18~24h,观察细菌生长情况。

(三)消毒剂对细菌的作用

取普通琼脂平板一个,在其底部画线分成 6 或 8 等份(每个学生用 2 区)。先让受试学生以某一手指在培养基某一区表面轻轻按一指印,然后用碘液棉拭自手指中心向外涂擦消毒,再以酒精棉球以同法涂擦手指,稍干后在另一区琼脂表面轻轻按指印。做好标记,置 37℃温箱培养 24h,观察并记录结果,比较消毒前与消毒后两区菌落数的多少。

(四)抗生素对细菌的作用

以无菌棉拭蘸取已制备好的待检菌液,并在管壁内侧拧压几次,均匀涂布接种于 M-H 琼脂表面,需涂布 3 次,每次将平板旋转 60°,最后沿平板内侧缘涂抹一周,盖上平皿盖,置室温干燥 3～5min 后用无菌镊子将各个含药纸片贴于含菌琼脂表面。纸片应贴得均匀，各纸片中心距离不小于 24mm，纸片距平皿内缘应大于 15mm。直径 90mm 的平皿可贴 6 张纸片。纸片贴平后避免移动，因为有些纸片上药物立即就可扩散于琼脂内。平皿经室温放置数分钟后在 15min 内放 35℃温箱培养，18～24h 后读取结果。

结果判定：培养后取出平板，测量抑菌环的直径。抑菌环的边缘以肉眼见不到细菌明显生长为限。有的菌株可出现蔓延生长，进入抑菌环，磺胺药在抑菌环内会出现轻微生长，这些都不作为抑菌环的边缘(图 4-1)。

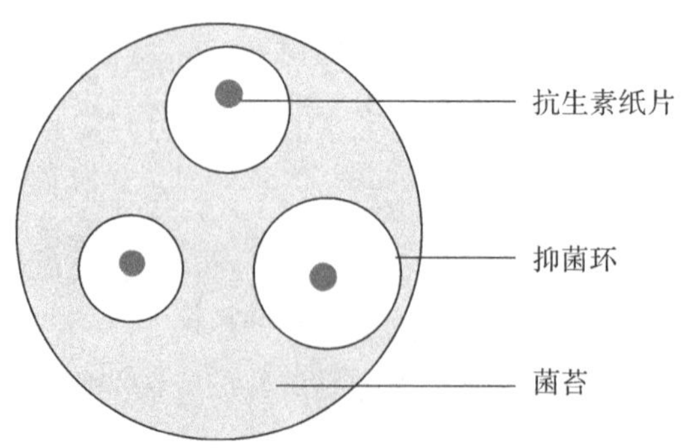

图 4-1 药物敏感试验结果

按抑菌环直径判断细菌对药物的敏感性，应依据附表所提供的解释标准报告敏感、中介度或耐药。

敏感：表示常规剂量的测定药物在体内所达到的浓度能抑制或杀灭待测菌的结果。

中介度：不是敏感性的度量，这一范围作为“缓冲域”，以防止由微小的技术因素失控导致的结果偏差。因而其临床意义是不确定的，一般不作临床报告。对于 K-B 法测得的结果在中介度范围内的药物，如果没有其他替代品，使用前应作定量药敏试验(测定其 MIC)以确证其敏感性。

耐药：表示常规剂量的测定药物在体内达到有效浓度时不能抑制待测菌生长的结果。

表 4-1 抑菌环直径及其相应的最低抑菌浓度解释标准

抗菌药物与细菌	纸片含药量	抑菌环直径(mm)				相应 MIC(μg/ml)	
		耐药	中介度	中度敏感	敏感	耐药	敏感
阿米卡星	30μg	≤14	15～16	—	≥17	≥32	≤16
氨苄西林							
测肠杆菌	10μg	≤11	12～13	—	≥14	≥32	≤8
测葡萄球菌	10μg	≤28	—	—	≥29	β-内酰胺酶	<0.25
测其他细菌	20/10μg	≤13	14～17	—	≥18	≥32/16	≤8/4
复方阿莫西林	20/10μg						
测嗜血菌属		≤19	—	—	≥20	—	≤4/2
测其他细菌		≤13	14～17	—	≥18	≥32/16	≤8/4

续表

抗菌药物与细菌	纸片含药量	抑菌环直径(mm)			相应 MIC(μg/ml)		
		耐　药	中介度	中度敏感	敏　感	耐　药	敏　感
苯咪唑青霉素							
测假单胞菌	75μg	≤14	15～17	—	≥18	≥256	≤64
羧苄西林	100μg						
测肠杆菌	100μg	≤17	18～22	—	≥23	≥32	≤16
测假单胞菌	100μg	≤13	14～16	—	≥17	≥512	≤128
头孢孟多	30μg	≤14	15～17	—	≥18	≥32	≤8
头孢唑啉	30μg	≤14	15～17	—	≥18	≥32	≤8
头霉素	30μg	≤14	15～17	—	≥18	≥32	≤8
先锋霉素	75μg	≤15	—	16～22	≥21	≥64	≤16
头孢噻肟	30μg	≤14	—	15～22	≥23	>64	<8
头孢噻吩	30μg	≤14	15～17	—	≥18	≥32	≤8
先锋霉素 I	30μg	≤14	15～17	—	≥18	≥32	≤8
氯霉素	30μg	≤12	13～17	—	≥18	≥25	≤12.5
噌恶星	100μg	≤14	15～18	—	≥19	≥64	≤16
氯林可霉素	2μg	≤14	15～16	—	≥17	≥2	≤1
强力霉素	30μg	≤12	13～15	—	≥16	≥16	≤4
红霉素	15μg	≤13	13～15	—	≥18	≥8	≤2
庆大霉素	10μg	≤12	13～14	—	≥15	≥8	≤4
卡那霉素	30μg	≤13	14～17	—	≥18	≥25	≤6
甲氧苯青霉素							
测葡萄球菌	5μg	≤9	10～13	—	≥14	—	<3
硫苯咪唑青霉素	75μg	≤12	13～15	—	≥16	≥256	≤64
米诺环素	30μg	≤14	15～18	—	≥19	≥16	≤4
头孢羟羧氧酰胺	30μg	≤14	—	15～22	≥23	≥64	≤8
萘夫西林							
测葡萄球菌	1μg	≤10	11～12	—	≥13	—	≤1
萘啶酸	30μg	≤13	14～18	—	≥19	≥32	≤12
萘替米星	30μg	≤12	13～14	—	≥15	≥32	≤8
呋喃妥因	300μg	≤14	15～16	—	≥17	≥100	≤25
苯唑西林							

续表

抗菌药物与细菌	纸片含药量	抑菌环直径(mm)		相应 MIC(μg/ml)			
		耐　药	中介度	中度敏感	敏　感	耐　药	敏　感
测葡萄球菌	1μg	≤10	11～12	—	≥13	—	≤1
测肺炎链球菌的青霉素敏感性	1μg	≤19	—	—	≥20	—	0.06
青霉素							
测葡萄球菌	10μg	≤28	—	—	≥29	β-内酰胺酶	≤0.1
测淋病奈瑟菌	10μg	≤19	—	—	≥20	β-内酰胺酶	≤0.1
测肠球菌	10μg	≤14	—	10～13	≥15	16	—
测其他革兰阳性球菌	10μg	≤19	—	20～27	≥28	4	<2
哌拉西林	100μg	≤14	15～17	—	≥18	≥256	≤64
链霉素	10μg	≤11	12～14	—	≥15	—	—
磺胺	250 或 300μg	≤12	13～16	—	≥17	≥350	≤100
四环素	30μg	≤14	15～18	—	≥19	≥16	≤4
羧苄西林	75μg	≤11	12～14	—	≥15	≥128	≤64
甲氧苄啶	5μg	≤10	11～15	—	≥16	≥16	≤4
复方磺胺甲噁唑	1.25/23.75μg	≤10	11～15	—	≥16	≥8/152	≤2/38
妥布霉素	10μg	≤12	13～14	—	≥15	≥8	≤4
万古霉素	30μg	≤9	10～11	—	≥12	—	≤5

(五)常用消毒灭菌器和滤菌器的介绍

1. 高压蒸气灭菌器　是应用最广、效果最好的灭菌器。适用于耐高温、耐潮湿的各种物品，如培养基、敷料、手术器械、注射用液体以及玻璃器皿等。高压蒸气灭菌器有立式、卧式、手提式等多种类型，其构造原理基本相同。

高压蒸气灭菌器是一个全密封、耐高压的双层金属构件，附带加水、放水阀、排气阀、安全阀、压力表等装置。当以某种方式对高压蒸气灭菌器加热时，水沸腾产生蒸汽，压力升高，水的沸点也升高，使器内温度升高到 100℃以上，保持一定时间，即可达到灭菌的目的。

高压蒸气灭菌器的使用方法与注意事项：先向灭菌器内加水，把所需灭菌的物品放入器内(不要放得太满)，盖好盖并将螺丝拧紧，打开排气阀开始加热。水沸腾后，排气阀开始排出气体，待器内冷空气全部排出，持续排热蒸气时，关上排气阀。此时器内压力逐渐上升，待压力表显示压力达到 1.03×10^5 Pa 时，此时温度为 121.3℃。通过调节热源或放气阀，维持此压力 15～30min，可达到灭菌目的。灭菌完毕，关闭热源，待压力下降到零时，打开排气阀后，方可开盖取物。

2. 干烤箱　干烤箱是双层金属板制成的箱子，中间充以石棉，箱底有热源(电热丝或远红外灯管)，并附有温度计和自动调节温度、时间的装置。灭菌时，加热于箱内空气，使温度升高，达到灭菌目的。主要适用于耐高温、不耐潮的物品，如玻璃器皿、油剂、粉剂等的灭菌。用时将需灭菌的物品经清洗和晾干之后整齐摆入于箱内（不宜过挤），关闭箱门，通电，待温度升到160～170℃，维持2h即可。温度不可过高，如超过180℃，棉塞和包装纸会被烤焦甚至燃烧。灭菌完毕，关闭电源，待温度自然下降到50℃以下再开门取物。严禁在高温中开门取物，以免烫伤人体。

【注意事项】

1. 紫外线光源与被消毒物品之间的距离应在1m之内。
2. 实验者不能长时间暴露于紫外光源下，避免皮肤和黏膜的损伤。

【实践报告】

1. 记录消毒剂对细菌的作用结果，简述碘液、酒精的杀菌机制及临床上的主要应用。
2. 记录紫外线对细菌的作用结果，简述紫外线杀菌机制以及临床上的主要应用等。
3. 记录热力对细菌的作用结果，简述热力对哪种试验菌有作用，哪种无作用？为什么？
4. 记录药物敏感试验结果并进行结果分析，指出其临床意义。

附　录

附录一　常见传染病的潜伏期、隔离期、检疫期

病　名	潜伏期		隔离期	接触者检疫期及处理
	一般	最短～最长		
病毒性肝炎甲型	20～30d	5～45d	自发病日起21d	检疫45d,每周查ALT,接触后1周内注射丙种球蛋白可阻止或减轻症状
乙型肝炎	70d	30～180d	隔离至肝功能正常,HBV-DNA、HCV-RNA、HDV-RNA转阴	急性期检疫45d,观察期间注射乙肝疫苗及HBIG,疑似乙肝的托幼和饮食业人员暂停工作
丙型肝炎	40d左右	15～180d	同乙型肝炎	检疫同乙型肝炎
丁型肝炎	45～80d	15～180d	同乙型肝炎	检疫同乙型肝炎
戊型肝炎	40d	15～75d	自发病之日起隔离4周	医学观察45d
脊髓灰质炎	5～14d	3～35d	隔离期不少于病后40d,第一周同呼吸道隔离	密切接触者应医学检疫20d,对5岁以下儿童注射丙种球蛋白可防止发病或减轻症状
伤寒	8～14d	2～60d	症状消失后5d起便培养2次阴性或症状消失后15d	医学观察23d
细菌性痢疾	1～2d	数小时至7d	症状消失,连续2次粪便培养阴性可解除隔离	检疫7d,饮食行业人员观察期间应送粪便培养1次,阴性者可解除观察
霍乱	1～3d	数小时至6d	腹泻停止后2d,隔离送大便培养一次,连续3次阴性解除隔离	密切接触者或疑似患者应检疫5d,并连续送粪便培养3次,若阴性可解除隔离观察
沙门菌食物中毒	2～24h	数小时至3d	症状消失后连续2～3次粪便培养阴性可解除隔离	同食者医学检疫1～2d
阿米巴痢疾	21d	4d至1年	症状消失后连续3次粪检未找到滋养体及包裹可解除隔离	饮食工作者发现溶组织阿米巴滋养体或包囊者应调离工作

续表

病 名	潜伏期		隔离期	接触者检疫期及处理
	一般	最短～最长		
麻疹	10d	6～18d	出疹后 5d，合并肺炎者隔离至出疹后 10d	易感者医学观察 21d，接触者肌内注射丙种球蛋白可减轻发病症状
风疹	18d	14～21d	出疹后 5d	一般不检疫，对孕妇尤其是早孕 3 个月者，可肌内注射丙种球蛋白
水痘	14～16d	10～21d	至全部结痂或不少于病后 14d	医学观察 21d，免疫力低下可用丙种球蛋白
流行性腮腺炎	18d	14～25d	至腮腺完全消肿，约 21d	一般不检疫，幼儿园及部队密切接触者医学观察 30d
流行性脑脊髓膜炎	2～3d	1～10d	症状消失后 3d，但不少于发病后 7d	医学检疫 7d，密切接触的儿童可服用磺胺嘧啶预防
猩红热	2～5d	2～12d	症状消失后，咽培养连续 3 次阴性或发病后 7d	医学观察 7～12d
百日咳	7—10d	2～20d	痉挛性咳嗽发生后 30d 或发病后 40d 解除隔离	医学检疫 21d，观察期间儿童可用红霉素等预防
白喉	1～4d	1～10d	隔离至症状消失后，且 2 次咽培养阴性	医学检疫 7d
传染性非典型肺炎	3～5d	1～16d	待定	密切接触者进行医学检疫 3 周，流行期来自疫区的医务人员医学检疫 2 周
流行性乙型脑炎	7～14d	4～21d		隔离至体温正常不需检疫
肾综合征出血热	7～14d	4～46d	隔离期 10d	不检疫
艾滋病	15～60d	9d 至 10 年以上	不隔离	日常接触不需检疫
狂犬病	4～12 周	4d 至 10 年	病程中应隔离治疗	被狂犬或狼咬伤者医学观察，并注射疫苗及免疫血清

附录二 我国儿童计划免疫程序

年 龄	疫 苗	接种方式	可预防的传染病
0 月（出生）	卡介苗	皮内注射	结核病
	乙肝疫苗第一次	肌内注射	乙型病毒性肝炎
1 月龄	乙肝疫苗第二次	肌内注射	乙型病毒性肝炎
2 月龄	脊髓灰质炎三价混合疫苗第一次	口服	脊髓灰质炎

续表

年 龄	疫 苗	接种方式	可预防的传染病
3 月龄	脊髓灰质炎三价混合疫苗第二次	口服	脊髓灰质炎
	百白破混合制剂第一次	肌内注射	百日咳、白喉、破伤风
4 月龄	脊髓灰质炎三价混合第三次	口服	脊髓灰质炎
	百白破混合制剂第二次	肌内注射	百日咳、白喉、破伤风
5 月龄	百白破混合制剂第三次	肌内注射	百日咳、白喉、破伤风
6 月龄	乙肝疫苗第三次	肌内注射	乙型病毒性肝炎
6—18 月龄	A 群流行性脑脊髓膜炎疫苗基础 2 次(间隔 3 月)	流行性脑脊髓膜炎	流行性脑脊髓膜炎
8 月龄	麻疹疫苗第一次、风疹疫苗	皮下接种	麻疹、风疹
	乙脑减毒活疫苗	肌内注射	流行性乙型脑炎
18 月龄	甲肝减毒活疫苗	甲型病毒性肝炎	甲型病毒性肝炎
18—24 月龄	百白破混合制剂第四次	肌内注射	百日咳、白喉、破伤风、
	麻-腮-风疫苗	肌内注射	麻疹、流行性腮腺炎、风疹
2—3 周岁	乙脑减毒活疫苗	肌内注射	流行性乙型脑炎
	A+C 群流行性脑脊髓膜炎疫苗	肌内注射	流行性脑脊髓膜炎
4 周岁	脊髓灰质炎疫苗第四次	口服	脊髓灰质炎
6 周岁	白破二联疫苗(加强)	肌内注射	白喉、破伤风
	A+C 群流行性脑脊髓膜炎疫苗		
7 周岁	麻疹疫苗第二次	皮下接种	麻疹

附录三　参考答案

第一章

(一)选择题

1.E	2.C	3.E	4.C	5.E	6.B	7.E	8.D	9.B	10.B
11.D	12.C	13.A	14.D	15.C	16.B	17.B	18.D	19.C	20.A
21.D	22.C	23.E	24.B	25.A	26.B	27.E	28.A	29.D	30.B
31.C	32.C	33.B	34.E	35.E	36.E	37.C	38.E	39.E	40.E
41.A	42.D	43.E	44.B	45.D	46.B	47.C	48.B	49.C	50.A
51.C	52.C	53.C	54.A	55.A	56.B	57.A	58.B	59.E	60.C
61.D	62.C	63.D	64.D	65.B	66.D	67.B	68.E	69.B	70.C
71.B	72.A	73.D	74.D	75.C	76.B	77.E	78.E	79.D	80.E
81.D	82.C	83.C	84.D	85.C	86.A	87.A	88.C	89.A	90.A
91.C	92.A	93.D	94.E	95.B	96.B	97.E	98.D	99.C	100.B
101.E	102.D	103.E	104.D	105.E	106.C	107.B	108.B	109.D	110.C
111.C	112.B	113.D	114.B	115.D	116.A	117.B	118.B	119.B	120.B
121.E	122.B	123.C	124.A	125.E	126.C	127.B	128.E	129.D	130.D
131.A	132.A	133.D	134.C	135.D	136.D	137.B	138.C	139.A	140.A
141.A	142.D	143.B	144.C	145.B	146.B	147.E	148.D	149.B	150.B
151.C	152.C	153.C	154.B	155.C	156.A	157.B	158.B	159.A	160.D
161.C	162.A	163.C	164.E	165.D	166.A	167.D	168.E	169.A	170.B
171.C	172.C	173.A	174.B	175.E	176.D	177.A	178.A	179.D	180.E
181.B	182.D	183.D	184.A	185.A	186.E	187.D	188.C	189.A	190.D
191.C	192.A	193.E	194.A	195.B	196.C	197.E	198.E	199.C	200.E
201.E	202.C	203.B	203.E						

第二章

第一节

(一)选择题

1.C	2.E	3.B	4.D	5.D	6.D	7.B	8.E	9.A	10.C
11.A	12.D	13.A	14.E	15.D	16.D	17.A	18.E	19.B	20.A
21.C	22.B	23.E	24.C	25.D	26.C	27.C	28.C	29.A	30.D
31.D	32.D	33.B	34.C	35.D	36.C	37.A	38.C	39.A	40.A
41.E	42.B	43.E	44.D	45.A	46.B	47.C	48.A	49.B	50.A
51.B	52.E	53.B	54.E	55.E	56.D	57.C	58.B	59.C	60.A

61.C 62.E 63.A 64.D 65.C 66.A 67.A 68.B 69.D 70.A
71.B 72.D 73.E 74.D 75.B 76.C 77.D 78.C 79.C 80.E
81.E 82.B 83.E 84.D 85.D 86.D 87.C 88.A 89.D 90.E

第二节

(一)选择题

1.A 2.B 3.E 4.D 5.D 6.A 7.D 8.A 9.C 10.C
11.C 12.A 13.A 14.B 15.E 16.B 17.C 18.E 19.D 20.E
21.E 22.C 23.B 24.C 25.B 26.D

第三章

第一节

(一)选择题

1.C 2.A 3.D 4.B 5.E 6.E 7.C 8.D 9.D 10.C
11.A 12.D 13.B 14.D 15.C 16.E 17.D 18.C 19.C 20.C
21.C 22.B 23.D 24.B 25.E 26.A 27.D 28.E 29.E 30.C
31.E 32.D 33.E

第三节

一、病毒性肝炎患者的护理

(一)选择题

1.A 2.C 3.D 4.B 5.E 6.C 7.E 8.D 9.D 10.C
11.D 12.B 13.D 14.E 15.D 16.E 17.A 18.A 19.A 20.B
21.B 22.C 23.A 24.A 25.D 26.B 27.E 28.C 29.D 30.B
31.D 32.B 33.D 34.D

二、艾滋病患者的护理

(一)选择题

1.C 2.C 3.D 4.D 5.E 6.B 7.A 8.C 9.B 10.E
11.C 12.B 13.B

三、狂犬病患者的护理

(一)选择题

1.C 2.C 3.E 4.C 5.E

四、肾综合征出血热患者的护理

(一)选择题

1.C 2.D 3.B 4.D 5.D 6.A 7.A 8.B 9.D 10.A
11.D 12.D 13.C 14.D 15.C 16.D 17.C 18.E 19.A

五、流行性乙型脑炎患者的护理

(一)选择题

1.B 2.E 3.B 4.D 5.E 6.D 7.A 8.E 9.E 10.C
11.D 12.A 13.B 14.E 15.C 16.B 17.D 18.E

六、麻疹患者的护理

(一)选择题

1.D 2.A 3.C 4.C 5.E 6.B 7.E 8.A 9.E 10.C
11.B 12.B 13.A

七、水痘患者的护理

(一)选择题

1.E 2.A 3.E 4.B 5.C 6.A 7.C 8.B 9.C 10.A
11.A 12.B 13.B 14.A 15.E 16.C

八、流行性腮腺炎患者的护理

(一)选择题

1.C 2.E 3.C 4.D 5.D 6.B 7.A 8.D 9.C 10.D
11.C

九、流行性感冒患者的护理

(一)选择题

1.A 2.A 3.C 4.D 5.E 6.D

十、手足口病患者的护理

(一)选择题

1.D 2.E 3.E 4.C 5.C 6.D 7.B 8.D

第四节

一、伤寒患者护理

(一)选择题

1.A 2.E 3.A 4.C 5.D 6.C 7.D 8.C 9.A 10.D
11.A 12.A 13.E

二、细菌性痢疾患者护理

(一)选择题

1.A 2.B 3.E 4.B 5.E 6.D 7.D 8.E 9.D 10.C
11.D 12.C 13.B 14.D

三、霍乱患者的护理

(一)选择题

1.E 2.A 3.B 4.E 5.C 6.C 7.D 8.A 9.B 10.C
11.C 12.A 13.E 14.C 15.C

四、流行性脑脊髓膜炎患者的护理

(一)选择题

1.B 2.A 3.D 4.D 5.E 6.E 7.C 8.D 9.E 10.B
11.C 12.B 13.D

五、猩红热患者的护理

(一)选择题

1.D 2.B 3.B 4.B 5.C 6.E 7.B 8.A 9.C 10.A

11. D　12. A　13. E

六、细菌性食物中毒患者的护理

(一)选择题

1. E　2. C　3. D　4. B　5. E　6. A　7. D　8. B　9. C　10. A

第六节

(一)选择题

1. C　2. C　3. A　4. E　5. B　6. D　7. D　8. E　9. C　10. D

11. B　12. B　13. C　14. E

第七节

三、日本血吸虫病患者的护理

(一)选择题

1. C　2. B　3. A　4. A

参考文献

1. 肖纯凌,赵富玺.病原生物学和免疫学(第六版).北京:人民卫生出版社,2010.

2. 柯海萍.病原生物与免疫.北京:人民军医出版社,2013.

3. 詹希美.人体寄生虫学(第二版).北京:人民卫生出版社,2010.

4. 杜兆丰.病原生物与免疫学基础(第二版).北京:中国医药科技出版社,2012.

5. 姜俊.医学免疫学与病原生物学.上海:第二军医大学出版社,2011.

6. 储以微.免疫学与病原生物学(第二版).上海:复旦大学出版社,2008.

7. 罗恩杰.病原生物学(第四版).杭州:浙江科学技术出版社,2011.

8. 任云青.病原生物与免疫(第二版).北京:高等教育出版社,2010.

9. 王力红.医院感染典型病例分析与防控要点.北京:人民卫生出版社,2010.

10. 杨绍基,任红.李兰娟,等.传染病学(第7版).北京:人民卫生出版社,2012.

11. 吴光煜.传染病护理学(第2版).北京:北京大学医学出版社,2008.

12. 陈璇.传染病护理学.北京:人民卫生出版社,2012.

13. 阑淑梅.传染病手册.北京:科学出版社,2013.

14. 张小来.传染病护理(高职护理).北京:人民卫生出版社,2014.

15. 李兰娟,任红.传染病学(第8版).北京:人民卫生出版社,2013.

16. 王美芝.传染病护理(高职护理).北京:人民卫生出版社,2010.

17. 朱启镕.小儿传染病学(第3版).北京:人民卫生出版社,2009.

18. 中国疾病预防控制中心性病艾滋病预防控制中心.国家免费艾滋病抗病毒药物治疗手册(第2版).北京:人民卫生出版社,2008.

19. 李凡,徐志凯.医学微生物学.北京:人民卫生出版社,2013.

20. 夏克栋,陈延.病原生物与免疫学.北京:人民卫生出版社,2013.

21. 刘荣臻,曹元应.病原生物与免疫学.北京:人民卫生出版社,2014.